中国科学院教材建设专家委员会规划教材
全国高等医药院校规划教材

流 行 病 学

第 2 版

主　编 李志华
副主编 王萍玉　陈会波　奉水东　刘爱忠
编　委：（按汉语拼音排序）

陈会波	潍坊医学院	奉水东	南华大学
葛　杰	齐齐哈尔医学院	郭立燕	济宁医学院
吉渝南	川北医学院	贾　红	四川医科大学
雷立健	山西医科大学	李　健	川北医学院
李兰花	潍坊医学院	李杏莉	中南大学
李志华	潍坊医学院	梁多宏	沈阳医学院
刘爱忠	中南大学	刘成凤	潍坊医学院
石武祥	桂林医学院	史晓红	山西医科大学
史新竹	沈阳医学院	谭盛葵	桂林医学院
田庆宝	河北医科大学	王春平	潍坊医学院
王萍玉	滨州医学院	吴　磊	南昌大学
杨　洁	河北医科大学	杨淑香	潍坊医学院
姚业祥	齐齐哈尔医学院	叶运莉	四川医科大学
翟庆峰	潍坊医学院	张　莹	沈阳医学院
赵　英	南华大学	周跃平	南昌大学

秘　书： 王春平　李兰花　杨淑香　翟庆峰

科 学 出 版 社
北　京

内 容 简 介

本教材是在 2011 年第 1 版汲取了以往流行病学教材精华的基础上，适应案例式教学改革的要求，结合 21 世纪流行病学发展趋势和医学教育标准，尤其是教学改革的需要编写而成，共分 22 章，除了系统讲述传统流行病学和现代流行病学的基本理论、基本知识和基本方法，如流行病学常用研究方法和流行病学基本理论外，更加侧重临床流行病学相关知识的讲解，如医院感染、药物不良反应、流行病学研究和临床疗效的评价及预后研究等，同时，本次改版还参照了 2015 年执业医师资格考试大纲，增加了流行病学研究方法概论，并将公共卫生监测和疾病暴发调查、疾病预防策略与措施独立成章；并且各个章节的内容有了较大幅度的调整，多数知识点有了加深。本教材各章均从案例教学、PBL 教学的需要出发，以案例为引导、以问题为导向展开讨论，注重学生学习能力、实践能力和创新能力的培养。并根据教学大纲、执业资格考试大纲和研究生入学考试的要求，在知识的系统性、实用性上做了较大调整，增加了分子流行病学，刷新了突发事件流行病学、慢性非传染性疾病流行病学、流行病学研究中的顶层设计、地方病流行病学等章节。

本教材不仅适用于医学各专业本科教学的需要，而且也适应理学、工学、管理学等专业本科学生流行病学教学的需要，也是公共卫生与预防医学、临床医学、公共事业管理学、统计学等专业研究生和科研、教学、工作人员的参考书。

图书在版编目（CIP）数据

流行病学 / 李志华主编. —2 版. —北京：科学出版社，2016.3
中国科学院教材建设专家委员会规划教材·全国高等医药院校规划教材
ISBN 978-7-03-047256-4

Ⅰ.①流⋯ Ⅱ.①李⋯ Ⅲ.①流行病学–医学院校–教材 Ⅳ.①R18

中国版本图书馆 CIP 数据核字 (2016) 第 015335 号

责任编辑：杨鹏远　胡治国 / 责任校对：李　影
责任印制：赵　博 / 封面设计：陈　敬

科 学 出 版 社 出版
北京东黄城根北街 16 号
邮政编码：100717
http://www.sciencep.com

三河市荣展印务有限公司 印刷
科学出版社发行　各地新华书店经销
*

2011 年 7 月第 一 版　开本：787×1092　1/16
2016 年 3 月第 二 版　印张：27 1/2
2020 年 7 月第八次印刷　字数：656 000
定价：88.00 元

（如有印装质量问题，我社负责调换）

前　　言

　　纵观人类与疾病和损伤斗争的历史进程，人类离不开医学，医学少不了流行病学。"医学侦探"是人们对流行病学家的美誉，他们凭广博的知识、丰富的信息和严谨的思维方法，侦破了数不胜数的"人类杀手"奇案。

　　自1960年苏德隆教授主编了我国第一部《流行病学》，先后有许多优秀的教材出版，这些教材和书籍的出版为我国流行病学学科发展、为我国卫生事业的发展发挥了重要作用，可以说功不可没。进入21世纪以来，随着学科的交叉融合流行病学分支不断涌现，流行病学研究方法日臻完善，应用越来越广泛，学生学习流行病学的积极性越来越高。流行病学教学不再局限在医学各个学科，已经延伸到理学、工学、管理学等更加广泛的领域。但是，随着流行病学研修学科范围的扩大，对流行病学中许多基本观点、基本概念的认识出现了一些偏差，对于国际上一些新的观点，在翻译成中文的过程中尚没有变成易于初学者理解的语言；案例陈旧，所采用的方法比较单一，与多学科融合的现实有着较大的差距；同时，某些传统的概念也正在接受历史的检验。因此，我们产生了编写本教材的动力。在科学出版社的大力支持下，全国10余所高等医学院校的流行病学工作者积极响应，结合自身长期教学与科研工作的经验，经过近1年的共同努力，终于完成了第1版教材。

　　5年来，教材得到广大读者的青睐，被20多所医学院校列为医学及相关专业本科生通用教材。但是，随着医学专业认证和执业医师考试要求的不断提高，第1版内容显得较为简单，讲解深度也存在较大局限，为此，在科学出版社的大力支持下，我们重新编写了第2版。如果说第1版主要是为初学者打基础，第2版则可以成为流行病学者的一部工具书，尤其是最常用的病例对照研究资料的分析方法，能够满足各类病例对照研究资料的分析使用。

　　本教材以全日制预防医学和临床医学专业本科学生为主要对象，兼顾基础医学、口腔医学、护理学、管理学、统计学等各专业的特点，吸收以往教材的精华，突出"三基、五性、三特定"原则，以能力培养为核心，注重学习能力、实践能力和创新能力的培养。体现以下主要特点：

　　一是以案例引导教学，促进教学方法的改革；大案例体现实际问题的整体性，主要是培养学生们解决实际问题的实践能力和创新能力，小案例则主要是帮助学生理解、掌握本学科领域重点、难点问题，所选案例均来自现实生活、公开发表的和大家公认的案例材料，并本着循序渐进的原则选择案例，即前面章节的案例应简洁，紧扣本章讲课内容，考虑学生的基础，让学生能够理解、展开讨论，而随着讲课内容的加深，后面章节的案例渐进式提高难度，给出一定的讨论空间，便于发挥学生们的创新性思维。

二是以就业为指导，满足实际应用、执业资格考试和研究生入学考试"三个层次"的要求。教材内容紧扣教育部制定的教学大纲、执业医师资格考试大纲，照顾研究生入学考试的需求。

三是发挥桥梁课的特点，紧密联系实际、紧密联系医学基础知识，发挥承上启下的作用。对于基础医学、临床医学等专业的学生，流行病学属于专业基础课，学习流行病学不仅是要掌握流行病学传统研究方法，增强科研能力，而更为重要的是理解和逐步掌握流行病学基本观点，学会站在群体的角度去观察、分析和解决问题，学会采用概率论和数理统计学的观点去描述、分析和判断事物的自然规律，学会用比较的观点去分析不同事物间的联系与区别，在医学实践中牢记预防为主的方针等。

四是纳入了"流行病学研究中的顶层设计"、"突发公共卫生事件流行病学"、"地方病流行病学"、"流行病学研究方法概论"、"分子流行病学"、"疾病预防策略与措施"、"公共卫生监测和疾病暴发调查"等章节，适应经济社会发展、医学科学研究和我国目前主要公共卫生问题的需要。

本教材编写过程中得到潍坊医学院领导的大力支持，在"流行病学研究中的顶层设计"一章得到赵一鸣教授的指点，在本教材出版之际向你们表示真诚的感谢。本教材大部分章节都是长期从事流行病学教学和科研并具有高级职称的教师亲自编写，从教学内容和语言上都渗透着他们多年的心血和汗水，在此向你们表示衷心的感谢。

限于主编水平，本教材中有很多不足之处，诚恳流行病学界各位前辈、专家、同道以及老师和同学们提出宝贵的意见。

李志华

2016年1月于潍坊

目 录

第一章 绪论 ··· 1
 第一节 概述 ·· 1
 第二节 流行病学研究方法 ··· 5
 第三节 流行病学的基本原理和应用 ·· 9
 第四节 流行病学研究特征 ·· 12
 第五节 流行病学与其他学科的关系 ··· 14

第二章 疾病的分布 ·· 17
 第一节 疾病频率测量指标 ·· 18
 第二节 疾病的流行强度 ··· 23
 第三节 疾病的分布形式 ··· 24

第三章 流行病学研究方法概论 ·· 33
 第一节 非实验研究类型 ··· 33
 第二节 实验研究类型 ·· 43
 第三节 流行病学研究的设计与实施 ··· 47
 第四节 自然科学类项目标书的撰写 ··· 51

第四章 描述性研究 ·· 57
 第一节 概述 ··· 58
 第二节 个案调查与病例报告 ·· 59
 第三节 现况调查 ·· 63
 第四节 生态学研究 ··· 72

第五章 队列研究 ··· 76
 第一节 概述 ··· 79
 第二节 研究设计与实施 ··· 82
 第三节 队列研究的资料整理与分析 ··· 86
 第四节 队列研究的偏倚及其控制 ·· 91
 第五节 优点与局限性 ·· 93

第六章 病例对照研究 ·· 94
 第一节 概述 ··· 97
 第二节 研究设计与实施 ··· 99
 第三节 病例对照研究的资料分析 ·· 105
 第四节 病例对照研究的偏倚及其控制 ·· 114
 第五节 病例对照研究的优点与局限性 ·· 116

第七章 实验流行病学 ·· 118
 第一节 概述 ··· 118
 第二节 实验流行病学研究类型 ··· 120
 第三节 研究设计与实施 ··· 122
 第四节 资料的整理与分析 ·· 132
 第五节 常见偏倚的控制和应注意的几个问题 ··································· 135

· iii ·

第六节　优点与局限性 ·· 137
第八章　病因与因果关系推断 ·· 139
　　第一节　概述 ·· 139
　　第二节　病因研究方法 ·· 144
　　第三节　因果推断的逻辑方法 ·· 145
　　第四节　因果关联的推断标准 ·· 148
第九章　筛检与筛检试验的评价 ·· 154
　　第一节　概述 ·· 156
　　第二节　筛检试验的评价 ·· 160
　　第三节　提高筛检试验效率的方法 ·· 167
第十章　流行病学研究中常见的偏倚及其控制 ·· 170
　　第一节　概述 ·· 170
　　第二节　选择偏倚及其控制 ·· 173
　　第三节　信息偏倚及其控制 ·· 176
　　第四节　混杂偏倚及其控制技术 ·· 178
第十一章　公共卫生监测和疾病暴发调查 ·· 185
　　第一节　公共卫生监测概述 ·· 185
　　第二节　疾病监测 ·· 192
　　第三节　药物不良反应监测 ·· 198
　　第四节　医院感染监测 ··· 205
　　第五节　疾病暴发调查 ··· 209
第十二章　疾病预防策略与措施 ·· 216
　　第一节　概述 ·· 216
　　第二节　我国公共卫生面临的形势与任务 ·· 217
　　第三节　全球公共卫生形势与应对策略 ·· 222
　　第四节　疾病的三级预防 ·· 226
第十三章　临床疗效的评价和疾病预后研究 ··· 229
　　第一节　概述 ·· 229
　　第二节　临床疗效研究 ··· 230
　　第三节　疾病预后研究 ··· 244
第十四章　传染病流行病学 ·· 252
　　第一节　概述 ·· 252
　　第二节　传染病的流行过程 ·· 260
　　第三节　传染病预防控制的策略与措施 ·· 268
　　第四节　主要传染病的流行病学特征 ·· 273
　　第五节　计划免疫及其评价 ·· 276
第十五章　突发公共卫生事件流行病学 ·· 283
　　第一节　概述 ·· 284
　　第二节　突发公共卫生事件的预警与风险评估 ·· 289
　　第三节　突发公共卫生事件的流行病学调查 ·· 291
　　第四节　突发公共卫生事件的应急处置 ·· 292

第十六章　慢性非传染性疾病预防与管理 ·········· 296
第一节　概述 ·········· 296
第二节　慢性病的流行特征及其影响因素 ·········· 301
第三节　慢性病的防制策略与措施 ·········· 306

第十七章　分子流行病学 ·········· 313
第一节　概述 ·········· 314
第二节　分子流行病学研究内容 ·········· 317
第三节　分子流行病学研究方法 ·········· 322
第四节　分子流行病学进展与前景 ·········· 325

第十八章　医院感染 ·········· 327
第一节　概述 ·········· 328
第二节　医院感染的流行特征 ·········· 331
第三节　医院感染的预防与控制 ·········· 335

第十九章　药物不良反应流行病学研究 ·········· 343
第一节　概述 ·········· 345
第二节　流行特征与影响因素 ·········· 348
第三节　流行病学研究方法 ·········· 352
第四节　药物不良反应的预防和控制 ·········· 357

第二十章　循证医学 ·········· 361
第一节　概述 ·········· 363
第二节　循证医学实践的步骤与方法 ·········· 367
第三节　系统综述 ·········· 376
第四节　Meta 分析 ·········· 380

第二十一章　流行病学研究的顶层设计 ·········· 394
第一节　概述 ·········· 394
第二节　顶层设计的特点 ·········· 396
第三节　顶层设计的主要内容 ·········· 397
第四节　科研设计的创新途径与模式 ·········· 400
第五节　顶层设计的要点和难点 ·········· 402

第二十二章　地方病流行病学 ·········· 405
第一节　概述 ·········· 405
第二节　地方性碘缺乏病 ·········· 407
第三节　地方性氟中毒 ·········· 413
第四节　大骨节病 ·········· 416
第五节　地方性砷中毒 ·········· 418
第六节　地方病的预防策略和措施 ·········· 421

参考文献 ·········· 423
常用术语中英文对照表 ·········· 426

第一章 绪 论

流行病学（epidemiology）是人类与疾病长期斗争过程中逐渐形成和发展起来的一门既古老又年轻的科学，它的思想萌发于 2000 多年前，但是，学科的形成不过百年，尤其是 20 世纪中叶以来得到快速发展，研究范畴不断扩大、研究方法不断完善、应用更加广泛。研究范畴从疾病尤其是传染病扩展到影响人类健康的问题和卫生事件（health events），尤其是行为生活方式与慢性非传染性疾病的关系等方面。流行病学已经成为疾病预防控制的应用学科、现代病因研究的方法学科、临床诊疗手段的循证学科、卫生决策产生的思维学科。学好流行病学对于更新医学观念，树立整体医学观，促进医学模式的转变，实现从个体到群体角度关心患者的转变，提高观察、理解和解决健康问题的层次，掌握基本的医学研究方法，增强科研能力等有着十分重要的意义。

第一节 概 述

流行病学漫长的发展历史和与时俱进的思维方法与其他课程有着较大不同，由于研究对象的特殊性和研究结果的实用性，尤其是自然科学、社会科学和基础医学的快速发展和渗透，流行病学分支不断涌现，使流行病学越来越成为一门庞大的学科。为了便于学习，在后面的章节中将分别讲述流行病学常用的研究方法，疾病防治技术，流行病学在临床医学、基础医学和预防医学等领域的应用。各章节的内容具有很强的独立性，因此，流行病学绪论一章就成为贯穿整个课程的核心，不但需要较多的课堂教学时数，还需要学习者在学完课程之后重新温习，以加深对流行病学学科的整体把握。本节应主要掌握流行病学的定义，了解流行病学发展简史，从几个典型案例中受到启发。

一、流行病学的定义

流行病学是英文"epidemiology"的翻译名，该英文来源于希腊字 epi（在……之中或之上）、demos（人群）和 logos（研究），直译即为"研究人群中发生的事件的学问"。由于不同时期人类面临的主要疾病和健康问题不同，流行病学的定义也在不断发展和完善。

20 世纪中叶之前，人类面临着传染病的巨大威胁，传染病成为人类最主要的问题，因此，流行病学的主要任务是研究传染病的防治问题。1931 年，英国 Stallybrass 给流行病学的定义是"流行病学是关于传染病的主要原因、传播蔓延及预防的科学"。

第二次世界大战结束以来，随着科学技术和经济社会的快速发展，传染病防治取得显著成效，尤其是在发达国家，传染病得到有效控制，在人口死亡原因的位次快速后移，20 世纪末，在我国也已经退出了前十位。与此同时，由于工业化进程加快导致的环境恶化、人口流动和人口老龄化的进程加快，环境因素和行为因素导致的慢性非传染性疾病对人类的危害越来越严重，流行病学的任务也从传染病扩展到健康问题。1983 年，Last 主编的流行病学词典，把流行病学定义为"研究特定人群中与健康相关的状态和事件的分布及其决定因素，并应用这类研究控制健康问题"。我国流行病学家结合现代流行病学的特点，自 1992 年以来一直将流行病学定义为"流行病学是研究人群中疾病和健康状况的分布及其影响因素，并研究防治疾病、促进健康的策略和措施的科学"。

进入 21 世纪以来，面对老的传染病卷土重来、新的传染病不断涌现、公共卫生突发事件频发、超级致病菌的出现等问题，流行病学必须与时俱进。2000 年，赵仲堂主编的**《流行病学研究方法与应用》**把流行病学定义为"流行病学是研究疾病、健康和卫生事件的分布及其决定因素的方法学，通过研究，提出合理的预防保健对策和措施，并评价这些对策和措施的效果"，2005 年第二版对此定义简化为"流行病学是研究人群中疾病、健康和卫生事件的分布及其影响因素，并研究防治疾病、促进健康的策略与措施的科学"。

现阶段已经进入后流行病学时代，流行病学随着自身方法学的不断完善，已经不仅限于医学的范畴，发展成为疾病预防控制的应用、现代病因研究、临床诊疗手段的循证、卫生决策产生的思维和涉及人群的相关经济社会发展决策的思维与方法学学科。因此，对流行病学的定义不断完善和创新已经成为学术界十分关心的问题。根据后流行病学时代的要求，流行病学是研究人群中疾病、健康相关状态和事件的分布及其影响因素，并研究防治疾病、促进健康和卫生事件处置的策略与措施的科学。该定义继续肯定流行病学研究的对象是"人群（population）"，但是这个"人群"又分目标人群和样本人群，实际上流行病学的研究对象只能是某特定人群（specified population）；研究的内容主要包括疾病、健康状态和卫生事件，根据国际疾病分类标准，疾病包括传染病、非传染病和伤害（损伤），卫生事件主要是指突发性公共卫生事件，健康状态主要是指大众健康状况；研究的重点主要包括疾病、健康状态和卫生事件的分布及其影响因素；落脚点是如何制定和评价防治疾病、促进健康和卫生事件应急处置的策略与措施。

二、流行病学发展简史

流行病学来源于人类与疾病特别是传染病的长期斗争经验，来源于流行病学研究方法的发展和进步，来源于自然科学和社会科学特别是基础医学的发展和进步，多个方面的互相渗透和融合，促使流行病学研究内容和方法更加丰富、应用更加广泛。

人类与疾病或损伤的斗争是一个永恒的主题，流行病学与其他学科一样，它的产生与发展过去是、现在是、将来还是伴随人类历史发展的全过程。自从有人类文明史记载以来，流行病学从实践中来又到实践中去，广泛吸纳自然科学、社会科学尤其是基础医学的先进成果，从学科萌芽、学科形成到快速发展经历了近 2000 多年的发展历程，涌现出了一批又一批勇于攀登科学高峰的先驱，推动了流行病学学科发展，为人类立下了一座座壮丽的丰碑。回顾和梳理流行病学的发展历史，不仅能帮助我们了解流行病学的历史地位和作用，而且也是为了帮助我们从历史的角度去反思，从中得到启蒙和教育。关于这段漫长的历史，不同的教科书中人为的采用了不同的分期分段描述方法，这里我们按三个时期展开。

（一）学科萌芽期

学科萌芽期又称学科形成前期，是指自人类有文明史记载以来至 18 世纪末学科形成的一个漫长的历史时期。此期是人们开始摒弃疾病是妖魔、瘴气等迷信观点，对疾病的认识从无知到逐渐发现和理解的过程，产生了许多"拓荒者"，为人类的繁衍生息和社会的进步做出了不可磨灭的贡献，也为流行病学学科的形成奠定了基础。

古希腊著名医学家希波克拉底斯(Hippocrates，公元前460～公元前377)，被称为第一个流行病学家、西方医学之父，他的一生著作颇多且涵盖许多领域，其中对流行病学贡献最大的著作有：*Epidemic I*，*Epidemic III*，*On Airs*，*Waters and Places* 等。在他的著作中首次出现流行(epidemic)一词，是最早关于自然环境与健康和疾病关系的论述。他对流行病学的另一主要贡献就是提出了流行病学观察法，成为2000多年来人们一直沿用的研究方法。1802年Madrid在《西班牙疾病流行史》一书中首次出现了"epidemiologia"一词。

几乎在相同时代，我国已有"疫""时疫""疫疠"的文字记载，如《内经素问》记载"黄帝曰，余闻五疫之至，皆相染易，无问大小，症状相似"，就是对传染病的描述。11世纪我国有天花大流行，峨眉山人创用人痘接种，成功地预防天花，此法后传至欧、亚许多国家。

15世纪中叶，意大利威尼斯出现了原始的海港检疫(quarantine)法规，外来船只必须在港外停留检疫40日(quadraginta，拉丁语，意思为40)。

(二)学科形成期

从18世纪末至20世纪初的近200年中，此时期，西方开始了工业革命，人们开始聚居于城市，城市人口剧增，为传染病的大面积流行提供了条件，对人类的危害比以往更大，而传染病的肆虐给流行病学者和医学工作者提出了严峻的挑战，也成为流行病学学科诞生的土壤。

1747年，英国海军医生James Lind(1716～1795)在"Salisburg"号海船上建立了坏血病(当时称为海上"瘟疫"，现代证明是维生素C缺乏引起)的病因假说，并将12名患病海员分为6组进行了对比治疗试验，证实了新鲜水果柠檬和柑橘等可预防坏血病，开创了流行病学临床试验的先河。

1796年，英国医生和博物学家Jenner Edward(1749～1823)观察到曾患过"牛痘"的牛奶场女工不再患天花。根据这一现象，他在1796年给一个10岁男孩接种了牛痘，并在其后两年多的时间里，又接种了22人，然后给这些人接种天花，结果均不再感染天花。为传染病的控制开创了主动免疫的先河。这个给人和人群免疫以预防天花的成功方法，为1977年全球消灭天花开辟了道路。

1848～1854年，英国著名医生John Snow十分关注霍乱(cholera)的流行，做了大量的调查研究。1854年8月，当霍乱再次在伦敦流行时，他进行了深入细致的现场调查，得出"霍乱患者的粪便含有能繁殖的'病毒'，霍乱在人群中的传播途径主要是被患者粪便污染的水源"的推论，彻底否定了"瘴气学说"，震惊了欧洲。John Snow被称为"流行病学的鼻祖"、"现代流行病学之父"。直到1883年，Robert Koch最终发现了霍乱弧菌(*vibrio cholera*)。

18世纪，法国革命对流行病学产生了深远的影响。Pierre Charles Alexandre Louis通过对比观察，探索放血疗法对炎症性疾病的疗效，发现放血疗法与其他疗法没有差别；他还利用寿命表对结核病的遗传作用进行了研究；此后，还与他的学生英国统计总监William Farr在英国首创了人口和死亡的常规资料收集，并提出了标化死亡率、人年、剂量反应关系、患病率=发病率×病程等概念。这一系列工作成为生命统计领域的先驱，也为流行病学的定量研究、对比研究打下了理论基础。1850年，全世界第一个流行病学学会"英国伦敦流行病学学会(London epidemiological society)"的成立时，特别强调了Louis将统计学应用于流行病学中的历史贡献。同年，伦敦流行病学中心成立，这标志着以传染病控制为主的流行病学学科的形成。

伍连德(1879~1960)是我国流行病学的先驱和奠基人之一。1910年和1920年在我国东北和华北鼠疫流行中，他带领防疫队查清了鼠疫首例发病地点和疫情蔓延情况，首次发现了鼠疫，并确定通过空气飞沫传播而流行，还查明旱獭是鼠疫的主要储存宿主。他不仅对鼠疫流行病学有巨大贡献，而且是20世纪初期鼠疫、霍乱、性病防治工作的卓越领导者和组织者。

(三) 学科发展期

从第二次世界大战后的20世纪四、五十年代至今，称现代流行病学(modern epidemiology)时期。也有学者提出进入21世纪后，应该称"后流行病学时代(post-modern epidemiology)"。这一时期，随着科学技术和经济社会的快速发展，尤其是基础医学的快速发展，成为流行病学快速发展的时期。

1948年，Doll与Hill关于吸烟和肺癌关系的研究开创了生活方式的研究领域，开辟了慢性病病因学研究的新天地，也证明了病例对照研究方法的巨大功效和效率，引导出了队列研究方法，促使病例对照研究和队列研究方法得到快速发展和广泛应用。同期，Hill所做的链霉素治疗肺结核的随机对照临床试验研究，成为全球首例随机对照试验研究。1949年，在美国弗明汉(Framingham)进行的心血管病危险因素研究，刺激了当今广泛使用的多变量分析方法——多元logistic回归分析方法的发展。上述三项研究被称为现代流行病学的三大支柱。

20世纪60年代到80年代，流行病学分析方法长足发展。1951年，Cornfield提出了相对危险度、比值比等影响深远的疾病危险度测量指标。1954年，Salk等在美国、加拿大和芬兰联合开展的脊髓灰质炎疫苗现场试验，通过150多万1~3年级儿童的大样本试验，得到疫苗保护率为60%~90%，为人类最终消灭脊髓灰质炎的目标奠定了基础。

1959年，Mantel & Haenszel发展了分层分析的方法，成为迄今为止被引用最多的流行病学研究方法。1979年，Sackett总结了分析性研究中可能出现的35种偏倚(bias)。1985年，Miettinen在所著的 *Theoretical epidemiology* 中将偏倚分为三类，即比较(comparison)、选择(selection)、信息(information)偏倚。

从1938年哈佛大学教授Paul首次提出临床流行病学(clinical epidemiology)的概念，到1982年，在美国洛克斐洛基金会的支持下国际临床流行病学网(International Clinical Epidemiology Network，INCLEN)的建立，临床流行病学得到快速发展。1983年，华西医科大学、上海医科大学和广州中医学院建立了三个"设计、测量、评估"(Design, Measurement and Evaluation, DME)国家培训中心。1989年，中国临床流行病学网(China Clinical Epidemiology Network，CHINACLEN)建立。1989年，牛津大学出版社出版的 *Effective Care in Pregnancy and Childbirth* 发表了一项震惊整个医学界的研究，在产科使用的226种治疗方法中，通过临床试验或系统综述证明20%有效(疗效大于副作用)、30%有害或疗效可疑、50%缺乏随机对照试验证据。该项研究的重要启示：一是经验是不可靠的；二是医学干预不管是新的方法还是老的方法都应接受严格的科学评估；三是应停止使用无效的干预措施，阻止新的无效措施引入医学实践；四是所有医学干预都应基于严格的研究证据之上。1992 年，循证医学(evidence-based medicine)的诞生，标志着"一种新的医学实践模式正在兴起"。

现代流行病学的主要特点有：①研究内容从主要研究传染病扩展到研究所有疾病、健康和卫生事件；②研究方法由传统的调查分析扩展到定性与定量相结合、宏观与微观相结合，分析方法不断完善，分析手段更先进；③研究的重点从"流行"发展到"分布"，动态与静态相结合，由传染病的"三个环节"、"两个因素"扩展到慢性病的社会因素和行为因素；④流行病学分支学科不断涌现，使流行病学的应用领域越来越广泛；⑤人们对流行病学的认识更加深入，流行病学课程从无到有，从预防医学专业扩展到医学各领域，现在已经扩展到自然科学和社会科学的更多领域。

我国流行病学学科起步虽然较晚，但是新中国成立后，在传染病防控方面做出了突出成绩。建国初期，面对"一穷二白"的经济困境、"山河破碎"的政治局势、传染病与饥饿肆虐的公共卫生问题，国家制订了以预防为主的卫生工作方针，该方针一直延续到现代。在全国范围内成立了国家级、省市县级卫生防疫机构，颁布了《传染病管理办法》，在医学院校设立了卫生系。开展了轰轰烈烈的全国爱国卫生运动。经过短短几年的努力，全国范围内基本消灭了血吸虫病、疟疾、天花、性病、古典霍乱等严重危害人们健康的疾病，被世界各国誉为人类抗争疾病的传奇。老一辈流行病学家苏德隆教授(1906～1985)、何观清教授(1911～1995)也在其中做出了突出贡献，是我国流行病学先驱者和奠基人。

20 世纪 70 年代之后，我国实行改革开放，加强了国际合作与交流，流行病学得到长足发展。慢性非传染性疾病纳入疾病监测范畴，开展了多种大规模的调查，取得了一系列研究成果。1989 年 2 月，颁布了《中华人民共和国传染病防治法》，实行了儿童免疫扩大规划(EPI)，建立了从疫苗生产企业到各级防疫机构再到农村或城镇社区的冷链系统，先后实现了以省、市、县为单位的 3 个 85%接种率目标。2003 年 5 月，颁布实施了《突发公共卫生事件应急条例》，2007 年 8 月又颁布实施了《中华人民共和国突发事件应对法》，标志着我国突发公共卫生事件的应急处理工作迈入了法制化轨道。

第二节 流行病学研究方法

流行病学作为一门方法学(methodology)，主要是研究人群、暴露(exposure)和疾病。关于人群的概念上一节已经讲过。所谓暴露是指研究对象接触过某种待研究的物质(如物理、化学、生物因素等)、具备某种待研究的特征(如年龄、性别、遗传等)或行为(如吸烟等)，也就是说，人们对一切研究感兴趣的、可能与研究疾病或健康状态有关的因素统称之为暴露。

流行病学研究采用观察法、实验法和数理法(图 1-1)，其中以观察法为最主要方法。

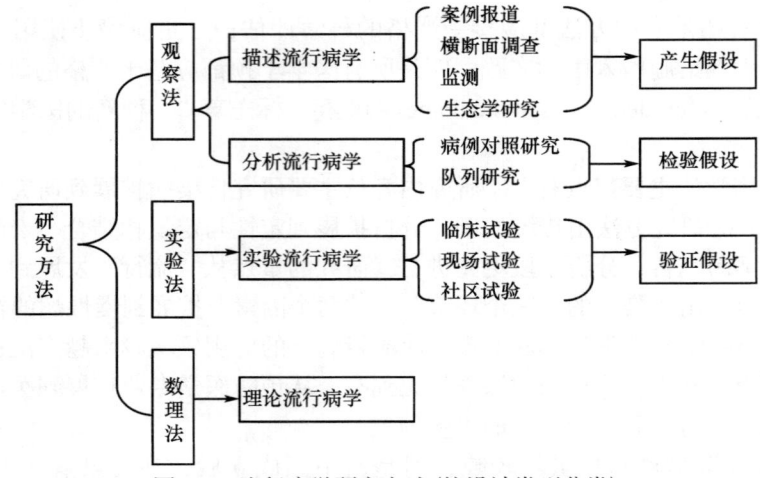

图 1-1　流行病学研究方法(按设计类型分类)

临床流行病学研究主要有两个大的领域：实验性研究和观察性研究，其分类方法可以根据由研究者分配暴露因素(如某种治疗措施)还是通过常规的临床观察确定(图1-2)。

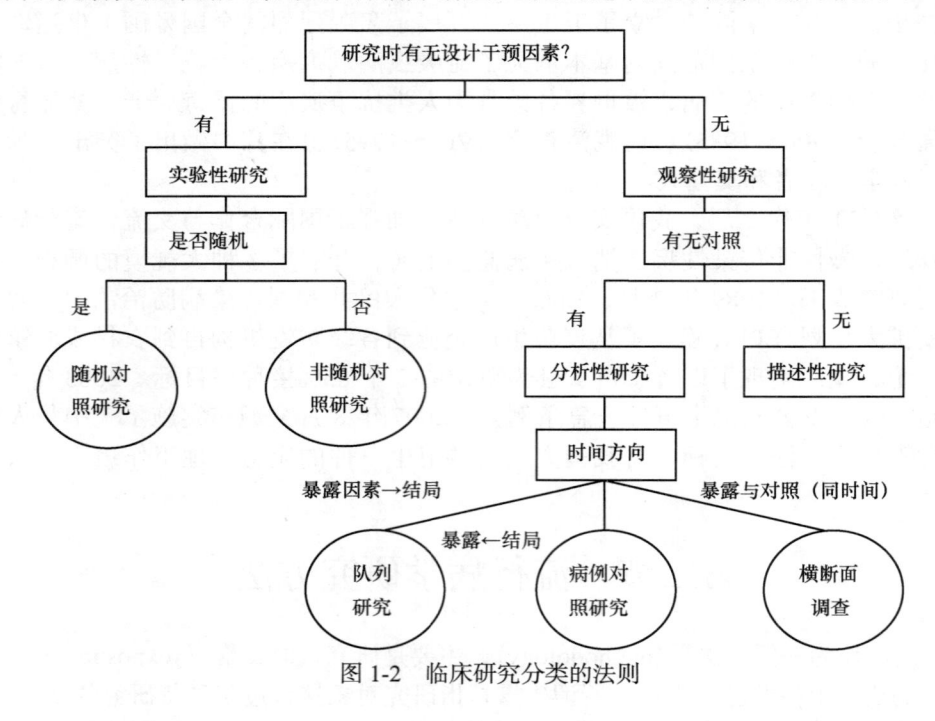

图 1-2　临床研究分类的法则

一、观　察　法

观察法又称观察流行病学(observational epidemiology)，按是否事先设立对照组进一步分为描述性研究和分析性研究，描述性研究又称描述流行病学(descriptive epidemiology)，主要目的是揭示现象、提出假设，为病因研究提供线索，研究内容主要是疾病或健康状况在人群、时间和地区间(或空间)的分布，又称"三间"分布。分析性研究又称分析流行病学(analytical epidemiology)，主要目的是回答描述性研究提出的问题,即检验假设。

目前,对传统意义上的描述流行病学和分析流行病学两个互补阶段的解释,正受到越来越多的批判。因为对于任何一种研究类型来说,纯粹意义上的描述或分析都是不存在的。描述性研究也存在分析,分析性研究也有描述,只是研究的目的和关注的重点不同。因此,本教材的编写中我们还是尊重多年来流行病学界形成的习惯分类分别介绍。三种主要观察性研究类型从暴露与结局时间关系上的区别见图1-3。

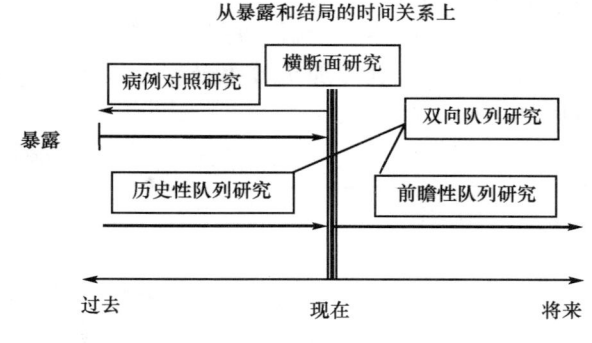

图1-3 观察法研究类型的区别

案例1-1 横断面研究实例

目的 了解大学新生乙型肝炎病毒携带情况

方法 对某学院97级新生取血测定乙型肝炎血清学标志物

结果 633名新生中实际检测631人。HBsAg(+)者37人,占5.4%;37例HBsAg(+)者中HBeAg(+)者17人,占631人的2.9%;279人抗-HBsAg(+),315名非携带者抗-HBsAg(-)。

案例1-2 病例对照研究实例

目的 探索血栓栓塞形成的危险因素

方法 选择因血栓栓塞入院的女性患者作为病例,为每位病例选择一名因其他疾病入院的女性患者作为对照。调查病例和对照服用避孕药等情况。

结果 服用避孕药者发生血栓栓塞的危险性是未服用者的4.4倍。

案例1-3 队列研究实例

目的 验证吸烟在肺癌发病中的作用

方法 某医生1951年用信函法调查了3万多名男性英国医师的吸烟情况,1956年调查这些医师的死亡情况。

结果 不吸烟者每千人年肺癌死亡率为0.07,轻度吸烟者为0.47,中度吸烟者为0.86,重度吸烟者为1.66。轻度吸烟者、中度吸烟者和重度吸烟者的肺癌死亡率分别为不吸烟者的6.7、12.3和23.7倍,表明吸烟可以增加肺癌发生的危险性。

二、实 验 法

实验法又称实验流行病学(experimental epidemiology),从病因研究的角度验证病因的功效比观察法更大,也是流行病学主要研究方法之一。在疾病防治中实验法有时也是唯一可供选择的方法,如Lind当时所做的坏血病的临床试验等。

实验法与观察法的区别在于:在观察流行病学研究中,研究者对研究对象没有任何控制措施（干预），只是客观地收集人群中每个个体（生态学研究为群体）有关暴露和疾病的资料，描述、分析、评价暴露与疾病的关系。而实验流行病学研究中，研究者除了对研究对象进行随机分组外，还要控制受试个体的暴露或干预（intervention）。基本原理见图 1-4。

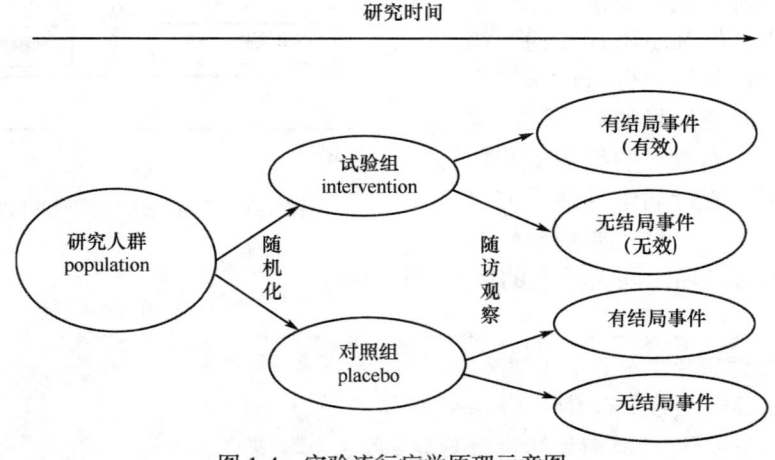

图 1-4 实验流行病学原理示意图

三、数 理 法

数理法又称理论流行病学（theoretical epidemiology）或数学流行病学（mathematical epidemiology），是利用流行病学调查所获得的数据，结合数学、统计学原理，建立相关数学模型或计算机仿真，从理论上研究疾病的发生、发展与转归的规律，发挥疾病预测、防治策略与措施及其效果评价的作用，为公共卫生决策提供参考依据。理论流行病学疾病模型的建立过程见图 1-5。

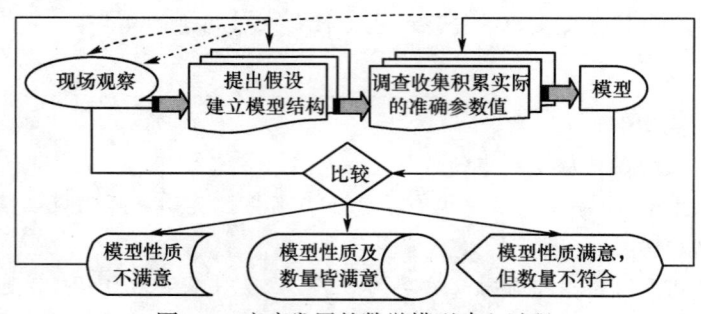

图 1-5 疾病发展的数学模型建立过程

随着后流行病学时代的到来，多中心、跨学科研究越来越受到重视和发展，现场调查技术和现场流行病学（field epidemiology）在突发公共卫生事件（public health emergency）中的广泛应用，实际工作中已经很难找到仅靠某个单纯的研究方法去解决实际问题的案例。一项横断面调查不仅有询问和观察，常常需要先进的实验室检查；一次不明原因疾病的暴发，需要在查明病因的同时采取有效的控制措施，不仅需要个案调查、密切接触者调查，还需要寻找生物标志（biomarker），以及广泛的循证，提供切实有效的干预措施，并评价其效果。因此，本教材后面的章节对各种研究方法将分别介绍，满足初学者对流行病学基本理论、基本知识和基本技能的需求。

第三节　流行病学的基本原理和应用

一、基本原理

随着流行病学概念的扩展，分子流行病学和基因组学的发展，流行病学基本原理得到不断完善，现代流行病学主要有如下基本原理。

(一)疾病、健康状态和事件在人群中的分布

疾病在人群中的分布不是随机的，而是表现出一定的时间、地区和社会人口学分布特征。这种分布上的差异与影响疾病因素的分布及人群的易感性有关，根据疾病与健康在人群中的分布特点，探讨疾病发生或流行的规律，为疾病预防控制和健康促进的策略与措施的制定提供科学依据，是流行病学的基本原理之一。

流行病学研究疾病的分布规律是从传染病流行规律开始的，这与以往传染病是人类主要的健康危害因素有关。Snow 医生针对伦敦的霍乱流行，创造性地使用了死亡病例分布的标点地图法，揭示了伦敦霍乱流行的人群和地区分布规律，结合深入的现场调查，找到了流行的原因，并提出了封闭宽街水井的干预措施，成功地控制了这次霍乱疫情的蔓延。现代流行病学研究的范畴已经扩展到慢性非传染性疾病及与健康有关的卫生事件，对分布的研究也从只重视疾病的暴发和流行，扩展到非流行状态的少数病例，也研究非流行状态的机制，分析和探讨非流行状态时的分布特点和影响因素。

(二)疾病的发病过程

疾病的发病过程中涵盖了机体的感染过程和传染病的流行过程，还扩展到基因的突变、缺失与修复。揭示疾病的自然史是流行病学的主要任务，通过揭示疾病的自然史全面认识疾病的发生、发展与转归的规律是流行病学又一基本原理。

疾病在个体中有一个自然发展的过程，如亚临床期、症状早期、症状明显期、症状缓解期和恢复期。疾病在人群中也有其自然发生的规律，称为人群的疾病自然史。

(三)多病因论和因果推断原则

19 世纪末，随着微生物学的发展，Pasteur 等首先证明了某些动物与人类的疾病是由微生物感染所致，不同的病原微生物可导致不同的疾病。随着病原微生物的不断被发现，逐渐形成了疾病发生的单病因学说或特异病因论，Koch 等提出了因果关系的判断标准，即 Henle-Koch 标准。该病因理论即因果关系的判断标准在医学科学的进步中曾发挥了重要的作用。

随着对疾病发生及流行理论认识的不断深入，以及流行病学研究范围的扩展，人们逐渐发现单一病因并不足以导致疾病的发生，特别是不能适应对一些慢性非传染性疾病的病因探讨。因此，不断有学者提出了一些新的病因学说，逐渐形成了多病因论，形成了现代病因的概念。随着多病因论的形成，人们发现 Henle-Koch 标准已不适应对疾病病因的研究需要，对因果关系的推论准则和标准进行了多次修正与补充，形成了适应当代流行病学病因研究与疾病预防控制的因果判断标准。

(四) 人与环境的关系

早在 2000 多年前,古希腊著名医学家希波克拉底斯(Hippocrates,公元前 460~公元前 377)所著 *On Airs, Waters and Places* 等,是最早关于自然环境与健康和疾病关系的论述。人与环境的关系不仅仅局限在自然环境,还包括社会环境;不仅仅局限在传染病的流行过程,还包括非传染病的流行过程。到目前,贫穷和饥饿仍然是世界的主要公共卫生问题之一,因此而发生的疾病流行更是雪上加霜。艾滋病、严重急性呼吸综合征(severe acute respiratory syndromes, SARS)、禽流感、埃博拉等新型传染病的不断涌现,与人类生存的自然环境和社会环境有着不可分割的关系。

(五) 疾病控制和健康促进的策略

根据传染病流行过程中"三个环节"建立起来的消灭传染源、切断传播途径、保护易感人群的疾病预防控制策略,在传染病的预防控制中发挥了重要作用。

预防为主是流行病学基本观点之一,新中国成立以来,始终贯彻预防为主的卫生工作方针,传染病得到了有效控制,许多烈性传染病和寄生虫病得到消灭或有效控制,传染病在居民中的死因位次从建国初期的第一位早已退出前十位。

在对慢性非传染性疾病发生、流行及其控制的研究中,逐渐形成并不断完善了三级预防的概念,提出了疾病的三级预防策略,为慢性非传染性疾病的预防控制奠定了科学依据。例如,针对恶性肿瘤发病率不断升高的现状,许多地方开展了肿瘤筛查项目,做到早发现、早诊断、早治疗,提高了治愈率和生存率,降低了病死率,减少了并发症的发生,极大地提高了生存质量。

(六) 疾病发展的数学模型

在对某些疾病的流行过程基本了解的基础上,通过以影响该病发生或流行的主要因素为参数建立数学模型,对该病的流行病学理论及其相关问题进行研究的一种方法,称为理论流行病学。这种方法不仅可对某些疾病的流行病学理论进行研究,还可用于对疾病预防控制策略与措施的效果评价,以及疾病流行趋势的预测。

理论流行病学在传染病流行规律的研究中取得较大进展,如 Reed-Frost 模型可用于模拟、预测特定传染病在特定环境条件下,在未来一定时间单位的发病状况或趋势;又如催化模型可用于测量某病在某地的感染力。非传染性疾病的流行病学数学模型研究较晚,近年来有了较快发展,尤其是计算机和统计分析软件的普及,给流行病学数学模型研究提供了便利。但是,疾病的发生与发展过程受到诸多因素的影响,不同于实验室研究中的条件控制,因此,模型的实用性受到限制。

二、实 际 应 用

流行病学研究的落脚点是研究防治疾病、促进健康、应对卫生事件的策略与措施,随着流行病学原理的扩展和方法学的进步,流行病学的用途也越来越广泛,已经深入到医药卫生和公共卫生的各个领域。主要用途可归纳为以下 5 个方面。

(一) 疾病预防与健康促进

预防疾病、促进健康是流行病学的根本任务,也是流行病学得以生存和发展的根本动力源泉。疾病预防可以分为三级,包括无病时针对危险因素的预防控制,即病因预防,称一级预防(primary prevention)，是预防疾病和消灭疾病的根本措施。WHO提出的人类健康四大基石"合理膳食、适量运动、戒烟限酒、心理平衡"是一级预防的基本任务。例如，通过注射麻疹疫苗来降低麻疹发病率，通过杀灭钉螺消灭血吸虫病，通过戒烟降低肺癌发病率，通过控制高血压、戒烟、调节饮食等预防冠心病等均属于一级预防的范畴。二级预防(secondary prevention)又称"三早"预防，即早发现、早诊断、早治疗，是防止或减缓疾病发展的重要措施。筛检(screening)是二级预防的主要方法，随着筛检方法的快速发展和经济社会的进步，二级预防的范围不断扩大。例如，通过乳腺X线或红外线成像技术筛检乳腺癌，通过宫颈刮片和锥切病理检查筛检宫颈癌，通过B超筛检肝癌等均取得显著的效果。三级预防(tertiary prevention)又称临床预防，主要是防止伤残、促进功能恢复、提高生存质量、延长寿命、降低病死率。

当然，疾病预防和控制不仅只有流行病学的参与，是医学各领域及社会各方面的广泛参与完成的。流行病学的任务主要是研究疾病防治策略与措施，并评价其效果。

(二)公共卫生监测

疾病监测(surveillance of disease)是贯彻预防为主方针的一项重要措施，是制定疾病预防控制策略与措施并评价其效果的重要手段。包括传染病监测、非传染病监测、症状监测和事件监测，根据监测要求又分主动监测(active surveillance)和被动监测(passive surveillance)。上级单位亲自调查或要求下级单位严格按照规定收集资料为主动监测；下级单位常规上报监测资料，上级单位被动接收为被动监测。目前我国疾病监测系统主要有以人群为基础、以医院为基础和以实验室为基础的三个层面，在疾病预防控制中发挥了十分重要的作用。随着科学技术的发展和经济社会的进步，监测范围还将不断扩大。有关内容见第十一章公共卫生监测。

(三)揭示疾病的自然史

疾病的自然史(history of disease)是指不给任何治疗或干预措施的情况下，疾病从发生、发展到结局的整个过程。疾病自然史大致可分为易感期(susceptibility)、亚临床期(subclinical disease)、临床期(clinical disease)和恢复期(recovery)。传染病有潜伏期、前驱期、发病期和恢复期等。流行病学研究是通过了解疾病在人群中的表现而获取疾病的自然史信息。不同疾病的自然史差异很大，了解疾病的自然病史，对早期诊断和预防，判断治疗效果等都有重要意义。同时，也是预测疾病预后、估计病程长短的重要依据。

(四)探讨病因或影响疾病与健康的危险因素

探究病因是人类与疾病斗争的基础，是防治疾病的前提，只有透彻地了解疾病的发生与流行的原因，才能更好地防治，并最终消灭某一疾病。"反应停"灾难的病因研究就是一个典型例子。20世纪50年代，科学家推出一种新药，据说它能在妊娠期控制精神紧张，防止孕妇恶心，并且有安眠作用。这药名叫"沙利度胺"(反应停、酞胺哌啶酮、Thalidomide)，1957年首次被用于处方药。到了1960年，医生们对很多新生儿四肢缩短和其他畸形开始产生警觉，究其原因是孕妇服用了"反应停"。该药在1961年被禁用，但当时全世界约有8000名婴儿已经受害。

病因研究有时简单，但更多的是复杂的过程，因为充分病因是少见的，也就是说，只有一个因素就能够造成一种疾病的现象并不多见，因此，流行病学将病因称作危险因素(risk factor)。尤其是面对越来越重要的慢性非传染性疾病，其危险因素常常是多样的，即一种疾病是由多个原因的集合造成的,而一个危险因素又可以是几个疾病的病因,因此,呈多因多果关系。在强调原始创新的当今,有些人认为流行病学在病因研究上难以有原始创新,许多具有宝贵价值的研究也常常是在别人早期发现和假说的基础上实现的。其实是忽略了一个最关键的现实:"任何疾病病因的确定都需要流行病学的研究证实。"

(五)疾病防治效果的评价

1. 疾病诊断方法的评价 诊断(diagnosis)是临床工作者天天面对的问题。面对每个患者,在处置措施实施前都必须进行诊断,包括物理诊断、检验检查诊断、病理诊断及其他特殊诊断。在疾病二级预防中需要选择筛检试验方法。因此,对筛检试验、诊断试验及其他诊断方法进行评价,将有助于合理选择筛检或诊断试验方法,正确解释试验结果。关于筛检试验和诊断试验的评价将在以后的章节讲解,在此不再赘述。

2. 临床疗效和疾病预后的评价 科学评价药物或各种治疗方法的效果是流行病学在临床医学上的重要应用,越来越多的学者呼吁"所有医学干预都应基于严格的研究证据之上"。但是,迄今为止,临床广泛使用的干预措施多数缺乏严格的研究证据,因此,我们任重而道远。

3. 疾病预防措施的评价 不管是疫苗的使用还是社区干预措施的实施均需要流行病学研究的证据,即现场试验(field trial)和社区试验(community trial)。没有经过流行病学试验研究证据的干预措施不能轻易地应用于人群。

4. 为卫生决策提供科学依据并评价其效果 一个地区或特定人群的疾病防治和健康问题是政府十分关心的问题,如何制定卫生事业发展规划?如何确定优先服务项目?如何合理配置卫生资源?如何解决资源的有限性和需求的无限性的矛盾?都需要流行病学研究的成果。流行病学是从人群和社区的视角来考虑、分析和解决疾病和健康问题,通过研究提出合理的预防保健策略与措施,并评价这些策略与措施实施的效果,为卫生决策提供科学依据。

例如,通过社区疾病现患率调查可以发现亟需解决的疾病和健康问题,为医疗卫生机构的设置规模、选址论证、床位数的确定、医疗卫生技术人员的配备等提供科学依据。此外,各种卫生服务的效益如何、当前卫生策略与措施的效果如何等,也需要应用流行病学方法进行评价。

总之,随着经济社会和科学技术的发展与进步,流行病学的应用范围将不断扩大,应用领域不断拓展。

第四节 流行病学研究特征

人类的健康和疾病与生物因素、环境因素和社会因素有着密切关系。医学实践具有社会学特点,"生物-心理-社会医学模式"要求整合生物医学、行为科学和社会科学等多学科的研究成果和资源,而且,影响人群健康的因素也是多维度的,这就要求医务工作者适应医学模式的转变,从关注疾病到关心患者,从关心疾病的预后到关心患者的生活质量等。流行病学研究特征也是流行病学基本观点,医学生掌握这些基本观点对于转变思维方式,提高创新意识和能力有着十分重要的意义。

一、群体特征

群体特征是流行病学有别于其他学科最显著的特点，是学习和应用流行病学最基本的观点之一。人群组成了社会，这是人与其他高等动物的根本区别。人群的疾病与健康现象离不开经济社会的影响。流行病学是研究人群中疾病现象和健康状态，狭义地讲是研究特定人群的疾病与健康状态。

群体观点也是公共卫生与预防医学的基本观点，它是从群体的角度去观察事物的动态变化和规律。流行病学的研究结果称为"群体诊断"或"群体评价"，是对人群疾病和健康状态的概括，而不是对个体的诊断与评价。

二、以分布为起点的特征

流行病学是从研究疾病和健康状态的分布（distribution）入手来研究人群健康问题的，与群体观点一样是流行病学最基本的观点之一。流行病学所称的分布是指疾病和健康状态在人群中的表现形式。通过研究疾病和健康状态在不同人群、不同地区和不同时间的分布和变化规律，提出病因假设，并通过进一步的研究检验和验证假设；另外，预防疾病和促进健康的策略与措施的效果评价也可以根据疾病和健康状态的分布变化予以评价。

三、比较的特征

比较的特征是流行病学分析的核心。对多组观察结果的比较是科学方法的精髓。只有通过比较才能发现疾病发生的原因或线索。例如，某地人群高血压患病率调查结果显示为10%，只能说明该地区人群高血压人数占10%，究竟这个地区人群高血压患病率是高还是低，尚无法得出结论，只有在与其他地区的结果进行比较后才能下结论。不论是描述性研究还是分析性研究，没有比较就没有鉴别，流行病学各种研究方法本身都贯穿着比较调查、比较分析的内涵。

四、概率论和数理统计学的特征

概率论的观点是流行病学又一特点。流行病学研究结果的描述极少使用绝对数，而更多的是使用相对数，因为绝对数不能反映人群中发病的强度或死亡危险度。因此，流行病学特别重视定量描述和数据分析，多使用频率测量指标，而频率实际上就是一种概率。概率必须有正确的分母才能求得，所以有人称流行病学是研究分母的学科。概率的精确度和可信度需要一定的数量，所以流行病学研究必须估计样本量，样本量越大代表性越好，推论到总体的能力越强。但也不是样本量越大越好，过大的样本量会增加研究的难度、增加费用、增加质量控制的难度等而导致结果失真。样本量越小随机误差越大，检验效能降低。一个合理的样本含量是通过统计学方法计算得来的，因此，流行病学与统计学是难以分开的。

五、社会医学和生态学的特征

社会医学和生态学的特征是现代医学模式的体现。随着疾病谱的改变，慢性非传染性疾病已经成为危害人类健康的主要公共卫生问题，而此类疾病与经济社会和人们的行为生活方式密切相关。只承认医学的自然科学属性而否认其社会科学属性是愚蠢的，甚至是有害的。

人类的疾病和健康与生态环境有关，因此，生态学的观点也是流行病学的重要观点之一。生态环境包括生物环境、社会环境。生物环境包括自然生物学环境如空气、水、土壤和自然界的数以万计的生物，还包括人造生物环境，如基因工程食品、疫苗、生物污染等，这些都是人们赖以生存的物质基础，同时也影响着人类的疾病和健康。社会环境包括政治、经济、文化、教育、宗教和家庭等方面，还包括社会制度、经济制度、风俗习惯等，也是人类生产和生活的必要条件，因此，人类的疾病和健康受到社会环境的制约。

六、多病因论的特征

流行病学对病因的认识有一个十分漫长的过程。特异病因论在主要与传染病斗争的时代曾经受到重视，机械决定论的观点也曾经影响过对病因的认识，但是，随着科学技术的发展和经济社会的进步，尤其是面对人口老龄化和慢性非传染性疾病的威胁，上述观点已经不能适应现代医学的要求，而多病因论的观点已经成为当今流行病学的主流。

流行病学所说的病因又称为危险因素，是指那些能使人群疾病发生概率升高的因素。而且，因与果的联系也常常是多维度的，既存在单因多果也存在多因单果甚至是多因多果的关系。

七、预防为主的特征

作为公共卫生与预防医学的一门主干学科，流行病学始终坚持预防为主的特征。与临床医学不同，流行病学着眼于人群，更关心疾病的一级预防。例如，在传染病的预防方面，注重疫苗的现场试验，评价疫苗的保护效果。在传染病流行时，注重消灭传染源、切断传播途径、保护易感人群。在慢性非传染性疾病的预防中，注重行为和生活方式等危险因素的控制和干预，达到预防和控制疾病发生的目的。

纵观流行病学的历史不难看出，针对不同时期存在的主要公共卫生问题，流行病学的定义、任务和应用不断发展变化着，尤其是流行病学研究方法的日臻完善，应用更加广泛，与其他学科的不断渗透，学科分支越来越多。因此，流行病学是一门迅速发展的学科，其观点也将随着时代的发展与时俱进，不会仅停留在上述几个方面，因此有人认为发展的特征也是流行病学的基本特征之一。

第五节 流行病学与其他学科的关系

流行病学是预防医学的主干课程，与基础医学和临床医学有着十分密切的关系。随着流行病学的发展，与社会学、经济学和管理学等的联系也变得越来越紧密。学习流行病学对于医学生有着其他学科不可替代的意义。

基础医学、临床医学和预防医学是现代医学的三大组成部分，分别从微观、患者个体和群体宏观的角度研究医学问题，是现代医学观察、分析、解决疾病和健康问题时不可或缺的、密切相关的三大知识体系。流行病学作为预防医学的重要组成部分，其自身的发展来源于基础医学和临床医学的发展，反过来又为基础医学和临床实践提供方法学、循证医学和卫生决策产生的思维方式，为基础医学、临床医学和预防医学之间的沟通发挥着桥梁和纽带作用及其他学科不可替代的作用。

一、流行病学与临床医学的关系

临床医学是以患者个体为研究对象,以解决单个患者的诊断、治疗和康复为主要任务,达到治愈疾病、恢复健康、减轻病痛的目的。流行病学则是以群体特别是特定人群为研究对象,从研究疾病和健康状态的分布入手,探寻疾病原因和相关影响因素,为疾病防治、健康促进和应对卫生事件提供科学依据。采用流行病学原理和方法解决临床实践中的问题,是对临床医学个体诊断、治疗的分析、综合与升华。随着循证医学滚滚浪潮和临床流行病学的快速发展,流行病学在临床医学和临床实践中的作用将更加重要。

过去,临床医师十分强调患者个体的特异性,主要运用实践经验和理论推导的方法解决临床问题,而且是以治愈疾病为最高目的。尽管在现代医学实践中"经验"仍然有着十分重要的作用,但是,随着医学模式的转变,"以人为本、以患者为中心、以疾病为单元"的理念必将成为临床实践的基本原则,实现从关心个体患者到关心患者整体的转变。

二、流行病学与基础医学的关系

流行病学的主要任务之一就是探讨病因,在病因假设的提出、研究设计的制定、调查的实施、资料的分析和推论的形成等各个环节上都离不开基础医学的支撑。因此,基础医学的发展是流行病学发展源泉之一。例如,分子流行病学(molecular epidemiology)就是由现代分子生物学、分子免疫学、核酸技术与基因工程与传统流行病学相互渗透和融合而形成的一个重要分支。

同时,流行病学的发展也促进了基础医学的发展。例如,Snow 采用流行病学现场调查技术证明了霍乱的传染源和传播途径,推断霍乱病是由患者粪便中的"病毒"污染了水源引起的传播,直到 29 年后 Koch 才利用显微镜发现了霍乱弧菌。突发公共卫生事件的应急处置更是多学科、多部门的联合行动,流行病学者发挥着"医学侦探"作用,没有流行病学的现场调查就无法寻找原因,再高的基础医学技术也无法施展。

三、流行病学与其他学科的关系

首先,流行病学与统计学有着密不可分的联系。流行病学对结果的描述多使用相对数,如率、比等疾病测量指标,也就是说将一个个测量结果转化为统计量,再用得到的统计量估计总体参数,使用的是概率论的观点。另外,数据的处理、资料的分析、假设检验等主要分析方法也离不开统计学原理和知识。同样,统计学也离不开流行病学调查研究所获得的大量数据和资料,因此,统计学的研究也离不开流行病学的原理和方法。

其次,流行病学对计算机科学有着很强的依赖性。随着计算机时代的到来,流行病学分析方法才有了突飞猛进的发展。例如,多变量分析的广泛应用就基于计算机和统计学软件的普及。

最后,流行病学的发展也为其他学科的发展奠定了基础,如生殖流行病学、健康流行病学、管理流行病学、环境流行病学、地理流行病学、气象流行病学、药物流行病学、营养流行病学、职业流行病学、代谢流行病学、行为流行病学、伤害流行病学和寄生虫流行病学等。

总之，流行病学在现代医学中发挥着十分重要的作用，作为医学生学好流行病学具有十分重要的意义。

（李志华）

思 考 题

1. 如何从流行病学发展简史理解流行病学定义的变迁？
2. 流行病学研究方法的主要类型有哪些，它们之间有何区别？
3. 现代流行病学有哪些特点？
4. 流行病学的主要用途有哪些？
5. 流行病学的基本观点是什么？
6. 学习流行病学的意义是什么？

第二章 疾病的分布

疾病的分布(distribution of disease)是指疾病在时间、地区和人群中的发生、存在和发展规律,通常又称之为疾病的"三间"分布。通过对疾病在不同特征人群(如年龄、性别、职业、遗传等)、不同地理位置(如城市或农村、山区或平原、沿海或内陆等)和不同时间分布特征的描述,可以发现疾病的分布和流行特征。研究疾病分布的意义在于:①为疾病的研究提供病因线索,并指出进一步研究的方向和途径;②为临床诊断和治疗决策提供依据;③为政府确定卫生服务的重点及制订疾病防治策略与措施提供科学依据。因此,描述疾病的分布是流行病学研究的基础。此外,疾病的分布和流行除了受人群特征、时间和空间地理位置的影响外,也受自然环境与社会环境因素的影响,对不同自然环境和社会环境与疾病的发生和分布规律的研究也属于描述疾病分布的范畴。

描述疾病分布,需要借用统计学中相对数的概念,如率、比、构成比、速率等。因此,本章第一节首先介绍关于疾病频率的测量指标,根据疾病发生频率,定义疾病流行的强度,最后讲述关于疾病分布的主要形式。

案例 2-1　北京市朝阳区某小学校一起风疹暴发的调查

1. 基本情况　2007年3月25~27日,北京市朝阳区某小学校出现发热、出疹性疾病的暴发。对疑似病例进行个案调查,发病班级共有学生42人,发病9例,罹患率21.4%。其中无风疹疫苗接种史的34人中有8人发病,罹患率23.5%。

2. 病例分布特征　首例患者出现于2007年3月24日,25~27日分别为3例、3例和2例,疫情持续4日,共发病9例。男生4例,女生5例。

3. 既往免疫史　全班42人中,8人有风疹疫苗免疫史。患者均否认风疹既往史和接触史,除1例口述接种风疹疫苗外其余均未接种。

4. 临床表现　患者临床症状轻微,其中8例有发热症状,体温均低于38℃,发病1~2日后出现充血性斑丘疹,疹间皮肤正常,从面部到躯干和四肢,手掌和足底少见,皮疹1~2日后出齐,疹后无色素沉着及脱屑。1例未发热出疹。部分病例有咽痛及耳后、颈部淋巴结肿大、压痛等表现。所有患者均无并发症,愈后好。

5. 血清学检测结果　9例患者血清标本送朝阳区疾病预防控制中心用ELISA法检测麻疹及风疹IgM特异性抗体,结果麻疹IgM抗体全部阴性,风疹IgM抗体阳性4例。确诊4例,临床诊断5例。证实为一起风疹疫情暴发。

讨论题

(1)如何来确定本次风疹的流行强度?依据是什么?

(2)如何来测量本次风疹流行的强度?根据案例中提供的数据,可以计算什么疾病频率指标?

(3)病例的发生在时间分布上有何特点?

案例 2-2　某地胃癌患者的人群分布与地区分布

某医院收集了1963年至1987年经病理诊断的1517例胃癌病历资料,发现50~59岁年龄组段最多，占 36.9%，扩大到 40~69 岁组段占 87.4%，为绝大多数；年龄最大 82 岁，最小 20 岁，平均年龄 53.2 岁，朝鲜族平均年龄 53.47 岁，汉族平均年龄 52.98 岁。男性 1091 例，女性 462 例；男性胃癌发病平均年龄为 55.17 岁，女性平均发病年龄 50.91 岁。1517 例患者中，朝鲜族 905 例，汉族 595 例，其他民族 17 例；从患者的地理分布来看，在朝鲜族集居的地区患病率高于汉族聚居地区。从胃癌的组织分型来看，高分化腺癌 199 例，低分化腺癌 420 例，未分化癌 178 例。黏液腺癌 175 例，其他 352 例，低分化癌最多。

讨论题
(1) 以上资料从哪些方面对胃癌患者的分布进行了描述？
(2) 根据以上所描述的患者分布情况，对该地胃癌的病因有何提示？
(3) 如何开展进一步的病因调查？

第一节 疾病频率测量指标

一、发病频率测量指标

(一) 发病率

发病率 (incidence rate) 表示一定期间内，一定人群中某病新发生病例出现的频率。计算公式 (2-1)。

$$发病率 = \frac{一定时期内某人群中某病的新发病例数}{同时期暴露人口数} \times K \qquad (2-1)$$

K 为比例基数，可以为 100%、1000‰ 或 10000/万…

1. 分子的确定 发病率的分子为新发病例数，对于如感冒、脑卒中等急性病，容易判定是否为新发疾病。而对于像高血压、糖尿病等慢性疾病，发病时间难以清楚判定，通常以初次诊断时间为发病时间。对于急性病，同一个体在观察时期内的多次发病，应计为多次新发病例数，如一年内可能会多次患感冒或腹泻。此时，一般用例次或频次发病率 (frequency incidence rate) 描述。

2. 分母的确定 发病率的分母为同期暴露人口，是指可能会发生某病的人群，对于那些不可能发生该病的人，如已经具有免疫力的人不应该包含在分母内。但在实际工作中，往往确切的暴露人口难以获得，因此一般常采用暴露期的平均人口数进行粗略计算。

3. 时间的确定 计算发病率的暴露时间可以是年、月、日或时，因此，在使用该指标时一定要注明时间。如果暴露时间以 1 年计算，则分母应为年平均人口数，通常采用年初人口数与年末人口数之和除以 2 计算，或者是年中 (7 月 1 日零时) 人口数表示。

4. 发病率的比较 影响发病率的因素较多，在比较发病率时，需要注意条件的可比性，如年龄构成等，因此，常使用全国或某省的标准年龄构成进行率的标化，称标化发病率 (standardized incidence rate) 或年龄调整发病率 (age adjusted incidence rate)。率的标化见统计学有关章节。发病率还可以按不同的年龄、性别、职业、时间和地区特征计算发病专率 (specific incidence rate)。

5. 应用 发病率主要用作描述疾病分布，反映疾病发生的频率。发病率的变化意味着病因或疾病危险因素的变化，通过比较不同人群发病率可以帮助确定可能的病因，探讨影响发病因素，提出病因假说，评价防治措施的效果。

(二) 罹患率

罹患率(attack rate)与发病率一样也是测量人群新发病例频率的指标。主要用于小范围、短时期疾病流行的测量，如食物中毒、职业中毒等。观察时间常以日、周、旬或月为单位。优点是能较精确地测量发病概率，常用来探讨疾病的病因。

$$罹患率 = \frac{观察期内新发病例数}{同时期暴露人口数} \times K \tag{2-2}$$

(三) 续发率

续发率(secondary attack rate，SAR)又称二代发病率。用于在幼儿园、家庭、学校或集体宿舍等，因第一例病例出现以后，密切接触者中，新发生某种疾病的比例。计算续发率的分子，应该是接触第一代病例以后，在最短潜伏期与最长潜伏期间新发生的二代病例数，分母则是指易感接触者人数。计算公式(2-3)。

$$续发率 = \frac{易感接触者中的新发病例数}{暴露于一代病例的易感接触者总人数} \times K \tag{2-3}$$

续发率计算中，需要将第一代病例从分子和分母中减去，在最短潜伏期之前发病和最长潜伏期之后发病的病例也不应计入分子的新发病例数中。续发率是衡量传染病感染力强度的一项指标，常用来分析影响疾病流行的因素，以及评价传染病预防控制措施的效果。

案例 2-3

某乡镇中学在某年的10月30日至11月9日发生一起食物中毒的暴发流行，经调查该校共有学生1824人，其中男生936名，女生888名。共有46名学生发病，其中男生发病22人，女生发病24人。试估计本次食物中毒的发病强度。

该校本次食物中毒的 罹患率 $= \frac{46}{1824} \times 100\% = 2.52\%$

其中：　　　　　男生罹患率 $= \frac{22}{936} \times 100\% = 2.35\%$

女生罹患率 $= \frac{24}{888} \times 100\% = 2.70\%$

二、患病频率测量指标

(一) 患病率

患病率(prevalence rate)亦称现患率或流行率，是指某特定时间内，一定人群中某病新旧病例数所占的比例。根据观察时间的长短，有时点患病率(point prevalence rate)和期间患病率(period prevalence rate)两种之分。时点患病率在理论上是无长度的，但是实际工作中却难以在一个很短的时间内完成对较大样本人群的调查或检查，因此，判断时点患病率和期间患病率的关键是看每个被调查对象接受检查或调查的机会是在某时点上还是某期间，而不能仅靠调查时间的长短做出判断。而期间患病率则是指在特定的一段时间内的患病率。一般的原则是患病率时点不超过1个月，而期间患病率多超过1个月。计算公式分别是式(2-4)和式(2-5)。

$$时点患病率 = \frac{某观察时点人口中现患某疾病新旧病例数}{该时点人口数（被观察人数）} \times K \quad (2\text{-}4)$$

$$期间患病率 = \frac{某观察期间一定人群中现患某疾病的新旧病例数}{同期平均人口数（被观察人数）} \times K \quad (2\text{-}5)$$

1. 分子的确定 患病率的分子是现患病例数，应包括以下几种情况：①观察期之前已经发病，在观察期内治愈或死亡；②观察期之前已经发病，观察期结束时仍继续患病；③观察期内开始发病，观察期内治愈或死亡；④观察期内发病，观察期结束时仍继续处患病状态（图2-1）。

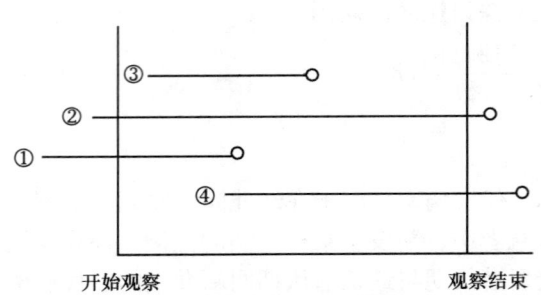

图2-1 现患病例的几种情况

2. 影响患病率升高和降低的原因

（1）影响患病率升高的因素主要包括：①病程延长和未治愈者的寿命延长；②新病例增加（即发病率增高）和外地病例的迁入；③健康者迁出（分母减少）；④易感者迁入，会导致发病率升高；⑤诊断水平提高，使得过去难以发现或确诊的疾病能够被确诊；⑥报告率提高。

（2）影响患病率降低的因素主要包括：①病程缩短；②病死率增高；③新病例减少（发病率下降）；④健康者迁入；⑤病例迁出；⑥治愈率提高。

3. 患病率与发病率和病程的关系 当发病率高或病程比较长时，患病率就增高；反之，发病率低或病程比较短时，患病率降低。当发病率与病程都相对稳定时，它们之间有如下关系式(2-6)。

$$患病率 = 发病率 \times 病程$$

即： $$P = I \times D \quad (2\text{-}6)$$

4. 应用 ①患病率反映的是某一时间断面人群中某种疾病的流行规模和强度，适合于病程较长的慢性病研究和调查，如糖尿病、高血压、肺结核、恶性肿瘤等疾病；②患病率反映了居民疾病负担情况，可以为疾病的预防控制措施、卫生政策的制定、卫生资源的合理配置提供科学依据。

（二）感染率

感染率（infection rate）是指在某时间范围内受检人群中，现有感染人数所占比例。计算公式(2-7)。

$$感染率 = \frac{受检者中阳性人数}{受检人数} \times K \quad (2\text{-}7)$$

感染率主要用在传染病或寄生虫疾病的调查研究中，感染人数的确定可以通过病原体检查、血清学实验或其他快速简便的实验检查。感染率作为评价人群健康状况的常用指标，可以为传染病的预防控制提供参考依据。

案例 2-4

某乡镇有500名儿童在1995年末登记进行了视力的筛查，结果有50名儿童筛查出视力障碍，到1996年底再次进行视力筛查时，发现有视力障碍的增加到了65个。请问：1995年底与1996年底视力障碍的患病率？1995年到1996年视力障碍的年发病率又是多少？

分析与计算

1995 年底该乡镇登记儿童视力障碍的患病率 $= \dfrac{50}{500} \times 100\% = 10\%$

1996 年底该乡镇登记儿童视力障碍的患病率 $= \dfrac{65}{500} \times 100\% = 13\%$

1995 到 1996 年底该乡镇登记儿童视力障碍的患病率 $= \dfrac{65-50}{500} \times 100\% = 3.0\%$

三、死亡频率测量指标

(一) 死亡率

死亡率 (mortality rate 或 death rate) 是指在一定期间内，一定人群中死于某病 (或死于所有原因) 的频率，是测量人群死亡危险最常用的指标。分子是死亡人数，分母是发生死亡事件的总人口数，一般为该地区年平均人口数。时间单位一般为一年。多用千分率、万分率或十万分率表示。计算公式 (2-8)。

$$死亡率 = \dfrac{一定时期内某地区人口死亡总数}{同期平均人口数} \times K \tag{2-8}$$

1. 粗死亡率 死于所有原因的死亡率是一种未经过调整的率，也称粗死亡率 (crude death rate)。只能反映一个地区人群在某时期的死亡总体水平。由于不同地区年龄、性别构成不同，不便于进行相互的比较。若要进行比较，必须计算调整死亡率，以消除人口构成的影响。

2. 死亡专率 死亡率可按病种、年龄、性别、职业等分类计算死亡专率 (specific death rate)。如恶性肿瘤、心肌梗死等病程短、病死率较高的疾病，死亡专率可以反映该病的发病情况，是流行病学调查中的重要指标。计算公式 (2-9) 和 (2-10)。

$$某病死亡专率 = \dfrac{一定时期内因某种疾病死亡的总数}{同期平均人口数} \times K \tag{2-9}$$

$$某年龄组死亡专率 = \dfrac{一定时期内某年龄组死亡总数}{该年龄组同期平均人口数} \times K \tag{2-10}$$

3. 应用 ①用于衡量某一时期，一个地区人群死亡危险性大小的指标；②反映一个地区不同时期人群的健康状况和卫生保健工作的水平；③为该地区卫生保健工作的需求和规划提供科学依据；④由于死亡率的变化反映了某些疾病病因因素的变化，因此是探讨某些疾病病因和评价防治措施效果的重要指标。

(二) 病死率

病死率 (fatality rate) 是指一定时期内，患某病的全部患者中因患该病而死亡的比例。计算公式 (2-11)。

$$病死率 = \dfrac{某时期内因某病死亡的人数}{同期患某病的患病人数} \times 100\% \tag{2-11}$$

病死率并不是真正的率，而是一个百分比，该指标在临床上使用较多。实际工作中，除非是基于社区人群的调查、观察或监测资料，病死率的分母很难统计到患病的"全部患者"。由于根据医院患者所计算的病死率往往受到患者的年龄、病情等因素构成的影响，因此，在比较不同医院某病住院患者病死率时应谨慎。

病死率主要应用：①表示某确诊疾病的死亡概率；②可表明该疾病的严重程度；③反映医疗水平和诊断能力；④通常多用于急性传染病，较少用于慢性病。

(三) 生存率

生存率 (survival rate) 亦称存活率，是指患某病的患者或接受某种治疗措施的患者经过若干年随访后仍存活的病例数占所有随访满 n 年患者的比例。计算公式 (2-12)。

$$生存率 = \frac{随访满n年仍存活的病例数}{随访满n年的病例数} \times 100\% \tag{2-12}$$

生存率主要用来评价慢性病危害的严重程度和考核治疗效果的指标，特别是对于那些具有远期疗效的疾病，生存率能比较客观地反映患者的健康状况。

案例 2-5

2001 年，某地区人口 167 090 人，该年度死于各种原因的总死亡数 715 人，其中死于恶性肿瘤 96 人。问该地区人口 2001 年的粗死亡率、恶性肿瘤死亡率分别是多少？

计算结果

$$粗死亡率 = \frac{750}{167090} \times 100\% = 0.45\%$$

$$恶性肿瘤死亡率 = \frac{96}{167090} \times 10^4/万 = 5.75/万$$

四、残疾失能指标

(一) 病残率

病残率 (disability rate) 是指某一人群中，在一定期间内每百 (或千、万、十万) 人中实际存在的病残人数，指通过询问调查或健康检查，确诊的病残人数占调查人数的比例，是作为人群健康状况的评价指标之一。计算公式 (2-13)。

$$病残率 = \frac{病残人数}{调查人数} \times K \tag{2-13}$$

(二) 潜在减寿年数

潜在减寿年数 (potential years of life lost, PYLL) 是指某病某年龄组人群死亡者的期望寿命与实际死亡年龄之差的总和，即死亡所造成的寿命损失。计算公式 (2-14)。

$$\text{PYLL} = \sum_{i=1}^{e} a_i d_i \tag{2-14}$$

式中：e 表示期望寿命 (岁)；i 表示年龄组 (组中值)；$a_i = e - (i + 0.5)$ 表示剩余年龄，是指当死亡发生在某年龄组时，至活满 e 岁还剩余的年龄，因死亡年龄是以一个生日计算，所以需加上一个平均值 0.5 岁；d_i 表示某年龄组死亡人数。

PYLL 考虑了疾病引起的早死对健康所造成的损失，定量估计疾病造成早死的程度，能较客观地评价疾病对健康的危害程度，避免了因死亡者年龄构成不同对人群期望寿命损失测量的影响。通过计算每个病因引起的寿命减少年数,可比较不同原因所致的寿命损失年数,是人群疾病负担测量的一个直接指标,也是评价人群健康水平的一个重要指标。在卫生事业管理中,作为筛选和确定重点卫生问题或重点疾病的指标,也可用于防治措施效果的评价和卫生政策的分析与评价。

(三)伤残调整寿命年

伤残调整寿命年(disability adjusted life year,DALY)是对疾病伤残和疾病死亡损失的健康生命年的综合测量指标,它由因早死而引起的寿命损失和因失能引起的寿命损失两部分组成。

$$DALY = YLL + YLD \tag{2-15}$$

式(2-15)中 YLL 表示早死所致的寿命损失年,YLD 表示疾病所致伤残引起的健康寿命损失年。

DALY 采用标准期望减寿年来计算死亡导致的寿命损失;根据每种疾病的失能权重及病程,计算失能引起的寿命损失。一个 DALY 就是损失的一个健康生命年。

第二节　疾病的流行强度

疾病流行强度是指疾病在某地区一定时期内存在数量的多少,以及各病例之间的联系程度。表示疾病在人群中的数量变化,也称为疾病的社会效应。描述疾病流行强度的术语有散发、暴发和流行。

一、散　　发

散发(sporadic)是指病例在人群中散在、零星出现,病例之间常无明显的联系,数量维持在历年一般水平。

确定一种疾病是否属于散发,需要将该疾病的发病率与当地前三年该病发生的平均水平进行比较。如果该病的发病率水平没有明显超过当地前三年该病的平均水平时,则成为散发。

疾病呈现散发的主要原因包括:①疾病在当地常年流行,居民具有一定的免疫力水平或因疫苗的广泛接种维持着人群的免疫力水平,如麻疹疫苗的常规接种,使得麻疹的发生多呈散发分布;②以隐性感染为主的疾病,如脊髓灰质炎、乙型脑炎等疾病,疾病的发生呈现散发分布;③传播机制难以实现的传染病多呈现散发分布;④潜伏期较长的传染病,多呈散发状态分布。

二、暴　　发

暴发(outbreak)是指在局限的区域范围和短时间内突然发生许多临床症状相似的病例的现象。这些人多有相同的传染源或传播途径。大多数患者常同时出现在该病的最长潜伏期内。一旦控制了传染源或截断了传播途径,疾病的暴发就会很快得到控制。例如,集体就餐引发的食物中毒,托幼机构暴发的水痘、麻疹等。

三、流　　行

流行(epidemic)是指疾病在某一地区的发生率显著超过该病历年的平均水平。疾病是否发生流行,需要根据不同病种、不同时期与不同历史情况进行判断。疾病的流行如果传播迅速，区域波及全国，甚至跨过了国界波及多个国家和地区，则称之为大流行（pandemic），如流感的世界大流行。

第三节 疾病的分布形式

疾病的分布是指疾病在不同人群、不同地区及不同时间的存在方式及其发生、发展变化规律。了解疾病的分布形式，对于探讨病因、确定疾病的高危人群和重点防控地区具有十分重要的意义。

一、疾病的人群分布

人群具有自然属性和社会属性特征，这两种特征是相互渗透、相互影响的，并不能单独呈现，这些特征主要包括年龄、性别、民族、职业、婚姻与家庭、宗教、流动性等。这些特征都会影响到疾病和健康状态的分布，研究疾病在人群中的分布规律，可以为疾病的预防控制提供科学依据。

(一) 年龄

人的疾病和健康都与年龄有着非常密切的关系。不同年龄段由于机体功能发育、免疫力变化、外界环境的改变、暴露病原因子的机会及器官功能的改变，使得各年龄组疾病的发生和存在各有其特点。各年龄组死亡率也随着年龄增长而发生变化，医学研究结果显示，0~9岁年龄组死亡率呈快速下降，至10~14岁年龄组死亡率达到最低水平，此后随着年龄的增加而上升，呈现U型曲线分布（图2-2）。传染病的年龄差异更大（图2-3）。

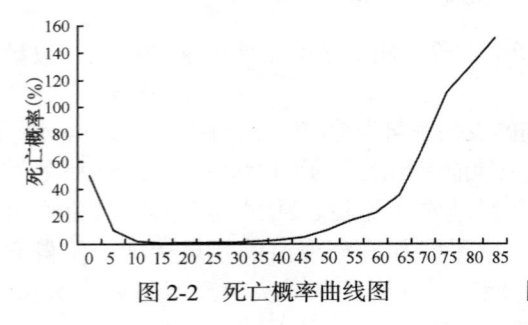

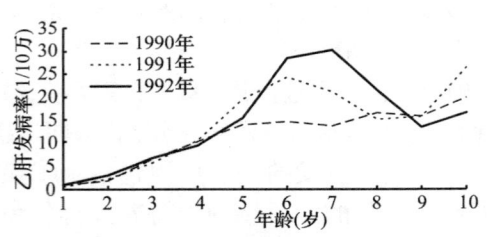

图 2-2 死亡概率曲线图

图 2-3 某省 1990~1992 年 0~9 岁儿童乙型肝炎报告发病率的变化

婴幼儿期由于免疫力低，容易感染各种传染性疾病。例如，麻疹、水痘、百日咳、腮腺炎等呼吸道传染病是婴幼儿时期常见传染病。但常规开展的预防接种计划打破了传染病的自然流行规律。如现在麻疹患者发病时间明显推迟，出现大学生或者应征入伍后参军者中的麻疹病例。

青少年时期和青壮年时期，由于参加各种户外活动多，容易发生各种意外的伤害和死亡。青少年时期还是近视发病率最高的年龄阶段，应该重视视力的保护。

进入中老年时期，由于机体功能的衰退和免疫力的降低，出现骨质增生、肥胖、高血压、糖尿病、恶性肿瘤等疾病的概率随着年龄的增长而增加。应加强饮食健康，加强运动锻炼，控制体重，预防各种心脑血管疾病的发生，防治骨质疏松导致的行动困难。

研究疾病年龄分布的目的是：①探索致病因素，为病因研究提供线索；②发现高危人群确立重点保护对象，为疾病防治提供依据；③观察人群免疫状况水平、确定预防接种对象，保证预防接种效果。

分析疾病年龄分布的研究方法主要有横断面分析(cross sectional analysis)和出生队列分析(birth cohort analysis)两种方法。

1. 横断面分析 通过对某一个或多个时间断面各年龄组的发病率、患病率或者死亡率的比较，能够说明病因或危险因素在不同年龄组的分布或存在的强弱，为制订预防控制措施提供依据。这种横断面分析方法只适合于急性病或潜伏期短的疾病，致病因子或防控措施能在短期内起作用。而对于潜伏期长的慢性疾病，如糖尿病、高血压、冠心病等，致病因素需要经过长期的累计作用，往往难以分清疾病危险因子与疾病发生之间的时序关系，因而不适合横断面的分析方法，而是适合采用出生队列分析方法。

2. 出生队列分析 通过分析和比较同一年代出生的一批人随着年龄的增长在不同年代的发病或死亡水平变化。出生队列分析利用出生队列资料将疾病的年龄分布和时间分布结合起来，以探讨和分析年龄、时间和暴露经历在疾病频率变化中所起的作用。例如，某研究分别收集了某地区出生于1927年、1932年、1937年、1942年、1947年、1952年、1957年、1962年、1967年9个出生队列的育龄期妇女的平均初潮年龄和平均绝经年龄资料，通过对比发现，经过10年时间的变化，妇女的平均初潮年龄提前，而平均绝经年龄延后，显示该地区妇女育龄时间普遍延长。又如，根据某省出生队列调查数据显示，1990年至1992年不同出生队列的儿童，5～7岁年龄组儿童乙型肝炎的发病率逐年增加，并且0～9岁儿童乙型肝炎报告发病率(1/10万)随着年龄的增长而增加(图2-3)。为研究该时间段乙型肝炎预防措施的实施情况提供了科学依据。

横断面分析和出生队列分析结果的不同见图2-4。

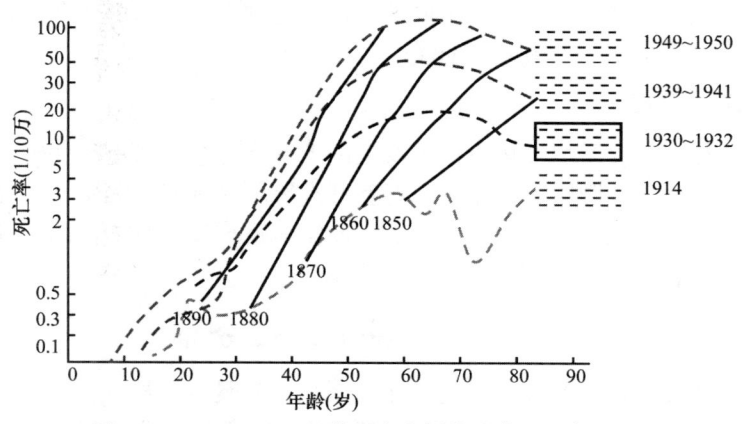

图 2-4 1914～1950 年美国白人男性肺癌死亡率
虚线示横断面调查分析，实线为出生队列分析结果

（二）性别

由于性别的生理差异，疾病在男女间的分布各有其特征。总体来看，女性的平均寿命比男性要长。由于男性的野外活动较多，感染各种病原生物体的概率高于女性，导致传染病在男性中的发病率高于女性。而骨质疏松症、类风湿性疾病、胆结石等与内分泌紊乱有关的疾病在女性中的发病率高于男性；而恶性肿瘤、肝炎、肝硬化等疾病却在男性中有较高的发病

率。而糖尿病的性别分布如图2-5，55岁之前，男女性别没有明显差异，但是55岁之后女性达到高峰后开始下降，而男性却还要延后10年才有下降趋势。

(三) 职业

疾病与职业之间有着密切的关系。由于职业原因，导致暴露于各种有毒有害的物理、化学、生物、放射及社会、行为等因素影响，引发各种与职业有关的疾病，通常称之为职业病。职业暴露引起的疾病可能是急性的，也可能是亚急性或慢性的。流行病学在职业病的研究中具有十分重要的意义，将流行病学

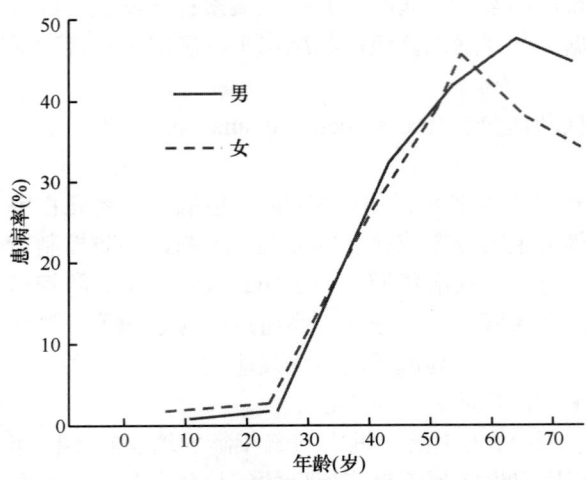

图2-5　十三省市各年龄组合计糖尿病患病情况

方法用到职业病研究中，即职业流行病学，已经成为流行病学的一个重要分支。英国波特医生(Percival Pott, 1714~1788)是最早采用流行病学研究方法发现了清扫烟囱工作与阴囊癌的关系。大量研究结果表明，采石作业与矽肺有关，石棉作业工人容易患间皮瘤，脑力劳动者容易导致冠心病的发生，野外作业更易导致意外伤害和死亡。

(四) 种族与民族

不同种族与民族之间，疾病发生的种类和严重程度也有差别。主要原因可能与遗传、地理环境、社会文化、经济状况、宗教和风俗习惯等有关系。例如，白色人种的前列腺癌、乳腺癌发病率较高，发生动脉硬化性心脏病的概率也较高；而黑色人种妇女的子宫癌发病率却显著高于白色人种；中国人在不同地区鼻咽癌的发病率均高于其他民族。有些少数民族疾病的发生与其风俗和饮食习惯有关。

(五) 婚姻与家庭

一些与遗传、饮食习惯及传染性等有关的疾病常常呈现家庭聚集性。大量研究结果显示，血友病、高血压、肥胖、糖尿病、乙型肝炎等均呈现家庭聚集性特征。幸福的家庭生活可以促进人体的健康，提高生活质量。相反，离婚与丧偶对个体的生理与心理都会产生较大的负面影响，导致发病率与死亡率的增高。

二、疾病的地区分布

致病因子在地理位置和地区间的分布及致病条件具有差异性，因而导致疾病在地区间的分布具有差异性。例如，由于地球表面的化学结构不同，化学元素在不同地区间具有差异，使某些地区的水和(或)土壤中某些元素过多或过少，当地居民通过饮水、食物等途径摄入这些元素过多或过少，从而引发生物地球化学性疾病(biogeochemical disease)的发生，如氟中毒多发生在山区。同样由于生物体的生存环境的特殊性，导致某些由生物虫媒传播的疾病具有地区聚集性的特点。不同国家和民族之间，由于文化差异和生活饮食习惯的差别，也导致疾病的发生具有不同。城乡、沿海与陆地之间都存在疾病分布的不同。流行病学正是利用疾病的这一特点，探讨病因提供线索，制订防治策略来控制或消灭疾病。

(一)国家间的分布

有些传染病主要在某些国家和地区流行,如黄热病流行于非洲和南美地区,而登革热主要流行于热带或亚热带地区,霍乱主要在印度传播和流行。主要原因与传播媒介生物体的存在有关。对于非传染性疾病,虽然各个国家都可能存在,但是在不同地区分布不一。图 2-6、图 2-7 是 1999 年世界范围内肺癌和胃癌的发病率比较。由图显示,在 1999 年欧洲肺癌的发病率处于较高水平,美洲肺癌发病率处于较低水平,亚洲肺癌发病率处于中间水平;而同期亚洲地区的日本、东亚、中国等国家和地区发病率处于较高水平。国家间疾病分布的差异主要是由于地理环境、气候等自然环境和人文、经济社会环境造成的。

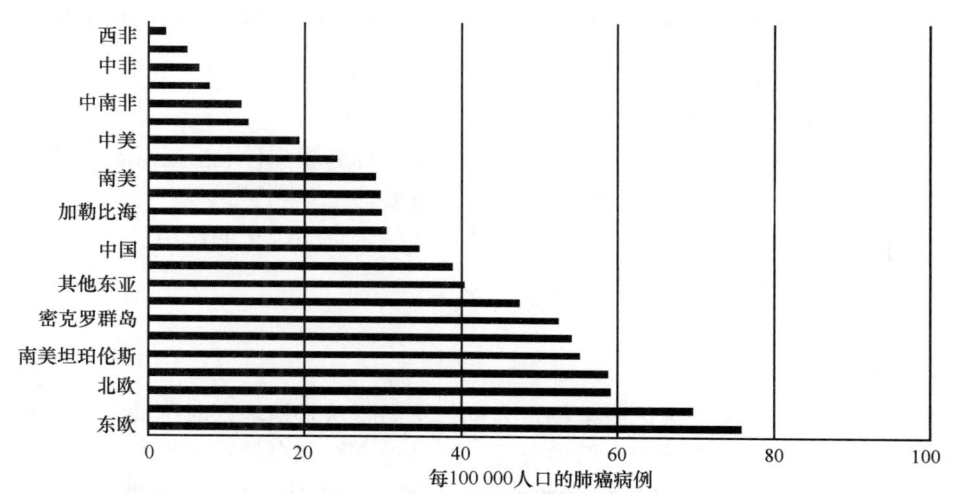

图 2-6　1999 年世界范围肺癌发病率(Global Cancer Statistic)

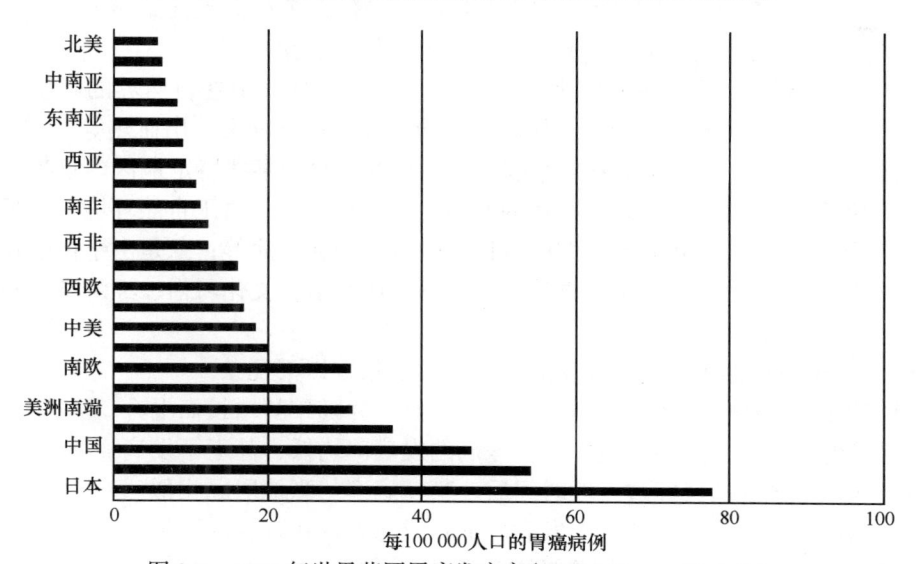

图 2-7　1999 年世界范围胃癌发病率(Global Cancer Statistic)

(二)国家内的分布

疾病在国家内分布也存在着地区差异。例如,在我国,鼻咽癌主要分布在华南地区,以广东省最高,而肝癌则主要存在于东南沿海,食管癌在豫、皖、鄂、晋四省交界的太行山南段，血吸虫病主要在长江以南流行，疟疾则以南方发病率较高，大骨节病主要是在东北、华北、西北地区多见，而地方性甲状腺肿则在西部太行山、燕山山区的发病率较高。地区分布的不均衡主要与地区土壤化学元素的多寡，及病原体和宿主对环境的适应性有关，也与各地的文化、经济社会环境及医疗卫生保健服务水平有关。

(三) 城乡分布

随着城市化进程的加快，疾病在城乡之间的分布也逐渐发生变化。城市由于空气污染大、生活压力和精神压力的增加，高血压、肺癌及冠心病、糖尿病、睡眠障碍等"城市病"发病率日趋严重。农村人口密度低，呼吸道传染病发病率较低，但农村由于卫生条件差、肠道传染病发病率显著高于城市，此外如疟疾、狂犬病、钩端螺旋体病等传染病发病率仍处于较高水平，还需要加大防治力度。

(四) 疾病的地区聚集性

患病或死亡频率高于周围地区或高于平时的情况称为聚集性(clustering)。研究疾病的地区聚集性对探讨病因或采取相应预防策略十分重要。

研究疾病地区聚集性的意义在于提示该地区有特定致病因子的作用。

(1) 提示一个感染因子的作用。

(2) 提示局部环境污染的存在。

(五) 地方性疾病

某些疾病常存在于某一地区或某特定人群，不需要从外地输入时称地方性(endemic)。疾病的地方性可根据其特点分为自然地方性、统计地方性和自然疫源性三类。

1. 自然地方性 自然环境因素导致该现象，如地方性甲状腺肿、慢性地方氟中毒等。

2. 统计地方性 由于生活习惯、卫生条件或宗教信仰等社会因素而导致一些疾病的发病在某些地区长期显著地高于其他地区，如菌痢、伤寒、霍乱等。

3. 自然疫源性 一些疾病的病原体不依靠人类而能独立地在自然界的野生动物中绵延繁殖，并在一定条件下传染给人，如鼠疫、钩体病、森林脑炎、出血热等。

地方性疾病(endemic disease)又称地方病，是指局限于某些特定地区内且相对稳定并经常发生的疾病。导致疾病地方性存在的原因也有三种，一是由于自然环境中，某些化学元素的长期缺乏或含量过高引起，如地方性氟中毒、碘缺乏症等；二是由于传播媒介的分布呈现地方性分布，如疟疾、血吸虫等；三是不同地区由于文化习俗、经济条件和社会制度及医疗卫生条件的不同。

判断一种疾病是否属于地方性疾病的依据主要根据以下几条。

(1) 该病在当地居住的各人群组中发病率均高，并随年龄增长而上升。

(2) 在其他地区居住的相似人群组，该病的发病率均低，甚至不发病。

(3) 迁入该地区的居民经过一段时间后，其发病率与当地居民相似。

(4) 迁出该地区的居民，该病的发病率下降或患者症状减轻甚至呈自愈趋向。

(5) 当地的易感动物也可发生类似的疾病。

符合上述标准的条数越多，判定地方病的依据越充分。

三、疾病的时间分布

疾病的时间分布是指人群疾病的发生随着时间而消长变化的趋势。疾病的时间分布是疾病发生和流行的重要表现形式，他的背后隐藏着大量的影响疾病发生和发展变化的规律，因此，描述疾病的时间分布，对于探讨病因、制定疾病防治策略与措施有着举足轻重的作用。疾病在时间上的分布可以主要包括短期波动、季节性、周期性和长期趋势等几种表现形式。

（一）短期波动

短期波动(rapid fluctuation)又称时点流行，是指在一个较大人群中，短时间内某病发病数量突然增多的现象。此现象系因人群中大多数人在短时间内接触或暴露同一致病因素所致。其含义与暴发近似，区别在于暴发常用于少量人群，而短期波动是对较大数量的人群观察的结果。

顾名思义，短期波动表示在一个较短时间内疾病的变化趋势，短时间常以日、周、月为时间单位观察疾病的发生频率变化。不论是传染病还是非传染性疾病，许多疾病都有短期波动的趋势。例如，疟疾的发病与蚊虫的数量有关；又如自然灾害或环境污染事件发生后相应传染病或中毒事件会出现短期升高现象。

掌握疾病短期波动的规律对于正确应对某些公共卫生问题有着十分重要的意义。例如，洪水过后常导致水源污染、自然界生物迁徙，而出现水源传播性疾病和自然疫源性疾病的短期波动，因此，在事件发生前后就应该做好水源保护或供应及对自然环境的消杀灭工作，防止疾病的发生。

（二）季节性

疾病每年在一定季节内呈现发病率升高的现象称季节性(seasonal variation or seasonality)。严格的季节性多见于虫媒传播的传染病，如北方地区乙型脑炎好发于秋季，因为蚊虫只有在夏季叮咬人而传播乙型脑炎病毒，经过一个潜伏期后恰逢秋季。痢疾等肠道传染病多在夏秋季节，呼吸道传染病则主要发生在冬春季节。非传染病也常常有季节性升高的现象，如春季的花粉热，主要发生在春季花开季节，冠心病和脑血管疾病冬季发生率高，如图 2-8 示北京地区心肌梗死的发病多在冬季。

疾病的季节性可以帮助探索病因，提前做好防治准备，具有十分重要的意义。

疾病的季节性特征常复杂，与多种因素的综合作用有关。疾病季节性升高的原因：①病原体生长繁殖受气候条件影响，

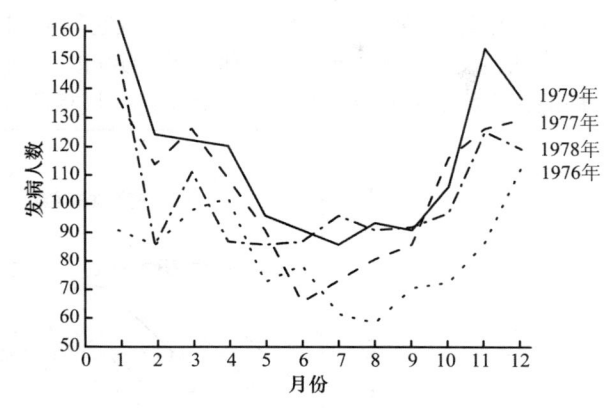

图 2-8　北京地区心肌梗死发病人数按月分布
资料来源：引自耿贯一，1996

如肠道传染病等；②昆虫活动、寿命及数量消长受温度、湿度、雨量影响，如乙型脑炎等；③与野生动物的生活习性及家畜的生长繁殖等因素有关，如流行性出血热、布鲁杆菌病等；④生活、生产条件、营养、风俗习惯及医疗卫生的影响，如痢疾等；⑤暴露接触病原因子的机会及其人群易感性的变化有关，如糙皮病、血吸虫病等。

（三）周期性

疾病的周期性(periodicity)是指疾病的发生频率经过一个相当规律的时间间隔呈现规律性变动的状况。许多传染病的流行都有这一规律，如图 2-8 示保定市 1950～1979 年连续 30 年

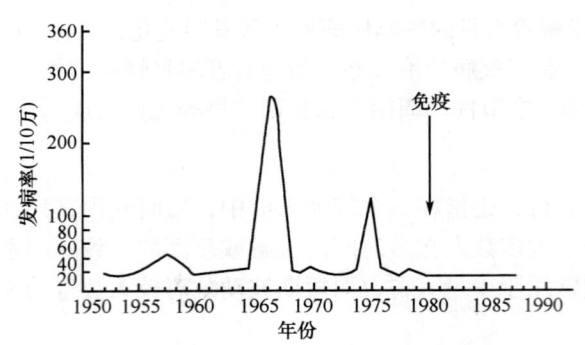

图 2-9 保定市 1950~1988 年流行性脑脊髓膜炎发病率
资料来源：马志平，1991

间每隔9年出现一次脑脊髓膜炎的流行。而流感病毒引发的世界大流行，一般每隔10~15年发生一次。近代由于传染病相应疫苗的广泛应用，某些传染病的流行规律发生了一定变化，如图2-9示保定市1980年后由于免疫接种的广泛普及，流行性脑脊髓膜炎得到有效控制，发病率降低，周期性也不复存在。

疾病周期性流行的主要原因有以下几点：①疾病的传播机制容易实现，当人群中易感者累计到一定数量时，疾病便可以迅速传播和流行；②疾病流行以后，人群中产生大量的免疫者，导致流行后发病率迅速下降；③主要发生在人口密集的大中城市，存在着传染源和足够的易感人群，当缺乏免疫力的人口进入或者是新生儿出生累计了足够数量的易感者后，便会发生流行；④间隔的周期长短主要决定于病原体变异的速度和易感人群数量累计的速度。

了解疾病的周期性变化规律不仅对探讨致病和流行的因素至关重要，而且对预测疾病的流行并制定相应的预防控制对策非常必要。

(四) 长期趋势

长期趋势 (secular trend) 又称长期变异 (secular change)，是指经过长期（几年、几十年甚至更长时间）对疾病在人群中存在、发生、发展与变化的动态观察，疾病的发病率、死亡率、临床表现及病原体型别的变化或它们同时发生的变化情况。

把握疾病的长期趋势，有利于制定疾病的预防控制策略。图 2-10 示美国 20 世纪几大类疾病的死亡构成的长期变化趋势。我国部分城市前 5 位死因变化 (1957~1992 年) 趋势见表 2-1。

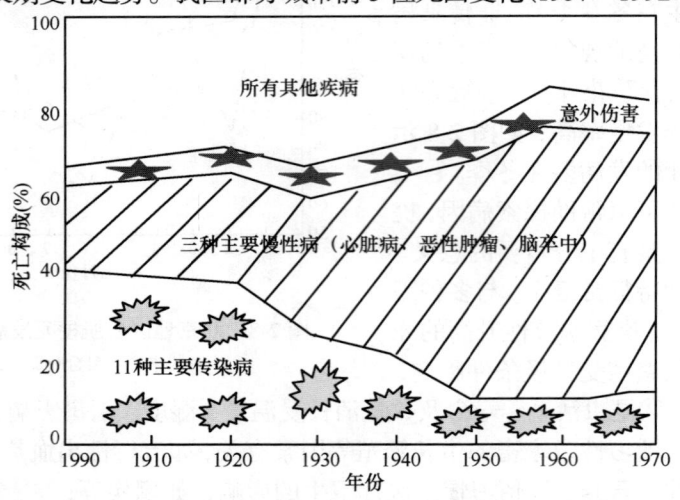

图 2-10 美国几种疾病长期变化趋势 (1900~1973)
资料来源：Beaglehole R，1993

表 2-1 我国部分城市前 5 位死因变化（1957～1992 年）

位次	1957 年	1963 年	1975 年	1985 年	1992 年
1	呼吸系统疾病	呼吸系统疾病	脑血管疾病	心脏病	恶性肿瘤
2	急性传染病	恶性病	心脏病	脑血管疾病	脑血管疾病
3	肺结核	脑血管疾病	恶性肿瘤	恶性肿瘤	呼吸系统疾病
4	消化系统疾病	肺结核	呼吸系统疾病	呼吸系统疾病	心脏病
5	心脏病	心脏病	消化系统疾病	消化系统疾病	损伤和中毒

长期趋势出现原因包括：①病因或致病因素发生变化；②病原体毒力、致病力变异和机体免疫状况改变；③诊断技术方法的改变和提高；④采取了有效的防疫措施；⑤登记报告制度、疾病诊断标准、分类发生改变；⑥人口学资料及诊断标准、报告标准发生变化等。

随着抗生素的发明、预防接种的推广实施及社会卫生条件的改善，营养不良、寄生虫病及传染病的发病率与死亡率都呈明显下降趋势。但是高血压、肥胖、冠心病、糖尿病等慢性非传染性疾病则呈现显著上升趋势。由此可见，采取各种生活行为的干预措施，降低这些慢性病的发生率已经成为世界各地主要的公共卫生问题。

四、疾病的人群、地区、时间分布的综合描述

疾病在一个地区的存在和发展变化，与各种因素的综合作用有关。因此，综合描述疾病在人群、地区、时间的分布，对于探索病因、评价防治效果都具有十分重要的价值。

移民流行病学（migrant epidemiology）就是一种描述疾病在人群、时间、地区分布的一种研究方法。这种方法是通过比较移民人群、移居地人群和移民原居住地人群疾病的发病率与死亡率，以探索疾病发生中遗传因素和环境因素所起作用的大小。移民流行病学研究中，对病因的判断主要依据以下两条原则。

（1）如果移民中某疾病的发病率及死亡率与原居住地人群不同，而与移民地人群的发病率及死亡率接近，则疾病主要是环境因素所起作用。

移民≠原居地人群
移民=移居地当地居民

（2）如果移民的发病率及死亡率不同于移居地人群，而与原居住地人群相同，则疾病发生主要是遗传因素所起作用。

移民=原居地人群
移民≠移居地当地居民

例如，经移民流行病学研究显示，世界各地华侨的鼻咽癌发病率均高于当地各民族的发病率，而国外出生的华侨也比当地人或其他民族的移民发病率高，如在夏威夷的华侨，非美国出生的华人鼻咽癌发病率为 54/10 万；在美国出生的华人为 12.1/10 万；夏威夷本地人为 1.8/10 万；日本移民为 1.4/10 万；菲律宾移民为 5.5/10 万。中国是鼻咽癌的高发区，中国人移居美国后，环境发生了变化，但鼻咽癌高发特征仍保留至下代。由此可见，鼻咽癌发病中，遗传因素可能起重要作用。

（贾　红）

思 考 题

1. 什么是疾病的分布？如何测量和描述疾病的分布？
2. 试比较和分析发病率与患病率的区别和联系？
3. 试比较和分析死亡率与病死率的区别和联系？
4. 如何判断一种疾病是否具有地方性？
5. 描述疾病流行强度的术语有哪些？
6. 计算分析题：1998年在某镇新诊断200名糖尿病患者，该镇年初人口数为9500人，年末人口数为10 500人，在年初该镇有800名糖尿病患者，在这一年中有40人死于糖尿病。

问题：1998年该镇糖尿病的发病率是多少？1998年该镇糖尿病的死亡率是多少？1998年该镇糖尿病的病死率是多少？1998年1月1日该镇糖尿病的患病率是多少？1998年该镇糖尿病的期间患病率又是多少？

第三章 流行病学研究方法概论

流行病学虽然已经成为疾病预防控制的应用学科、现代病因研究的方法学科、临床诊疗手段的循证学科、卫生决策产生的思维学科，但主要是研究如何描述疾病和健康状态的分布及其影响因素、揭示疾病的病因和疾病自然史、评价疾病防治的效果，其基本职能是解决三个问题，一是基于流行病学基本原理把握其基本特征；二是探讨能够解决公共卫生问题的研究方法及策略措施；三是推广应用已有的研究成果并评价其效果。本章主要介绍流行病学常用的研究方法，鉴于其中主要研究类型有专门的章节予以详细介绍，因此，本章只介绍观察法即非实验研究(non-experimental studies)和实验法即实验研究(experimental studies)的主要分类和特点，便于大家学习流行病学的研究方法有一个宏观的了解。

第一节 非实验研究类型

流行病学的研究对象是人群，由于研究对象的特殊性，往往受到资源的限制，还要考虑伦理学原则，因此，大多数情况下对研究对象不能进行人为干预，而是研究者客观地收集人群相关暴露和疾病的资料，评价暴露与疾病的关系，即观察法也称非实验研究，主要包括描述流行病学(descriptive epidemiology)和分析流行病学(analytical epidemiology)。

(一)描述性研究

描述性研究(descriptive study)也称描述流行病学，是指利用现有的资料或特殊调查的资料，包括实验室检查结果，描述疾病或健康状况在不同人群、不同地区和不同时间的分布特点，以确定高危人群，提供病因或流行因素的线索，即提出假设，为分析性研究假设的形成提供依据，为当地疾病预防控制或健康促进工作提供基础资料。因此，描述性研究是流行病学研究中最基本、最常用的一类方法，是流行病学研究的第一步，也是分析性研究的基础。

描述性研究的资料来源，主要包括以下几种。

(1)常规记录：如死亡报告、出生登记、疾病监测、医院感染监测、出生缺陷监测、药物不良反应监测等常规报告系统获得的信息资料。

(2)专门调查：如现况调查(包括筛检)、生态学研究、个案调查及暴发调查等。

描述性研究主要目的如下。

(1)提供病因研究线索。

(2)掌握疾病和健康状态及其影响因素的分布状况，为疾病防治工作提供依据。

(3)评价防治策略和措施的效果。下面看案例3-1。

案例3-1 2010年全国第五次结核病流行病学抽样调查

研究背景 结核病是严重危害公众健康的全球性公共卫生问题。我国曾于1979年、1984～1985年、1990年和2000年先后开展了4次结核病流行病学抽样调查，摸清了当时我国结核病感染、患病和死亡等流行病学特点和趋势。为了解全国结核病的流行状况和《全国结核病防治规划(2001—2010年)》的实施情况，为制订《全国结核病防治规划(2011—

2015年)》提供科学依据,原卫生部于2010年组织开展了全国第五次结核病流行病学抽样调查。

目的 了解中国结核病的流行现状及趋势,评价《全国结核病防治规划(2001—2010年)》的执行情况。

对象与方法 调查对象为全国15岁及以上人群。采用多阶段分层整群等比例随机抽样方法在全国抽取调查点(表3-1)。

第一阶段抽样:先根据各省(自治区、直辖市)人口数确定其流调点数,再根据省内各地区(市)人口数确定其流调点数。将各地(市)人口以1800人为一个抽样单位连续编号,使用随机数字表法确定应调查的县(区)。根据全国城乡人口比例确定城镇和乡村点数,按照分层抽样方法确定县(区)的城乡点数。

第二阶段抽样:在抽中县(区)的城镇或乡村中,以1800人为一个抽样单位连续编号,随机抽样确定应调查的乡镇(街道)。

第三阶段抽样:考虑到人口的流动及无应答的情况,将抽中乡镇(街道)按人口分为2500~3000人的村(居委会)级抽样单位,进行随机整群抽样,确定应调查的村(居委会)。

表3-1 2010年抽样设计相关参数

相关参数	具体数值
2006年全国人口数	1 314 476 400
流调点数	176
计划抽样人数	264 000
抽样比例	1∶4 093
城镇点与乡村点比例	77∶99

抽样结果为东部地区共11个,包括北京、天津、河北、辽宁、上海、江苏、浙江、福建、山东、广东和海南,流调点数为68个;中部地区共8个,包括山西、吉林、黑龙江、安徽、江西、河南、湖北和湖南,流调点数为58个;西部地区共12个,包括内蒙古、广西、重庆、四川、贵州、云南、西藏、陕西、甘肃、青海、宁夏和新疆,流调点数为50个。

现场调查 由受过培训的各省流调队专业人员,根据《全国第五次结核病流行病学抽样调查实施细则》,对所有调查对象进行肺结核可疑症状和结核病知识知晓率调查;对有可疑症状者进行X线胸片和痰涂片及痰培养检查。对经胸部X线片、痰涂片和培养检查发现的肺结核患者和在流调期间正在治疗的已知患者,建立病历并进行社会经济情况调查。

资料分析方法:采用Epidata3.1建立数据库,双人录入调查数据,采用SPSS17.0软件进行数据统计学分析。

结果

(1)2010年15岁及以上人群活动性肺结核的患病率为459/10万,涂阳肺结核患病率为66/10万。

(2)肺结核患病率均为男性高于女性,且随着年龄增加逐步增高,75~79岁组达到高峰。

(3) 东部地区活动性和涂阳肺结核患病率为 291/10 万、44/10 万；中部地区活动性和涂阳肺结核患病率为 463/10 万和 60/10 万；西部地区活动性和涂阳肺结核患病率为 695/10 万和 105/10 万。乡村活动性和涂阳患病率为 569/10 万和 78/10 万，城镇活动性和涂阳患病率为 307/10 万和 49/10 万。

(4) 耐多药率为 6.8%。

(5) 公众结核病防治知识知晓率仅为 57.0%。

(6) 肺结核患者的家庭年人均纯收入为 3292 元，其中 66.8% 的患者家庭年人均纯收入低于全国人均纯收入水平的 60%。

结论 此次流调结果与 2000 年流调结果相比，15 岁及以上人群以及不同年龄、性别的涂阳肺结核患病率均呈下降趋势。但是乡村患病率高于城镇，西部地区患病率明显高于中部和东部。调查结果显示肺结核患者的数量仍然很多，虽然涂阳和菌阳肺结核患病率大幅度下降，但是结核病特别是耐药结核病负担仍很严重，防治工作任务仍十分艰巨。因此，要充分认识到我国结核病防治工作的艰巨性、长期性和复杂性，要强化各项防治政策和措施的落实，并进一步完善相关防治政策，有效遏制结核病流行，保障人民群众身体健康，促进国民经济和社会发展。

讨论题

(1) 本案例选用的是何种流行病学研究方法？

(2) 结合你所学的知识，该研究方法主要用途是什么？

(3) 本研究采用什么方法选择研究对象？为什么？

(4) 你认为根据本研究结果所得出的结论是否正确？该结论对于结核病的预防控制有何意义？对下一步的研究有何提示？

(二) 个案调查

个案调查 (individual survey) 又称个案研究或病家调查，是指对个别发生的患者、患者的家庭及其周围环境所进行的流行病学调查。个案调查主要针对传染病和不明原因疾病的患者、家庭和疫源地，现在也扩展到非传染病患者或与健康有关的其他问题如伤害等。个案调查属于常规性工作，一般有事先拟定的调查表，调查内容包括临床诊断、流行病学背景、传染源、传播途径及所采取的措施等，常常由基层医疗卫生机构人员完成，获得有关疾病发病的第一手资料。需要个案调查的具体病种一般由国家或省市政府主管部门确定。详见描述性研究一章。

(三) 暴发调查

暴发调查 (outbreak survey) 是指对集体单位或某一地区在较短时间内集中发生许多同类患者时所进行的调查。属于个案调查的一种特殊形式，亦属常规性工作内容。通过暴发疾病的调查和分析，对不明原因疾病的研究提供病因线索，从而进一步查明疾病暴发的原因，并及时采取有效措施控制疾病蔓延，迅速扑灭疫情，总结经验教训，防止类似事件再次发生。暴发调查详见公共卫生监测与暴发调查一章。

(四) 病例报告

病例报告 (case report) 又称个案报告，是临床医生发现罕见疾病、及时交流和研究的重要方法，由于病例罕见，常为医学界所重视。病例报告通常是对单个病例或几个病例的发病情况、临床表现、诊断和治疗经过以及疾病的转归等进行翔实的描述。报告中还需要说明此病例值得报告的原因，提供所报告病例是罕见病例的依据或指出病例的特别之处，对病例特殊之处的可能解释等。病例报告的关键是丰富的临床经验、敏锐的观察、分析和判断能力及机遇。病例报告不能用来估计疾病或临床事件发生的频率，由于罕见病例发生的偶然性，故一般不能作为临床诊断和治疗的证据。

（五）病例分析

病例分析（case analysis）是指对一组（可以是几十例、几百甚至是几千例）相同疾病患者的临床资料进行整理、统计分析、探讨其规律。它是广大临床医生最为熟悉的临床研究方法之一，常常是利用日常积累的大量临床资料，分析某种疾病患者的性别、年龄、职业分布、主要临床体征、主要的检验指标、诊断及鉴别要点、主要的治疗方法及疗效、预后等情况。病例分析促使临床工作者在实践中发现问题，提出新的临床问题，提示研究的重点及探索研究方向。这类研究最大的优点是资料收集容易、需要时间短、不需要太多的人力、物力。但同时由于记录质量不一，参与的医生较多，偏倚较多且无法控制，其资料的真实性和可靠性也相对较差。

（六）公共卫生监测

公共卫生监测（public health surveillance）是指长期、连续、系统地收集有关疾病、健康状态和健康相关事件的资料，经过科学分析和解释后获得相关的公共卫生信息，并及时反馈给所需要的人员和机构，用以指导制定和完善公共卫生策略与措施，并评价其效果的过程。公共卫生监测属于医疗卫生机构常规性工作，经过汇总和积累可以形成大量的数据信息，是疾病预测、预警、应对的重要信息，经过科学分析可为政府决策提供科学依据。详见公共卫生监测与暴发调查一章。

（七）生态学研究

生态学研究（ecological study）又称相关性研究（correlational study），不是以个体为观察和分析单位，而是以群体为观察和分析单位，通过描述不同人群中某因素的暴露状况与疾病的频率，在群体的水平上研究该暴露因素与疾病的关系。包括生态比较研究（ecological comparison study）和生态趋势研究（ecological trend study）。生态学研究是利用现有的资料进行关联性分析的方法，往往是一种粗线条的研究，主要应用于探索病因未明疾病的病因线索，具有省时、省力、快速得到结果的优点，对于个体暴露剂量无法测量的暴露，有时是唯一的选择，但是，在对结果的推论时应避免生态学谬误（ecological fallacy）等问题。详见描述性研究一章。

（八）现况研究

现况研究（existing circumstances research）是指按照研究目的和事先设计的方案，在某一特定人群中应用普查或抽样调查的方法收集特定时间内某种疾病或健康状况及有关变量的资料，以描述该疾病或健康状况的分布及其影响因素。该研究是在某一时点或在短暂时间内完成的，调查期限可以是某时点或者某个特定期间，相当于时间的一个断面，所以又称为横断面研究（cross sectional study）。由于这种研究的统计分析指标一般为特定时间内调查人群的患病频率，因此也称患病率研究（prevalence study）。在研究开始时，一般不设立对照组，对调查人群同时收集所需要的疾病或健康状况及有关变量的资料，主要目的是描述疾病或健康状况及其影响因素的分布特点，发现病因线索，也用于评价防治策略与措施的效果。其中普查还可以发现所有的（理论上）患者，确定高危人群，从而及时采取预防控制措施。在实际工作中，和普查相比，抽样调查更为常用，如果设计周密、质量控制良好、定期重复多次调查，也能够获得发病率的资料。而且，在资料分析时，还可以在调查样本内部选择对照，进行比较分析，探索疾病的分布特点及其影响因素，提出病因假设。因此，对于实际中如何选择现况调查的研究类型需要根据研究目的予以确定，详见描述性研究一章。

（九）筛检

筛检（screening）是运用快速、简便的检验或检查或其他措施在健康人群中将那些可能有病或有缺陷但表面健康的人同那些真正无病的人区别开来，对筛检试验阳性者还需进一步确诊，对确诊的患者要进行有效的预防和治疗。筛检是普查的一个特例，真正的普查十分少见，中华人民共和国成立以来，我国已开展了6次人口普查，这与我国健全的行政体制和良好的组织有关，否则，大范围的普查是难以实现的。但是，筛检却得到广泛使用，从妇女乳腺癌和宫颈癌筛查到新生儿出生缺陷筛查及慢性非传染性疾病危险因素筛查等，其目的是早期发现、早期诊断及早期治疗某种严重危害人类健康的疾病。近年来，随着我国经济社会的发展和人们对健康需求的提高，慢性非传染性疾病危险因素筛查已在部分地区实施，对于早期发现危险因素、确定高危人群具有十分重要的意义。详见筛检与筛检试验的评价一章。

二、分析性研究

分析性研究（analytical study）又称分析流行病学，它是在有选择的人群中观察暴露与疾病之间有无关联及其关联程度的研究方法。传统的分析性研究以病例对照研究和队列研究为代表，现代流行病学更加侧重研究的实效性和实用性，有些切实可行而有效的研究方法应运而生，如巢式病例对照研究、病例队列研究等，与其说是病例对照或队列研究，不如说是队列研究与病例对照研究相结合的衍生类型。由于病例对照研究和队列研究有专门章节详细介绍，在此仅介绍分析性研究类型的基本特点，为后面的讲解做一个序。而衍生类型又有很多种，鉴于篇幅和我们的学识所限，不能一一详细介绍，只能讲解几个比较成熟的研究方法。

（一）病例对照研究

病例对照研究（case control studies）包括匹配病例对照研究和非匹配病例对照研究及一些衍生类型，是最常用、最实用和应用最广泛的一类研究方法。基本原理是：按照事先设计的方案，选择患有所研究的疾病或某种卫生事件的人群为病例组，再选择与病例组有可比性的非所研究疾病的患者或健康人群为对照组，同时追溯两组研究对象既往暴露情况，进行比较，以推测疾病与暴露因素之间有无关联及关联强度的大小，常用比值比（odds ratio，OR），属于回顾性研究。下面看案例3-2。

> **案例3-2　江苏省肿瘤低发区绿茶和大蒜对肺癌保护作用的病例对照研究**
> **研究目的**　分析江苏省恶性肿瘤低发区赣榆县饮用绿茶、食用大蒜与肺癌的关系。
> **对象与方法**　从赣榆县肿瘤发病登记报告系统中选取在当地居住5年以上、诊断时间1年内的肺癌新发病例，并排除复发和继发病例。根据病例年龄、性别的频率按照1∶1匹配方法（性别相同、年龄相差<5岁），从当地公安局常住人口信息系统中随机筛选出无

肿瘤病史的对照人群,开展以人群为基础的病例对照研究,面对面询问收集主要人口学及与肺癌发生可能有关的行为、环境和饮食等资料。计算比值比(OR)及其95%可信区(95% confidence interval,95% CI)。

结果 饮用绿茶(OR=0.78,95%CI:0.65～0.95)、食用大蒜(OR=0.79,95%CI:0.66～0.95)及同时饮用绿茶和食用大蒜(OR=0.69,95%CI:0.53～0.89)与肺癌发生呈负性关联。

结论 饮用绿茶和食用大蒜可能是肺癌发生的保护因素。

讨论题
(1) 该研究方法与现况研究的主要区别是什么?
(2) 本研究如何选择研究对象?
(3) 该研究方法有哪些优点和局限性?

病例对照研究属于观察性研究,需要设立对照组,在研究设计中,病例组能否代表所研究疾病的源人群,对照是否是来自于病例的源人群,也就是说对照在条件合适的情况下也会成为患者,以及对照除了所研究的因素外,其他特征如年龄、性别等与病例具有可比性是研究成败的关键。详见病例对照研究一章。

(二)队列研究

队列研究(cohort studies)是检验病因假设、揭示疾病自然史、评价预防控制策略与措施的证据性强的研究方法,但是由于花费高、随访时间长、需要大量的人力物力支持等,限制了它的广泛应用。其基本原理是:将暴露于某一因素的特定人群作为暴露组,将非暴露于某一因素且与暴露组具有可比性的人群为非暴露组,或者根据暴露等级分为多个组,以最低暴露组为对照组,随访观察一定时间,观察两组或多组某种结局或某些结局的发生频率,通过比较两组或多组之间结局发生率的差异,从而判定该因素与该结局之间有无因果关联及关联强度的大小常用相对危险度(relative risk,RR),见案例3-3。

案例3-3 中国男性人群体重指数与缺血性心脏病关系的队列研究

目的 探讨中国人群尤其是低体重人群中体重指数(BMI)与缺血性心脏病(IHD)死亡之间的关系。

对象与方法 从全国疾病监测点中随机抽取45个地区,针对影响成年人死亡相关因素开展大规模前瞻性研究。基线调查获得的信息包括被调查者的年龄、性别、受教育程度、职业、吸烟习惯、饮酒量、饮茶、当前和以前接触的室内空气污染(尤其是煤烟)、饮食、病史等。同时对调查对象的身高、体重、血压及最大呼气流量比进行了测量。工作人员每年通过所收集的死亡医学证明书及其他相关信息,对调查对象进行追踪随访15年,共涉及中国220 000名40～79岁男性对象。利用Cox比例风险模型,在调整年龄、吸烟史及其他潜在混杂因素后,计算BMI与IHD死亡间的相对危险度(RR)。

结果 随访期间,共有2763例死于IHD(占总死亡的6.8%)。在排除了基线调查时已报告患有心脑血管疾病史的对象后,BMI与IHD死亡率之间呈"J"形关系。

结论 正常BMI范围值内的人群,BMI与IHD死亡风险呈正相关,但当BMI低于正常范围的人群,两者的关联可能为负相关。

讨论题
(1) 该研究方法主要特点有哪些?
(2) 该研究方法与病例对照研究相比有什么区别?

队列研究属于观察性、前瞻性由因及果的研究，因此与病例对照研究相比，因果论证强度高，可以计算发病率从而直接估计相对危险度。队列研究是分析流行病学研究方法中主要的研究方法之一，其主要研究类型、研究对象的选择、资料收集和分析、常见偏倚及控制方法等内容详见队列研究一章。

（三）衍生的研究类型

1. 巢式病例对照研究　巢式病例对照研究（nested case control study，NCCS）是在全队列内套用病例对照设计，将传统的病例对照研究与队列研究组合形成的一种研究方法。其基本原理是：按队列研究方式选择队列，收集基线资料，采集所研究的变量信息和生物学标本，包括组织或体液标本，储存备用，随访观察，定期收集研究所需的资料和信息。当观察到的病例数能满足病例对照研究所需的样本量时，可以按照病例对照研究资料分析方法进行统计分析，撰写阶段性研究报告。

巢式病例对照研究的研究对象中，病例和对照都是从一个全队列（即通常所说的队列研究）中选取，以队列中所有的病例作为病例组，从同一队列的非病例中随机选择组成对照组，通常可根据病例发病时间、性别、年龄等匹配条件选择对照，然后抽取病例与对照的基线资料并检测收集的标本，按病例对照研究方法处理资料，进行统计分析。

(1) 基本原理：见图 3-1。

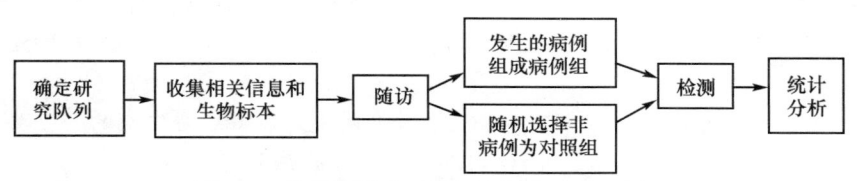

图 3-1　巢式病例对照研究的设计原理示意图

(2) 实施步骤

1) 确定研究目的。
2) 确定研究队列人群。
3) 收集队列内每个成员的相关信息，采集所研究的生物学标志的组织或体液标本储存备用。
4) 定期随访。
5) 将随访期内发生的某种疾病的全部病例组成病例组。
6) 在未发生所研究疾病的人群中随机抽取一定数量组成对照组。一般可按病例进入队列的时间、疾病出现时间与性别、年龄等匹配条件，从同一队列选择 1 个或数个非病例组成对照组。
7) 对收集的两组成员相关生物标本进行必要的检验。
8) 按病例对照研究方法处理资料，统计分析，计算发病率、OR 等指标。

(3) 巢式病例对照研究与传统的病例对照研究相比，具有以下特点。

1) 病例和对照来自同一队列，降低了选择偏倚且可比性好。
2) 暴露与疾病的时间顺序明确，回忆偏倚小或可以避免。
3) 统计效率和检验效率高且可以计算疾病频率。
4) 符合因果推论要求，论证强度高。与传统的队列研究相比，节省了大量的人力、物力和财力，也可用于少见病的研究。

巢式病例对照研究最佳应用场合，一是在前瞻性队列研究的随访开始后又出现了一种新的病因假设，而这种因素未被测量或者测量队列中每个成员的暴露水平太昂贵时；二是在研究某些生物学前体与某些疾病的联系时，尤其适合于研究因素包括复杂的化学或生化分析。下面看案例 3-4。

> **案例 3-4　结肠癌和直肠癌危险因素的巢式病例对照研究**
>
> **目的**　探讨结肠癌和直肠癌的危险因素。
>
> **对象与方法**　1989 年 5 月至 1990 年 4 月，在浙江省嘉善县所属的 10 个乡镇中对 30 岁以上人群共 75 842 人进行了结、直肠癌筛检，共有 64 693 人参加了筛检，应答率为 85.3%。筛检人群即为本研究的队列人群。此后，依据嘉善县建立的完整的结、直肠癌登记报告制度，对该队列随访 10 年，共新发生结、直肠癌 196 例。196 例病例中，病理诊断 151 例 (77.1%)；手术诊断 20 例(10.2%)；内镜诊断 23 例(11.7%)。对照组按照成组设计的原则，采用单纯随机抽样技术，在上述 6.4 万余队列资料的计算机数据库中，完全随机地抽取了 980 名未发生结、直肠癌者为对照组。调查由经过专门培训的乡、村卫生院医生担任，并备有专门的《调查员手册》作为统一询问和填表的标准。调查资料由专门人员两次输入计算机，经校对无误后按病例对照研究方法进行统计分析。
>
> **结果**　年龄在病例组和对照组之间差异有显著性，病例组年龄高于对照组，且结肠癌的发病年龄高于直肠癌。多因素分析表明，除年龄外，肠息肉史与结肠癌关系密切，OR 值为 8.94(95%CI：1.82～43.93)，饮用混合水与直肠癌的 OR 值为 1.82(95%CI：1.024～3.247)。
>
> **结论**　结、直肠癌的危险因素不尽相同。除年龄是结、直肠癌发病的一个共同重要因素外，肠息肉史与结肠癌有关联，而饮用混合水与直肠癌关系密切。
>
> **讨论题**
> (1)该研究方法与传统的病例对照研究相比有哪些优点？
> (2)该研究方法与传统的队列研究相比有什么优点？

2. 病例队列研究　病例队列研究(case cohort study)又称病例参比式研究(case base reference study)。Prentice 在 1986 提出，基本设计方法是在队列研究开始时，在队列中按一定比例随机抽取一个有代表性的样本作为对照，观察结束时，队列中出现的所研究疾病的全部病例作为病例组，与开始时随机抽取的对照进行比较。该随机对照组可以同时用于几种疾病的研究，不同的疾病有不同的病例组，但是对照组都是同一组随机样本，而且无须与病例匹配。

(1)基本原理：见图 3-2。

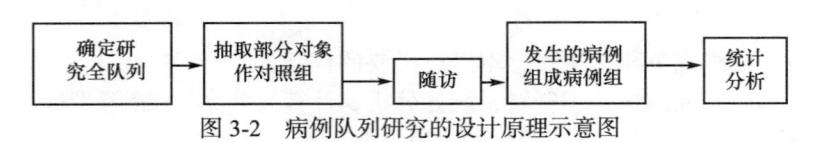

确定研究全队列 → 抽取部分对象作对照组 → 随访 → 发生的病例组成病例组 → 统计分析

图 3-2　病例队列研究的设计原理示意图

(2)实施步骤
1)确定研究目的。
2)确定研究全队列，首先根据病例对照研究的样本量估计公式计算，再用病例组的估计例数除以发病率计算，对全队列样本量的估计。

3) 确定对照组,利用随机抽样的方法从全队列中抽取一部分有代表性的样本作为对照组。

4) 确定观察期限,根据所研究疾病的特征和研究实施过程中的实际情况进行判断。

5) 收集资料和生物标本,包括基础资料(姓名、年龄、性别、职业、文化程度、民族等)、相关暴露资料、协变量资料(吸烟、饮酒、流产史、社会阶层、饮食习惯、家族史等)及生物标本(血清标本、白细胞或其他组织标本),并妥善保存以备将来检测所用。

6) 随访观察确定病例组。

7) 选择合适的方法进行统计分析,在实际应用过程中常用 Cox 比例风险模型来进行分析。

(3) 病例队列研究与巢式病例对照研究的区别

1) 对照是随机选取,不与病例进行匹配。

2) 对照是在病例发生之前就已经选定,随机对照组中成员如发生被研究疾病,既为对照,又同时为病例,而巢式病例对照研究,选择对照是在病例发生之后进行。

3) 1 个随机对照组可以同时和几个病例组比较分析。

(4) 病例队列研究的优点包括因果关系清楚、资料可靠、论证强度高、省时省力省钱及适合于分子流行病学研究,见案例 3-5。

案例 3-5 可溶性血栓调节蛋白与冠心病和颈动脉粥样硬化关系的病例队列研究

目的 探讨可溶性血栓调节蛋白水平能否作为一项预示患冠心病和颈动脉粥样硬化的指标。

对象与方法 研究对象年龄 45~65 岁。1987~1989 年进行基线检查,确定 14 170 例无心血管疾病的白色人种和黑色人种为本研究随访对象,随访时间平均 6 年(至 1993 年底)。经随访检查后,分别筛选出即将罹患冠心病和颈动脉粥样硬化的患者 258 例和 449 例。此外,在这项队列中随机选择 753 例参加者作为对照组。应用酶免疫测定法测定两组研究对象血浆中的可溶性血栓调节蛋白水平。

结果 患者血浆中可溶性血栓调节蛋白水平与冠心病易发现象呈显著负相关。

结论 血浆可溶性血栓调节蛋白水平反映出内皮血栓调节蛋白的表达程度,其水平升高,可能与冠心病发生风险减少有关。

讨论题

(1) 该研究方法与巢式病例对照研究相比有哪些不同?

(2) 该研究方法有什么优点?

3. 病例病例研究 病例病例研究(case-case study)又称单纯病例研究(case only study)。Piegorseh 等在 1994 年首先提出来的一种研究方法,广泛应用于病因研究,利用某一疾病的患者群体来评价遗传与环境的关系,即探讨基因与环境交互作用的一种研究方法。

(1) 基本原理:确定某一患者群体作为研究对象,追溯每个成员的环境暴露资料,并收集患者的一般情况、协变量(如年龄、性别、种族、职业等)及其他资料,采集患者的生物标本,采用分子生物学技术检测基因型。根据某一基因型的有无,将研究对象分为类病例组和类对照组,在调整其他协变量后,根据基因型与环境暴露情况,按病例对照研究的方式进行资料分析,判断基因与环境的交互作用。应用前提条件:一是在正常人群中基因型与环境暴露各自独立发生;二是所研究疾病为罕见病。原理示意图见图 3-3,案例见案例 3-6。

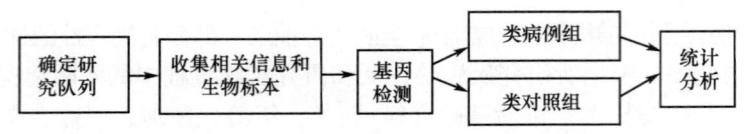

图 3-3 病例研究的设计原理示意图

(2) 实施步骤

1) 确定研究目的，主要用于估计遗传与环境暴露交互作用。

2) 确定研究对象，指所研究疾病的患者，病例的选择遵循病例对照研究中病例选择的主要原则。

3) 确定研究变量，变量的选择首先应符合其假设前提，即所研究的基因型和环境暴露在正常人群中各自独立发生，两者不应存在关联，否则整个研究前功尽弃。对被研究的基因型要有深入了解，对所研究的环境暴露要有明确的定义，而且对环境暴露的测量尽可能定量。对协变量的确定应与环境暴露变量的确定同等重视。

4) 收集资料和生物标本，包括基础资料(姓名、年龄、性别、职业、文化程度、民族等)、相关暴露资料、协变量资料(吸烟、饮酒、流产史、社会阶层、饮食习惯、家族史等)、生物标本(血清标本、白细胞或其他组织标本)，并妥善保存以备分子生物学检测所用。

5) 选择合适的方法进行统计分析，对二分变量或多项变量资料，可采用非条件 logistic 回归模型进行遗传与环境交互作用的估计。

(3) 病例病例研究主要特点

1) 属于遗传流行病学范畴。

2) 仅设立病例组，无需正常对照组。

3) 宏观与微观相结合。

(4) 与病例对照研究比较，单纯病例研究的优点如下。

1) 特别适合肿瘤及罕见慢性病的研究。

2) 在检测基因与环境交互作用时，可信区间更窄。

3) 所需样本量小于病例对照研究样本量。

4) 因无对照组，从而避免了对照选择所引起的偏倚。

5) 节省人力、物力、时间，并易组织实施。

(5) 单纯病例研究的缺点如下。

1) 只可以估计遗传与环境交互作用(且为相乘作用)，无法计算两者各自的主效应。

2) 不适用于基因外显率高的疾病的研究。

3) 所研究疾病的患病率不宜超过 5%。

4) 除了可出现病例对照研究的病例选择所引起的常见偏倚外，还存在不同亚人群暴露率和基因频率不一致所引起的偏倚。

案例 3-6 咖啡饮用与 K-ras 基因突变同胰腺癌关系的病例病例研究

目的 分析咖啡饮用与 K-ras 基因突变在胰腺癌发生中的相互关系。

对象与方法 应用病例病例研究，采用问卷调查的方式收集西班牙 5 所医院近 3 年来新确诊的 185 例胰腺癌患者的一般情况、咖啡饮用情况及其他资料；共采集 121 例胰腺癌患者癌肿部位组织，同时应用石蜡包埋组织法扩增 DNA，并用 RFLP 法检测 K-ras 基因突变。

结果 主要分析咖啡饮用与 K-ras 基因突变在胰腺癌发生中的交互作用，见表 3-2。

表 3-2 咖啡饮用与 K-ras 基因突变在胰腺癌发生中的交互作用分析

咖啡饮用	n	K-ras 突变株	K-ras 野生株	OR(95%CI)
无	18	10	8	1.00
有	89	73	16	3.71(1.26~10.93)
2~7 杯/周	28	22	6	2.93(0.80~10.71)
8~14 杯/周	27	22	5	3.62(0.93~14.06)
15 杯以上/周	32	27	5	4.45(1.16~17.11)

结论 咖啡饮用与 K-ras 基因突变增加胰腺癌发生的危险性。

讨论题
(1) 该研究方法与病例对照研究相比有哪些不同？
(2) 该研究方法有什么特点？

4. 病例交叉设计 病例交叉研究(case-crossover design)是 1991 年由美国学者 Maclure 提出。基本原理是：在急性事件发生前一段时间与未发生事件的某段时间，如果暴露与少见的事件(或疾病)有关，那么刚好在事件发生前一段时间内的暴露频率应该高于更早时间内的暴露频率。研究对象包含病例和对照两部分，但是两部分的信息均来自于同一个体，其中"病例部分"被定义为危险期，是疾病或事件发生前的一段时间；而"对照部分"为对照期，是危险期外特定的一段时间。病例交叉研究是比较个体危险期和对照期内的暴露信息。例如，据报道某种药物可以引发猝死，如果该报道正确，则应该可以观察到服用该药物后一段时间内猝死增多，或者说在猝死前几日或几周内应有服药增多的报道。

5. 病例时间对照设计 Suissa 于 1995 年提出病例时间对照设计(case-time-control design)，该研究方法是在 Maclure 提出的病例交叉设计基础上结合传统的病例对照研究设计的一种方法，主要是为了解决在传统的病例对照研究中对疾病严重程度造成的混杂不能完全控制的问题。其基本设计思想是在病例交叉设计基础上再另设一组对照，对照组中每个研究对象检测两次，可以消除疾病严重程度造成的混杂影响。

第二节 实验研究类型

实践是检验真理的唯一标准，实验是验证假设的最好方法。流行病学中的实验研究通常称为实验流行病学(experimental epidemiology)，又称干预研究(intervention study)，是指研究者根据研究目的，按照预先确定的研究方案将研究对象随机分配到试验组和对照组，对试验组人为地施加或减少某种因素，然后追踪观察该因素的作用结果，比较和分析两组或多组人群的结局，从而判断干预措施效果的一种实验性研究方法。其主要包括现场试验、社区试验和临床试验三种主要类型。详见实验流行病学一章。下面来看案例 3-7。

案例 3-7 中国高血压综合干预随机对照试验
目的 为优化高血压治疗方案，提高血压达标率，减少心脑血管事件。
对象与方法 符合以下 4 项者进入试验：原发性高血压，年龄 50~79 岁，至少伴有一项心血管病危险因素，知情同意。采用多中心随机对照临床试验方法，12 000 例患者被随机分为初始小剂量氨氯地平＋替米沙坦组或小剂量氨氯地平＋利尿剂组；对其中血总胆固醇 4.0～6.1 mmol/L 者随机分为小剂量他汀组或常规处理组。研究主要终点是非致命性脑卒中/心肌梗死、心血管性死亡复合事件。定期随访，计划随访4年。

结果 累积主要终点事件 500 例，血压控制率达到 70%，优化治疗组降低 20% 心血管事件。

讨论题

(1) 本案例选用的是何种流行病学研究方法？
(2) 该研究方法与非实验研究方法相比有什么不同？
(3) 该研究方法有什么特点？

实验研究通常具有以下基本特征。

(1) 随机分组：严格的实验流行病学研究应将研究对象用随机分组的方法分配到试验组和对照组，以控制研究中的偏倚，提高两组的可比性或均衡性，这是优于非实验研究类型的一个特点。

(2) 设立对照：有平行、可比的对照组，研究对象应来自同一总体的样本人群，除了是否给予不同干预措施外，其他的基本特征如性别、年龄、居住环境等应尽可能一致。

(3) 前瞻随访：属于前瞻性研究，通常需要随访，即干预在前，效应在后。

(4) 人为干预：施加一种或多种人为干预处理，这是与非实验研究的一个根本不同点。人为干预可以是施加某种因素，如治疗某病的某种药物或预防某病的某种疫苗，人为干预也可以是减少某种因素，如撤回某种药物，减少某种行为等。

具备以上四个基本特征的实验又称真实验(true experiment)，而缺少其中一个或几个特征的实验又称为类实验(quasi-experiment)或半实验(semi-experiment)。类实验常用于研究对象数量大、范围广而实际情况不允许对研究对象作随机分组的情况。

实验研究主要用于验证病因假设、评价干预措施的效果、评价药物(包括疫苗)的效果等。

(一) 现场试验

现场试验(field trial)，是在社区或现场环境下，以健康人群或自然人群作为研究对象，随机分为试验组和对照组，试验组以个人为单位给予某种疫苗、药物或预防措施，对照组给予安慰剂或不给任何措施，前瞻性随访一段时间，观察和比较干预措施的效果。与其他类型的实验研究比较，一是研究对象是未患病的健康人或自然人，不是患者，也不是动物或其他生物；二是干预的实施是针对个体，逐个实施；三是研究现场在社区而不是在实验室里进行。因此，为了提高现场试验的效率，通常在高危人群中进行，而且要更加注重伦理学问题。

(二) 社区试验

社区试验(community trial)又称为社区干预项目(community intervention program，CIP)、生活方式干预试验(lifestyle intervention trial)、以社区为基础的公共卫生试验(community-based public health trial)等，是在社区尚未患所研究疾病的人群中进行的研究，是现场试验的一种扩展，两者的区别在于干预措施施加的单位不同，现场试验接受干预措施的基本单位是个人，社区试验接受干预措施的基本单位是整个社区，或某一人群的各个亚人群，如某学校的班级、某工厂的车间或某城市的街道等，作为整体进行试验观察，常用于对不易落实到个体的某种预防措施或方法进行考核与评价。由于社区试验随机分组受制约的因素较多，所以，许多社区试验难以实现随机分组，因此多数是类实验，又称社区干预项目。

如果以家庭、学校、医院、村庄或居民区为单位随机分组，称为群组随机对照试验（cluster randomized trial）。对于一些行为或环境暴露的干预研究，有时采用群组随机对照试验比个体随机对照试验更合适，因为在同一个小环境中，成员之间的行为相互影响或受到同样环境因素的影响。

（三）临床试验

临床试验（clinical trial）是以确诊患有某病的患者作为研究对象，以临床治疗措施（药物或治疗方案）为研究内容，通过观察和比较试验组和对照组的临床疗效和安全性，从而对临床各种治疗措施的效果进行评价。通常是在医院或其他医疗环境下进行的试验，接受处理或某种治疗措施的基本单位是个体患者，包括住院和未住院的患者，常用于对某种药物或治疗方法的效果评价。

国际上关于新药临床试验的分期包括Ⅰ期临床药理学毒理学研究、Ⅱ期疗效的初步临床研究、Ⅲ期全面的疗效评价和Ⅳ期销售后的监测。

（1）Ⅰ期临床试验：Ⅰ期临床试验是在志愿者（10～30例）身上进行的临床药理学和人体安全性评价，观察人体对药物的耐受程度和药物代谢动力学，确定安全剂量范围，观察药物的副作用等，为制定给药方案提供依据。

（2）Ⅱ期临床试验：应用100～300例患者作研究对象，以随机对照盲法试验设计评价药物的有效性、适应证和不良反应，推荐临床用药剂量。

（3）Ⅲ期临床试验：多中心随机对照试验，研究对象1000～3000人，进一步确定有效性，适应证，药物间的相互作用，监测副作用，同标准疗法比较，最终为药物注册申请的审查提供充分的依据。

（4）Ⅳ期临床试验：新药被批准上市后开展的进一步研究，通常是开放试验或队列研究，监测、观察不同人群用药效果、药物新的适应证、药物间的相互配伍及疗效，并观察药物的远期或罕见的不良反应。

临床试验类型可分为随机对照临床试验、同期非随机对照临床试验、历史对照临床试验、自身对照临床试验、交叉设计对照等。

（四）随机对照试验

随机对照试验（randomized controlled trial，RCT）是流行病学实验研究的典型类型，具备实验研究的基本特点要求，临床试验和现场试验中常选择随机对照试验方法，而社区试验常难以做到随机化分组，只有选择非随机对照试验。因此，不论是临床试验还是现场试验，如果是随机化分组，一般指随机化对照试验，以区别于非随机化分组的试验研究。基本原理见图3-4。

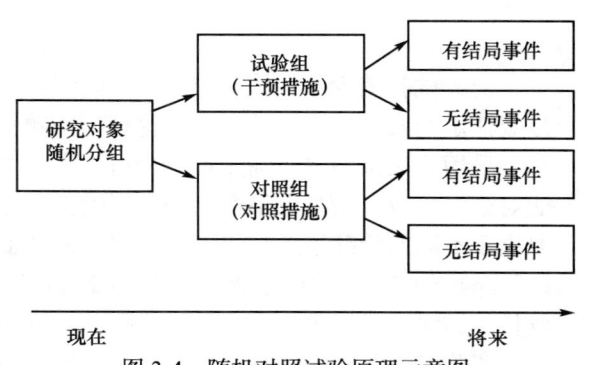

图3-4 随机对照试验原理示意图

随机对照试验有以下几个特点：①研究对象分组时必须采取随机原则；②必须设立平行的对照，并做可比性检验；③试验的方向是前瞻性的；④最好使用盲法观察结果。

随机对照试验主要用途如下。

(1) 治疗研究：检验药物治疗、外科手术治疗、其他医疗服务方式或其他干预措施的效果。

(2) 诊断研究：证实某一新的诊断性实验是否有效(即真实性、可靠性)。

(3) 筛检研究：证实能够用于大规模人群检验并在症状发生前期检查出疾病的检查方法的价值。

(4) 预后研究：确定早期发现的患有某种疾病的患者可能发生什么情况。

(5) 病因研究：确定某种有害物质，如环境污染，是否与疾病的发生有关。

优点：①可比性好，分组是随机分配，可防止某些干扰因素的影响，并做到试验组和对照组间基线状况的相对一致性，故可比性好；②随机分配、盲法观察和分析，保证研究结果客观、真实；③研究对象具有严格的纳入和排除标准，干预措施有严格的标准和客观的评价指标，以保证试验结果的可重复性；④适用基本统计方法，方法简便。

局限性：①不适用于罕见病的疗效分析或发生概率极低的不良反应的评价；②不适用于某些远期不良反应的评价；③容易涉及伦理学问题。

(五) 交叉试验

交叉试验是在自身配对设计基础上发展起来的一种随机对照试验的特例，整个过程分两个阶段。首先全部受试对象按随机化原则分成两组，在第一阶段，一组患者应用所研究的治疗措施，另一组作为对照组，随访两组的疗效。经过一段洗脱期(wash-out period)后进入第二阶段，此时将两组处理措施互相对换，原用治疗措施的一组改为对照组，原对照组改为应用所研究的治疗措施，随访两组的疗效，最后对结果进行比较。考虑到不同顺序对疗效判定的影响，哪一组先接受治疗措施，可用随机方法决定。其基本原理见图 3-5。

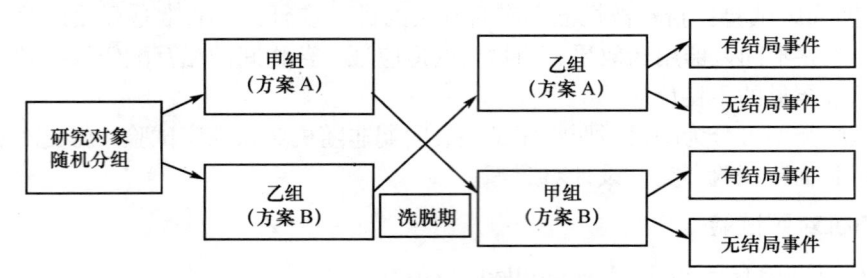

图 3-5 交叉试验原理示意图

交叉试验减少了个体差异，可以确切评定每个病例对不同治疗方法的反应，从而提高疗效评定的效率，而且较少存在伦理学问题；样本量减少 50% 是其突出的优点。

采用交叉试验进行临床疗效分析，有一个严格的前提，即第一阶段的治疗作用一定不能对第二阶段的治疗效果产生任何影响。因此，足够长的洗脱期至关重要。洗脱期的长短取决于不同的治疗措施，应广泛查阅相关文献或进行预试验。一般来说，洗脱期不能短于试验药物的 5~7 个半衰期，有时还要考虑药物的生物学作用时间。交叉设计适用于病程较长、病情波动不大、需要维持治疗的慢性病。

实验研究类型的优点是可以随机分组，能够较好地控制偏倚；是前瞻性研究，因果论证强度高；可以获得疾病的自然史，获得一种干预与多种结局的关系。但是，由于整个试验设计和实施条件要求高、质量控制难度大，在实际工作中有时难以做到。而且较难获得一个随机的无偏样本，难以保证有好的依从性，容易失访，容易涉及伦理道德问题等。

第三节 流行病学研究的设计与实施

流行病学研究通常是在人群中实施的，参与的人员众多，涉及面广泛，在估计人群中疾病发生的频率或因素与疾病的联系强度时，有许多因素可能会影响其准确性，从而使研究结果与真实情况之间出现偏差，有时甚至会得出与实际情况完全相反的结论。造成这种偏差的原因归纳起来有两个：一是随机误差(random error)，二是系统误差(systematic error)即偏倚(bias)，因此，周密设计就显得很重要。研究设计的原则就是在保证整个研究切实可行的前提下尽可能减少随机误差以提高研究的精确性，减少偏倚以提高研究的真实性，使研究高效、真实、科学、严谨。不同的流行病学研究方法类型，其研究设计的要求有所不同，见各章节详细介绍，本节仅介绍研究设计中共性的基本内容。

一、明确研究目的

研究目的就是明确本次研究要解决的科学问题，是研究设计的起点，也是一项研究创新性、实用性、可行性的核心。具体地讲，明确研究目的就是明确选题的过程，一项研究可以有一个目的，也可以有几个目的，如果有两个以上的目的，要确定核心目的即主要目的，不要包罗万象包括太多的研究目的。一般性课题有一个目的就够了，大型课题(如863、973项目)可以有几个相互关联的目的，但是，还是围绕解决某一个核心科学问题。例如，某地乳腺癌发病率高，严重威胁人们的生命和健康，需要研究的问题很多，造成该地乳腺癌发病率高的危险因素有哪些？高危人群是哪些人？预防措施有哪些？好的治疗方法有哪些？等等，都是需要解决的实际问题，但提出一个好的科学问题需要大量检索国内外研究现状，分析哪些问题已经得到了解决，哪些问题还没有解决，从而针对尚未解决的实际问题寻找需要解决的科学问题，从而确定研究目的，详见流行病学研究的顶层设计一章。

二、确定研究内容和方法

当研究目的确定后，接下来就是围绕选题和研究目的制定具体的实施计划，一般来说，不同的研究目的有不同的研究内容，可选择不同的研究方法，同一项研究内容也可以采用多种研究方法。选择何种或几种研究方法，要根据预期目的的实现及研究内容来确定。如研究目的是描述某种疾病在人群中的流行强度及其分布特征，可选择现况调查；如果还需要探讨主要危险因素，就需要选择分析性研究方法；如果还需要探讨预防控制的策略与措施的效果，则需要选择实验研究方法。

因此，研究目的需要足够的研究内容才能实现，研究内容不同研究方法也不同，如果一个研究内容可以有几个研究方法可供选择，一般应根据实际情况选择最简便的方法，即采用最简单的方法解决复杂的问题，切忌用复杂的方法解决简单的问题。

三、选择研究对象

根据研究目的和研究内容选择研究对象。能否正确选择研究对象，关系到研究结果的真实性。研究对象能够代表目标人群，是流行病学研究设计中十分重要的问题。

1. 选择标准 包括纳入标准和排除标准，目的是控制混杂因素的影响，保持研究对象的同质性和代表性，提高研究效率，减少偏倚，如可以限定研究对象的人口学特征，包括性别、年龄、民族、职业等；如果研究对象是某一种患者，要注明诊断标准和依据以及纳入疾病类型、严重程度等；为防止研究因素以外因素的影响，最好剔除具有所研究疾病或健康状态的另外一些影响因素的人；如存在与研究因素有联系的其他疾病或健康状态时，亦应予以剔除。

2. 来源 研究对象的来源要根据研究的性质和方法来确定。如果研究对象为患者，可从医院、门诊的患者中选取，也可从社区的疾病监测资料或普查、抽查的人群资料中获得，有时也可利用单位团体中所有被诊断的病例。从社区人群来源的代表性好，应优先选择，但是，依从性不如医院来源的患者，调查难度也大，可行性差。从医院选择患者为研究对象时，应考虑病情的严重程度、患者的就医习惯等问题，应包括早、中、晚期病例和病情严重程度不同的病例，尽量从一、二、三级的多个医院选择患者，提高患者的代表性。

3. 抽样方法 大多数研究是不可能以目标人群的全体作为研究对象的，这里就涉及一个抽样的问题。一项研究采用什么样的抽样方法应在设计中交代清楚，有助于估计研究的可靠性和精确性。目前在流行病学研究中使用的抽样方法主要有单纯随机抽样、系统抽样、分层抽样、整群抽样和多级抽样，见描述性研究一章。

4. 样本量的估计 在流行病学研究中，增加样本含量是减少抽样误差、提高研究精确性的常用方法。但样本量过大会徒然浪费人力、物力、时间和费用，因此，一般要根据研究类型确定合适的样本含量，可应用样本大小的计算公式进行计算，也可通过查样本含量表获得。影响样本含量大小的主要因素包括允许发生Ⅰ型和Ⅱ型错误的概率、研究因素对研究事件（如疾病或健康状况等）效应的大小、单侧检验或双侧检验等，不同的研究方法类型的样本量估计参见有关章节或统计学教材。

四、确定研究变量

一项研究在确定了研究目的、研究方法和研究对象后，需要根据研究内容的要求确定研究变量及其测量方法。

1. 变量的选择 变量应包括人口学资料、疾病指标、相关因素等。例如，案例3-2的研究，包括主要人口学特征、与肺癌发生可能有关的行为、环境和饮食等资料。在分析性研究，变量分为因变量和自变量，因变量又称结局变量，一般指发病、死亡、伤残等事件；自变量就是影响或者决定因变量的有关因素，如饮食习惯、食物种类，疾病史、家族史等因素。一项研究中涉及的自变量可能很多，因变量有时也不止一个，在确定变量时一定要充分考虑到自变量与因变量之间关系的生物学及逻辑学上的合理性，也要结合同类研究中涉及的变量类型，以便比较和借鉴。

2. 变量的规定 为了使调查结果可靠，在设计中对研究变量要有明确的规定和说明。可以将这些规定明确成文，作为调查手册的一部分和调查表一起使用。例如，何谓吸烟，每日超过多少支计为吸烟，不同吸烟量如何分等级，过去曾吸烟现在已经戒烟如何统计等。

3. 变量的测量 指获取有关研究变量资料的手段，即以怎样的措施保证获得变量及保证它们符合规定的标准。无论欲获取资料是定性的还是定量的，测量时尽量采用定量化和客观的指标。例如，观察指标是实验室项目应详细描写实验方法，包括所使用仪器的型号、试剂的生产厂家及应用方法、操作技术等。如果是成熟的实验方法，则应注明该方法的出处，如是研究者创造的或修改过的方法，应写明操作步骤。此外，还必须写明如何提高观察指标的准确度和可靠度，是否采用盲法判断结果，是否有质量控制措施。对终点指标也应采用公认的判断标准，如某病治愈必须写出具体的判断标准。

五、资料的收集与分析

（一）资料的收集

1. 资料来源 一般将资料分为原始资料与非原始资料两类。

（1）原始资料：是指按研究设计方案收集的资料，可由访问个人（如现场面对面访问、信访或电话访问）、医学检验、体检或直接观察中获得。例如，案例3-2的研究中采用面对面访问收集的原始资料。

（2）非原始资料：又称二手资料，是指为了其他目的而收集的资料。一般来说，非原始资料需经过提炼后才可使用。非原始资料可从个人记录（医学记录、死亡登记、疾病登记）或集体资料（人口普查、生命统计、健康检查）中获得。也可利用大气污染、水质检验及某些毒物浓度的环境监测资料。这类资料常用作生态学研究，比较容易收集，花费较少。

2. 调查表 调查表是流行病学研究获得原始资料的主要工具之一。绝大多数的流行病学研究都是通过调查表来收集所需的资料信息的。因此，调查表设计的好坏，往往是决定一项调查研究成败的重要因素。调查表包括开放式、封闭式和混合式三种类型，需要根据研究目的和内容选择。调查表设计的问题要尽量用简单的语言，避免使用专业术语，问题要明确和客观，既不要含糊不清又不要带有诱导性和倾向性。调查表问题的设计还要根据资料收集的方法来确定，如自填式问卷，就需要让被调查者一目了然，看得懂、乐意回答，避免一些敏感词汇。调查表的设计内容和具体要求详见描述性研究一章。

3. 调查员培训与预调查 调查研究质量的好坏，与调查员关系很大。调查开始前要对调查员进行统一培训，充分了解调查的目的和要求，熟悉调查项目和调查的方法，然后在小范围内进行预调查，经考查合格后方可上岗。调查员需具备一定的流行病学知识，必须具有科学的态度、耐心、和蔼、真实地记录调查结果，适当应用一些调查技巧，不带任何的主观偏见，不得随意编造结果。调查结束后要及时查补错填、漏填项目，及时纠正、补全。

4. 现场调查与样本采集 现场调查是根据研究目的专门收集有关资料的流行病学调查方法，可采用专人访问或由被调查者书面答问，常用的工具是调查表，按表格的内容如实填写；有时根据调查研究目的，还要采集研究对象的血、尿、便等标本进行必要的实验室检验或特殊设备检查。

资料收集的方法多种多样，也较灵活。如果方法选取得当可收到事半功倍的效果。目前收集资料方法有面对面访问、信访、电话访问、体格检查和实验室检查、网络调查等。随着科学技术的发展，将会有更多的方法应用于资料的收集。

（二）资料的处理与分析

在调查设计时，应根据调查目的和方法，设计资料的整理与分析方法。围绕研究的核心指标，拟定出资料分析提纲或统计分析图表，让参与调查者心中有数，使收集的资料更加完整可靠，有利于统计分析和效果考核。

1. 资料整理 整理资料、核对信息是资料分析的第一步，也是十分重要却常常被初学者忽略的步骤。首先，审查所收集到的每份原始资料信息是否完整、填写清楚、有无逻辑性错误，对于收集不完整的资料要设法补查、补填；对于填写不清楚或不详的应归于"不详"项；对于确实无法补救或有错误无法纠正的资料要予以剔除。然后，将调查表分类编号，若采用那个编码格式录入数据库时，还要对变量逐一编码。最后，建立数据库，录入调查数据，数据录入时一般采用双人双机录入，并在资料分析前先进行逻辑检错。

2. 资料分析 资料收集、整理完成后，即可按既定的设计分析方案采用选定的统计学分析方法进行分析。在资料分析开始时，通常要先对有关的数据做描述性分析，按时间、地区和人群分布特点进行分组、列表、制图和计算发病指标、患病指标、死亡指标和疾病负担指标等，然后再对资料做进一步的统计推断分析。

3. 结果解释 运用流行病学因果推断的步骤和原理结合专业知识，对结果予以解释，得出结论。因为调查研究在现场进行，很多因素不能得到控制，同时在设计、实施和分析阶段均可出现误差。因此，在结果解释和下结论时，一定要慎重。

六、组织计划与实施

组织计划是保证调查研究得以顺利实施的重要环节。其中包括组织领导、宣传工作、调查员培训、任务职责分工、时间进度、经费预算等方面。

1. 加强组织领导 对以人群为对象的流行病学研究来说，组织领导工作是极其重要的，甚至决定着研究的成败。它主要包括争取有关机构及人士对研究工作的支持、配合与保证，同时组织管理好参加研究的工作人员。

2. 搞好宣传发动 包括宣传资料的准备和宣传动员各级干部及群众（主要指现场调查），使大家了解此次研究的目的和意义，充分调动他们的积极性，保证调查结果准确与真实。

3. 做好调查员培训 在研究实施前要对经过选调符合要求的调查员进行培训，培训内容包括项目研究中所涉及的知识、目的和意义；有关统计表格如何填报、汇总及分析；一系列项目研究中所涉及的相关技术；对下级管理人员和技术人员进行宣传、培训和考核的内容等。

4. 明确任务职责分工 项目研究中对各级工作人员应有严格的岗位职责制度约束。各级工作人员的职责应写成书面的工作规范，以便工作人员遵循并作为考核的依据。

5. 合理安排时间进度 进度就是将主要工作步骤及所花费的时间排成工作进度表，最好能以流程图的形式表达，一目了然。

6. 合理估计经费预算 要根据项目的类型、研究内容和研究方法，按照相关规定的要求估计研究经费。经费预算关系到项目申请的成败和能否顺利实现研究目的。因此，需要有预实验获得的经验和广泛的市场调研。

七、质量控制

研究设计的目的是为了提高研究的信度与效度，这就涉及质量控制问题。研究的质量控制贯穿于整个研究过程之中，包括设计、实施以及结果分析与总结的各个阶段，在研究全过程的各个阶段产生误差均可影响研究的效度与信度。因此，我们在研究设计方案中应结合专业知识，找出每个阶段产生误差的可能性，制定正确的质量控制对策与措施。

(1) 研究对象的选择阶段：主要包括研究对象的限制、来源、抽样方法、样本含量的估计，各过程都有可能产生偏倚。例如在队列研究中，暴露组与非暴露组的选择；在病例对照研究中，病例与对照的选择标准、从什么人群中选择；在实验性研究中，研究对象的选择标准与分组；在现况研究中抽样调查用何种抽样方法等。

(2) 资料收集过程：包括调查员的选择与统一培训，调查表的设计尽可能完善，获取信息的方式与方法（必要时尽可能采用盲法），用于测量的仪器设备符合要求，调查技巧的使用及研究对象的配合情况，如应答率、依从性等。

(3) 资料整理阶段：包括资料准确性与完整性的核对，对不符合要求资料的处理，数据录入人员的技术水平等环节。

(4) 资料分析与总结阶段：包括选用合适的分析策略、统计学分析方法、分析模型，以及对分析结果的解释与推论等。

第四节　自然科学类项目标书的撰写

撰写科研设计书或称为项目标书是科研工作的重要部分，标书是整个研究过程所依循的文件，其有关内容应明确、具体、详细，用以保证科研工作顺利进行和取得成功。自然科学类项目用来探索自然科学规律，无论是国家自然科学基金项目还是地方自然科学基金项目的申报，都应该仔细阅读项目申报指南、熟悉基金的项目类型、各类项目的要求、申报程序、评审程序、实施管理、经费管理及结题管理等，克服盲目性，尽量避免原则上的失误，诸如超龄申报青年基金、课题组人员参加项目超标、经费预算不当、项目申请手续不全等问题。

尽管各类项目标书的格式不完全一致，但都大同小异，以下以 2015 年申报国家自然科学基金面上项目为例，介绍自然科学类项目标书的撰写。面上项目是国家自然科学基金研究项目系列中的主要部分，支持从事基础研究的科学技术人员在国家自然科学基金资助范围内自主选题，开展创新性的科学研究，促进各学科均衡、协调和可持续发展。面上项目申请人应充分了解国内外相关研究领域发展现状与动态，能领导一个研究组开展创新研究工作，往往是具有高级专业技术职称或已获得博士学位；如果是中级职称未获得博士学位，需两名高级职称专家推荐；如果是在职研究生须征得导师同意，通过受聘单位申请。面上项目申请书主要由信息表格、个人简历、报告正文、研究成果和附件五部分构成。

一、信 息 表 格

信息表格包括项目基本信息、项目主要参与者和项目资金预算表，须按操作提示在指定的位置选择或按要求输入正确信息；项目资金预算表须按照《国家自然科学基金项目资金预算表编制说明》认真填写，应保证信息真实、准确。信息表中需要精心研究的是项目选题和摘要。

1. 确定选题　选题首先应紧紧围绕学科发展关键因素和生产当中存在的难点和重点问题，从基础研究的角度探讨其机理机制。选题要有新意紧跟社会热点问题或学科瓶颈问题，还要结合自己的研究基础，充分考虑到选题的可行性，确定解决的科学问题。医学需要解决的问题很多，许多生命现象需要重新认识、恶性肿瘤成为主要死亡原因、公共卫生突发事件让我们措手不及、新发传染病不断涌现、代谢性疾病和伤害成为主要的公共卫生问题等，科学问题的凝练可参考流行病学研究的顶层设计一章。

选题和需要解决的科学问题确立后，就可以拟定项目的课题名称。课题名称一般包含本研究的关键词，即×疾病××机制的×研究或×因素对×事件的××机制研究等，要醒目、明了、贴切、命题准确，能够体现出本项目的主体研究内容。

经常出现的不足主要包括：①题目过大，好似涵盖了该领域大多工作，难以用一个项目完成，问题的核心是对科学问题的凝练不够；②刻意追求高、精、尖技术，用复杂的方法解决简单的问题；貌似神秘，实际上是对科学问题的认识不足；③研究范围过于抽象，如什么的基础研究，或对什么的研究探讨；④缺乏创新，对国内外文献复习不够，科学问题不够准确；⑤不够醒目，没有把研究的科学问题及采用的核心方法描述清楚。

2. 项目摘要 是对选题的解析，也是对整个研究项目精髓的提炼。一般应包括研究的意义、方法、内容、目标和对学科的影响或科学意义，是能否吸引评审者继续看下去的关键。摘要字数有限，资源宝贵，惜字如金。写法可参考："针对……问题，以……为研究对象，采用……方法（手段），研究/探索……，分析……，确定……，将揭示……，实现……，建立……，或对阐明……机制/机理，或揭示……规律具有……意义，或为……奠定基础/提供……思路"。

二、个人简历

个人简历主要介绍申请人简历和主要参加者简历，按相应的格式填写，其中受教育经历是指从大学本科开始，按时间倒排序来填写，研究工作经历也是按时间倒排序来填写。简历中介绍主持或参与的研究课题，曾获得的研究奖项，已发表论文等，须实事求是并准确填写，如有填写错误可能被认为是虚假材料。例如，已发表的论文题目中有"的"或"～"，填写一定不要漏掉"的"或"～"，而不能用"地"或"-"。因为符号的差别可能造成检索不到该文献的结果，其他项目也是如此。

三、报告正文

报告正文是项目标书的重点，是核心部分。下面就立项依据、研究目标、研究内容、拟解决的关键科学问题、研究方案、技术路线、可行性分析、特色和创新之处、年度研究计划及预期研究结果、研究基础与工作条件、资金预算和其他需要说明的问题等方面简略介绍。

（一）立项依据

立项依据是项目标书最重要的内容之一，需要阐明：①为什么需要进行该研究，它有什么研究意义；②是否有研究的必要性和迫切性；③国内外同类研究的进展如何，存在哪些问题？国内外相关研究提供了哪些思路、技术和方法；④研究假设如何提出等。

1. 研究的意义 需结合科学研究发展趋势来论述科学意义，或结合国民经济和社会发展中迫切需要解决的关键科技问题来论述其应用前景。

2. 研究的必要性和迫切性 从学科领域入手，提出实际问题，如研究的疾病是否为常见病、多发病、危害人民健康较大的疾病，说明研究领域非常重要，引出热点研究方向，围绕热点研究方向进行简要分析，说明研究方向非常重要。

3. 国内外研究现状 紧紧围绕选题，广泛检索国内外同类研究的最新成果，说明哪些问题已经解决，哪些问题还没有解决或解决的不够。同时，说明前面的研究对本研究有哪些借鉴之处，哪些原理、方法和技术可以借鉴。

4. 找出目前尚未解决的具体科学问题，提出研究假设及科学意义　通过对国内外同类研究成果的分析，找出尚未解决的问题，结合自己的研究基础提出欲解决的实际问题并凝练成科学问题。最后说明研究的科学意义或应用前景。

立项依据中对国内外研究现状的分析十分重要，撰写时一定要客观、准确、指向明确，任何重要的论点都要有文献标注。避免偏激的言论，但可以用文献的评述来评价文献，也不能没有自己的观点，如某研究报告未注明盲法观察、样本的选择和分组没有按照随机化的原则、结果的解释因样本量偏少无法得出肯定或否定的结论等。

这部分撰写常出现的不足是：①对文献的加工处理不够，只是文献结果或论点的罗列，没有形成一体化的系统论述；②文献复习不全，提出的问题别人已解决；③对引用的文献没有阅读全文，对结果的运用不够恰当，如某研究的目的是研究吸烟与支气管炎的关系，但无意中发现吸烟与胃溃疡也存在关联，并在摘要中有明确描述，但是通读全文发现，这一论断只是一个提示，尚缺乏符合研究设计要求的方法和结果支持，因此，不能作为直接证据；产生这个问题的原因主要是没有通读原文；④对方法原理理解不够，对研究方法不熟悉，简单移植或夸大其作用，缺乏实际应用的可行性。

（二）研究目标

研究目标是研究工作最终达到的目的，往往是研究机理、探索清楚一个规律、建立某种模型、形成一个新理论、建立一套新方法等。这部分通常存在的问题是研究目标太大而不具体，或者将研究内容作为研究目标。撰写要求是：研究目标必须明确、具体，并通过所研究的内容可以实现。

（三）研究内容

研究内容是为研究目标服务的，因此要与研究目标相辅相成。研究内容撰写中存在的问题有内容过多，一个研究周期难以完成；内容分散，不能集中阐明研究目标；研究内容逻辑关系不清楚。撰写要求：内容要适当，确保研究周期内完成；要重点阐述，注意与技术路线的区别。确定研究内容的主要原则如下。

(1) 研究内容与科学问题要挂钩。
(2) 研究内容与研究方案要结合。
(3) 研究内容和选题要呼应。
(4) 研究内容要支持研究目标的实现。
(5) 研究内容必须具体，不要太空泛。
(6) 研究内容不要写如何进行研究，如何进行研究属于研究方法。

（四）拟解决的关键科学问题

关键问题撰写要求是：找出关键问题，并提出解决办法。关键科学问题是研究过程中对实现预期目标有重要影响的、必须解决的科学或技术问题，只有解决了它们，研究目标才能达到，是研究工作中最困难的问题。初学者常抓不住关键问题或抓得不准，找不到关键问题就说明所选的题目没有研究价值。关键科学问题可以从研究内容中凝练，但是根本的还是对所研究的科学问题有一个全面的把握，对研究中可能出现的各种问题心中有数，并已经拟定了能够解决的方案。这部分中抓不住关键问题或抓得不准，主要是缺乏对该领域的了解，青年学者需要同行专家的指导和帮助，更需要深入科学研究的基层或现场多了解情况，才能知道哪些问题是制约本研究的关键问题，需要采用何种方法解决。

(五) 研究方案

研究方案是描述如何进行研究的，关键是描述过程，研究方案应以研究内容为主线，但并不是把研究内容拿来重复说一遍。研究方案要一步一步地把研究过程讲清楚。研究方案可以采用流程图，并对流程图进行解释，使人一目了然。研究方案往往被申请人忽略，写的非常简单，不够具体，没有阐明研究思路，没有阐述新方法和新材料的应用，没有给出关键技术和指标的理由，对关键问题描述模糊，各问题之间缺乏有机结合，甚至研究内容、研究方案与立项依据相悖、对应性差。另一类问题是，研究方案过于具体，似乎整个研究已经完成了。

(六) 技术路线

技术路线是整个研究所必须经历的过程，自然科学研究多数是探索性研究，有较大的不确定性，也就是说设定的研究内容和完美的设计未必能够实现理想的目标，但是，一份好的研究设计必须围绕研究目标和内容选择可行的技术方法、通过合理的技术路线实现研究目标。技术路线的设计可以时间顺序为主线也可以研究内容为主线设计，分清层次关系、突出逻辑关系，一般采用路线图格式呈现。常见的问题是技术路线缺乏逻辑关系，技术路线过于复杂。在设计技术路线时要参考本学科研究技术路线的常规，再根据本研究的内容和前后关系选择最佳技术路线。例如，临床上遇见某种罕见疾病，原因不明，研究的技术路线应该是：通过某几个临床特征检索国内外文献报道—收集相关病例资料—描述病例特点—探寻可能的危险因素—深入调查、收集相关资料—利用现代流行病学与统计学技术分析资料—做出结论。至于文献如何检索、收集哪些病例资料、如何建立假设、如何收集相关资料、采用何种流行病学和统计学分析方法，可以在文字叙述中阐述，不要把技术路线图设计复杂，让人看不懂。

(七) 可行性分析

可行性分析包括对实验方案设计的可行性分析和对相关条件的可行性分析。实验方案设计的可行性分析可从理论分析、研究手段方法分析、预实验结果分析等方面进行阐述。对相关条件的可行性分析可从所用特殊实验材料(试剂)的分析、对所具备的实验条件进行分析、对项目组成员搭配及其运用技术方法的能力分析进行撰写。

可行性分析就是客观的说明项目申请者有能力、有资源、有条件、有办法、有时间完成所设计的研究内容，实现研究目的。需要注意的是，要与拟解决的关键科学问题一致。

(八) 特色与创新之处

创新是科学研究得以成立的前提，因此，充分地、实事求是地阐明本课题的特色和创新之处是至关重要的。一般性课题，特色和创新应当着重说明与国内外同类研究比较，本研究在内容与方法上有哪些不同之处，有哪些特点，新在何处，意义如何。撰写时可先论述特色，特色是本研究与其他研究工作的不同之处，有特色才可能有创新。但是，所谓创新是指原始创新或跟踪创新，前者是指填补空白或发明创造新技术、新方法；后者是指补充、完善现有理论，修改、完善现有技术方法的创新。因此，理论上创新不需要特色，特色只是重复研究中的特别之处。

（九）年度研究计划及预期研究结果

研究计划是按年度（或半年）安排的，通常先将整个研究工作分为几个阶段，如研究计划制订阶段、研究实施阶段、资料整理分析阶段及课题总结与论文撰写阶段等，然后根据各阶段的时间安排编制研究工作的年度安排。

预期研究结果是指本课题完成后，预期可能取得实质性成果，如该研究可能得出的结论、发表的论文、申请的技术专利、产品的开发、人才培养等，也可以阐述其延后效应，如可以提供的进一步研究线索、建立的研究基础、带动学科发展、通过学术交流得以推广等。应用型研究要说明该项成果将以什么形式表达或推广，还应包括能获得的经济效益和社会效益。

（十）研究基础与工作条件

研究基础是获得项目权的重要条件，评价一个项目尤其是自选项目，主要看选题是否适合经济社会事业发展的需求、研究基础如何及研究设计是否最佳等，研究基础与工作条件是审查申请者能否承担或更有优势。

1. 工作基础 撰写出与本项目相关的研究工作积累和已取得的研究工作成绩。着重阐述课题申请者及主要成员开展的直接或间接与本项目有关的研究工作与实验技术，尤其应说明预备试验或初试及准备工作情况。介绍前期实验或预实验结果，提供申请者本人发表的有关的研究论文、成果及专利等材料或申请者尚未发表的数据，或申请者所在实验室的工作核心技术的应用经历，能够保证科研工作顺利进行，以获得预期结果。

2. 工作条件 指本单位实验条件，包括已具备的实验条件，尚缺少的实验条件和拟解决的途径，包括利用国家重点实验室和部门重点实验室等研究基地的计划与落实情况；本单位技术条件，有条件建立相应的实验模型，提供关键材料等。

3. 承担科研项目情况 写出申请人和项目组主要参与者正在承担的科研项目情况，包括国家自然科学基金的项目，要注明项目的名称和编号、经费来源、起止年月、与本项目的关系及负责的内容等。

4. 完成国家自然科学基金项目情况 对申请人负责的前一个已结题科学基金项目（项目名称及批准号）完成情况、后续研究进展及与本申请项目的关系加以详细说明。另附该已结题项目研究工作总结摘要（限500字）和相关成果的详细目录。

（十一）资金预算和其他需要说明的问题

科研经费是进行科研工作必不可少的条件，包括设备费、材料费、测试化验加工费、燃料动力费、差旅费、会议费、国际合作与交流费、出版/文献/信息传播/知识产权事务费、劳务费、专家咨询费、其他和间接费用等。可参考经费管理办法如实估计填写。其他需要说明的问题依据研究项目的具体情况进行补充。

四、研 究 成 果

主要列出近5年来已发表的与本项目有关的主要论著目录和获得学术奖励情况，包括以下几种。

（1）期刊论文：①发表学术论文情况要求列出全部作者姓名（按照论文发表时作者顺序）、论文题目、期刊名称、发表年代、卷期以及起止页码（摘要论文请加以说明）；②共同第一作者均加注"#"字样，通讯作者及共同通讯作者均加注"*"字样；③投稿阶段的论文不要列出。

(2) 会议论文：要求参见期刊论文。

(3) 专著：所有作者，专著名称(章节标题)，出版社，总字数，出版年份。

(4) 奖励：获奖人(获奖人排名/获奖人数)，获奖项目名称，奖励机构，奖励类别，奖励等级，颁奖年份。所有获奖人名单附后。

(5) 专利：发明人，专利名称，授权时间，授权国别，专利号。

五、附　　件

提供 5 篇以内代表性论著扫描文件(如果专著篇幅过大，可以只提供著作封面、摘要、目录、版权页等)；如曾获科技奖励，提供国家级科技奖励(国家自然科学奖、国家发明奖、国家科学技术进步奖)、省部级奖励(二等以上)和国际学术性奖励证书扫描文件；如获专利或其他公认突出的创造性成果或成绩，应提供证明材料的扫描文件；在国际学术会议上作大会报告、特邀报告，应提供邀请信或通知的扫描文件当附件逐项上传。

在职攻读研究生学位的申请人的导师同意函、在站博士后申请人的依托单位承诺函、不具有高级专业技术职务(职称)且不具有博士学位申请人的推荐函、无工作单位或所在单位不是依托单位的申请人与申请项目依托单位签订的书面合同，需提供纸质原件随纸质《申请书》一同报送，同时相应的扫描文件当附件逐项上传。

科研项目标书撰写做到一要语言优美，读起来要舒服；二要描述到位，看上去要有吸引力；三要字斟句酌，要避免低级错误。特别注意：①版面层次分明、简洁、易于阅读，需要引起重视的内容可以用粗体字；②避免打字及标点符号低级错误等；③避免漏填项目信息；④尽量用简单的语句描述复杂的事情，关键是让人能看懂你想表达的内容。

总之，一份科研项目标书撰写后，仍需反复修改，做到研究的课题具有重要科学价值或效益，学术思想新颖，立题依据充足；研究方法和技术路线先进、科学，研究方案可行；有良好的专业科研工作基础，并具有深入开展研究工作的基本条件；研究的内容先进，学术思想新颖，目标明确，可望在预期年限内取得预期的结果；经费预算适当。一份好的科研项目标书应该做到外行看了有兴趣，内行看了有水平。

(王萍玉)

思　考　题

1. 如何区分实验性研究与非实验性研究？
2. 非实验性研究有哪些优势和不足？
3. 实验性研究有哪些基本特征？
4. 类实验与真实验研究的主要区别是什么？
5. 流行病学研究的设计与实施主要包括哪些方面？
6. 一份自然科学研究项目标书的核心要素有哪些？

第四章 描述性研究

描述性研究(descriptive study)又称描述流行病学(descriptive epidemiology),是流行病学研究中最基本、最常用的一类研究方法。描述性研究是流行病学研究工作的起点,通过对疾病和健康状态在不同人群、不同时间和不同地区分布特征的描述,发现病因线索,为进一步研究打下基础。描述性研究中所利用的信息来源很多,既包括专门设计的现况调查,还包括常规收集的数据资料,如生命统计资料、健康体检资料、疾病监测资料、环境监测资料,以及国家食品、药物或其他产品消耗的数字等。这些资料的收集和获得相对比较容易,因此与其他类型的研究相比更节省经费与时间。

案例 4-1 中国成年人代谢综合征的患病率调查

1. 研究背景 心血管疾病是世界范围内的首要死亡原因。代谢综合征(metabolism syndrome, MS)是包括一簇心血管疾病的危险因素。MS 与糖尿病、心血管疾病和肾病的发生及心血管疾病死亡、全死因死亡的危险性增高相关。然而,发展中国家缺乏关于 MS 的数据。

2. 研究目的 了解我国年龄 35～74 岁的一般成年人群 MS 的患病率及其分布状况。

3. 研究方法 亚洲国际心血管病合作组(InterAsia)于 2000～2001 年在我国开展了 MS 患病情况的基线调查。在我国 35～74 岁的汉族成年人群中,选择具有代表性的样本进行横断面调查。第一阶段,以长江为界将全国 31 个省市自治区分为南方和北方。除上海、北京外,分别各抽取 4 个省作为一级抽样单元分别代表南方、北方的地域及经济特征;第二阶段,从每个省、市各抽取一个城市和一个农村县作为有代表性的二级单元,共 10 个城市和 10 个农村县;第三阶段,在每个城市和农村县内随机抽取一个街道或乡镇(1000～2000 户)作为调查单位,全国共抽取 20 个调查单位;第四阶段,从每个调查单位随机抽取所涵盖的家庭(户),每户 1 人,共抽取 19 012 人,作为研究对象,进行调查。

4. 研究内容

(1)调查内容:一般人口学特征、教育程度、家庭收入等。

(2)临床检查:测量血压、身高、体重、腰围、臀围等;检测空腹血糖(FPG)、血脂(包括总胆固醇、高密度脂蛋白胆固醇 HDL-C、甘油三酯 TG 等)水平。

(3)诊断标准:根据美国国家胆固醇教育计划成人治疗指南Ⅲ(NCEP ATP Ⅲ)及国际糖尿病联盟(IDF)标准,并结合我国实际情况,将患有腹型肥胖(男性:腰围≥90cm;女性:≥80 cm),加上以下标准的两项或两项以上即可诊断为 MS:①TG≥1.7 mmol/L(150 mg/dl)或者在服用降低 TG 的药物;②HDL-C 男性<1.04mmol/L(40 mg/dl),女性<1.3mmol/L(50 mg/dl);③血压≥130/85mmHg,和(或)服用降压药;④FPG 水平≥5.6 mmol/L(100mg/dl)或者已经确诊为 2 型糖尿病;进一步计算 MS 的患病率。按照 WHO 的标准体质指数(BMI)≥25.0 kg/m^2 为超重。

5. 研究结果 本次调查中共有 15 838 人(男 7684 人,女 8154 人)完成了调查和实验室检查,总应答率为 83.3%(男为 82.1%,女为 84.5%)。总人群中,MS 患病率为 16.5%。年龄标化后的 MS 患病率,男女分别为 10.0%和 23.3%,北方地区(23.3%)高于南方地区(11.5%)、城市(23.5%)高于农村(14.7%)。

> **6. 结论** 我国成年人中有相当比例的个体患有 MS。这些结果提示我国亟需制定面向全国的预防、检测和治疗 MS 的卫生策略，以降低心血管疾病的社会负担。
>
> **讨论题**
> (1) 本案例采用的是何种研究方法？
> (2) 本案例是如何选择研究对象的？
> (3) 该研究方法具有哪些特征？
> (4) 请根据本案例总结该研究方法的基本步骤。

第一节 概 述

一、描述性研究的概念

描述性研究是利用已有的资料或通过特殊调查所获得的资料，按不同地区、不同时间及不同人群特征分组，把疾病或健康状态的分布情况真实地展现出来。常常是流行病学调查研究的第一步，也是其他流行病学研究的基础。

当对人群疾病或健康状态情况不明时，往往可以从描述性研究入手，通过对该病或健康状态的基本分布特征进行描述和对比分析，获得有关病因假设的线索，为进一步的分析性研究提供依据。

二、描述性研究的特征

1. 是流行病学研究的基础 描述性研究往往需要收集大量的、原始的信息资料，经初步分析，为进一步研究提供线索，但由于受很多因素的影响，分析后所得出的结论存在一定的局限性，应用时须谨慎。

2. 属于观察性研究 对研究对象不施加任何干预措施，即在不改变研究对象的疾病状态、暴露状态及其周围环境（如自然及社会环境）的条件下，观察疾病、健康状况及其影响因素的自然分布规律。

3. 无需设立特别的对照组 在研究设计时不需要考虑设立特别的对照人群，仅对人群疾病或健康状态的客观反映，一般不涉及暴露与疾病的因果联系。

4. 描述中也有分析 通常在资料分析时，可根据研究对象的疾病及人群特征（如疾病与非疾病、不同年龄、不同性别等）进行互相比较，在描述中分析，在分析中描述。

通过描述性研究一般不能获得疾病的发病率，只能得出疾病的患病率。因为研究的时限较短，在人群中观察到的多数是疾病的现患病例，很少看到新发生的早期病例及新发生的暴露者，所以难以获得发病率资料，慢性非传染性疾病尤其如此。描述性研究一般不能确定因果关联，因为在研究时暴露与疾病是共存的，不能区别出因与果的时间顺序；同时描述性研究没有设立特别的对照，因果联系的论证强度较弱，不能得出因果关联，只能提供病因线索。但是，对于不变化的变量，如性别、年龄、职业等因素，也可以得出因果关联的结论。

三、描述性研究的主要用途

通过描述性研究，能够获得有关疾病或健康状态在不同地区、不同时间及不同人群的分布情况的信息资料。这些信息的主要用途如下。

1. 描述人群中疾病或健康状态的分布特点或进行社区诊断 即对一个社区的某种疾病或健康状态进行考评,发现主要的健康问题,为制订疾病防治、促进健康的策略与措施提供参考依据。

2. 提出病因线索 描述分析某些因素与疾病或健康状态之间是否存在联系,为深入研究疾病病因、危险因素提供线索。

3. 评价疾病控制或促进健康的对策与措施的效果 描述性研究可以获得实施控制某种疾病或促进健康对策与措施前后的资料,通过比较,可以对实施该对策或措施的效果做出评价。

四、描述性研究的种类

描述性研究有许多方法,主要包括历史常规资料的分析、个案调查与病例报告、现况研究、生态学研究等。对人群疾病或健康状态的监测、对患者转归的随访研究亦属于描述性研究。

1. 历史常规资料分析 历史常规资料分析(collection and analysis of available historical and route data)是指利用已有的疾病或健康的资料和常规记录进行的描述性研究,如传染病发病报告、死亡报告、出生登记、出生缺陷监测等。此种方法获得结果的准确程度依赖于疾病登记报告系统和疾病监测系统的完善程度和准确性。

2. 个案调查与病例报告 个案调查与病例报告(individual survey and case report)是在疾病防治中对个别发生的病例及周围环境或诊断治疗过程所进行的调查和报告。个案调查的病例一般为传染病患者,也可以是非传染病患者或病因未明的病例。病例报告是临床上详细地介绍某种罕见病的单个病例或少数病例。它是临床医学和流行病学的一个重要的连接点。

3. 现况研究 现况研究(prevalence study)是指在某一特定时间对某一特定范围内的人群,以个人为单位收集和描述人群的特征及疾病或健康状况的方法,研究特定人群中某种疾病或某种特征在某一时间的情况。现况研究是描述性研究中最常用的一种方法。

4. 生态学研究 生态学研究(ecological study)是以群体为基本单位收集某疾病及某特征的频率并做出描述。

本章主要介绍医学研究领域中较常用的个案调查与病例报告、现况研究和生态学研究。

第二节 个案调查与病例报告

一、个 案 调 查

案例4-2 中国首例甲型H1N1流感确诊病例流行病学调查
患者,男,30岁,在美国某大学学习。于2009年5月7日由美国圣路易斯经圣保罗到日本东京,5月8日从东京乘NW029航班于5月9日凌晨1时30分抵达北京首都国际机场,口岸入境检疫体温低于37℃,没有反映个人有不适症状,并于同日10时50分从北京起飞,乘3U8882航班于13时17分抵达SC省CD市。患者5月9日在北京至CD航程中自觉发热,伴有咽痛、咳嗽、鼻塞和极少量流涕等症状,在CD机场下机后与家人乘出租车到SC省人民医院就诊。

2009年5月9日CD市疾病预防控制中心接到报告,1例美国归来的发热病例不能排除甲型H1N1流感。

讨论题
(1)该病例属于何种类型的疾病?
(2)应该采取哪些防治措施?
(3)作为CDC工作人员,应如何开展调查工作?

(一)概念

个案调查(individual survey)又叫个例调查或病家调查,是指对个别发生的病例、病例的家庭及周围环境进行的流行病学调查。调查的病例一般为传染病患者,但也可以是非传染病患者或病因未明疾病的病例等。个案调查的调查对象可以是一个患者、一个家庭或一个疫源地等。一般不设置对照,也无需人群相关变量的资料,因此一般不宜分析变量与疾病或健康状况是否存在联系。

(二)目的和用途

1. 调查该病例发病的情况 调查了解发病的经过,探索可能的病因,从而采取紧急措施,防止或减少类似病例发生。如调查的患者为单个传染病病例时,即是对疫源地的调查。

2. 了解疾病分布特征 通过对某种疾病多次的个案调查资料的整理分析,可以发现该疾病在人群中的分布特征。

3. 核实诊断,为治疗和护理提供指导 个案调查须核实诊断,为治疗和护理提供指导意见。

4. 掌握当地疫情,为疾病监测提供资料 个案调查可以发现新出现的疾病或暴露的不良反应的第一个线索,为疾病监测提供资料。

(三)调查方法

调查方法主要有访问和现场观察,也需要收集其他有关资料,必要时可采集生物标本或周围环境的标本供实验室检测。法定传染病的个案调查,应该使用统一编制的个案调查表。不明原因疾病的个案调查,可根据事件发生和疾病特点编制调查表。事件发生后,应该尽快到达调查现场,对病例、病例的家庭、周围人群进行调查,根据可能病因全面详细了解发病经过,包括发病前的经历、发病后的处置情况等并做好记录。需要注意的是医护人员应采取自我防护措施,防止交叉感染,避免疾病的传播。

(四)调查内容

个案调查的主要内容包括一般的人口学资料、临床特征资料及流行病学资料。对于传染病来说,除了调查一般的人口学资料、核实诊断的临床资料外,还应着重调查病例的发病时间、地点、方式,追查传染源、传播因素或发病因素,确定疫源地的范围和接触者,从而指导医疗、护理、隔离消毒、接触者的检疫,并积极采取科普宣传和针对性健康教育措施。

个案调查应当是边调查、边分析并及时采取措施。找出病例发病原因、可能的传播因素、制订防治措施,得出调查结论。下面就介绍4-2案例所开展的工作过程,学习如何开展传染病个案调查。

> **案例 4-2 续**
>
> 　　5月10日上午，SC省CDC两次复核检测，结果均为甲型H1N1流感病毒弱阳性。SC省卫生厅组织省内专家组进行会诊，按照《甲型H1N1流感诊疗方案(2009年试行版第1版)》，初步诊断患者为甲型H1N1流感疑似病例。经过现场流行病学调查和实验室检测，并经中国CDC复核诊断，5月11日该患者被诊断为我国首例输入性甲型H1N1流感确诊病例。
>
> 　　本案例调查与处理结果如下。
>
> 　　**1. 发病和就诊经过**　　患者于2009年5月8日下午15：30在东京至北京的飞机上出现咽痛，于5月9日上午10：50在北京至成都的飞机上自觉发热，未测体温，伴有咽痛、轻微头痛、咳嗽、鼻塞和流涕。抵达成都后乘坐出租车于15：00左右到达SC省人民医院就诊；经会诊后诊断为"上感"待诊，甲型H1N1流感不能排除。就诊前，曾自行服用头孢拉啶、左氧氟沙星、螺旋霉素、感冒清等药物，症状无好转。
>
> 　　**2. 流行病学史**　　患者在美国一直居住于某大学内，一年内未接种流感疫苗。发病前4日，接触过有"感冒"症状的患者，为患者室友(在当地医院诊断为普通感冒)。接触方式主要是近距离(间隔<2m)面对面说话，未采取防护措施。5月7日晚上23：20，患者从美国圣路易斯乘NW1526航班到达圣保罗机场，在机场候机约2小时后，转乘NW19航班前往东京，在机场候机约1小时，转乘NW029航班于5月9日凌晨1：30时抵达北京。由北京机场附近的航旅大酒店交通车接往该酒店，车上无其他同行人员，当晚单人居住于2115房间，期间未外出；9日上午9：00乘坐酒店交通车离开，同车共有7人，于10：50乘坐3U8882航班飞往CD市，于13：17时抵达。由于感到不适，患者与接机的2名家人从机场乘坐出租车到省医院就诊。
>
> 　　**3. 临床特征**　　患者就诊时体温38.5℃，有轻微咳嗽、咳痰、咽痛、咽痒、头痛、鼻塞、少量流涕，无寒战、肌肉酸痛、腹泻等症状；查体咽充血、扁桃体Ⅰ度肿大、无脓点、双肺(-)。就诊当天胸部X线片显示双肺纹理较多，心影增大，其他无异常。
>
> 　　**4. 实验室检查**　　血常规显示白细胞计数：$7.9 \times 10^9/L$；单核细胞：$5.5 \times 10^9/L$；淋巴细胞比例：19.5%(偏低)。于2009年5月9日采集该患者咽拭子标本，采用甲型H1N1流感病毒 real time RT-PCR 检测结果季节性流感病毒检测结果阴性。当地CDC采集患者咽拭子标本送国家流感网络实验室检测，9日17时第一次采样检测甲型H1N1流感病毒阴性，10日凌晨3：00第二次采样检测甲型H1N1流感病毒阳性。11日中国CDC对患者咽拭子标本复核检测结果为甲型H1N1流感病毒阳性。
>
> 　　**5. 诊治与转归**　　根据甲型H1N1流感诊疗方案，该病例5月11日被专家组诊断为甲型H1N1流感确诊病例。5月10日已转入CD市传染病院，给予达菲抗病毒及对症支持治疗，从5月11日起体温恢复正常，当日咽拭子检测阴性，此后至5月17日每日采集咽拭子标本检测均为阴性。经诊疗专家组判定，患者符合出院标准，于5月17日16：00出院。
>
> 　　**6. 追踪密切接触者，采取应急处理**　　发现甲型H1N1病例后CD市立即启动应急预案，首先将患者立即转运至市传染病院进行隔离治疗。对省人民医院发热门诊进行终末消毒。向有关部门报告，立即开展对密切接触者的追踪、排查工作。同时按照疫情报告规范要求进行了网络直报。根据甲型H1N1流感密切接触者的判定标准，该患者的国内密切接触者包括5月8日NW029航班和9日3U8882航班同机人员，北京航旅大酒店交通车司机及

同车人员，接机的 2 名亲属及出租车司机，以及 SC 省人民医院未采取防护措施与其接触的医务人员，共计 420 人，分布在 21 个省。至 5 月 13 日，所有密切接触者中已找到 388 人，分别采取了隔离医学观察措施，另有 32 名 NW029 航班同机人员失访。在 CD 市共有 116 名密切接触者，市政府设立了 7 个集中隔离观察点，进行集中医学观察 7 天，观察期间，每日测量体温 2 次。其中 1 人在医学观察期间出现流感样症状，但经实验室检测排除甲型 H1N1 流感；其余密切接触者均未在观察期内出现症状。在解除医学观察前所有密切接触者咽拭标本检测均为阴性。同时，对密切接触者的家庭成员也采取了医学随访追踪的措施。5 月 17 日所有密切接触者全部解除医学观察。

二、病例报告

案例 4-3　严重急性呼吸综合征

2003 年 2 月 28 日，一名 40 多岁的美籍华裔男性途经香港到达越南河内，因出现不同寻常的流行性感冒症状，到越南法国医院就诊。随后，患者出现肺炎症状，并呈现持续恶化，直至需要靠呼吸机维持呼吸。很快，这种疾病在医院内传播开来，有 38 名医护人员被感染。这家医院的管理者怀疑是禽流感病毒（avian influenza virus），于是邀请 Carlo Urban 博士会诊。Carlo Urban 博士意识到可能是一种新的传染病暴发，而不是普通的流感病例。他建议医院建立隔离病房，与医院的医务人员一起工作，记录临床数据，对样本进行检测，并加强医院的感染控制。医院内罹患这种非典型肺炎的病例已累计 60 例，多半是卫生保健工作者，他们为了保护民众，决定留在医院里，与外界有效隔离开来。Carlo Urban 博士认识到这种非典型肺炎对公众健康危害的严重程度，他向 WHO 报告了当地的病情，并将其命名为"严重急性呼吸综合征"（severe acute respiratory syndrome，SARS）。

(一)病例报告的概念

病例报告（case report）又称个案报告，是临床上对某种罕见病的单个病例或少数病例进行研究的一种方法。在病例报告中详细地介绍病例的临床表现、诊断及治疗中发生的特殊情况或经验教训等。由于病例报告是对新出现的或不常见的疾病，或者疾病不常见的临床表现的报道，常引起医学界的关注，从而可能形成某种新的假设。

撰写病例报告时要首先说明该病例值得报告的原因，指出病例的罕见性或特殊性；然后要清楚地交代患者的发病、发展、转归及随访的结果等，应将有特殊意义的症状、体征、检查结果、治疗方法进行客观详细描述，并提出各种特殊之处的可能解释；最后应围绕所报道的案例做出必要的说明，阐明作者的观点或提出新的看法等。

(二)病例报告的目的和用途

1. 发现新的疾病或提供病因线索　病例报告往往是识别一种新的疾病或暴露的不良反应的第一线索。许多疾病都是首先通过病例报告被发现的，如案例 4-2 中 SARS 的发现。

实际上，病例报告是人们监测罕见事件的唯一手段，常能激发人们去研究某种疾病或现象。例如，Rcech 和 Johson 在 1974 年报告了氯化乙烯工厂男性工人中发生了 3 例肝血管肉瘤。在一个工厂的小人群中，这显然超过了预期发生值，从而提出了职业暴露于氯化乙烯可致肝血管肉瘤的假设。其后，该假设在分析性研究中得到证实。

2. 可用于阐明疾病的致病机制或治疗方法的机制　通过对罕见病例的病情、诊疗过程、实验室检查及个别现象的详细病例报告,可用来阐明疾病的致病机制或治疗方法的机制,同时也利于有效新疗法或措施的推广或治疗经验的积累。

3. 介绍疾病不常见的表现 略。

(三)局限性

病例报告一般基于一个或几个病例,例数较少,不能估计疾病或临床事件发生的频率。病例报告的研究对象具有高度选择性,易发生偏倚,因此,除少数情况外,不能把病例报告作为改变临床诊断、治疗等的证据。

第三节 现况调查

个案调查和病例报告主要是对少量特殊病例或调查对象进行特征的描述,寻找疾病病因线索,为人群中某种疾病特征的描述起到完善作用。由于缺乏人群的基本信息特征,代表性差,应注意其局限性。在流行病学研究中,描述特定范围内人群中疾病和相关因素的分布,并进行比较分析,往往要通过专门设计的现况调查来实现。

一、概念与特征

(一)概念

现况调查(prevalence survey)也称现况研究,是研究在特定时间与特定范围内人群中的有关特征(或因素)与疾病或健康状况的关系。所收集的有关特征与疾病或健康的资料都是当时的情况,如某病患病情况与职业及某些生活习惯等。从观察时间上来讲,由于其所收集的资料是在某一时点或一个短暂时期内发生的情况,也就是一个过程在某一时点上的一个断面,所以又称横断面研究或横断面调查(cross-sectional survey)。又因现况调查所用的指标主要是某病的患病率,所以也称患病率调查。现况调查是描述性研究广为应用的方法。

(二)现况调查的特征

现况调查的结果可以弥补常规报告资料的不足,又能在较短的时间内得到调查结果,花费不大,是常用的流行病学调查方法。与其他调查方法相比具有以下基本特征。

1. 一般无事先设立的对照组 在研究开始时,根据研究的目的来确定研究人群,不需要专门设立对照组。在资料整理分析时可按照暴露(特征)的状态或是否患病的状态进行对比分析。

2. 明确特定时点或时期 现况调查是在某一特定时间内进行的,所收集的资料是调查当时的状况,不是回顾和随访追踪所得,只能反映在某一特定时间的状态。此为传统流行病学现况调查的基本原则,其用途受到较大局限,因此传统理论上的现况调查既不是前瞻性研究也不是回顾性研究。

3. 在确定因果联系时受到限制 现况调查所揭示的暴露与疾病之间的统计学联系,仅为建立因果联系提供线索,为进一步开展病例对照研究和队列研究奠定基础,一般不能以此作出因果推论。但对某些不会发生改变的暴露因素,如性别、种族、血型、疾病家族史等因素与疾病的关系,可以作因果推论。

现况研究获得的暴露与疾病同时存在,用现在的暴露(特征)替代或估计过去的情况是有条件的,一般情况下现况调查不能区分暴露与疾病的时间关系。因此,不能区分暴露与结局事件的因果关系。若使用现在的暴露估计过去的情况需满足下列条件：①能够证明现在的暴露或暴露水平与过去的情况变化不大或存在良好的相关关系，如某些职业暴露因素，在设备和技术没有改造之前，暴露因素的变化不大；②已知研究因素的暴露水平的变化趋势和规律，可以用该趋势或规律估计过去的暴露水平；③用回忆的暴露水平难以反映过去的真实情况，倒不如用现在的测量来估计过去的情况。

4. 定期重复进行可以获得发病率资料 两次现况研究的现患率之差，除以两次现况研究之间的时间长度，即可得到这时期的发病率。但要求两次调查间隔时间不能太长，在该时间范围内发病率的变化不大且疾病的病程比较稳定。

二、现况调查的目的

1. 描述疾病或健康状况及其影响因素的分布特征 通过描述它们在特定时间、一定地区、特定人群的分布情况，了解人群的健康水平，发现高危人群，指出当前疾病预防控制和卫生保健工作的重点，为疾病防治提供依据。

2. 发现病因线索 了解人群的某些特征与疾病或健康状态之间的联系，为病因学假设的建立提供线索。

3. 评价防治措施的效果 在采取措施一定时期后，进行重复现况调查，可以根据患病率差别的比较，考核先前所采取措施的防治效果。

4. 早期发现患者 通过普查(筛检)，达到早期发现、早期诊断和早期治疗患者的目的。例如，可以在社区中老年人群中开展高血压普查，发现早期患者，采取相应的干预措施，有效开展高血压等心血管病的治疗或预防。

5. 其他 为疾病监测或其他类型流行病学研究提供基础资料。

三、现况调查的种类

根据研究对象的范围，现况调查通常可分为普查和抽样调查。

(一)普查

1. 概念 普查(census)是指在特定时间内对特定范围的人群中每一成员所做的调查或检查。这里强调的是特定范围的人群中的每一成员可以是某居民区的全部居民，也可以是某地区或单位的某些年龄组或从事某项职业的人群中的每一个人。特定时间可以指某时点，也可以是1～2日或1～2周，大规模的普查最长不应超过2～3个月。应在短时间内完成，时间拖得太长，人群中的疾病或健康状况会有所变动，影响普查的质量。

2. 应用原则 ①要明确普查的主要目的是为了早期发现病例，以便及时治疗；②所普查的疾病患病率较高，是当前该地区的主要公共卫生问题；③疾病的检验方法和操作技术不很复杂，筛检试验的敏感性和特异性均较高，具有较好的成本效益，群众易于接受；④疾病的自然史明确，具有较长的领先时间；⑤须有足够的人力、物力和财力。

普查有助于早期发现、早期诊断和早期治疗某些疾病，如对某疾病的高危人群采用相应方法进行检查，以期发现该疾病的早期患者，即筛检，如我国开展宫颈癌筛检项目，能在已婚35岁以上妇女开展阴道涂片检查，以期早期发现宫颈癌患者；通过普查，有助于了解疾病和健康状况的分布，如对儿童身高、体重、发育状况和营养的调查等。

3. 优缺点

(1)优点：发现人群中的全部病例，使其得到早诊断、早治疗；另外，通过普查可以普及医学知识，提高全民保健意识；确定调查对象比较简单；描述人群中疾病分布情况和提供流行因素或病因线索。

(2)缺点：普查对象众多，工作量大，很难细致，易发生遗漏；参与调查的工作人员多，掌握调查技术和检验方法的熟练程度不等，调查质量不易控制；耗费人力、物力资源较大，成本高；只能获得患病率资料，而不能获得发病率资料；不适用于患病率很低及无简单易行诊断手段的疾病。

(二)抽样调查

1. 概念　抽样调查(sampling survey)指在研究人群中随机抽取一部分代表性个体进行调查，来估计该人群某病的患病率或某些特征的情况。以样本的统计量来估计总体参数所在范围，即通过对样本中的研究对象的调查研究，来推论其所在总体的情况。这是以小窥大、以少测多、以部分估计总体的调查方法。在实际工作中，如果不是为了早期发现患者，而是为了查明现患情况或当前某病的流行强度，就不必开展普查，而采用抽样的方法开展调查。因此，抽样调查更为常用。

2. 基本原则　抽样调查的关键问题是样本的代表性。为了使样本能够代表总体，必须做到抽样随机化，且样本含量要足够。随机化程度取决于抽样的方法和抽样的质量控制。样本量足够大是指样本应达到适宜的数量，样本过小时可能造成抽出的样本不能代表总体；样本过大不但会造成人力、物力的浪费，而且增加了调查的工作量，导致调查工作疏于细致。

3. 优缺点

(1)优点：与普查相比，抽样调查省时间、省人力、省物力。由于调查范围小，调查工作易做得细致等。

(2)缺点：抽样调查的设计、实施与资料分析比较复杂；重复和遗漏不易发现；不适用于变异过大的材料；不适用于患病率很低的疾病。当某病的患病率很低时，小样本不能供给所需的资料，而样本大到总体的75%时则不如直接普查。

四、现况调查的设计与实施

一般来说，现况调查的项目较多，调查对象数量较大，参与的调查人员也较多。因此，在调查工作开始之前，首先要制订一个科学合理又切实可行的研究计划和具体的实施方案。只有这样才能保证该调查研究工作获得顺利实施并得出真实可靠的结果。

(一)明确研究目的

根据研究所提出的问题，明确本次调查所要达到的目的。例如，为了解SY市成人高血压的人群患病情况所进行的现况调查，其主要目的是掌握高血压在该市成人中的分布情况及主要影响因素，为预防控制本病提供科学依据。只有中心目的明确，才能围绕中心，确定调查设计的其他内容。调查目的明确是调查设计的核心和关键。

(二)确定研究对象

根据研究目的和实际情况来选择适宜人群作为研究对象。可以选择某行政区的全部人群，也可以只选择其中具有不同人口学特征的亚人群。如果是抽样调查，则首先要明确所调查的总体人群，然后要确定抽样方法及样本量等。抽样调查选择研究对象(样本)要有代表性。

(三)确定研究类型

研究类型的确定也要以研究目的为依据,还要考虑现有的人力、物力和财力,权衡利弊后再作决定是普查还是抽样调查。如果是普查,则需要确定普查的范围。如果是抽样调查,则需要确定样本大小、抽样方法及具体实施程序。研究方法的确定也应从研究目的出发,结合所收集资料的特殊性,并考虑调查对象的特点和适应性进行选择。

(四)抽样方法和样本量的估计

1. 抽样方法 抽样调查分为随机抽样和非随机抽样。非随机抽样选择样本时,加入人为主观因素,使总体中每个个体被抽取的机会是不均等的。在定性研究中常用,如典型抽样、滚雪球抽样、便宜抽样等。但是,流行病学研究以定量研究为主,多采用随机抽样,随机抽样须遵循随机化原则,即保证研究总体中的每一个人都有同等机会被选入作为研究对象。常见的抽样方法有单纯随机抽样、系统抽样、分层抽样、整群抽样和多级抽样。

(1)单纯随机抽样(simple random sampling):也称简单随机抽样,是最基本的抽样方法。从总体 N 个对象中,利用随机数字或抽签的方法抽取 n 个构成一个样本。它的重要原则是总体中每个对象被抽到的概率相等。优点是简单易行、随时可用。缺点是在抽样前需要抄录全部的研究对象(人、户、班级等)名单并编号。因此,当研究对象数量大时,工作量很大,甚至难以做到。

在研究对象个体差异甚大时,利用此法抽样,样本的数量要足够大,才能较好地代表研究人群。在实际工作中,应用单纯随机抽样的机会不多,但它是理解和实施其他抽样方法的基础。

(2)系统抽样(systemic sampling):又称机械抽样,是按照一定顺序,机械地每隔一定数量的单位抽取一个单位进入样本的抽样方法。

方法和步骤:①将总体各个个体单位按某种标志排列、连续编号;②根据总体数 N 和确定的样本数 n,计算抽样距离(N/n);③在第一段距离内,随机抽取一个号码,作为第一个调查样本单位;④将第一个样本单位的号码加上抽样距离,得到第二个样本单位,以此类推,直至满足样本量。例如,某村有1000户,拟抽100户,则抽样比 $K=100/1000=1/10$。在1~10之间利用随机数字确定第一个被抽到的户号,假如为3,以后则每隔10户抽取一户,组成的样本为3,13,23,……等序号的100户居民家庭。如果需要按个人为单位抽样,则总体的名单应按个人排列。

优点是样本在整个人群中的分布均匀,代表性比较好;事先不需要知道总体内的单位数。可以根据估计而确定抽样间隔(K);在社区人群现场易进行,如可按门牌号间隔 K 户调查一户。缺点是假如总体各单位的分布有周期性趋势,而抽取的间隔恰好是其周期,则可能产生偏性。

(3)分层抽样(stratified sampling):是指将调查的总体按不同特征(年龄、性别、疾病严重程度等)分成若干层次,然后在每层中进行随机抽样,组成样本。分层抽样的关键是如何分层,分层因素应该是与研究的疾病或健康状态有关但又不是研究的主要因素。若分层因素与疾病或健康状态无关,则不能实现分层抽样的目的而没有必要分层;若分层因素是疾病或健康状态的主要影响因素,则分层后将失去对该因素分析的意义。分层技巧还在于每个层内个体变异越小越好,层间变异越大越好。例如,欲调查了解某地区2型糖尿病的患病状况,已知糖尿病与年龄有关,不同年龄组患病率不同,因此,可以根据不同年龄组患病率不同的特点予以分层抽样调查。分别计算各层需要调查的样本量，既能节省工作量，又能满足对不同年龄段研究的要求。

由于各层次之间的差异已被排除，其抽样误差较其他抽样方法小、代表性亦较好。各层若按一定比例抽样，则称为按比例分层抽样。分层抽样比单纯随机抽样所得到的结果准确性更高，组织管理更方便；除了能估计总体的参数值，还可以分别估计各个层内的情况。因此分层抽样在现况调查中常被采用。

(4) 整群抽样(cluster sampling)：是从研究人群总体中随机抽取若干群作为观察单位组成样本。抽样单位是群体而不是个体，然后对群体内所有个体进行调查。在实际工作中整群抽样和调查都比较方便且易为群众所接受，也可节约人力、物力，但最主要的缺点是抽样误差较大。故样本量比其他方法要增加 1/2。

(5) 多级抽样(multistage sampling)：又称多阶段抽样，进行大型流行病学调查时常用此种抽样方法。从总体中抽取范围较大的单元，称为一级抽样单位(如省、自治区、直辖市)，再从每个抽得的一级单元中抽取范围较小的二级单元(如县、区、街道)，依次类推，最后抽取其中范围更小的单元(如村、居委会、学校)作为调查单位。在大规模调查时可按行政区域逐级进行抽样。我国进行的慢性病大规模现况调查多采用此方法。

例如，在案例 4-1 中，针对调查的目的是了解中国成年人群代谢综合征的患病率及分布特征，因此，研究者选择抽样调查的方法，在全国范围内有代表性的汉族成年人群中，采用多阶段整群随机抽样的方法进行横断面研究。第一阶段将全国 31 省市自治区分为南方和北方，分别各抽取 4 个省及一个直辖市作为一级抽样单元分别代表南、北方的地域及经济特征；第二阶段，从每个省、市各抽取一个城市和一个农村县作为有代表性的二级单元；第三阶段，在每个城市和农村县内随机抽取一个街道或乡镇作为调查单位；第四阶段，从每个调查单位随机抽取所涵盖的家庭(户)，每户 1 人，共抽取 19 012 人作为研究对象，进行调查。在这个抽样设计中采取了分层、多级、随机抽样技术。选择的样本代表性较好也便于实施。多级抽样可以充分利用各种抽样方法的优势，克服各自的不足，并能节省人力、物力。缺点是抽样之前需要掌握各级调查单位的人口资料及特点。

2. 样本量的估计　在抽样调查时必须考虑样本大小问题。样本过大或过小都是不恰当的。样本过大会造成人力、物力、时间的浪费，而且工作量过大，容易因调查不够细致而造成偏性；样本过小则使得样本的代表性不够，由于随机误差较大，调查结果难以推论到总体。样本大小主要取决于两个因素。①预期的患病率(P)，如患病率越靠近 50%，样本含量就越小；反之，则要大些。②对调查结果精确性的要求，即容许误差(d)越小，则样本要大些。

进行某病患病率调查时，其样本大小可用下列公式推论和估计。

$$S_{\bar{x}} = \sqrt{\frac{PQ}{N}} \tag{4-1}$$

将上式全式平方，则

$$(S_{\bar{x}})^2 = \frac{PQ}{N} \tag{4-2}$$

式中：$S_{\bar{x}}$ 为标准误；P 为某病总体患病率；$Q=1-P$；$N=$样本大小。

而 $S_{\bar{x}}=d/t$，则有

$$N = \frac{PQ}{(S_{\bar{x}})^2} = \frac{PQ}{\left(\frac{d}{t}\right)^2} = \frac{t^2 PQ}{d^2} \tag{4-3}$$

样本的患病率 p 与总体的患病率(P)之间的差异即容许误差为 d,通常取 $\alpha=0.05$ 水平,总体量极大时,作无限大处理,则 $t=1.96\approx 2$,当容许误差 $d=0.1P$ 时(表 4-1),则

$$N = \frac{2^2 PQ}{(0.1P)^2} = \frac{4PQ}{0.01P^2} = 400 \times \frac{Q}{P}$$

表 4-1 按不同预期阳性率和容许误差时的样本量

预期现患率	容许误差		
	$0.10P$	$0.15P$	$0.20P$
0.050	7600	3382	1900
0.075	4933	2193	1328
0.100	3600	1602	900
0.150	2264	1009	566
0.200	1600	712	400
0.250	1200	533	300
0.300	930	415	233
0.350	743	330	186
0.400	600	267	150

可以看出,预期患病率愈高,所需样本愈小,而容许误差 d 愈小,则要求样本愈大。但此公式只适用于呈二项分布性质的资料,并且患病率太大或太小时均不适用。

注意:上述公式计算的是单纯随机抽样时的样本含量,若采用整群抽样,所需样本量要增加 1/2,即

$$N' = (1 + \frac{1}{2})N$$

在调查肿瘤或其他发病率很低的疾病时,样本大小可参考 Poisson 分布期望值可信限表(参考有关教科书)。

若抽样调查的指标为计量资料,其样本大小可用公式(4-4)估计。

$$N = \frac{t_\alpha^2 s^2}{d^2} \tag{4-4}$$

式中:N 为样本量大小;s 为总体标准差估计值;d 为容许误差,即样本均数与总体均数之差的允许范围;α 为显著性水平,通常取 0.05 或 0.01。当 $\alpha=0.05$ 时,$t=1.96\approx 2$,则公式 4-4 可化简为

$$N = \frac{4s^2}{d^2} \tag{4-5}$$

(五)资料收集

现况调查资料的真实性和可靠性决定了调查的成败。为了使研究结果反映实际情况,就必须有科学的设计、良好的调查技巧和严密的资料收集方法。现况调查资料的收集可采

用现场询问、电话访问、网络在线调查、信函、自填问卷、体格检查或实验检查等方式。调查方法一经确定，就不应随意变更。无论采用何种调查方式，都要求具备一份切实可行、易于操作的调查表，以及拥有一支业务素质高、工作责任心强的调查队伍。

1. 调查表的设计　　调查表又称问卷（questionnaire），是流行病学调查收集资料的重要工具。调查表设计的好坏，对调查结果有着举足轻重的影响，直接关系到调查研究的质量与成败。因此在调查实施以前，应根据研究目的、研究内容和研究方法设计一份高质量的调查表，并在正式使用以前试用，即预调查，根据情况加以修改。调查项目（调查内容）做到简单明了、措辞准确、表达明确、具体、易被调查对象所理解。调查项目数量要适当，必要的项目一个不能少，不必要的项目一项也不要；项目设置应严密、科学，同时还要考虑项目间的内在联系和逻辑关系。

（1）调查表的基本格式：调查表没有固定的格式，内容的繁简、提问和回答的方式应服从于调查的目的，并适应整理和分析资料的要求。一份完整的调查表除了有调查表名称、编号外，应包括四个基本部分。①指导语及填写说明。向被调查者解释本调查的目的和意义，并说明填写方法。②一般项目，即个人识别项目。包括被调查者姓名、性别、年龄、出生日期、民族、文化程度、家庭经济状况、工作单位、现住址等。③调查项目（变量）。这是调查表的核心部分，依据调查目的来确定。主要包括疾病或健康状况及有关暴露因素的测量。对于调查的因素或变量应具有明确的执行定义。④调查者项目，即责任项目。包括调查者姓名、调查日期等，有助于资料的审核及明确调查者的责任。

（2）调查表的类型：根据要求回答问题的形式，分为"封闭式"和"开放式"两种。根据是否用计算机处理资料分为编码调查表和非编码调查表。

1)"封闭式"调查表：在每个问题后给出几个备选答案，要求被调查者从中选择一个最佳答案或多种答案。答案的范围相当于测量的尺度，这一尺度应包含这个问题可能出现的所有答案。另外，要对回答项目予与明确限制，便于资料的整理和统计分析。

2)"开放式"调查表：对难以限定答案尺度的问题，由被调查者依实际情况自行填写。如年龄、出生日期、吸烟支数等一些不能明确限定答案尺度的问题。此外，有时无法预想到一切可能的回答，宜采用开放问题形式，以免丢失信息。

3)复合式调查表：将上述两种方式结合起来提问。

随着计算机的飞速发展和广泛应用及专用统计软件包的开发，为流行病学调查资料的分析提供了方便条件。因此，目前流行病学调查表大部分采用编码（coding）设计，或者易于编码处理的形式。准备用计算机处理的调查表，常在每个调查项目后留出编码用方框以便于编码。其优点是方便录入、复核，提高数据录入的准确性。

一般说，一个完善的调查表设计需要有较丰富的流行病学知识、经验和技巧。如有可能，最好做几次包括设计人员参加的预调查，经过试用和修改使其完善。

2. 调查项目（变量）的规定　　一般来说，调查表上的项目，也就是所谓的研究因素。为使调查结果可靠，对调查项目必须加以明确的定义和选择合适的测量尺度，此即为项目的规定。

（1）定义研究因素：对研究的任何一个因素或变量，都应有明确的定义。因为不同的人对同一问题（因素）的含义会有不同的理解。例如，在询问年龄时，应规定实足岁还是虚岁，最好以出生日期为标准，因为以实足年龄来计算或是以虚年龄来计算都可能有差别。另外，吸烟、饮酒等暴露因素的测量，也应有一个明确的规定，即根据研究的目的和这些因素的作用来确定一个执行定义。也可编制一份"调查表项目说明"手册备考。

(2) 设定测量尺度：测量尺度的设定应适合于研究目的，即要实际可行又要能提供较丰富的信息。所谓测量尺度实际上是某一测量结果的可能范围。按其定量特征可分为如下几种。①二值尺度（又称0与1变量），如某人是否"有病"或"无病"；某项检测结果的"阳性"与"阴性"等。②列名尺度，无顺序，可分类，类与类之间界线明确。如血型的分类（A、B、O、AB型）指标等。③序列尺度，有顺序，可分类，但界限不很清楚；如每日吸烟支数（0支，<5支，<10支，<15支，<20支和≥20支）等变量指标。④定量尺度，有顺序且为连续性，如身高、体重、血压等变量指标属于该类。

尺度的划分要宽窄适当，并能包罗所有可能出现的情况，如封闭式的问题中应设有"不知道"，"其他"等栏目，使被调查者的任何可能回答都能找到"出路"。一般用定量尺度获得的信息应多于其他尺度。

3. 调查员的培训 调查研究所获得的资料质量与调查员关系很大。调查员起到收集研究资料的关键作用。因此，调查员必须经过培训，不是任何人都能承担调查员的。调查员的培训是调查研究中的重要准备工作。通过培训，使调查员掌握调查技术和知识，熟悉调查表内容，统一调查方法，以保证获得真实可靠的原始资料。选择调查员的重要条件是实事求是的工作态度和高度的责任心。

培训的内容一般包括：①学习有关理论知识、统一调查方法；充分了解调查研究的目的、意义和方法；②训练流行病学访问调查技巧，提高与调查对象的沟通能力；③培养科学的工作态度，询问调查中不能带有任何偏见，不可有任何形式的暗示或导向性提问，不能造假；④培养工作责任心，不遗漏调查对象，不遗漏调查项目，发现问题及时寻找原因。培训结束后，要经过模拟调查，考核合格后方可参加正式的调查工作。

(六) 资料的整理、分析与结果的解释

通过现况调查所获得的资料，可按下列步骤进行整理和分析。

1. 资料的整理 包括对调查表的核查、分类、编码等工作内容。对收集到的原始资料逐项进行检查与核对，并进行逻辑检错，同时应填补缺漏、删去重复、纠正错误，以提高原始资料的正确性和完整性，避免影响资料的质量。现况调查资料往往量大、数据多，而且项目繁琐，因此，常常需要拟定整理表进行分类和编码，便于计算机录入。计算机录入需要建立相应的数据库，目前常用的数据库软件有 SPSS、Epi info、Excel 等。录入数据时应尽可能采用双轨录入，并注意对数据资料进行系统的逻辑核对。

2. 资料分析 现况调查中最常用的描述疾病发生频率的指标是患病率。为了便于不同地区的比较，常采用率的标准化方法。除患病率外，常用的指标还有感染率、病原携带率、某些因素的暴露率等。调查中获得的定量数据，可计算均数、标准差等指标。此外，还可能用到一些比、构成比等指标。

资料分析方法较多，应根据研究目的和要求选择。

但最基本的是首先描述疾病或某种健康状态在不同人群、时间、地区上的分布特征。要说明因素与疾病之间的关系，可以根据研究目的和资料的特点，选择相应的方法进行统计分析。相关分析用于描述一个变量随另一个变量的变化而发生线性变化的关系，适用于双变量正态分布资料或等级资料，如体重与血糖之间的相关关系。单因素分析适用于二分类变量的资料，可以分析对比患病与未患病人群之间某因素阳性率的差异，分析两者是否存在关联。多因素分析是在单因素分析的基础上，进行多元线性回归、logistics 回归等方

法的分析。

在案例 4-1 关于中国成年人群 MS 患病率的研究中，研究者根据调查资料计算成年人 MS 患病率，并进一步按年龄标化后，分别计算和比较不同性别、地区（南方和北方，以及城市和农村）的 MS 及不同组分的患病率及标化患病率，详见表 4-2。

表 4-2 我国成年人中 MS 及不同组分的患病粗率及年龄别标化患病率（部分结果）

组别	患病粗率	年龄标化患病率（$\bar{x}\pm s$）					
		男	女	北方	南方	城市	农村
代谢综合征	16.5±0.4	10.0±0.4	23.3±0.6	23.3±0.7	11.5±0.4	23.5±0.5	14.7±0.5
腹型肥胖	26.6±0.5	16.0±0.5	37.6±0.7	35.2±0.8	20.3±0.6	35.7±0.6	24.3±0.5
高 TG 血症	24.8±0.5	24.9±0.7	24.6±0.7	26.5±0.7	23.9±0.6	32.3±0.6	23.1±0.6
低 LDL-c 血症	33.9±0.5	21.9±0.6	46.5±0.7	41.5±0.8	28.9±0.6	37.3±0.6	33.5±0.6

3. 结果的解释 一般应先阐明样本的代表性、应答率等情况，然后要分析估计调查中是否存在偏倚及其来源、大小、方向和控制方法，最后描述疾病分布情况及提供病因线索。

案例 4-1 的研究结果表明，我国 35~74 岁的成年人中 16.5% 的个体患有 MS，女性 MS 患病率高于男性，北方居民 MS 患病率高于南方居民，城市居民高于农村居民。这些结果不仅阐述了我国成年人群 MS 分布的特点，表明 MS 正成为我国的主要公共卫生问题之一，同时也为进一步制定防治 MS 超重的策略和措施提供了线索和依据。

五、常见偏倚及其控制

现况调查获得结果的真实性是十分重要的问题，直接关系到能否得出正确的结论。在流行病学调查研究的整个过程中，由于各种因素的影响，往往会使研究结果偏离真实情况。这种测量值和真实值之间的差异就是误差，包括随机误差和系统误差。随机误差是不可避免的，但可以测量其误差大小和评价，也可通过样本大小和抽样设计来适当控制。偏倚（bias）是指系统误差，可以发生在流行病学研究的设计、实施、分析及推论等各个阶段。它是错误，应设法防止产生。偏倚的种类很多，一般将其分为三大类，即选择偏倚、信息偏倚和混杂偏倚（confounding bias）。现况调查中的常见偏倚主要是前两类。有关误差与偏倚的详细内容见第十章。

（一）现况调查中常见的偏倚

1. 选择偏倚 选择偏倚（selection bias）指研究者在选择研究对象时由于选择条件受限制或设计失误所致的系统误差。根据选择偏倚产生的原因，介绍以下三种偏倚。

（1）选择性偏倚：主观选择研究对象，即选择研究对象是随意的，将随机抽样当作随意抽样或任意变换抽样方法，如设计要求根据出院号来随机选择时，就不能改用入院号等其他方法来抽样。

（2）无应答偏倚（non-respondent bias）：是指调查对象因各种原因不能或不愿意参加调查，从而降低了应答率，由此引起的偏倚称为无应答偏倚。如果无应答者比例较高，由于无应答者往往可能不同于一般对象，即可造成偏倚，其属于选择偏倚。

（3）幸存者偏倚（survival bias）：是指在现况调查中，所调查到的对象均为幸存者，无法调查死亡的人，而死亡者的有关信息可能与幸存者不同，因此不能全面反映实际情况，有一定的局限性和片面性。

2. 信息偏倚 信息偏倚(information bias)指在收集和整理有关暴露或疾病资料时出现的系统误差，主要发生在观察、收集资料及测量等实施阶段。常见的信息偏倚如下。

(1)回忆偏倚(recall bias)：是指调查对象在回忆以往的暴露史或疾病史的准确性和完整性上存在差异所导致的系统误差。

(2)报告偏倚(reporting bias)：是指由研究对象有意的夸大或缩小某些信息而导致的偏倚，因此亦被称作说谎偏倚。例如，在青少年中进行健康行为的调查时，有些吸烟者因恐被老师、同学知晓而不愿意报告其吸烟史。

(3)测量偏倚(detection bias)：是指对研究所需指标或数据进行测定或测量时产生的偏差。主要原因是由于仪器不准确、试剂不统一、实验条件控制不良而造成。

(4)调查偏倚：又称调查者偏倚(interviewer bias)是因为调查员对不同调查对象的态度不同、标准不同、甚至对回答结果的理解不同，则造成系统误差。

(二)偏倚的控制措施

在研究设计时应预先考虑偏倚问题，通过科学合理的科研设计予以防止。主要控制措施有如下几点。

(1)严格遵守随机化原则进行抽样。

(2)尽可能提高研究对象的依从性和受检率：对无应答者要查明原因尽量补救；对某些敏感问题的调查应采取恰当的方法。一般要求应答率达到90%以上。

(3)正确选择测量工具和检测方法，控制测量偏倚：选用精良的仪器并事先做好校正；调查中使用一致试剂。试验方法应有详细的规定并要求严格地遵循。诊断标准、排除标准、纳入标准必须统一。

(4)培训调查员，统一标准和认识，防止调查员偏倚的产生：在调查前必须对调查员进行系统、科学的培训，统一标准，提高调查员的水平和工作责任心；严格按设计要求进行调查；对疾病诊断和阳性结果都应有明确的标准；资料收集过程中对调查员进行调查质量考核。

(5)作好资料的复查复核工作：为了确保调查资料的真实性，调查结尾时需要进行复查，一般按10%比例抽查，并进行一致性检验。

(6)选择正确的统计分析方法：正确的统计分析方法和对结果做出科学合理的解释，是现况调查质量控制的最后一关。

第四节　生态学研究

生态学研究(ecological study)又称相关性研究(correlational study)是描述性研究中的一种，它是以群体为观察和分析的单位，描述不同人群中某种因素的暴露状况与疾病的频率，在群体水平上分析该因素与疾病之间的关系。生态学研究的最基本特征是在收集资料时，不是以个体为观察分析的单位而是以群体为观察分析单位(如国家、城市、学校、县等)。分析指标通常是疾病或健康状态在各人群中所占的百分数或比例，以及有各项特征者在各人群中所占的百分数或比例。通过对这两类群体数据的分析，了解某疾病或健康状态的分布与人群特征分布的关系，探究病因线索。

生态学研究提供的信息是不完全的,属于一种粗线条的描述性研究,虽然如此,在了解某些无法准确得到个体信息的问题时,生态学研究是唯一可供选择的研究方法。

案例 4-4　环境农药暴露和人群肺癌发病、死亡的相关分析

近年来农药销售量与恶性肿瘤发病率、死亡率上升趋势形成的双高峰现象已引起广泛关注。通过研究农药高暴露人群中恶性肿瘤发病、死亡与农药使用量的关系,可粗线条地反映农药在恶性肿瘤发病中的作用。肺癌是发病趋势升高最为明显的一类恶性肿瘤,研究的目的在于探讨环境中农药暴露与农业人群肺癌发病率和死亡率的相关关系。

本研究选择 SY 市所辖的有农药使用的 6 个郊区县农药接触人群作为研究对象。1993~1998 年各年的农药使用种类、使用量和农作物播种种类、播种面积等资料来源于 SY 市统计局、物资供销公司等单位;1998~2000 年上述居民各种疾病的发病、死亡资料来源于 SY 市 CDC。将各年度的农药使用量以农药使用密度(用农作物播种面积为权重求出农药平均每公顷使用量:kg/hm^2)反映环境中农药暴露强度指标。以各年肺癌性别、年龄别发病率和死亡率(1/10 万)作相关分析。

研究结果显示:目标地区人口研究期间人口相对稳定,无明显变化。1998 年肺癌发病率为 6.82/10 万(1.08~17.14),男、女分别为 10.31/10 万(1.78~23.51)和 6.48/10 万(1.82~10.36);肺癌死亡率为 25.15/10 万(1.95~45.08),男、女分别为 31.02/10 万(2.08~58.68)和 19.11/10 万(1.16~37.29)。目标地区年平均农药使用密度为 4.05 kg/hm^2(2.51~5.51)。1993~1998 年男性、女性及总的肺癌发病率与各年农药使用密度均无显著性相关。年龄别分析表明,男性 40~49 岁及女性 60~69 岁年龄组的发病率与农药使用密度有显著性相关,$P<0.05$。1998 年男性及男、女合计的肺癌死亡率与 1993 年农药使用密度有显著性相关,相关系数均为 0.886,$P<0.05$。按年龄别、性别分析显示,40~49 岁年龄组的男性、女性和男、女合计的肺癌死亡率与农药使用密度有显著性相关,相关系数分别为 0.886,0.886,0.943。

研究结论:农业人群肺癌的发病率和死亡率与环境中农药暴露存在一定的相关。

讨论题
(1)本研究采用的是何种研究方法?
(2)本研究存在哪些局限性?
(3)还需要做哪些进一步的研究?

一、生态学研究的主要目的

(一)提供病因线索,产生病因假设

通过对人群中某疾病的频率与某因素的暴露状态的研究,可分析该暴露因素与疾病之间分布上的关联,提供与疾病或健康状况分布有关的线索,为病因假设的建立提供依据。

(二)评价群体干预措施的效果

通过描述人群中某干预措施的实施状况及某疾病的发病率或死亡率的变化,经比较和分析,对干预措施进行评价。在某人群中推广低钠盐,比较分析推广前后群体平均钠摄入水平的变化,人群平均血压值的变化趋势,综合分析平均钠摄入水平与平均血压值相关性,从而评价低钠盐干预的效果。

(三)监测疾病的发展趋势

在疾病监测工作中，可应用生态学研究来估计监测疾病的发展趋势，为制定疾病预防与控制的对策和措施提供依据。

二、生态学研究的方法

(一)生态比较研究

生态比较研究(ecological comparison study)是观察不同人群或地区某种疾病的分布，然后根据疾病分布的差异，提出病因假设。

生态比较研究常用来比较不同人群中，某因素的平均暴露水平和某疾病频率之间的关系，即了解这些人群中暴露因素的频率或水平，与疾病的发病率或死亡率作对比分析，从而为病因探索提供线索。例如，某项研究发现，大肠癌在发达国家要比发展中国家更常见，大肠癌的发病率城市高于农村。研究结果提示环境污染可能与大肠癌发病有关，某些危险因素在城市比农村更为普遍。生态比较研究也可应用于评价社会设施、人群干预以及在政策、法令的实施等方面的效果。

(二)生态趋势研究

生态趋势研究(ecological trend study)是指连续观察一个或多个人群中某因素平均暴露水平的改变和某疾病的发病率、死亡率的变化的关系，了解其变动趋势；通过比较暴露水平变化前后疾病频率的变化情况，来判断某因素与某疾病的联系。

生态学研究资料不需要特别的分析方法。可以将各群体(组)的研究因素的平均暴露水平与疾病频率之间作相关分析，也可以以各群体(组)的暴露作为自变量，以疾病的频率作为应变量，进行回归分析。由于在生态学研究中，一般可获得疾病的发病率，故在生态学研究资料分析中也可引入相对危险度(RR)、人群归因危险度(PAR)等评价指标来进行分析。

三、生态学研究的优点与局限性

(一)优点

(1)对病因未明疾病开展病因学研究时，生态学研究可提供病因线索。

(2)可利用常规资料或历史资料进行研究，因而可节省时间、人力和物力，较快得到结果。

(3)用于个体的暴露剂量难以测量的研究。例如，空气污染与肺癌的关系，由于个体的暴露剂量目前尚无有效的方法测量，故一般只能采用生态学研究方法。

(4)对于研究因素在一个人群中暴露变异范围小，则在一个人群中很难测量其与疾病的关系，这种情况下，则更适合采用多组比较的生态学研究，如饮食结构与若干癌症的关系研究等。

(5)用于对人群干预措施效果的评价。在某些情况下，对干预措施的评价只需在人群水平上进行，则生态学研究更为适合。

(二)局限性

生态学研究是由各个不同情况的个体集合而成的群体为观察和分析的单位，是一种粗线条的描述性研究。生态学上某疾病与某因素分布的一致性，可能是该疾病与某因素间存在真正的联系，但也可能毫无关联。当生态学上的联系与事实并不相符时称为生态学谬误（ecological fallacy）或生态偏倚（ecological bias）。这就是生态学研究的局限性所造成的。主要有下列几种情况。

(1) 只是反映群体中暴露或疾病的平均水平，不能在特定的个体中将暴露与疾病联系起来。变量间的相关并不能精确地解释暴露的改变量与所致疾病发病率或死亡率的改变量的关系。

(2) 混杂因素难以控制，生态学研究主要是利用暴露资料和疾病资料之间的相关来解释两者之间的关联性，而利用相关资料不可能将这些潜在的混杂因素的影响分离开。另外，人群中某些变量，特别是有关社会人口学及环境方面的一些变量，易于出现彼此相关，从而影响研究者对暴露与疾病之间关系的正确分析。

(3) 难以确定暴露与疾病之间的因果联系，生态学研究采用两变量之间的相关或回归分析时采用的观察单位为群体，暴露水平或疾病的测量准确性相对较低。暴露或疾病因素是非时间趋势设计的，其时序关系不易确定，因此其研究结果很难成为因果关系的证据。

因此，在应用生态学研究时应注意尽可能集中研究目的；选择研究群体时，应尽可能使组间可比，观察分析的单位尽可能地多，每单位内人数尽可能少；资料分析时尽可能用生态学回归分析，分析模型中尽可能多纳入一些变量；在对研究结果进行推测时，尽量与其他非生态学研究结果相比较，并结合对所研究问题的专业知识等来综合分析和判断，慎重做出结论。

（梁多宏　张　莹　史新竹）

思 考 题

1. 描述性研究有哪些基本特征？它的主要用途是什么？
2. 什么是个案调查？该调查的内容主要有哪些？
3. 现况调查的目的、特征及种类？
4. 普查目的是什么？比较普查与抽样调查的优缺点。
5. 抽样调查中主要有哪些抽样方法？他们的应用条件和主要优缺点有哪些？
6. 现况调查中常见的偏倚有哪些？如何防止？
7. 什么是生态学研究？该研究的优点和局限性有哪些？

第五章 队列研究

队列研究(cohort study)属于观察性研究，是流行病学分析性研究方法中重要的研究类型之一，是研究暴露与结局关系的最佳设计类型。研究者根据研究对象的暴露状态将其分为暴露组和非暴露组，然后对结局进行随访，通过测量和比较两组或多组研究队列的发病率或死亡率，以确定暴露与疾病的关系，从而达到检验/验证病因假设的目的。相对危险度(RR)是测量暴露和疾病关联程度的主要指标。队列研究还是获得疾病自然史的最佳方法，另外还可以研究某单一暴露因素导致的多种结局。

案例 5-1　11 省市代谢综合征患者中心脑血管病发病率队列研究

研究目的　探讨代谢综合征患者心脑血管病的发病率及其危险因素，为心脑血管病的预防提供依据。

研究背景　自 20 世纪 90 年代末代谢综合征被提出以来，其导致动脉粥样硬化和心脑血管病发生的作用已引起人们的高度重视。心脑血管病的发病是多种危险因素相互作用的结果，其个体主要危险因素的聚集与心脑血管病的发病关系密切。我国人群代谢综合征患病率为 13.25%，且随着年龄增加患病率增高，55 岁以上人群患病率高达 20.26%（女性 23.94%）。45 岁、55 岁以上人群代谢综合征患病率分别是 35 岁以上人群的 2.0 倍和 2.8 倍。随着人们物质生活及生活方式的改变，工作节奏的加快，缺少运动而并发的代谢综合征的高患病率，是心脑血管病高发病率的基础，应引起社会的广泛重视。

研究方法

1. 研究人群　以 11 省市队列人群(35~64 岁)共 36 000 人，于 1992 年 9~10 月进行心脑血管病危险因素基线调查的 29 504 人(应答率为 82%)中资料完整的 27 739 人，为研究对象。

2. 研究方法和内容

(1)调查内容：一般人口学特征、吸烟情况、血压、血脂(采用酶法-GPO-PAP)、身高、体重、腰围和臀围。

(2)诊断标准：根据 WHO 和美国国家胆固醇教育计划(NCEP)关于代谢综合征诊断标准，结合我国情况综合规定如下。高血压：收缩压/舒张压≥140/90 mm Hg(1 mm Hg=0.133 kPa)；高血糖：空腹血糖≥6.10 mmol/L；高甘油三酯(TG)≥1.7mmol/L；低高密度脂蛋白(HDL-C)<0.9 mmol/L(男性)和<1.03 mmol/L(女性)；高腰围≥85 cm(男性)和≥80 cm(女性)。其中有 3 项或 3 项以上异常者诊断为代谢综合征。

(3)随访：每年年终对 27 739 人进行随访一次。

按 MONICA 方案标准对队列人群在本年度发生的心脑血管病事件和死亡进行登记，随访到 1999 年 12 月 31 日，随访期间总失访率为 6%。

3. 统计学分析　计算队列人群的心脑血管患者年发病率，为与国际资料进行比较，用世界人口进行标化；对代谢综合征与心脑血管病发病率的相关性的多因素分析采用 Cox 回归。采用 SPSS 统计软件分析。

主要结果

1. 队列人群调查结果　11 省市队列人群共观察 131 552.1 人年数（男性 70 185.7 人年

数,女性为 61 366.4 人年数),其中有代谢综合征观察人年数为 17 526.7(男性为 9 173.3 人年数,女性为 8 353.4 人年数),无代谢综合征观察人年数为 114 025.4(男性为 51 012.4,女性为 53 013.0);该队列人群基线调查时代谢综合征患者 3509 例(男性 1 872 例占 53.4%,女性 1637 例占 46.7%)。随访期间共发生心脑血管病事件 408 例(男性 264 例占 64.7%,女性 144 例 35.3%)。

2. 心脑血管病发病率 11 省市队列人群有代谢综合征患者和无代谢综合征者心脑血管病发病率见表 5-1,表 5-2。脑血管患者年标化发病率明显高于冠心病。有代谢综合征者人年标化心脑血管病发病率明显高于无代谢综合征者 $RR=3.12$,$95\%CI$:3.00~3.25,$P<0.000$;男性 $RR=2.25$,$95\%CI$:2.18~2.32;女性 $RR=2.81$,$95\%CI$:2.69~2.93。

表 5-1 11 省市队列人群心脑血管病标化发病率(/10 万)

疾病	队列人群	有代谢综合征	无代谢综合征	有/无代谢综合征 RR(95%CI)	P
心脑血管病	332.2	652.3	206.7	3.12(3.00~3.25)	0.001
脑卒中	240.1	491.2	190.7	2.58(2.46~2.69)	0.001
缺血性卒中	155.1	355.5	116.7	3.05(2.87~3.23)	0.001
出血性卒中	68.5	106.7	59.8	1.78(1.62~1.96)	0.001
冠心病	92.1	161.1	82.3	1.96(1.81~2.12)	0.00

表 5-2 11 省市队列人群不同性别心脑血管病标化发病率(/10 万)

疾病	队列人群 男性	队列人群 女性	有代谢综合征者 男性	有代谢综合征者 女性	无代谢综合征者 男性	无代谢综合征者 女性	有/无代谢综合征 RR(95%CI)* 男性	有/无代谢综合征 RR(95%CI)* 女性
心脑血管病	378.3	269.9	718.1	580.8	319.6	206.7	2.25(2.18~2.32)	2.81(2.69~2.93)
脑卒中	266.7	202.4	530.5	45.1	220.0	146.7	2.41(2.32~2.51)	3.03(2.88~3.20)
缺 性卒中	174.9	128.4	412.1	287.2	132.6	95.2	3.11(2.94~3.28)	3.02(2.82~3.23)
出血性卒中	74.6	58.7	97.8	120.3	70.1	42.0	1.40(1.27~1.53)	2.86(2.57~3.13)
冠心病	111.6	67.6	187.6	135.7	99.6	60.0	1.88(1.75~2.02)	2.26(2.06~2.48)

*P 均小于 0.001

3. 心脑血管病危险因素的多因素分析 为了解心血管病与代谢综合征的相关性,采用 Cox 回归模型进行分析,以事件发生的时间为应变量,控制了其他危险因素后以年龄、吸烟、饮酒、体重指数(BMI)、总胆固醇和代谢综合征为自变量,入选变量显著水平为 $P<0.05$,其结果见表 5-3。男性年龄、吸烟、BMI、总胆固醇和代谢综合征是心脑血管病发病的最重要的预测因素,女性为年龄、BMI 和代谢综合征。

表 5-3 心脑血管病发病危险因素的 Cox 回归分析结果

疾病	入选变量	β_s	$S_{\bar{x}}$	P	RR (95%CI)
男性					
冠心病	吸烟	0.5 1	0.234	0.013	1.787(1.130~2.827)
	年龄	0.078	0.015	0.000	1.081(1.050~1.113)
	BMI	0.102	0.032	0.001	1.107(1.041~1.178)
	总胆固醇	0.006	0.003	0.011	1.007(1.002~1.012)
脑出血	年龄	0.123	0.019	0.000	1.131(1.091~1.173)
脑血栓形成	年龄	0.089	0.013	0.000	1.093(1.067~1.120)

续表

疾病	入选变量	β_s	$S_{\bar{x}}$	P	RR (95%CI)
脑卒中	BMI	0.081	0.028	0.004	1.085(1.027~1.146)
	代谢综合征	0.778	0.209	0.000	2.177(1.447~3.275)
	总胆固醇	0.006	0.003	0.002	1.006(1.002~1.010)
	年龄	0.101	0.010	0.000	1.106(1.084~1.126)
心脑血管病	BMI	0.073	0.023	0.002	1.076(1.029~1.126)
	代谢综合征	0.569	0.175	0.001	1.766(1.253~2.488)
	总胆固醇	0.004	0.002	0.018	1.004(1.001~1.007)
	吸烟	0.312	0.126	0.013	1.367(1.068~1.749)
	年龄	0.095	0.009	0.000	1.100(1.082~1.118)
	BMI	0.080	0.019	0.000	1.084(1.043~1.125)
	代谢综合征	0.4 2	0. 50	0.001	1.636(1.221~2.193)
	总胆固醇	0.005	0.001	0.001	1.005(1.002~0.008)
女性					
冠心病	年龄	0.087	0.020	0.000	1.091(1.050~1.134)
脑出血	吸烟	1.425	0.543	0.009	4.157(1.434~12.05)
	年龄	0.054	0.022	0.014	1.056(1.011~1.102)
	代谢综合征	0.999	0.377	0.008	2.716(1.298~5.684)
脑血栓形成	年龄	0.071	0.015	0.000	1.085(1.053~1.118)
	代谢综合征	1.045	.253	0.000	2.844(1.731~4.672)
脑卒中	年龄	0.076	0.012	0.000	1.079(1.053~1.104)
	代谢综合征	1.064	0.201	0.000	2.897(1.952~4.299)
心脑血管病	年龄	0.074	0.011	0.000	1.079(1.057~1.101)
	BMI	0.050	0.025	0 047	1.052(1.001~0.105)
	代谢综合征	0.791	0.194	0.000	2.206(1.501~3.225)

结论 11省市队列人群代谢综合征患者心脑血管患者年标化发病率明显高于无代谢综合征者，代谢综合征是心脑血管病发病的最重要的预测因素(尤其脑血管病)，同时有高血压、高密度脂蛋白降低和高腰围者心脑血管病发病率最高；而且年龄、BMI和代谢综合征是心脑血管病最重要的预测危险因素。心脑血管病危险因素的一级和二级预防势在必行。

(本文摘自吴桂贤，吴兆苏，苏静等.11省市代谢综合征患者中心脑血管病发病率队列研究.中华流行病学志，2003，24(7)：551-553，并略有修改)

讨论题

(1)本案例选用的何种流行病学研究方法？
(2)请根据案例总结该方法的一般研究程序。
(3)你认为该研究类型有哪些优缺点？

第一节 概 述

大多数慢性病都是历时多年的一个过程所形成。在此期间发生的许多事件都可能起致病作用。队列研究是通过对某一人群中在某种病尚未发生前对某个（或某些）可能起病因作用或保护作用的因素可能导致的后果进行随访监测，进行从"因"观"果"的流行病学研究。研究对象是加入研究时未患所研究疾病的一群人，根据是否暴露于所研究的病因（或保护因子）或暴露程度而划分为不同组别，然后在一定期间内随访观察不同组别的发病率或死亡率。如果暴露组（或大剂量组）的率显著高于未暴露组（或小剂量组）的率，则可认为这种暴露与疾病存在联系，并在符合一些条件时有可能是因果联系。队列研究所观察的结局是可疑病因引起的效应（发病或死亡），除了所研究的一种病，还可能与其他多种疾病也有联系，这样就可观察一个因素的多种效应，而这正是队列研究不可取代的用途。

一、基本概念

(一) 队列

队列（cohort）一词起源于古罗马军队军团的一个分队（部分），每个队列具有特定的作战功能，一般有 480~800 人组成。流行病学家对队列一词加以借用，表示有共同经历或共同状态的一群人，如一组出生队列有相同的出生年代，一组吸烟队列有共同的吸烟经历等。

根据人群进出队列的时间不同，队列可分为两种类型。

1. 固定队列 固定队列（fixed cohort）又称稳定队列，是指研究对象都在研究的某一固定时间之内被选入，而且在随访观察的整个过程中没有退出，都能满足研究的观察时间要求（到观察终点或观察终止时间），其中也没有新成员的加入。即在观察期内队列是固定的。这种类型在历史性队列研究中能够获得，而前瞻性队列研究尤其是随访观察时间较长、样本量大的研究难以实现（图 5-1）。

2. 动态队列 动态队列（dynamic population）是与固定队列相对而言的一种队列形式。在研究过程中进入队列和退出队列是没有限制的，即队列成员可以是陆续进入，也可以在观察过程中退出。这种类型的队列在大样本前瞻性队列研究中多见（图 5-2）。

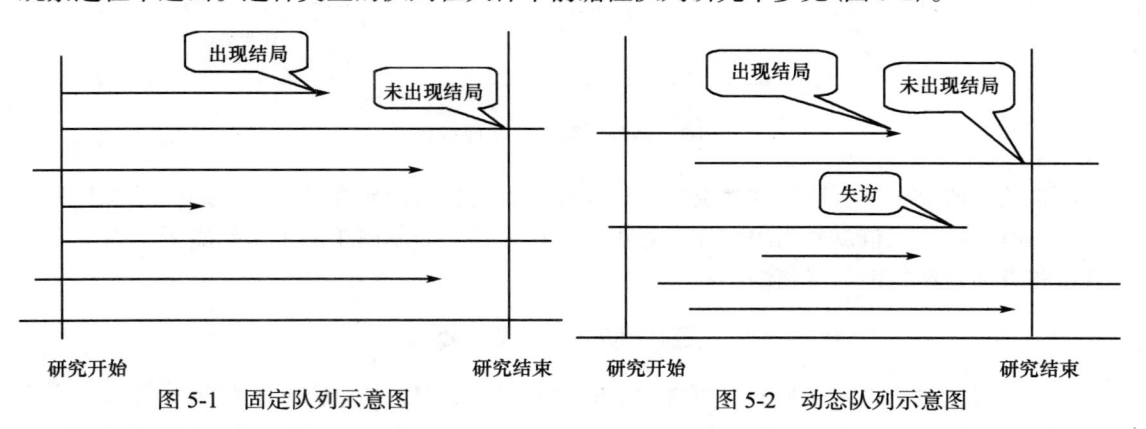

图 5-1 固定队列示意图

图 5-2 动态队列示意图

根据研究的目的和具备的条件，可选择不同的队列，但在资料分析时，显然动态队列比较繁琐，见资料分析一节。

(二) 暴露

暴露(exposure)是指研究对象接触过某种物质、具备某种特征或处于某种状态。接触过某种物质如物理、化学和生物因素(如放射线照射、农药接触、病毒感染等)，具备某种特征(性别、年龄、遗传特征等)或行为(如饮食、运动、吸烟、饮酒等)，即我们要研究的因素。暴露在不同的研究中含义也不同，可以是有害的，也可以是有益的。当该研究因素被确定与疾病有关联时(能够增加疾病概率)就称为危险因素。

(三) 结局

结局(outcome)是指与暴露相对应的结局事件，即随访观察预期出现的结果，也就是研究者所希望追踪观察的事件(如发病或死亡等)。

二、队列研究的基本原理

队列研究是指在某一特定人群中根据目前或过去某个时期是否暴露于某个待研究的危险因素，将研究对象分为暴露组和非暴露组，或按不同的暴露水平将其分成不同的亚组，如低剂量组、中剂量组和高剂量组，通过对暴露组和非暴露组进行随访观察，并比较两组的结局事件发生的频率情况，来评价和检验暴露因素与结局的关系。如果暴露组某结局的发生率显著高于非暴露组，则可推测暴露与结局之间可能存在因果关系。其结构模式见图 5-3。

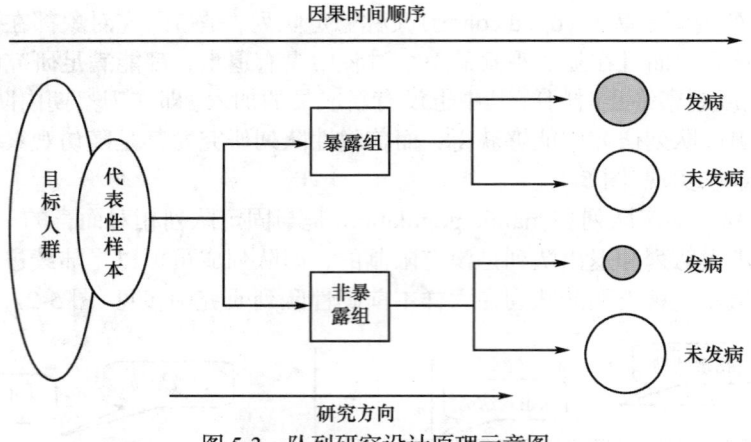

图 5-3 队列研究设计原理示意图

在队列研究中，所选研究对象必须是在开始时没有出现研究结局，但是有可能出现该结局(如疾病)的人群。暴露组与非暴露组应有可比性，非暴露组除了未暴露于某因素外，其余各方面应尽可能与暴露组相同。

三、研究类型

依据研究对象进入队列和终止观察的时间不同尤其是获取(随访)资料的方式不同，可以将队列研究可分为前瞻性队列研究、历史性队列研究和双向性(混合性)队列研究三种。

(一) 前瞻性队列研究

前瞻性队列研究 (prospective cohort study) 又称随访研究 (follow-up study)，是指首先根据研究对象的暴露状况进行分组，然后随访观察一段时间后获得研究的结局，并比较暴露与否或暴露程度的结局事件的差异，以评价或验证暴露与结局的关系。此种方法是队列研究的基本形式。

前瞻性队列研究的最大优点是研究者可以直接获取关于暴露与结局的第一手资料，因而资料的偏倚较小，结果可信；其缺点是随访观察的时间往往很长，所需观察的人群样本较大，需要花费很大的人力、物力和财力。

(二) 历史性队列研究

历史性队列研究 (historical cohort study) 也称回顾性队列研究 (retrospective cohort study)，是指研究工作从现在开始追溯到过去某特定时期 (或特定时间段) 暴露于某因素的人群的结局。研究对象是在过去某个时间进入队列，即观察或随访的起点是过去某个时间，研究对象的确定与分组是根据过去某时点进入队列时的暴露情况。研究的结局在研究开始时可能已经发生，但资料收集方向是从暴露到结局的过程。

在历史性队列研究中，研究对象的分组及研究结局的获得都来源于研究者研究开始时所掌握的有关历史资料，因此有时不需要进行随访观察，对于一些从暴露到出现结局需要很长时间的疾病研究，可以在较短时期内完成，具有省时、省力、出结果快的特点，因而适用于长诱导期和长潜伏期的疾病，也常用于具有特殊暴露的职业人群研究。但是这种研究常缺乏影响暴露与疾病关系的混杂因素资料，影响暴露组和对照组的可比性。

(三) 双向性队列研究

双向性队列研究 (ambispective cohort study) 也称混合性队列研究，是历史性队列研究和前瞻性队列研究的结合。即在历史性队列研究之后，继续进行前瞻性队列研究，因而发挥了两者的优点，弥补了两者的不足。一般应用在研究开始时暴露和暴露引起的快速效应 (如肝功能损害、出生畸形、流产、不育等) 已经发生，而与暴露有关的长期影响 (如肿瘤) 尚未出现，需要进一步的观察，因此适用于评价对人体健康同时具有短期效应和长期作用的暴露因素。三种队列研究类型的比较 (图 5-4)。

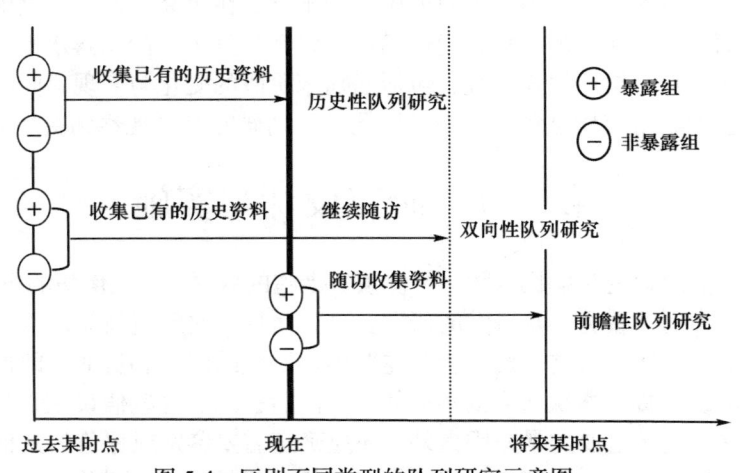

图 5-4 区别不同类型的队列研究示意图

四、研究特点与应用

(一)特点

(1)队列研究是由病因到结果的研究,符合"因"与"果"时序关系,因此能确证暴露与结局的因果关系。

(2)一个队列研究可以验证一种暴露与一种疾病之间的关联(如吸烟与肺癌),也可以验证一种暴露与多种结局之间的关联(如可同时检验吸烟与肺癌、心脏病、慢性支气管炎等的关联)。

(3)队列研究属于观察性研究,与实验性研究比较,不需要给研究对象施加任何干预措施。暴露与否及暴露的程度都是自然存在于人群之中的,是客观的而不是人为给予的,因此一般不涉及伦理学问题,且能够观察疾病的自然史。

(4)队列研究能够计算发病率和相对危险度等反映病因因素变化的指标,是检验或验证病因假设的主要分析性研究方法。

(5)队列研究需要设立对照,这是与描述性研究的主要区别。

(二)应用范围

队列研究主要用于以下四个方面。

1. 验证病因假说 由于队列研究是由因及果的研究,能确证暴露与结局的关系,符合病因推断的时序标准,故在病因学研究上的价值高于病例对照研究。因此验证或检验病因假设是队列研究的主要目的和用途。但是,由于队列研究中暴露组和非暴露组的分配一般不是随机分组的,因此验证病因的效力尚不如实验性研究。

2. 评价预防措施的效果 有些暴露有预防某结局发生的效应,即具有预防效果。如大蒜的摄入可预防消化道肿瘤如胃癌的发生,戒烟可减少吸烟者肺癌发生的危险等。这里的预防措施(如大蒜摄入和戒烟)即暴露因素不是人为给予的,而是研究对象的自发行为。通过这种人群的"自然实验"(natural experiment)也可以评价这些因素预防某些疾病的效果。

3. 研究疾病的自然史 临床上只能观察单个患者从起病到痊愈或死亡的过程,不能观察或发现临床前期暴露与发病的过程,且临床观察多数是在某些干预因素下获得的信息,也难以反映疾病的真实规律。而队列研究则完全不同,在研究开始时或之前研究对象只是具有某种暴露而不患有相应的疾病,通过随访可以观察其中不同暴露水平的结局,即疾病逐渐发生、发展、直至结局的全过程,包括亚临床阶段的变化与表现,同时还可以观察到各种自然和社会因素对疾病进程的影响。因此,队列研究可以观察到疾病的整个自然史。

第二节 研究设计与实施

队列研究虽然可以验证病因假说、评价预防措施的效果、研究疾病的自然史等。但是,队列研究是一项费时、费力、花费大的研究类型,而且一次研究只能评价一种暴露因素与结局的关系,因此,队列研究开始之前首先要确定研究的因素和目的,即根据现况研究和病例对照研究的线索提出本次研究的病因假设,然后去验证这些假设是否科学、正确。另外,队列研究除了确定主要的暴露因素外,还应确定需要鉴别或评价的其他暴露因素及研究对象的一般情况,以便于对研究结果的深入分析和比较。一项科研设计往往是全面的、具体的计划，有时甚至是综合的，本节仅就队列研究设计的特点和几个核心问题展开讨论。

一、确定暴露因素

队列研究中清楚地定义暴露至关重要。有些暴露是急性的，一次性暴露，一生只暴露一次（如新生儿窒息）。有些则是长期的，如吸烟和口服避孕药等。暴露还可以是一过性的，如妊娠性高血压，它可以发生于一次怀孕期间，生产后就会恢复，也许在下次妊娠时再次患病。

以妊娠性高血压为例，暴露特征应考虑以下方面：暴露的强度，如平均血压水平；暴露的持续时间，如妊娠期间高血压的周数；暴露的规律性，如出现妊娠性高血压的妊娠次数；暴露的变异性，如测量到的血压最高值和最低值。

暴露的测量应采用敏感、精确、简单和可靠的方法。一般来说，暴露的生物学标志等客观指标要优于主观指标。例如，在研究孕期吸毒和妊娠结局的队列研究中，一种评价暴露的方法是采用问卷调查，由孕妇自己报告吸毒情况，这种方法很可能低估实际的暴露水平。与此相比，重复测量孕妇尿液中的毒品代谢产物则能更加准确和可靠地评价暴露水平。

队列研究除了要确定主要暴露因素外，还应确定需要同时收集的其他暴露因素资料及基线资料，包括各种可疑的混杂因素及研究对象的人口学特征，以利于对研究结果作深入分析。

二、确定结局

与暴露因素相对应的是研究的结局事件，也称结局变量（outcome variable），是指随访观察预期出现的结果，也就是研究者所希望追踪观察的事件（如发病或死亡等）。结局事件对队列研究对象个体而言是观察的自然终点，而队列研究的终点是指整个研究的结束日期。

结局事件应有明确统一的测定标准，应该全面、具体、客观，并在研究的全过程中严格遵守。一般采用国际上通用的诊断标准，以便对不同地区的研究结果进行比较。

结局事件不仅限于出现某种疾病或死亡，也可以是健康状况和生命质量的变化；既可以是定性的，也可以是定量的。另外，考虑到一种疾病往往有多种表现，如轻型和重型、不典型和典型、急性和慢性等，可以考虑按照自定标准判断，并准确记录其他可疑症状或特征以供分析。

在队列研究中除确定主要研究结局外，可考虑同时收集多种可能与暴露有关的结局，分析单因多果的关系。例如，始于1948年的Framingham心脏病研究，研究结局包括冠心病、高血压、脑卒中、骨质疏松等多种疾病。

三、确定研究人群

队列研究根据暴露组情况，可以在医院、工厂、社区、学校，以及特定人群中进行。研究现场的选择首先要考虑现场的代表性、是否有足够数量符合条件的研究对象，还要求当地政府的重视，群众理解和支持。选择符合这些条件的现场，将使随访调查更加顺利，所获资料将更加可靠。

（一）暴露组的选择

暴露组即具有某暴露因素的人群，也称暴露队列，一般有以下四种选择。

1. 职业人群 暴露史一般比较明确，有关暴露与疾病的历史记录往往较为全面、真实和可靠，发病率也比较高，故在历史性队列研究时首选，通常用于研究某种可疑的职业暴露因素与疾病或健康的关系。例如，研究联苯胺的致癌作用，可选择染料厂工人；研究石棉致肺癌作用，可选择石棉作业工人等。

2. 特殊暴露人群 一般是指对某因素有较高暴露水平的人群，如果暴露因素和疾病有关，则高度暴露的人群中疾病的发病率或死亡率可能高于其他人群，将有利于探索暴露与疾病之间的联系，有时甚至是研究某些罕见暴露的唯一选择，如选择原子弹爆炸的受害者，研究射线与白血病的关系。

3. 一般人群 在一般人群中选择暴露组，通常基于两点考虑：①不打算观察特殊人群发病的情况，而着眼于一般人群及今后在一般人群中的防治，使研究结果具有普遍意义；②所研究的因素和疾病都是一般人群中常见的，不必要选择特殊人群或没有特殊人群可寻，特别是在研究一般人群的生活习惯或环境因素时。例如，美国 Framingham 地区的高血脂、高血压与心脑血管系统疾病的关系研究等。

4. 有组织的人群团体 该类人群可看作是一般人群的特殊形式，如医学会会员，机关、社会团体、学校或部队成员等某些群众组织或专业团体成员。选择该类人群的主要目的是利用他们的组织系统，便于有效地收集随访资料。而且他们的职业和经历往往是相同的，可增加其可比性，如 Doll 和 Hill 选择英国医师协会会员研究吸烟与肺癌的关系就属于这种情况。

（二）对照人群的选择

正确选择对照人群直接影响到队列研究结果的真实性。设立对照的目的就是为了比较，以便更好地分析暴露的作用。因此，选择对照组的基本要求是尽可能保证其与暴露组具有可比性，即对照人群除未暴露于所研究的因素外，其他各种影响因素或人群特征（年龄、性别、民族、职业、文化程度等）都应尽可能地与暴露组相同。做到对照组与暴露组有良好的可比性很不容易，关键在于选择恰当的对照人群。

1. 内对照 在同一研究人群中，采用没有暴露或暴露水平最低的人群作为对照即为内对照，即先选择一组研究人群，将其中暴露于所研究因素的对象作为暴露组，其余非暴露者即为对照组（非暴露组）。即暴露组和非暴露组来自同一总体，可以从总体上了解研究对象的发病率情况。

当研究的暴露变量是定量变量时，可按暴露剂量分成若干等级，以最低暴露水平的人群为对照组。例如，可以把饮用水中氟的含量分成若干等级，其中所饮用的水中氟属于最低剂量组的人群为对照组，即内对照。

2. 外对照 也称特设对照。当选择职业人群或特殊暴露人群作为暴露组时，往往不能从这些人群中选出对照，而常需在该人群之外去寻找对照组，称之为外对照。例如，以放射科医生为研究射线致病作用的暴露对象时，可以不接触射线或接触射线极少的儿科或内科医生为外对照。选用外对照的优点是随访观察时可免受暴露组的影响，缺点是需要费力去另外组织一项人群工作。

3. 总人口对照 也称一般人群对照，是以所研究地区一般人群的发病率或死亡率作为对照组的数据与暴露组比较。这种对照方式不是严格意义上的对照，因为一般人群中包含暴露人群。为了保证于暴露组的可比性，应选择在时间上与暴露组一致或相近的资料。该种对照方式资料容易获得，可以节省研究经费和时间，但是资料比较粗、项目不够细致、可比性差。

4. 多重对照 有时为了增强结果的可靠性,可以选择上述两种或两种以上的对照形式,称多重对照(multiple controls)。

四、确定样本量

队列研究所需样本大小,主要取决于对照人群的估计发病率(p_0)、暴露组的发病率(p_e)、统计学显著性水平(α)和把握度($1-\beta$)也是估计样本含量时必需的指标。获得这些参数后,可按照下列公式计算,也可通过查统计表、通过统计学软件(如 EpiCalc 2000,SPSS等)计算样本含量。

在暴露组与对照组样本等量的情况下,可用下式(5-1)计算出各组所需的样本量。

$$n = \frac{\left(z_\alpha\sqrt{2\bar{p}\bar{q}} + z_\beta\sqrt{p_0q_0 + p_1q_1}\right)^2}{(p_1 - p_0)^2} \tag{5-1}$$

式中 p_1 与 p_0 分别代表暴露组与对照组的估计发病率,$\bar{p}$ $\bar{q}$ 为两组发病率的平均值,$q=1-p$,z_α 和 z_β 为标准正态离差,可查表获得。

按照上述公式计算的样本量是每个组的最低样本需要量,实际研究中还要考虑抽样方法、暴露组与非暴露组的比例及失访等。

五、资料的收集与随访

(一)基线资料的收集

在研究对象选定之后,需要详细收集每个研究对象在研究开始时的基本信息,这些资料一般称为基线信息(baseline information)。基线信息一般包括每个研究对象具体的暴露状况,疾病与健康状况、年龄、性别、职业、文化、婚姻等个人状况,家庭环境、个人生活习惯及家族疾病史等。获取基线信息的方式一般有下列四种:①查阅医院、工厂、单位及个人健康保险的记录或档案;②访问研究对象或其他能够提供信息的人;③对研究对象进行体格检查和实验室检查;④环境调查与检测。

(二)随访

当队列研究开始后,必须采用统一的方法收集各组研究对象的信息。通过随访来确定研究对象是否仍处于观察之中,收集研究人群中结局事件的发生情况、暴露情况和混杂因素的信息。

1. 随访对象、方法与内容 所有被选定的研究对象,不论是暴露组或对照组都应采用相同的方法同等地进行随访,并坚持追踪到观察终点或观察终止时间。随访方法包括对研究对象的直接面谈、电话访问、自填问卷、定期体检等,还可利用记录或档案来进行随访。有时需要对环境进行调查与检测,以确证某一项暴露的程度,如对水质进行化验、测定环境污染等。随访内容一般与基线资料内容一致,但重点是有关结局变量的资料。一般将各种随访内容设计成调查表,在随访中使用并贯彻始终。对暴露组和对照组采取相同的随访方法,是队列研究成功的关键。

2. 观察终点和观察终止时间 观察终点(end-point of observation)是指研究对象出现了预期的结果。到达了观察终点,就不再对该研究对象继续随访。观察终止时间是指整个研究工作已经按计划完成，可以做出结论的时间。如观察的预期结果是冠心病，但某对象患了高血压，不应视为该人已达观察终点，而应继续当作对象进行追踪。如果某对象猝死于脑卒中，尽管已不能对其随访，但仍不作为到达终点对待，而应当看作是一种失访，在资料分析时作失访处理。

一般情况下，观察终点是疾病或死亡，但也可以是某些指标的变化，如血清抗体的出现，尿糖转阳及血脂升高等，根据研究的要求不同而不同。发现终点的方法要敏感、可靠、简单、易被接受。

六、质量控制

队列研究费时、费力、消耗大，加强实施过程，特别是资料收集过程中的质量控制显得特别重要。具体主要包括：在研究开始之前，对调查员进行规范化培训、制定调查员手册，必要时进行预调查等；在随访过程中可以采用双人独立调查和资料输入，加强对随访过程的监督，及时处理随访中出现的问题；在资料整理过程中采用双轨独立方式进行资料整理、录入以减少信息偏倚；在结果分析时采用分层分析和多因素分析等手段控制混杂因素的作用。

第三节 队列研究的资料整理与分析

资料分析前，首先应对原始资料进行检查与核对。对不完整的资料要设法补齐；对重复的资料及时进行删除；对有明显错误的资料应进行重新调查、修正或剔除。在此基础上，通过计算机软件（如EpiData、EpiInfo、SPSS等）建立数据库。采用双轨录入数据，并利用软件中的数据录入核对功能，以确保数据的准确。

队列研究资料的分析思路：先对资料做描述性统计，即描述研究对象的组成及人口学特征、随访时间、结局情况及失访情况等，分析两组的可比性及资料的可靠性，然后再作推断性分析，分析两组率的差异，推断暴露和效应的关联及其强度大小。

一、资料整理

队列研究的资料一般按测量结局事件频率指标的不同有两种整理方式。以危险度作为频率指标的整理方式见表5-4，以发病率（发病密度）作为频率指标的整理方式见表5-5。

表 5-4 队列研究资料归纳整理表（固定队列）

	发病	未发病	合计
暴露组	a	b	a+b
非暴露组	c	d	c+d
合计	a+c	b+d	a+b+c+d

注：其中字母 a~d 代表暴露和结局（这里以发病为例）间四种可能的情况。a 指暴露组发病人数，b 指暴露组未发病人数，c 指非暴露组发病人数，d 指非暴露组未发病人数。研究总人数是 a+b+c+d，暴露总人数是 a+b，非暴露总人数是 c+d

表 5-5 队列研究资料归纳整理表（动态队列）

	发病	观察人时(person-time, PT)
暴露组	a	PT_e
非暴露组	c	PT_o
合计	a+c	PT_t

注：其中字母 a 指暴露组发病人数，PT_e 指暴露组观察人时数；c 指非暴露组发病人数，PT_o 指非暴露组观察人时数；a+c 是病例总数，PT_t 指观察总人时数

二、结局事件频率指标的计算

(一)危险度

危险度(risk)是指发病人数与总人数之比。习惯上称之为累积发病率(cumulative incidence, CI)。理论上危险度属于构成比(proportion),而非率(rate)。暴露组的危险度是暴露组的病例数(死亡数)与总暴露人数之比,同理,非暴露组的危险度是非暴露组病例数与总人数之比。应用危险度作为测量结局事件的队列研究,结果可以整理成表 5-4。暴露组的发病危险度(R_e)定义为式(5-2)。

$$R_e = \frac{暴露组发病人数}{暴露组总人数} = \frac{a}{a+b} \tag{5-2}$$

同理,非暴露组的发病危险度(R_0)定义为式(5-3)。

$$R_0 = \frac{非暴露组发病人数}{非暴露组总人数} = \frac{c}{c+d} \tag{5-3}$$

危险度的量值范围在 0(暴露组无发病)和 1(所有暴露者均死亡)之间变动。危险度是指结局事件所占的比例,因此当以危险度作为测量结局事件发生频率的指标时,一定要说明发生结局的时间。例如,结局可能是出生一年内的死亡风险。

(二)率

率(rate)习惯上称为发病密度(incidence density),暴露组的发病率是指暴露组的病例数(死亡数)占暴露组观察人时的比例,同理,非暴露组的发病率是指非暴露组病例数与非暴露组观察人时之比。率的分母是观察人时,其单位是时间的倒数。最常用的人时单位是人年(person year),以此求出人年发病率(死亡率)。因此当无确切的发病和失访时间时,严格地说不能计算发病率。而只能以危险度作为估计结局事件发生频率的指标。队列研究中率的数据可归纳为表 5-5。暴露组的发病率定义为式 5-4。

$$R_e = \frac{暴露组发病人数}{暴露组观察人时数} = \frac{a}{PT_e} \tag{5-4}$$

同理,非暴露组的发病率定义为式 5-5。

$$R_0 = \frac{非暴露组发病人数}{非暴露组观察人时数} = \frac{c}{PT_0} \tag{5-5}$$

发病率的量值范围从 0 到无穷大,与危险度的区别是,率有单位,其单位是时间的倒数。

例如,假设某年初始进入队列为 1 万人,在随后 3 年的观察期间内,该队列中脑卒中的发病的情况如下。

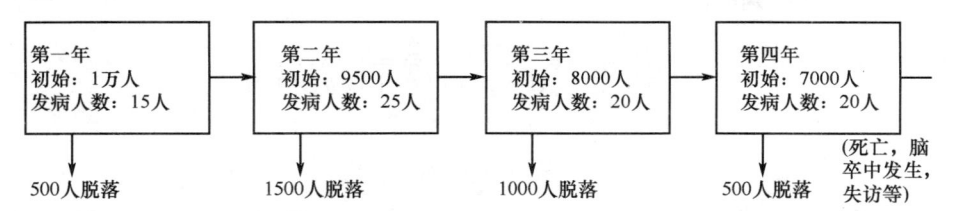

第一年 初始:1万人 发病人数:15人	第二年 初始:9500人 发病人数:25人	第三年 初始:8000人 发病人数:20人	第四年 初始:7000人 发病人数:20人
↓ 500人脱落	↓ 1500人脱落	↓ 1000人脱落	↓ 500人脱落 (死亡,脑卒中发生,失访等)

观察期间人年的计算方法如下。

第 1 年间：

9500 人×1 年+500 人×0.5 年=9750 人年（脱落者观察时间的按照 0.5 年计算）

第 2 年间：

8000 人×1 年+1500 人×0.5 年=8750 人年

第 3 年间：

7000 人×1 年+1000 人×0.5 年=7500 人年

第 4 年间：

6500 人×1 年+ 500 人×0.5 年=6750 人年

合计：观察时间为 32750 人年

脑卒中的发病人数为：15 人+25 人+20 人+20 人=80 人

故这 4 年的动态队列中，脑卒中的发病率为：80÷32 750=0.002 44 人/年

通常表示为，每年 10 万人口中，发生脑卒中的人数为 244 人。

(三) 标化比

当研究对象数目较少，结局事件的发生率比较低时，无论观察的时间长短，都不能直接计算率。此时可以用全人口发病（死亡）率作为标准，算出该观察人群的理论发病（死亡）人数，即预期发病（死亡）人数，再计算观察人群中实际发病（死亡）人数与预期发病人数之比。最常用的是标化死亡比（standardized mortality ratio，SMR）。标化比不是率，是以全人口的发病（死亡）率作为对照组而计算出来的比。计算公式见式 5-6。

$$SMR = \frac{研究人群中观察死亡数}{以标准人口死亡率计算出的预期死亡数} \tag{5-6}$$

如果某地区或单位的历年人口资料也不能得到，即也无法得到全人口的发病（死亡）率，只有死亡人数、原因、日期和年龄等，可以使用标化比例死亡比（standardized proportion mortality ratio，SPMR）。计算方法是以全人口中某病因死亡占全部死亡之比乘以某单位实际全部死亡数得出某病因的预期死亡数，然后再计算某病实际死亡数与预期死亡数之比。

标化比和标化死亡比的意义与后面讲述的相对危险度的含义近似，表示某人群发病（死亡）于某病的危险是一般人群的多少倍。

三、暴露与结局关联性的显著性检验

队列研究中暴露组和非暴露组两组人群的发病率或死亡率比较需作统计学显著性检验。当研究样本量较大，p 和 $1-p$ 都不太小，如 np 和 $n(1-p)$ 均大于 5 时，样本率的频数分布近似正态分布，此时可应用正态分布的原理来检验率的差异是否有显著性，即用 U 检验法来检验暴露组与对照组之间率的差异。求出 U 值后，查 U 界值表得 P 值，按所确定的检验水准即可作出判断。

$$U = \frac{p_1 - p_0}{\sqrt{p_e(1-p_e)(1/n_1 + 1/n_0)}} \tag{5-7}$$

$$p_e = \frac{X_1 + X_0}{n_1 + n_0} \tag{5-8}$$

式中 p_1 为暴露组的率，p_0 为对照组的率，n_1 为暴露组观察人数，n_0 为对照组观察人数，

p_e 为合并的样本率,其中 X_1 和 X_0 分别为暴露组和对照组结局事件的发生数。

如果率比较低,样本较小时,可改用直接概率法、二项分布检验或 Poisson 分布检验;也可利用四格表资料的 χ^2 检验,详细方法可参阅有关书籍。

四、暴露效应的估计

(一)相对危险度

相对危险度(relative risk,RR)是反映暴露与结局事件关联强度的最常用指标,定义为暴露组的结局事件发生频率除以非暴露组结局事件的发生频率。根据结局事件测量的频率指标不同,可使用危险度比和率比两种计算方式。当无确切的疾病发生和失访时,因此无法计算发病率(或死亡率)时,只能以各组的危险度作为测量结局事件发生频率的指标,这种情况下的相对危险度称为危险度比(risk ratio),也就是用暴露组的危险度除以非暴露组的危险度;而当发病和失访时间清晰,能够计算观察人时数时,则应以发病率作为测量结局事件发生频率的指标,这种情况下的相对危险度称为率比(rate ratio),也就是用暴露组的发病率(或死亡率)除以非暴露组的发病率(或死亡率)。

1. 危险度比(risk ratio,RR)

$$RR = \frac{R_e}{R_0} = \frac{\text{暴露组危险度}}{\text{非暴露组危险度}} = \frac{a/(a+b)}{c/(c+d)} \tag{5-9}$$

相对危险度的解释:如果暴露人群和非暴露人群有相等的危险度,则 RR=1,说明暴露与结局无关;如果暴露人群的危险度大于非暴露人群的危险度,则 RR>1,说明暴露是有害的;相反,如果暴露人群的危险度小于非暴露人群的危险度,则 RR<1,说明暴露是有益的。值得注意的是,因为 RR 是一个点估计值,无论 RR 大于 1 或小于 1,都应进行统计学的显著性检验再下结论。

2. 率比(rate ratio,RR)

$$RR = \frac{\text{暴露组发病率(或死亡率)}}{\text{非暴露组发病率(或死亡率)}} = \frac{a/PT_e}{c/PT_0} \tag{5-10}$$

3. 相对危险度的可信区间估计 由样本资料计算出的相对危险度是 RR 的一个点估计值,若要估计 RR 的总体范围,应考虑到抽样误差的存在,需计算其可信区间,通常用 95% 可信区间(95% confidence interval,95%CI)。具体计算方法可用 Woolf 法计算,该方法是建立在 RR 方差基础上简单易行的方法见式(5-11)。

$$\ln RR \text{ 的} 95\%CI = \ln RR \pm 1.96\sqrt{\text{Var}(\ln RR)}$$

$$\text{Var}(\ln RR) = \frac{1}{a} + \frac{1}{b} + \frac{1}{c} + \frac{1}{d} \tag{5-11}$$

其反自然对数即为 RR 的 95%CI。

(二)归因危险度

归因危险度(attributable risk,AR)是指暴露组结局事件的发生频率(危险度或发病率)减去非暴露组结局事件的发生频率(危险度或发病率),是指暴露组因为暴露而增加的结局事件的发生频率(危险度或发病率)。见式(5-12)。

$$AR = \text{暴露组危险度(或发病率)} - \text{非暴露组危险度(或发病率)}$$

即

$$AR = R_e - R_0 \tag{5-12}$$

相对危险度和归因危险度的比较见表 5-6。

表 5-6 吸烟与肺癌和心血管疾病的 RR 与 AR 比较

疾病	吸烟者 (1/10 万人年)	非吸烟者 (1/10 万人年)	RR	AR (1/10 万人年)
肺癌	48.33	4.69	10.8	43.84
心血管疾病	294.67	169.54	1.7	125.13

（引自：Lee，1982）

RR 与 AR 都是表示关联强度的重要指标，彼此密切相关，但其公共卫生意义却不同。RR 说明暴露者与非暴露者比较增加相应疾病危险的倍数，其结果是一个相对数，没有单位；AR 则一般是对人群而言，暴露人群与非暴露人群比较，所增加的疾病发生频率。如果该暴露因素消除，就可减少疾病发生的频率。AR 是一个有单位的率。RR 具有病因学的意义，AR 更具有疾病预防和公共卫生学上的意义。以表 5-6 为例说明两者的区别，从 RR 看，吸烟对肺癌的作用较大，病因联系较强；但从 AR 看，吸烟对心血管疾病的作用较大，预防所取得的社会效果将更大。

（三）归因危险度百分比

归因危险度百分比（attributable risk proportion，$AR\%$）是指暴露人群因为暴露而发病部分占全部发病人数的百分比。即归因于危险度除以暴露组结局事件的发生频率（危险度或发病率）。见式(5-13)。

$$AR\% = \frac{AR}{R_e} \times 100\% = \frac{R_e - R_0}{R_e} \times 100\% \tag{5-13}$$

（四）人群归因危险度

人群归因危险度（population attributable risk，PAR）是指总人群发病率中因暴露而增加的部分。即人群中结局事件的发生频率（危险度或发病率）减去非暴露组结局事件的发生频率（危险度或发病率）。见式(5-14)。

$$PAR = R_t - R_0 \tag{5-14}$$

式中 R_t 为人群结局事件的发生频率。

（五）人群归因危险度百分比

人群归因危险度百分比（population attributable risk proportion，$PAR\%$）是指全人群中，因为暴露而引起的结局事件占全部结局事件的百分比。即人群归因危险度除以全人群结局事件的发生频率（危险度或发病率）。见式(5-15)。

$$PAR = \frac{R_t - R_0}{R_t} \times 100\% \tag{5-15}$$

RR 和 AR 都说明暴露的生物学效应，即暴露的致病作用有多大；而 PAR 和 $PAR\%$ 则说明暴露对一个具体人群的危害程度，以及消除这个因素后可能使发病率或死亡率减少的程度。

五、各种指标计算举例

假设有一个人群吸烟率为 60%，吸烟者的肺癌发病率为 305/10 万人年，而非吸烟者的肺癌的发病率为 42/10 万人年，全人群的肺癌发病率为 200/10 万人年。

计算：

(1) 相对危险度 $(RR) = \dfrac{305}{10万人年} \div \dfrac{42}{10万人年} = 7.3$

解释：因吸烟导致肺癌的发病率增加了 7.3 倍。

(2) 归因危险度 $(AR) = \dfrac{305}{10万人年} - \dfrac{42}{10万人年} = \dfrac{263}{10万人年}$

解释：吸烟者 305/10 万人年的肺癌发病率中，有 263/10 万人年是由于吸烟而引起的（余下的 42/10 万人年是由吸烟以外的因素引起的）。

(3) 归因危险度百分比 $(AR\%) = \dfrac{263}{10万人年} \div \dfrac{305}{10万人年} \times 100\% = 86.2\%$

解释：吸烟者所患肺癌中有 86.2% 是由吸烟引起的。

(4) 人群归因危险 $(PAR) = \dfrac{200}{10万人年} - \dfrac{42}{10万人年} = \dfrac{158}{10万人年}$

解释：人群全体肺癌发病率 200/10 万人年中有 158/10 万人年是由吸烟引起的（42/10 万人年与吸烟无关）。

(5) 人群归因危险度百分比 $(PAR\%) = \dfrac{158}{10万人年} \div \dfrac{200}{10万人年} \times 100\% = 79\%$

解释：人群中肺癌有 79% 是由吸烟引起的（全体戒烟的话，人群中肺癌将减少 79%）。

第四节 队列研究的偏倚及其控制

队列研究在研究设计、实施、资料分析等各个环节都可能产生偏倚。因此，在队列研究的各个阶段都应采取措施，预防和控制偏倚的发生。

一、选择偏倚及其控制方法

（一）选择偏倚

队列研究中选择偏倚（selection bias）常发生在暴露组和非暴露组研究对象的纳入和随访阶段。例如，最初选定的研究对象拒绝参加研究；在进行历史性队列研究时，档案丢失了或记录不全；研究对象由志愿者组成，他们往往或是比较健康的，或是有某种特殊倾向或习惯。此外，失访偏倚（withdraw bias）是队列研究中不可避免的一种选择偏倚。它是指在研究过程中，研究对象因为种种原因脱离观察，研究者无法继续随访他们，这种现象称为失访（lost follow-up），因此对研究结果造成的影响称为失访偏倚。这是队列研究中不可避免的偏倚，因为在一个较长的追踪观察期内，总会有对象迁移、外出、死于非终点疾病或拒绝继续参加观察而退出队列。一项研究的失访率最好不超过 10%，否则应慎重考虑结果的解释和推论。

(二)控制方法

选择偏倚一旦产生，往往很难消除，因此应有周密的安排。首先要严格按规定的标准选择对象；对象一旦选定，必须克服困难，坚持随访到底；如果有志愿者加入或有选定的研究对象拒绝参加，则应了解他们的基本情况后，与正常选择参加的人群进行比较，如果两者之间在一些基本特征上没有差异，则可认为导致的选择偏倚很小，否则，将引起的选择偏倚不能忽视。目前对选择偏倚程度的精确估计是困难的，对偏倚的处理亦缺乏有效的方法。失访偏倚主要靠尽可能提高研究对象的依从性。在研究现场和研究对象的选择中就要考虑此问题，并应做好宣传解释工作。对失访者和已随访者的特征做比较分析，从各种途径了解失访者最后的结局，并与已随访者的最后观察结果做比较，以推测失访可能导致的影响。

二、信息偏倚及其控制方法

(一)信息偏倚

在获取暴露、结局或其他信息时所出现的系统误差或偏差叫信息偏倚（information bias）。信息偏倚常是由于使用的仪器不精确、询问技巧不佳、检验技术不熟练、医生诊断水平不高或诊断标准不明确等造成的。另外，信息偏倚也可来源于记录错误，甚至造假等。

(二)控制方法

选择精确稳定的测量方法、校准仪器、严格实验操作规程、同等地对待每个研究对象、提高临床诊断技术、明确各项标准、严格按规定执行是防止信息偏倚的重要措施。此外，还应认真地做好调查员培训，提高询问调查技巧，统一标准，并进行有关责任心和诚信度的教育。信息偏倚一旦产生，往往既难发现，也难估计与处理。常用的方法只是通过对一个随机样本进行重复的调查与检测，将两次检测的结果进行比较，以估计信息偏倚的可能与大小。

三、混杂偏倚及其控制方法

(一)混杂偏倚

混杂偏倚（confounding bias）是指所研究因素与结果的联系被其他外部因素所混淆，这个外部因素就叫混杂变量，它是疾病的一个危险因子，又与所研究的因素有联系，它在暴露组和非暴露组的分布若是不均衡将产生混杂偏倚。性别、年龄是最常见的混杂因素。

(二)控制方法

在研究设计阶段可利用对研究对象作某种限制，以便获得同质的研究样本；在对照选择中采用配对的方法，以保证两组在一些重要变量上的可比性；在研究对象抽样中，严格遵守随机化的原则等措施，来防止混杂偏倚的产生。

混杂偏倚的处理首先应根据混杂的判断标准来判断混杂存在的可能性，比较分层调整前后的两个效应测量值的大小以估计混杂作用的大小，进而采取分层分析、标准化或多因素分析等方法来处理混杂因素的混杂作用。

第五节　优点与局限性

一、优　　点

（1）能够直接获得危险度或发病率等结局的频率指标，直接计算危险度比、率比、归因危险度等反映暴露与结局关联的指标。

（2）因为研究开始时就掌握了暴露情报，有关暴露数据的可信性高，回忆偏倚相对较小。

（3）暴露和疾病发生的时间关系非常明确，暴露在前结局在后，因果论证力强。

（4）如果观察人群足够大的话，一个研究可以评价多种疾病的发生。

（5）通过长时间随访，可以观察暴露-疾病-死亡等疾病的发生和转归，有助于了解疾病的自然史。

二、局　限　性

（1）如果研究对象的依从性差，随访率低，会使结果发生偏倚，容易产生失访偏倚。尤其是失访和疾病的发生有关联时，对结果的影响很大。

（2）如果暴露组和非暴露组疾病发生的判定不同的话（如因为有吸烟这一情报，会使慢性支气管炎的诊断更容易等），就会发生致命的缺陷。

（3）如果疾病的发生非常罕见，就需要观察非常大的人群，实际上不可能实现。因此不适用于发病率很低的疾病。

（4）从研究开始到得到结果，需要很长时间（需要一直观察到疾病发生为止）。因此与病例对照研究相比较，需要更多的人力和研究经费。

（田庆宝）

思　考　题

1. 简述队列研究的基本设计原理。
2. 在队列研究中，相对动态人群或静态人群，其危险度估计方法有何异同？
3. 如何判断暴露与疾病间的关联？

第六章 病例对照研究

病例对照研究(case-control studies)是一种由果及因的回顾性研究方式,是分析流行病学研究方法中最基本、最重要、最常用的研究类型之一,有时是识别罕见疾病危险因素的唯一可行的研究手段。近半个世纪以来,随着自然科学和技术的快速发展,尤其是计算机技术和软件的普遍应用,病例对照研究方法的理论、方法和应用得到空前发展,在经典研究方法的基础上出现了许多种衍生类型,克服了经典方法本身的一些缺陷,丰富和发展了该研究方法及其内涵,提高了研究结果的真实性,应用越来越广泛。

案例 6-1　某市居民食管癌发病危险因素的病例对照研究

1. 研究背景　某市是某省东部平原南河与北河沿岸地区食管癌高发区。该地居民 1981~1990 年的食管癌年平均粗死亡率为 64.65/10 万,是该地死亡率最高的恶性肿瘤(位居第二位的胃癌死亡率仅为 29.55/10 万),而该省食管癌粗死亡率仅为 27.87/10 万。尽管国内外对食管癌病因学研究得较多,但该市从未进行过食管癌的病因流行病学研究。为了给食管癌高发地区的干预工作提供科学依据,特对发病因素进行研究。

2. 研究目的　筛选某市居民食管癌的危险因素。

3. 研究方法

(1)研究对象的选择:①病例组,病例选自 1999 年 7~12 月在该市人民医院住院的全部食管癌和贲门癌患者,均经病理学诊断。纳入标准为新诊断的患者、该市和一个相邻县的居民,在本地居住 20 年以上。病例共 214 例,其中男性 156 例、女性 58 例,食管癌 104 例,贲门癌 110 例。②对照组,将 214 例病例按居住地(镇或区)、性别和年龄组分类统计,以 1:1 比例确定应抽取的对照人数,然后在各镇(区)中随机抽取在当地居住 20 年以上的健康居民作为对照。

(2)调查内容和方法:按统一的调查表进行调查。调查员为经过培训的医护人员。用直接询问法,逐一询问调查对象的一般情况、饮食和卫生习惯、饮水史、吸烟史、饮酒史和食管癌家族史等共 50 项指标。由调查员填写调查表。

(3)统计学分析方法:调查结束后,对数据进行初步分析后,对 22 个因素量化赋值,否为 0,是为 1。变量赋值和分析因素的说明,见表 6-1。用 χ^2 检验做单因素分析,对具有统计学意义的变量采用非条件 logistic 回归模型作食管癌影响因素的多因素分析。统计软件为 SPSS9.0。

表 6-1　某市居民食管癌的分析因素说明

序号	分析因素
1	文化程度:初中及以上
2	吸烟史:目前吸或过去曾吸
3	家族史:三代直系亲属中有食管癌患者
4	饮沟塘水史:目前或过去曾经饮过
5	饮河水史:目前或过去曾经饮过
6	饮井水史:目前或过去曾经饮过

续表

序号	分析因素
7	目前饮自来水
8	饮自来水≥10年
9	饮自来水≥20年
10	咸鱼：10年前必备常吃
11	鱼露：10年前必备常吃
12	腐乳：10年前必备常吃
13	霉变食品：10年前洗一洗，煮一煮就可以吃
14	酸菜：10年前必备常吃
15	污染蔬菜*：10年前必备常吃
16	水果：10年前必备常吃
17	食用油猪油：10年前必备常吃
18	肉类：10年前必备常吃
19	烫饭：发病前饮食习惯，与一般人相比
20	硬饭：发病前饮食习惯，与一般人相比
21	吃饭快：发病前饮食习惯，与一般人相比
22	烫茶：发病前饮食习惯，与一般人相比

*污染蔬菜的含义是10年前该地的蔬菜灌溉除雨水外，主要靠污染的河水

4. 主要结果

(1) 均衡性检验：病例组和对照组男、女性人数相等，平均年龄分别为59.3岁和58.8岁（$t=0.46$，$P=0.65$），农民所占的比例分别为69.7%和67.6%（$\chi^2=0.209$，$P=0.65$）。两组具有均衡可比性。

(2) 单因素分析结果：筛选出有统计学意义（按 $\alpha=0.05$ 水准）的相关因素12个：猪油、硬饭、肉类、吃饭快、饮沟塘水史、污染蔬菜、烫茶、烫饭和酸菜为危险因素，而自来水、饮河水史、文化程度和水果为保护因素（表6-2）。

表6-2　某市居民食管癌影响因素单因素分析结果

序号	分析因素	病例组 暴露	病例组 未暴露	对照组 暴露	对照组 未暴露	χ^2	P	OR	95%CI
1	文化程度	42	166	68	134	9.47	0.002	0.50	0.32~0.78
2	吸烟史	135	61	132	75	1.18	0.278	1.26	0.83~1.90
3	家族史	24	190	19	195	0.65	0.421	1.30	0.69~2.44
4	饮沟塘水史	33	163	13	187	10.30	0.001	2.91	1.48~5.72
5	饮河水史	28	186	63	151	17.10	0.000	0.361	0.22~0.59
6	饮井水史	83	134	81	133	0.04	0.842	1.040	0.71~1.54
7	目前饮自来水	100	114	134	80	10.90	0.001	0.52	0.36~0.77
8	饮自来水≥10年	149	65	172	42	6.59	0.010	0.56	0.36~0.87
9	饮自来水≥20年	153	61	195	19	27.12	0.000	0.24	0.14~0.43

续表

序号	分析因素	病例组 暴露	病例组 未暴露	对照组 暴露	对照组 未暴露	χ^2	P	OR	95%CI
10	咸鱼	24	190	23	191	0.02	0.877	1.05	0.57~1.92
11	鱼露	14	199	9	205	1.17	0.279	1.60	0.68~3.79
12	腐乳	15	199	17	197	0.14	0.713	0.87	0.42~1.80
13	霉变食品	89	119	76	134	1.90	0.168	1.32	0.89~1.95
14	酸菜	120	91	85	129	11.47	0.001	1.94	1.32~2.85
15	污染蔬菜	198	11	184	29	8.58	0.003	2.84	1.38~5.84
16	水果	56	153	78	136	4.55	0.033	0.64	0.42~0.97
17	食用油猪油	199	4	161	48	41.16	0.000	14.83	5.24~42.0
18	肉类	187	20	161	52	16.08	0.000	3.02	1.73~5.27
19	烫饭	98	115	67	147	9.73	0.002	1.87	1.26~2.78
20	硬饭	72	137	31	182	22.63	0.000	3.09	1.92~4.97
21	吃饭快	119	94	64	150	29.38	0.000	2.97	1.99~4.42
22	烫茶	98	116	52	162	21.72	0.000	2.63	1.74~3.98

(3) 多因素分析结果：采用非条件 logistic 回归模型，按引入变量检验水准 $\alpha=0.05$ 和剔除变量检验水准 $\alpha=0.10$，对单因素分析有统计学意义的因素用向前逐步法筛选变量。结果猪油、肉类、吃饭快、硬饭和烫茶是危险因素，而饮用自来水是保护因素(表 6-3)。

表 6-3 某市居民食管癌的多因素 logistic 回归模型分析结果

分析因素	OR	95%CI	Waldχ^2	P
食用油：猪油	12.25	3.57~42.03	15.85	0.000
吃饭快	2.52	1.54~4.10	13.72	0.000
硬饭	2.38	1.32~4.27	8.41	0.004
烫茶	2.28	1.39~3.74	10.75	0.001
肉类	2.62	1.36~5.05	8.29	0.004
饮用自来水 20 年	0.25	0.13~0.51	14.98	0.000

5. 结论 本研究筛选出的因素普遍暴露于该市居民中。多数因素与其他地区的同类研究一致，但猪油和肉类是本研究中提出的影响因素，有待于实验研究证实。

本文摘自中华流行病学杂志，2001，22(6)：442~445。有一定的文字修改。

讨论题

(1) 本案例选用的是何种流行病学研究方法？

(2) 结合你所学的知识，该研究方法有哪些特点？

(3) 本研究以医院确诊的患者为病例组，而社区居民作为对照，你认为可能的理由是什么？对结果有哪些影响？

(4) 你认为根据本研究结果所得出的结论是否正确？该结论对于指导食管癌的干预有何意义？

第一节 概 述

一、基本原理

病例对照研究是选择患病和未患病的两组人群，调查这两组人群既往暴露于某个或某些因素的情况及程度，然后比较这两组人群之间暴露的差异，以判断该因素与疾病之间的联系及联系强度的一种观察性研究方法。患病的人群称为病例组，未患病的人群则称为对照组。病例对照研究的基本设计思路是收集研究对象过去的暴露情况，在时间顺序上属于回顾性，因此又称为回顾性研究（retrospective study）。基本原理见图 6-1。

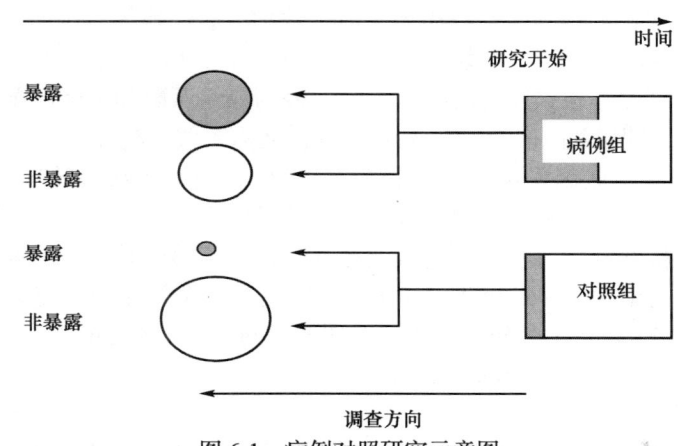

图 6-1 病例对照研究示意图
阴影区域代表暴露于所研究的危险因素的研究对象

二、基本特点

根据病例对照研究的基本原理可归纳出如下基本特点。

1. 属于观察性研究 该类研究是研究者客观地收集研究对象以往的暴露情况，所收集的暴露因素是客观存在的并非人为控制的。

2. 需要设立对照 该类研究必须设立对照组，而且对照组的选择是决定研究成败的关键。设立对照的目的是为了比较病例组与对照组暴露因素的差异。

3. 属于回顾性研究 该类研究开始时研究对象已经存在某种确定的结果或状态，如患病或未患病，进而追溯与疾病有关的暴露因素，寻找病因线索，因此，是从"果"到"因"的回顾性研究。

4. 因果论证强度受限 由于此类研究是从"果"到"因"的追溯性或回顾性调查，而疾病发生后患者可能改变了某些暴露性状，而且暴露与疾病的时间难以明确，故因果论证强度受限。

三、研究类型

按照病例与对照之间的关系可以将其分为非匹配病例对照研究和匹配病例对照研究两大类，近几十年来，还衍生出了许多种新的非传统意义上的病例对照研究类型。

(一)非匹配病例对照研究

从设计所规定的病例和对照人群中,分别抽取一定量的研究对象。一般对照组人数应等于或大于病例组人数,选择对照没有特殊规定。例如,欲探讨某地食管癌的危险因素,可以将该地区所有确诊为食管癌的新患者或者这些病例中的随机样本作为病例组,将该地区所有非食管癌的患者或健康人群或者他们的随机样本作为对照,比较两组人群某些暴露因素进行病例对照研究。

(二)匹配病例对照研究

匹配又称配比(matching),是指所选择的对照在某些因素或特征上与病例保持一致,目的是在对两组进行比较时排除匹配因素的干扰,提高研究效率。这些因素或特征又称为匹配变量或匹配因素,常用的匹配因素如年龄、性别、居住地等。例如,案例6-1,按居住地(镇或区)、性别和年龄组分类统计,然后在各镇(区)中随机抽取在当地居住20年以上的健康居民作为对照。根据匹配的方式不同,分为成组匹配和个体匹配两种形式。

1. 成组匹配 成组匹配(category matching),又称频数匹配(frequency matching),是指对照组与病例组在某些因素和特征的分布上一致或接近。例如病例组男女性别各占一半,则对照组也应相同,性别是匹配因素;又如对照组的年龄构成是按照病例组的年龄构成在对照人群中随机选择的,且年龄构成保持一致,则年龄就是匹配因素。

2. 个体匹配 个体匹配(individual matching),是指以个体为单位使病例和对照在某些因素或特征上一致或接近。1个病例配1个对照叫配对(pair matching),案例6-1即为此类匹配方式。1个病例配 M 个对照则称 $1:M$ 匹配。

3. 匹配法注意事项

(1)慎重选择匹配因素。在病例对照研究中采用匹配的目的,首先在于提高研究效率,其次在于控制混杂因素的影响。所以匹配因素必须是已知的混杂因素,或者有充分理由怀疑是混杂因素,否则不应匹配。

(2)匹配个数,可选择 $1:1$、$1:2$ 等,最多不宜超过 $1:4$。$1:M$ 匹配常用于罕见病的研究,这时病例数少而对照容易选择,为了提高研究效率可以选择 $1:M$ 匹配方式。但是,随着匹配数量的增加,工作量增加,当超过 $1:4$ 时研究效率增加缓慢而工作量增加更多,因此,一般不超过 $1:4$。

(3)可疑病因不作为匹配因素。如果将可疑病因进行了匹配,不但失去了对可疑病因的判断,而且在多因素分析时难以全面衡量各因素的贡献大小,得出片面的结论。

(4)避免匹配过度。匹配过度又称匹配过头(over-matching)是指把不必要的项目列入匹配,企图使病例与对照尽量一致,就可能徒然丢失信息,增加工作难度,结果反而降低了研究效率。这种情况称为匹配过度。有两种情况不应匹配,否则会造成匹配过度。一是研究因素与疾病因果链上的中间变量不应匹配;二是只与可疑病因有关而与疾病无关的因素不应匹配。

(三)衍生类型

近年来,病例对照研究方法有了长足的发展,新的研究类型不断涌现,发扬了传统研究方法的优势,弥补和克服了其不足,拓展了病例对照研究的范畴和用途。例如,将传统的病例对照研究与队列研究组合形成的巢式病例对照研究(nested case control study),病例-队列研究(case-cohort study),还有1991年美国Maclure提出的病例交叉研究（case-crossover design），1994 年 Piegorseh 等提出来病例-病例研究（case-case study）等。具体介绍可参见第三章。

四、主 要 用 途

病例对照研究的主要目的是广泛探讨病因或验证病因假设。但是，随着研究方法的不断完善和统计分析方法与工具的迅速发展，病例对照研究的用途更加广泛，成为用途最广泛的研究方法。目前主要有以下主要用途。

(1) 广泛探讨和深入研究疾病的危险因素。
(2) 研究与疾病和健康状态相关的事件的影响因素。
(3) 研究疾病预后的影响因素。
(4) 研究临床疗效的影响因素。

第二节　研究设计与实施

一、研 究 步 骤

(一) 提出假设

根据以往疾病和健康状态分布的描述性研究得到的结果，结合文献资料，提出病因假设。

(二) 制定研究计划

(1) 明确研究目的，选择适宜的对照形式，选择病例与对照比较的方法。
(2) 确定病例与对照的来源和选择方法，确定病例的诊断标准和诊断方法。
(3) 估计样本大小。
(4) 根据病因假设与研究所具备的条件，确定调查因素的种类、数量及其检测方法，并考虑调查因素中的混杂因素。
(5) 设计调查表，特别要注意混杂变量。
(6) 偏倚及质量控制措施。
(7) 确定获取研究因素信息的方法，明确调查的实施方法。
(8) 资料整理与分析的方法，拟使用的分析工具。
(9) 所需费用的预算。
(10) 人员分工与协作单位的协调等。

(三) 收集资料

1. 培训调查员与预调查　制定培训手册和工作手册，对调查员进行培训与考核，规范和统一调查方法。小样本的预调查（pilot study）常常是培训调查员、发现调查表存在的问题、发现质量控制中存在的问题、暴露因素的基线情况等方面的重要环节。预调查后需要对研究计划提出修改和完善意见。

2. 实施正式的调查　严格按照已修改后的调查表采用统一的调查方式进行，不得随意更改。

(四) 资料的整理与分析

资料的整理与分析见本章第三节。

(五) 总结并提出研究报告

略。

二、设 计 要 点

(一) 明确研究目的

在制定研究计划之前首先必须明确研究目的。根据疾病发生的特点、既往研究的结果和临床实际工作中需要解决的问题，结合广泛文献复习，提出研究目的。一项研究一般为了一个目的进行，不要涉及过多的研究目的。

(二) 确定研究因素

根据研究目的确定研究因素。研究因素的确定关系到研究的成败，一般应根据描述性研究结果、其他病例对照研究结果、临床观察结果、长期临床工作经验进行论证和确定，必要时需要咨询该领域专家的意见。

研究因素确定后，必须对每个因素的暴露或暴露水平做出明确的规定，以及测量标准、方法、仪器设备名称、试剂型号、数据收集方法等均需要做出具体的规定，便于信息的准确收集。例如，将饮酒作为研究因素，则需要对何谓饮酒、饮酒频率、数量、种类等做出具体的、可操作性强的规定。

(三) 选择研究对象

在选择研究对象时，应规定严格的定义、入选标准和排除标准，包括病例的界定标准、类型和来源及对照形式与来源等。

1. 病例的选择

(1) 病例的确定：病例应符合统一的、明确的诊断标准。制定病例诊断标准时应注意两点：①尽量采用国际通用或国内统一的诊断标准，以便于与他人的工作比较；②需要自订标准时，注意均衡诊断标准的假阳性率和假阴性率的高低，宽严适度。另外，还要根据研究目的和要求对病例的其他特征做出规定，如性别、年龄、民族、籍贯、疾病的严重程度等。目的是控制非研究因素提高与对照组的可比性。

(2) 病例的类型：一般包括新发病例(incident case)、现患病例(prevalent case)和死亡病例(death case)。选择新发病例具有回忆偏倚小、代表性好、容易合作、被调查因素改变少等优点，因此只要条件允许尽量选择新发病例。而现患病例发病时间相对较长，患者对暴露史的回忆容易发生偏差，难以区分病因与疾病的时间顺序，还容易将由于长期患病而改变了的暴露特征当作疾病发生的因素。选择死亡病例费用低、出结果快，对进一步深入研究有一定的帮助，但是，信息的获取只有通过询问其亲属或知情人、查阅病历或历史性记录，因此，所获得的资料准确性较差。

(3) 病例的来源：主要有两种来源。①从医院患者选择，即从某一所或若干所医院选择某时期内就诊或住院的某种病的全部病例。因为一种病的全部病例不大可能都有进入某一所或几所医院的同等机会，能进入的只是其中符合条件(即选择因素)的那一部分，所以不要求能代表某时某地的全部病例，但应要求能代表产生病例的人群，即该人群只要发生该种病例均可能进入该院。这样，结果的普遍性虽受限，但真实性不受影响，而真实性是普遍性的前提。这种研究称为以医院为基础(hospital-based)的病例对照研究。②从某特定人群选择病例，即以符合某一明确规定的人群在某时期内(一年或几年，视病例发生多少而定)的全部病例或当病例数过多时以其中的一个随机样本作为研究对象。其优点是选择偏倚比前一种来源的小，结论推及该人群的可信程度较高。这种研究称为以人群为基础的(population-based)或以社区为基础(community-based)的病例对照研究。

2. 对照的选择　在病例对照研究中，对照的选择是研究成败的关键，往往比病例的选择更复杂、更困难。对照最好是全人群的一个无偏样本，或是产生病例的人群中全体未患该病者的一个随机样本。也就是说，候选对象必须来自于产生病例的总体。这就意味着对照一旦发生所研究的疾病，就能成为病例组的研究对象。实际工作中，如此理想化的对照是难以实现的。

实际工作中对照一般有5个来源，来源如下：

(1)同一或多个医疗机构中诊断的其他患者。
(2)病例的邻居或所在同一居委会、住宅区内的健康人或非该病患者。
(3)社会团体人群中的非该病患者或健康人。
(4)社区人口中的非该病患者或健康人，案例6-1即是采用该方法选择对照。
(5)患者的亲属、同学或同事等。

其中第1种情况使用最多。通常的做法是：如果病例组来自某一特定人群，则可以该人群的非病例(即未患该种疾病的人)的一个随机样本作对照；如果病例来自某所医院，则可从同医院同时就诊或住院的其他病例中选择对照。要求对照具有和病例一致的某些特征，即对照与病例有可比性，如性别、年龄、居住地等；同时要求对照没有患和研究因素与研究疾病有关的其他疾病的可能。例如，研究吸烟与肺癌的关系时，不能以慢性支气管炎患者为对照，因为吸烟同时是这两种病的可能病因；研究胃癌的病因不能以"慢性胃炎"患者为对照，因为这两种病在病因上有密切关系，前者可能是后者在病因链上的一环。上述要求的目的都是为了减少选择偏倚。

各种不同来源的对照都各有其局限性，实际工作中要根据解决的问题不同来选择。例如，邻居对照可控制社会经济地位的混杂作用；兄弟姊妹对照是考虑控制早期环境的影响和遗传因素的混杂作用(极端要求为用同卵孪生)；配偶对照主要是考虑成年期环境的影响等。

3. 病例与对照的匹配　设置对照的作用在于平衡研究因素(暴露)以外的其他可能影响发病的因素，也就是说如果暴露与所研究的疾病不存在联系的话，病例的暴露比例(率)应该与对照的暴露比例(率)无显著差别；如果发现显著差别，可以推断发病与否可能是与暴露率的差别有联系。为使两者具有可比性，可以通过限制选择病例与对照的范围(例如年龄范围、性别、种族等)，使有关因素尽可能齐同。病例组与对照组的某些特征不应存在显著差别，即应该均衡。

另一个选择对照的重要方法就是匹配，在安排病例与对照时，使两者的某些特征或变量相一致。具体做法有两种：一种叫成组匹配或频数匹配，即在选择好一组病例之后，在选择对照组时要求其某些特征或变量的构成比例与病例组一致(即在两组的总体分布一致)，如性别、年龄构成一致，具体做法类似分层抽样。另一种做法叫个体匹配，就是以每一病例为单位，选择少数几个特征或变量方面与病例一致的一个或 M 个对照组成一个计数单位或分析单位。

匹配的变量需要一致到什么程度,取决于变量的性质、实际可能和必要性。离散变量(属性变量,即无中间值的变量)可以完全匹配,连续变量(在一定范围内可取任何值的变量)往往划分为若干类或组,再按此匹配。例如,按年龄分组、按血压分组、按吸烟量分组匹配等。但是,实际工作中,分得太细会增加工作难度,也不一定必要。例如,年龄要求同岁,则徒增对照选择的难度。若分得太粗,如年龄按 10 岁分组,又达不到控制混淆作用的目的。一般除性别、年龄之外,对于其他因素是否列入匹配须持慎重态度,以防止匹配过头、徒增费用和延长完成时间。

(四)估计样本含量

1. 影响样本量的因素 研究一种暴露与疾病的关系需要多大一个样本,也就是需要多少个病例和多少个对照,首先取决于 4 个条件:①人群中暴露者的比例;②假定暴露造成的相对危险度(其涵义详见后文);③要求的显著性水平;④要求的把握度。实际上,样本含量还受许多因素的制约,如病例和对照的来源、财力、人力、完成期限等。假定只有一定数目的病例与对照可以利用,则一个研究能获得的最小相对危险度是多少?又假定经费数目已限定,则应选多少个病例与对照才能取得最大的把握度,这些都是应考虑的问题。

2. 样本量的估计方法 可用公式计算或从样本含量表中(表 6-4)查得需要的病例和对照数。不同匹配方式的样本量计算方法不同。

表 6-4 病例对照研究样本量(非匹配、两组人数相等)[$\alpha=0.05$(双侧),$\beta=0.10$]

RR	P_0						
	0.01	0.10	0.20	0.40	0.60	0.80	0.90
0.1	1420	137	66	31	20	18	23
0.5	6323	658	347	203	176	229	378
2.0	3206	378	229	176	203	347	658
3.0	1074	133	85	71	89	163	319
4.0	599	77	51	46	61	117	232
5.0	406	54	37	35	48	96	194
10.0	150	23	18	20	31	66	137
20.0	66	12	11	14	24	54	115

(1)非匹配或成组匹配设计且病例数与对照数相等时,采用下列公式估计样本量。

$$n = 2\overline{p}\,\overline{q}\,\frac{(z_\alpha + z_\beta)^2}{(P_1 - P_0)^2} \tag{6-1}$$

可转化成:

$$n = \frac{\left[Z_\alpha \times \sqrt{2\overline{P}(1-\overline{P})} + Z_\beta \sqrt{P_1(1-P_1) + P_0(1-P_0)}\right]^2}{(P_1 - P_0)^2} \tag{6-2}$$

或近似公式：

$$n = \frac{(Z_\alpha + Z_\beta)^2 \times \overline{P}(1-\overline{P})}{(P_1 - P_0)^2} \tag{6-3}$$

式中 n 为病例组或对照组人数，Z_α 与 Z_β 分别为 α 和 β 对应的正态分布分位数，可查表 6-5 获得，P_0 和 P_1 分别为对照组和病例组估计的某因素的暴露率，对照组的暴露率可以通过预调查或从参考文献中获得，P_1、$\overline{P}$ 可采用下列公式计算：

$$p_1 = \frac{p_0 OR}{1 + P_0(OR-1)}$$

$$\overline{p} = 0.5 \times (p_1 + p_0)$$

表 6-5 标准正态分布的分位数表

α 或 β	Z_α(单侧检验)Z_β(单侧或双侧检验)	Z_α(双侧检验)
0.001	3.09	3.29
0.002	2.88	3.09
0.005	2.58	2.81
0.010	2.33	2.58
0.020	2.06	2.33
0.025	1.96	2.24
0.050	1.64	1.96
0.100	1.28	1.64
0.200	0.84	1.28
0.300	0.52	1.04

例如，为研究某地肺癌与吸烟的关系，欲进行一次病例对照研究。预期吸烟者发生肺癌的危险是不吸烟的 5 倍（OR =5.0），某地普通人群中吸烟率 P_0=30%，检验水准 α=0.05，把握度（$1-\beta$）=0.90，需要多少病例与对照？

$$P_1 = P_0 OR/(1-P_0+P_0 OR) = 0.3 \times 5/(1-0.3+5 \times 0.3) = 0.68$$

$$\overline{p} = \frac{p_1 + p_0}{2} = \frac{0.68 + 0.30}{2} = 0.49$$

α、β 值查表，Z_α 为 1.64，Z_β 为 1.28，代入公式得

$$n = \frac{\left[1.64\sqrt{2 \times 0.49 \times (1-0.49)} + 1.28\sqrt{0.68(1-0.68)+0.30(1-0.30)}\right]^2}{(0.68-0.30)^2} = 27.6$$

病例组与对照组，各需 28 人。如代入近似公式计算，所得结果与原公式很接近（n=29.5）。

(2) 非匹配或成组匹配设计且病例组与对照组例数不等时，采用下列公式 (6-4) 估计样本量。

病例数∶对照数=1∶c

$$n = \frac{\left(1 + \frac{1}{c}\right) \times \overline{p}(1-\overline{p})(Z_\alpha + Z_\beta)^2}{(p_1 - p_0)^2} \tag{6-4}$$

其中：
$$\bar{p} = \frac{(p_1 + cp_0)}{1+c}$$

对照组例数为 $c \times n$

(3) 1∶1 匹配设计的总对子数，采用下列公式(6-5)、(6-6)估计样本量：
$$M = m/P_e \tag{6-5}$$

$$m = \frac{\left[Z_\alpha/2 + Z_\beta\sqrt{p(1-p)}\right]^2}{(p-1/2)^2} \tag{6-6}$$

其中：
$$p = OR/(1+OR) \approx RR/(1+RR)$$
$$p_e = p_0(1-p_1) + p_1(1-p_0)$$

式中：M 为总对子数，m 为暴露状态不一致的对子数。由于在 1∶1 匹配的设计中，只有暴露状态不一致的对子数参与分析。

(4) 1∶M 匹配设计时，研究所需的病例数为 n，对照数为 $M \times n$。见式(6-7)。

$$n = \frac{[Z_\alpha\sqrt{(1+1/m)\bar{p}(1-\bar{p})} + Z_\beta\sqrt{p_1(1-p_1)/m + p_0(1-p_0)}]^2}{(p_1-p_0)^2} \tag{6-7}$$

其中：
$$p_1 = (OR \times p_0)/(1 - p_0 + OR \times p_0)$$
$$\bar{p} = (p_1 + mp_0)/(1+m)$$

式中：m 为匹配对子数。

(五)制定资料收集方法

研究需要收集的信息包括研究对象的一般情况、研究因素、可疑因素和可能的混杂因素等，主要利用调查表通过调查获得，因此，调查表的设计成为比较重要的一个步骤，调查表的设计要求见相关章节。

资料收集方法应根据具体研究的实际情况确定，包括面访、电话调查、自填问卷等方式，有时还需要查阅病历记录、检验检查报告，甚至需要采集个人或环境的样品进行实验室检查，有时也需要某些特殊检查，如研究冠状动脉粥样硬化时常常需要进行冠状动脉造影检查。

需要注意的是，无论采用何种类型的资料收集方法，都需要制定同一的标准，病例和对照接受同样的调查、检查，并尽量在相同的时间或环境内完成，确保调查的一致性。调查结束后，往往需要抽取一定比例的研究对象进行复核，比较两次调查的一致性来评价资料的可靠性。

三、注意事项

病例对照研究在制订计划和执行时应注意以下问题。
(1) 主要假设的说明是否清楚、简明而且可以检验？
(2) 疾病与暴露变量的定义清楚、明确否？
(3) 是否拟探索剂量反应关系和多个危险因素的联合作用？

(4) 为解答问题所需之病例数和对照数能否得到？这样大小的样本能查出的最小相对危险度是多少？与估计的相差多少？

(5) 病例来源及抽样技术明确否？病例数与对照数之比是多少？匹配与否以及匹配哪些变量？

(6) 调查表（问卷）是否已包括打算测量的所有变量并能够收集到需要的数据？其详尽程度是否已足供分析之用？

(7) 医院记录（病历）及其他来源的信息，从体检、实验室检查、病理切片等获得的数据需表格记录否？

(8) 调查表经过试用否？其真实度与可靠度（重复性）经评估否？访问时拟使用帮助回忆的实物、模型或图片否？

(9) 调查员、质控员、病历摘录员、编码员的工作手册已编好否？须专门培训否？

(10) 组织机构、人员、设备、经费落实否？

(11) 协作单位有书面协议否？有关领导机关已批准否？将诊断根据（切片、标本、影像图片等）送到主持单位复核安排妥当否？

(12) 实验室检验项目或用仪器检测的项目所用仪器、方法、试剂是否符合标准？结果的真实度与可靠度经过考核否？

(13) 经治医院、医生是否同意提供病例和对照？是否必须取得研究对象在了解情况后的书面同意？资料、数据怎样保密？怎样保存？

第三节 病例对照研究的资料分析

病例对照研究资料分析包括描述性分析和统计性推断分析及研究效力分析，由于本教材篇幅限制，本节仅简略介绍前两个分析方法。

一、描述性分析

1. 描述研究对象的一般特征 首先对数据的一般特征如年龄、性别、职业、居住地、诊断方法和疾病类型等进行描述，即计算出各种特征的均数和构成比，从而对资料的一般情况有一定的了解。

2. 均衡性检验 比较病例组与对照组研究因素以外的各特征是否近似或齐同，来鉴定两组资料是否具有良好的可比性。要根据资料的类型和分布特点选择适当的检验方法，如资料属于计量资料（又称数值变量资料）且服从正态或近似正态分布，可使用 t 检验；如果资料属于计数资料（又称分类变量资料）且符合 χ^2 检验的条件，可采用 χ^2 检验。采用哪种均衡性检验方法最合适，请参考统计学书籍。

二、统计性推断分析

暴露与疾病有无统计学关联需要进行假设检验，一般资料适合采用 χ^2 检验，具体方法参见统计学有关讲述。

若某因素与某疾病存在联系，则可以进一步估计其联系的强度。联系的强度可用相对危险度（relative risk，RR）来表示。相对危险度是暴露组的发病率或死亡率与非暴露组的发病率或死亡率之比，其本质为率比（rate ratio）或危险比（risk ratio）。它说明暴露组发病或死亡的概率为非暴露组的多少倍。详见队列研究一章。

但是，病例对照研究一般无法得到暴露组与非暴露组的观察人数，故不能计算发病率或死亡率，亦就不能直接计算相对危险度。只能计算比值比(odds ratio，简称 OR)也称优势比来估计相对危险度。比值(odds)是指某事物发生的可能性与不发生的可比性之比。比值与概率(probability)是两种不同的概念。概率的分母中包含未发生事件数，而比值的分母中不包含未发生事件数。因此比值取值在 0～∞ 之间，而概率取值在 0～1 之间。主要是分析暴露与疾病有无统计学关联，以及关联强度的大小。病例对照研究资料可以整理成表 6-6。

表 6-6　病例对照研究资料整理表

暴露史或特征	病例	对照	合计
有	a	b	$a+b=n_1$
无	c	d	$c+d=n_0$
合计	$a+c=m_1$	$b+d=m_0$	$a+b+c+d=T$

在病例对照研究中，病例组的暴露比值为

$$\frac{a/(a+c)}{c/(a+c)} = a/c$$

对照组的暴露比值为：

$$\frac{b/(b+d)}{d/(b+d)} = b/d$$

因此：

$$比值比（OR）= \frac{病例组的暴露比值(a/c)}{对照组的暴露比值(b/d)} = \frac{ad}{bc} \tag{6-8}$$

OR 的含义与 RR 近似，指暴露者的疾病危险性为非暴露者的多少倍。OR>1 说明疾病的危险度因暴露而增加，暴露与疾病之间为"正"相关，说明暴露是疾病的危险因素；OR<1 说明疾病的危险度因暴露而减少，暴露与疾病之间为"负"相关，此时暴露可能为疾病的保护性因素。但是，在不同发病率和不同患病率的情况下，OR 与 RR 是有差异的，疾病率小于 5% 时，OR 极好近似 RR。还有一个有趣的现象，无论以暴露比值和非暴露比值计算，还是以有病比值与无病比值计算，OR 恒等于 ad/bc。

（一）不匹配或成组匹配设计的资料分析

1. 将每个暴露因素可整理成表 6-7 的四格表形式　例如，一项关于口服避孕药(OC)与心肌梗死关系的病例对照研究，结果见表 6-7。

表 6-7　口服避孕药(OC)与心肌梗死(MI)关系的病例对照研究结果

OC	病例(MI)组	对照组	合计
+	39	24	63
−	114	154	268
合计	153	178	331

2. 检验暴露与疾病的统计学联系　根据该实例提供的结果，可以使用 χ^2 检验专用公式(6-9)进行假设检验。

$$\chi^2 = \frac{(ad-bc)^2 n}{(a+b)(c+d)(a+c)(b+d)}$$

$$= \frac{(39 \times 154 - 24 \times 114)^2 \times 331}{63 \times 268 \times 153 \times 178} = 7.70$$

(6-9)

$\chi^2_{0.01(1)} = 6.63$，本例 $\chi^2 = 7.70 > 6.63$，则 $P < 0.01$。

结论：拒绝无效假设，认为两组暴露率有统计学意义。

3. 计算暴露与疾病的联系强度 *OR*

$$OR = \frac{ad}{bc} = \frac{39 \times 154}{24 \times 114} = 2.20$$

4. 估计 *OR* 的可信区间(confidence interval，*CI*)　上述计算的 *OR* 是关联程度的一个点估计值，但是估计值总是有其变异性的，计算出这个变异的区间有助于进一步了解联系的性质及程度，因此，需对 *OR* 估计其可信区间。一般采用95%的可信限，若可信区间不包括1.0，即可认为该 *OR* 在 $\alpha=0.05$ 水平上有统计学意义。可用 Miettinen 卡方值法(6-10)或 Woolf 自然对数转换法(6-11)计算。

$$OR_L, OR_U = OR^{(1 \pm Z/\sqrt{\chi^2})}$$

(6-10)

Z 为正态离差值，*OR* 95%可信限 *Z*=1.96，*OR* 90%可信限 *Z*=1.645

$$\exp[\ln OR 95\% CI] = \exp[\ln OR \pm 1.96 \times \sqrt{Var(\ln OR)}]$$

(6-11)

其中：$Var(\ln OR) = 1/a + 1/b + 1/c + 1/d$

本例用 Miettinen 卡方值法计算：

$$OR 95\% CI = 2.20^{(1 \pm 1.96/\sqrt{7.70})}$$

$$OR_U = 2.20^{(1 + 1.96/\sqrt{7.70})} = 3.84$$

$$OR_L = 2.20^{(1 - 1.96/\sqrt{7.70})} = 1.26$$

可信区间的计算除了有助于估计变异范围的大小外，还有助于检验 *OR* 的判断意义，如区间跨度越大，判断暴露与疾病危险联系强度比较弱。据有人采用 SAS 自编程序的比较，Miettnen 卡方值法估计的置信区间的范围比较窄，因此其计算置信区间的精确度比较高。Woolf 自然对数转换法是建立在 *OR* 方差的基础上，主要使用表格中的原始数据，而 Miettnen 卡方值法计算 *OR* 的置信区间直接使用未经过校正的卡方值，和卡方值的联系比较大。

最后结论：口服避孕药增加患心肌梗死的风险，有口服避孕药史者发生心肌梗死的危险是无口服避孕药史者的2.2倍，95%的可信区间为1.26～3.84。

（二）不匹配分层资料分析

病例对照研究在设计阶段可采用限制进入和匹配的方法控制混杂因素。限制是指对选择研究对象的范围加以限制，如混杂因素为列名变量(离散变量)可限定只采用某一类或几类对象(如性别、职业、地区等)，如为连续变量可限定只采用某一范围内(如年龄组、段)的对象。其目的都是得到比较匀质的研究对象。如果一个因素在各对象间无差别或差别很小，它就不可能起到混杂作用，也就是得到了控制。在分析阶段采用的控制混杂因素的方法有分层、标准化和多元分析。其中以分层分析最常用。

分层就是把样本按照一个或多个混杂因子的暴露有无或作用程度而划分为若干个组，也就是"层"，再分别在每一层内分析所研究暴露与疾病的联系，计算各层的 OR。如果各层具有齐性，则可以计算总的 OR，即各层 OR 的合并 OR。因其方法系 Mantel 与 Haenszel 所开发，所以通常记作 OR_{MH}。因在同一层内作为分层标志的因子对病例组与对照组的作用都是相同的，所以对所研究的暴露与疾病的联系便不会发生混杂作用。其原理与匹配相同，实际上 1∶1 匹配就是一种最细的分层，每层只包括一个病例与一个对照。合并 OR 是概括各层 OR 的一个指标。现结合实例就分层分析的步骤和方法介绍如下。

1. 分层分析资料整理　见表 6-8。

表 6-8　第 i 层内病例与对照按暴露有无分组

组别	病例	对照	合计
暴露	a_i	b_i	m_{1i}
未暴露	c_i	d_i	m_{0i}
合计	n_{1i}	n_{0i}	n_i

仍以表 5-7 资料为例，OR=2.20，OR95%CI=1.26～3.84，χ^2=7.70，P<0.01。可见口服避孕药与心肌梗死有强联系，但已知年龄与心肌梗死也有强联系，而妇女口服避孕药与年龄有关。因此，为了分析口服避孕药与心肌梗死显示出的联系是否可能与年龄有关，或年龄是否可能是一个混杂因素，可采用分层分析。按是否年龄大于或小于 40 岁分为两层，再分析口服避孕药与心肌梗死的联系，结果见表 6-9。

表 6-9　按年龄分层的结果

OC	<40 岁 病例	<40 岁 对照	<40 岁 合计	≥40 岁 病例	≥40 岁 对照	≥40 岁 合计
服用	21	17	38	18	7	25
未服	26	59	85	88	95	183
合计	47	76	123	106	102	208

2. 计算各层的 OR　<40 岁 OR=2.80，χ^2=6.77；≥40 岁 OR=2.78，χ^2=5.04。两层的 OR_i 均大于不分层时的 OR，说明年龄对口服避孕药与心肌梗死的发病危险起着混杂作用，但是，年龄与口服避孕药与心肌梗死究竟是何关系，还需要进一步的分析。

（1）进一步分析非暴露组（不服用避孕药）年龄与心肌梗死的关系。资料整理见表 6-10。

表 6-10　未服避孕药组年龄与心肌梗死的关系

发病	<40 岁	≥40 岁
病例	26	88
非病例	59	95

结果 OR=0.48，χ^2=7.27，说明年龄与心肌梗死有关联，年龄越小危险性越低（年龄小有保护作用）。

（2）再分析对照组（非病例组）年龄与口服避孕药的关系。资料整理见表 6-11。

表 6-11 非病例组年龄与口服避孕药的关系

暴露	<40 岁	≥40 岁
OC	17	7
无 OC	59	95

结果 $OR=3.91$，$\chi^2=8.89$，说明年龄与口服避孕药也有关联。年龄也不是 OC 与 MI 的中间环节，故认为年龄是研究 OC 与 MI 关系时的混杂因素。

当两层的 OR 接近时，说明两个资料是同质(homogeneous)，可以计算总的 OR。该例两层的 OR 分别是 2.80 和 2.78，非常接近，可以计算合并的 OR。如果两层数值不是如此接近，检验是否同质可用 Woolf 的齐性检验法检验，见统计学教材。

3. 计算 OR_{MH} 用公式(6-12)计算。

$$OR_{MH}=\sum(a_i d_i/t_i)\sum(b_i c_i/t_i)$$

$$OR_{MH}=\frac{(21\times 59)/123+(18\times 95)/208}{(26\times 17)/123+(88\times 7)/208}=2.79 \tag{6-12}$$

4. 计算总的卡方值 用公式(6-13)计算。

$$\chi^2_{MH}=(\sum a_i-\sum E_{a_i})^2/\sum V_{a_i} \tag{6-13}$$

式中 $\sum E_{a_i}$ 为 $\sum a_i$ 的理论值：

$$\sum E_{a_i}=\sum m_{1i}n_{1i}/t_i$$

式中 $\sum V_{a_i}$ 为 $\sum a_i$ 的方差：

$$\sum V_{a_i}=\sum_{i=1}^{i}\frac{m_{1i}m_{0i}n_{1i}n_{0i}}{t_i^2(t_i-1)}$$

结果：$\chi^2_{MH}=11.78$，总卡方值较分层前增大，检验效能得到提高。

5. 估计总 OR 的 95% CI 仍可用 Miettinen 式计算，见公式(6-10)。

结果 OR_{MH} 95%CI 为 1.55~5.01，不包含 1.0，说明口服避孕药增加心肌梗死的发病危险，而年龄起着混杂作用。

6. 计算标准化 OR 当分层后各层间 OR 相差较大时，不宜计算总的 OR 及卡方值。这时可以计算标准化死亡比(standard mortality ratio，SMR)或标准化率比(standard rate ratio，SRR)，即可以说明暴露组与非暴露组死亡率或发病率的比值，来估计总的暴露与疾病的关联程度。SMR 是对病例组有暴露史者进行标化，SRR 是对病例组无暴露史者进行标化。计算见公式(6-14)和(6-15)。

$$SMR=\frac{\sum a_i}{\sum(b_i c_i/d_i)} \tag{6-14}$$

$$SRR=\frac{\sum(a_i d_i/b_i)}{\sum c_i} \tag{6-15}$$

(三)分级暴露资料分析

暴露因素不仅只有"有或无"两种情况，有时能够获得不同暴露水平(或等级)的资料，这时可以分析暴露与疾病的剂量反应关系，能够增强因果关系推断的证据性。

1. 将资料整理成列联表 见表6-12。

表6-12 分级暴露资料整理表

暴露水平	x_0	x_1	...	x_i	合计
病例 a	a_0	a_1	...	a_i	n_1
对照 b	b_0	b_1	...	b_i	n_2
合计	m_0	m_1	...	m_i	n

例如,1956年Doll和Hill开展的男性吸烟与肺癌关系的病例对照研究,吸烟数量与肺癌的关系,见表6-13。

表6-13 男性吸烟量与肺癌关系的研究

	每日吸烟支数				合计
	0	1-	5-	15-	
病例组	2	33	250	364	649
对照组	27	55	293	274	649
合计	29	88	543	638	1298
OR	1.00	8.10	11.52	17.93	

2. 统计学检验 χ^2=43.15,自由度 v=3,P<0.001。

3. 估计 OR 通常以不暴露或最低暴露为参照组,分别计算各暴露水平的 OR。本例以不暴露(不吸烟)为参照组,结果见表6-13。

4. χ^2 趋势检验 自由度为1的 χ^2 趋势检验公式(6-16)。

$$\chi^2 = \frac{[T_1 - (n_1T_2/n)]^2}{Var} \tag{6-16}$$

其中:

$$Var = \frac{n_1n_2(nT_3 - T_2^2)}{n^2(n-1)} \tag{6-17}$$

$$T_1 = \sum_{i=0}^{i} a_i x_i$$

$$T_2 = \sum_{i=0}^{i} m_i x_i$$

$$T_3 = \sum_{i=0}^{i} m_i x_i^2$$

以表5-13资料为例:

T_1=33×1+250×2+364×3=1625
T_2=88×1+543×2+638×3=3088
T_3=88×1^2+543×2^2+638×3^2=8002

$$Var = \frac{649 \times 649(1298 \times 8002 - 3088^2)}{1298^2 \times (1298-1)} = 164.00$$

$$\chi^2 = \frac{[1625 - (649 \times 3088/1298)]^2}{164.0039} = 40.01$$

自由度为 $v=1$，$P<0.01$。结果说明该剂量反应趋势有统计学意义。

(四) 1∶1 匹配设计的资料分析

在病例对照研究中，常常应用配比方法，即将病例与对照按 1∶1 或 1∶M 配成对，在调查或分析时均将此一组病例和对照作为一组而不要拆开。在此先介绍 1∶1 匹配设计的资料分析方法。

1. 资料整理构架 将资料按下列格式整理，见表 6-14。

表 6-14 配比病例对照研究资料整理构架

对照	病例 有暴露史	病例 无暴露史	合计（对子数）
有暴露史	A	b	a+b
无暴露史	c	d	c+d
合计（对子数）	a+c	b+d	a+b+c+d = n

注：表内 a、b、c、d 分别代表对子数，如 a 代表病例和对照均有暴露的对子数，b 代表病例无暴露而对照有暴露的对子数，c 代表病例有暴露而对照无暴露的对子数，d 代表病例和对照均无暴露的对子数。

例如，Sartwell 等研究了美国妇女口服避孕药与患血栓栓塞的关系。共调查了 175 对病例与对照。对象是在 1964～1968 年从 5 个美国城市选择的 15～44 岁妇女，并以 1∶1 配对方法选择对照。然后调查她们在入院前一个月内是否使用避孕药，其调查结果见表 6-15。下面结合该案例介绍 1∶1 匹配设计资料的分析方法。

表 6-15 口服避孕药史与血栓栓塞关系的配对研究

对照	病例 有用避孕药史	病例 无用避孕药史	合计
有用避孕药史	10	13	23
无用避孕药史	57	95	152
合计	67	108	175

2. 检验暴露与疾病的统计学联系 根据该实例提供的结果，可以使用 1∶1 匹配资料的 χ^2 检验公式或校正公式进行假设检验。1∶1 匹配资料的 χ^2 检验公式(6-18)和校正公式(6-19)如下。

$$\chi^2 = \frac{(b-c)^2}{(b+c)} \tag{6-18}$$

$$\chi^2 = \frac{(|b-c|-1)^2}{(b+c)} \tag{6-19}$$

该例 $b+c>40$，可使用 1∶1 匹配资料的 χ^2 检验公式(6-18)。

$$\chi^2 = \frac{(b-c)^2}{(b+c)} = \frac{(13-57)^2}{13+57} = 27.66$$

$P<0.05$，说明口服避孕药史与血栓栓塞有统计学关联。

3. 计算 *OR* 使用下式(6-20)。

$$OR=c/b=57/13=4.40 \tag{6-20}$$

4. 计算 *OR* 的 95% *CI*，根据式 5-10。

$$OR95\%CI = 4.40^{(1\pm 1.96/\sqrt{27.66})}$$

5. 结论 以上结果说明，所研究的美国妇女某种避孕药暴露史与患血栓栓塞有联系，口服避孕药史者发生血栓栓塞的危险是非口服避孕药史者的 4.4 倍，95% 的 *CI* 在 2.5～7.6。

(五) 1∶2 匹配设计的资料分析

1. 资料整理成分析表格 以人工流产史与宫外孕关系的研究为例，调查了 18 个"对子"中每个研究对象既往人工流产史，结果见表 6-16。

表 6-16 人工流产史与宫外孕关系的 1∶2 匹配研究

病例组	对照组 两个都有暴露++	只有一个暴露+-	两个都无暴露--
有暴露(+)	1(*a*)	6(*b*)	5(*c*)
无暴露(−)	0(*d*)	1(*e*)	5(*f*)

注：式中"+"表示有人工流产史、"−"表示无人工流产史；*a*、*b*、*c*、*d*、*e*、*f* 分别表示 1∶2 匹配后出现 6 种结果分别的对子数。

2. 统计学检验 采用下式(6-21)。

$$\chi^2 = \frac{[|b-E(b)+c-E(c)|-0.5]^2}{V(b)+V(c)} = \frac{[|6-4+5-2|-0.5]^2}{1.33+1.33} = 7.59 \tag{6-21}$$

式中 *b*、*c* 的期望值：

$$E(b) = \frac{2}{3}(b+d) = \frac{2}{3}(6+0) = 4.0$$

$$E(c) = \frac{1}{3}(c+e) = \frac{1}{3}(5+1) = 2.0$$

b、*c* 的方差：

$$V(b) = \frac{2}{9}(b+d) = \frac{2}{9}(6+0) = 1.33$$

$$V(c) = \frac{2}{9}(c+e) = \frac{2}{9}(5+1) = 1.33$$

自由度 $\nu=1$，$P<0.05$，说明人工流产史与宫外孕有统计学关联。

3. 估计 *OR* 使用下列公式(6-22)。

$$OR = \frac{b+2c}{2d+e} = \frac{6+2\times 5}{2\times 0+1} = 16.0 \tag{6-22}$$

4. 估计 OR 95% CI 使用下列公式(6-23)。

$$\exp[(1\pm 1.96/\sqrt{\chi^2})\ln OR] \qquad (6-23)$$
$$= \exp[(1\pm 1.96/\sqrt{7.59})\ln 16.0] = \exp[0.801, 4.744] = 2.23 \sim 114.89$$

5. 结论 以上分析结果表明，人工流产史可增加宫外孕的风险，有人工流产史的妇女怀孕后患宫外孕的危险是无人工流产史的 16 倍，95%的 CI 为 2.23～114.89。

(六) 1∶M 匹配设计的资料分析

在罕见病的病因研究中，由于病例数极少，采用匹配的方法能够提高检验效率，一般认为 1∶1 匹配是最浪费信息的设计，当病例是罕见的疾病而对照相对较易获得的时候，常采用 1∶M 匹配，1∶M 匹配的设计一般最多匹配数为 4，匹配数量继续增加，检验效能增加幅度将越来越低。

1. 整理成分析表 见表 6-17。

表 6-17　1∶M 匹配设计的资料分析

病例暴露史	对照中有暴露史数(j)						
	0	1	2	3	4	…	合计
有[$n_j^{(+)}$]	a	b	c	d	e	…	…
无[$n_j^{(-)}$]	f	g	h	i	j	…	…

注：表中 a、b、c、d …均表示相应的"对子"数

2. 在假设检验前，先计算下列统计量 使用下列一组公式。

$$m_j = n_{j-1}^{(+)} + n_j^{(-)}$$

$$T_1 = \sum_{j=0}^{m} n_j^{(+)}$$

$$T_2 = \sum_{j=0}^{m} jm_j/(m+1)$$

$$T_3 = \sum_{j=0}^{m} j(m+1-j)m_j/(m+1)^2$$

3. 估计 χ^2 值 使用下列公式(6-24)。

$$\chi_{MH}^2 = (|T_1 - T_2| - 0.5)^2 / T_3 \qquad (6-24)$$

式中 T_1 表示病例实际暴露的频数，T_2 表示理论频数，T_3 代表 j 个方差的和。

4. 估计优势比 (OR) 使用下列公式(6-25)。

$$OR_{MH} = \sum_{j=0}^{M}(M-j)n_j^{(+)} \bigg/ \sum_{j=0}^{M} jn_j^{(-)} \qquad (6-25)$$

公式中 M 为匹配数，$n_j^{(+)}$ 为病例有暴露史同时对照中有 j 个暴露史的"对子"数($M+1$)，$n_j^{(-)}$ 为病例无暴露史而对照中有 j 个暴露史的实际"对子"数。

5. 估计 OR 95% CI 可用 Miettinen 式计算，见公式(6-10)。

(七) 多因素分析

随着计算机的广泛普及和流行病与卫生统计学分析软件的开发与应用，对于探讨疾病危险因素并揭示因素间的交互作用、控制混杂发挥了积极作用。目前普遍使用的有 SPSS 和 SAS 软件，关于软件的使用方法参见有关书籍，本教材仅就分析中需要注意的几个问题简单介绍。

1. 建立数据库　常使用 SPSS 或 Excel 软件建立数据库。然后录入数据、逻辑校对和审核。

2. 变量的赋值与变量的变化　在调查表中对变量的命名和赋值是为了调查需要，但未必能够满足多因素分析的要求。例如，在研究许多疾病的危险因素时，研究对象职业不能作为等级资料进行分析，即用"1"代表农民、"2"代表学生、"3"代表个人……等是错误的，应该使用哑变量。又如，调查问卷设计的家庭年人均经济收入分 5 个等级，但是，调查结果显示各层人数较少、统计效应很低、随机误差较大，因此，就需要根据该项结果的分布情况重新划分等级。所以，多因素分析结果的报告须同时报告变量赋值方法。

3. 正确解释分析结果　实际应用中，常常看到报告结果与解释不一致甚至相左的现象。因此，对分析结果的解释，必须结合专业知识，当采用专业知识不能解释时，需要从以下几个方面进行考虑：①是否是一个新的发现；②是否是赋值错误；③运用的程序步骤、命令等是否不当。

第四节　病例对照研究的偏倚及其控制

病例对照研究是一种回顾性观察研究，容易产生偏倚。这些偏倚可以通过严谨的设计、严格的实施和细致的分析加以识别、减少和控制。常见的偏倚包括选择偏倚、信息偏倚、错误分类偏倚和混杂偏倚。

一、选择偏倚

选择偏倚（selection bias）是指由于选入的研究对象与未选入者在某些特征上存在差异而引起的系统误差。常发生在研究的设计阶段，特别是在医院选择病例和对照时，更易产生。由于医院收治患者时有不同的选择，患者进医院时也有不同的选择，不同病种亦有不同的入院条件，造成了不同的入院率，后者使病例组与对照组缺乏可比性。这使研究的病例或对照不能代表相应的人群。入院率不同实际上是选择概率的不同，从而引入了误差，使无关的特征与疾病出现假联系，这种偏倚称选择偏倚。常见的偏倚有入院率偏倚、现患-新发病例偏倚、检出症候偏倚、时间效应偏倚等，见流行病学研究中的偏倚与控制一章。

二、信息偏倚

病例对照研究中常见的信息偏倚（information bias）有回忆偏倚和调查者偏倚。

1. 回忆偏倚　回忆偏倚（recall bias）是指被调查对象在回忆过去的暴露史或既往史时，其完整性与准确性存在系统误差而引起的偏倚。在病例对照研究时，若选用的对照组是来自社区的一般人群，因其对过去的暴露经历更容易遗忘或不予重视，而病例组对过去暴露经历会认真回忆并提供有关信息，故造成比较组间的差别而产生回忆偏倚。

2. 调查偏倚　调查偏倚(investigation bias)可能来自于调查对象也可能来自于调查者。若调查者事先知道被调查者的患病情况，从而在调查收集资料时，自觉或不自觉地采取不同的方法或不同的深度和广度去询问或者收集有关可疑致病因素，导致两组间产生系统误差，称为调查者偏倚。另外，病例与对照的调查环境和条件不同，或者调查技术、调查质量不高等均可产生调查偏倚。

例如，研究服用避孕药妇女患血栓栓塞的危险性，研究者从有关报道中得知避孕药和血栓形成有联系，那么在询问和记录有关的资料时，对血栓性静脉炎的妇女的记录很可能要比没有静脉炎的妇女更为详细，由此得出的口服避孕药和血栓栓塞之间的联系，可能是采集病史时的偏倚所致。

三、错误分类偏倚

错误分类偏倚(misclassification bias)也可以认为是信息偏倚的一种类型。该偏倚是由错误分类造成的，错误分类是指将一个调查对象或某个特征错误地分到不是它所属的类别中。例如，将一个病例错误地认为是健康人而分到对照组中去，或者将假阳性分到阳性者中，把假阴性分到阴性者中去。暴露因素或者是疾病都会因错误分类而发生偏倚。如果诊断实验的灵敏度与特异度在两组间相同，或暴露史的真阳性率和真阴性率相同，则错误分类的影响是相同的，偏倚会缩小联系的强度。相反，如果真阳性率和真阴性率在两组间不同，则错误分类的影响在两组是不同的，偏倚会缩小或夸大联系的强度。详见流行病学研究中的偏倚及其控制一章。

四、混杂偏倚

混杂偏倚(confounding bias)即所研究因素的影响与其他外部因素的影响混在一起，不能分开的状况。它歪曲了暴露对疾病的影响，这种歪曲是由于其他因素是疾病的危险因素并和暴露又有联系而引起的，这些其他因素称混杂因素(confounding factor)。年龄、性别和许多疾病与许多暴露都有联系，所以是最常见的混杂因素。例如，在研究吸烟与肺癌的关系中，年龄是一混杂因素，因为年龄与吸烟有联系，而且年龄是肺癌的危险因素。所以年龄因素会混杂或歪曲吸烟对肺癌的影响。

五、偏倚的控制

病例对照研究的偏倚应在设计阶段、实施阶段和资料分析阶段加以控制。

设计阶段：应加强科学设计。在选择对象时，尽可能采用随机抽样原则，如果在医院选择病例，则应从多个医院选择研究对象，并尽可能采用新发病例。

实施阶段：调查或检查收集信息时，变量最好用客观指标，减少调查偏倚。如有无应答现象应设法调查，做好说服动员，讲究调查技巧，不辞辛劳多次重复调查，在分析时要对无应答的影响做出特别分析。

资料整理分析阶段：应注意病例与对照两组的均衡性。并利用分层分析方法、多因素分析方法处理，以排除混杂因素的作用。

由于流行病学研究中的偏倚及其控制还有专门的章节介绍，因此，本章仅就病例对照研究中经常出现的偏倚类型进行了简略讲解。

第五节 病例对照研究的优点与局限性

病例对照研究虽然是最常用的流行病学研究方法,但是和其他流行病学研究方法一样,都有其优点和局限性。

1. 优点 病例对照研究与队列研究相比较具有如下优点。

(1)特别适合于罕见病的研究。对于罕见病的研究,由于疾病发病率极低、病例数很少,队列研究难以得出结果,甚至不可能。而病例对照研究不但可以实施,而且得出的研究因素与疾病的联系强度 OR 近似 RR,能够更好地反映因素与疾病的联系强度。

(2)节省人、财、物力,并容易组织。病例对照研究是以现有的病例和对照进行回顾性调查研究,收集资料后可在短时间内得到结果,可以较快地得到危险因素的估计。

(3)既可广泛探讨疾病的危险因素,又可检验病因假设,而且广泛应用于许多方面。如暴发调查、疫苗的免疫效果评价等。

(4)在一次调查中可以同时调查多个因素与一种疾病的关系,当一种疾病病因不明需探讨多种因素的作用时较合适。

2. 局限性 病例对照研究与队列研究相比较具有以下主要局限性。

(1)不适合用于研究在人群中暴露比例很低的因素。假如某研究因素在人群暴露比例很低,在样本量较少时,可能难以提供人群实际暴露比例,产生较大的抽样误差。

(2)易产生选择偏倚、信息偏倚、混杂偏倚。病例对照研究病例来源常选择就诊或住院的新病例,而未就诊或住院的患者的某些特征可能与研究的病例不同而产生选择偏倚,即研究的病例不能代表全部病例。对照也常不能代表所属的人群,也易产生选择偏倚。调查时需要被调查者通过回忆既往若干暴露史,难以避免回忆偏倚。混杂偏倚也是病例对照研究常见的偏倚,需要在设计、实施和资料整理分析阶段加以控制。

(3)暴露与疾病的时间关系常难以判断,验证病因的效力相对较低。

(4)不能计算率,也不能直接估计相对危险度,只能用比值比来估计暴露的发病风险。病例对照研究中不知道总人口中的病例数和无病者人数,一般不能计算发病率、死亡率,故不能直接估计相对危险度。

在临床工作中临床医生可以借鉴病例对照研究的基本原理评价疗效、药物的不良反应、疾病预后等问题。就某疾病来讲,如果少部分患者发生病情恶化或并发症时,可用病例对照研究方法评价疗效。用病例对照研究方法评价疗效时,可选择已发生恶化或并发症的患者为"病例组",选择未发生恶化或并发症的患者为"对照组"。然后比较这两组患者所接受的治疗措施或药物。如果"病例组"接受某种治疗措施或药物的频率低于"对照组",可以认为这种疗法有一定效果。

(李志华)

思 考 题

1. 病例对照研究主要类型有何特点?

2. 病例对照研究中病例和对照如何选择？
3. 试述病例对照研究资料的分析方法的步骤。
4. OR 与 RR 的区别与联系。
5. 病例对照研究与队列研究比较有哪些优缺点？
6. 如何克服病例对照研究中的偏倚？
7. 试以某疾病为例设计一个病例对照研究方案。

第七章 实验流行病学

实验流行病学（experimental epidemiology）研究又称流行病学实验（epidemiological experiment）研究，是流行病学重要的研究方法之一，是在研究者的控制下，对研究对象施加某种干预措施，观察对疾病或健康状况的影响，从而判断干预措施效果。这类研究方法在临床治疗和疾病预防措施的科学评价和筛选、医疗卫生政策、健康教育及诊断技术效果评估等方面起着举足轻重的作用，已被视为评价干预措施有效性的标准方法。

案例 7-1　血源性乙肝疫苗现场实验的背景

乙型病毒性肝炎（乙肝）的自动免疫制品是美国学者 Krugman 于 1971 年首次宣告试验成功的，他将乙肝表面抗原（HBsAg）阳性者血清 1∶10 稀释后，加热灭活，初步试验证明其失去感染性而保留抗原性，保护率可达 70%，这一研究结果引起了美国 Merck 药物和生物制品所 Hilleman 的极大关注，他将含 HBsAg 的血清提纯并用福尔马林灭活，制成高纯度的 HBsAg 疫苗，并证明这种疫苗在安全性和保护作用方面更加成熟和可靠，称之为血源性乙肝疫苗。

乙肝血源性疫苗能否应用于人群预防接种，成为摆在流行病学工作者面前亟待解决的问题，为了考核这种疫苗的流行病学效果，需要进行现场试验，即流行病学试验研究。

美国著名的肝炎流行病学专家 Szmuness 于 1978~1980 年领导研究小组，采用随机、双盲、安慰剂对照的试验方法，进行了一次较大规模的乙肝血源性疫苗流行病学效果评价。

第一节　概　述

流行病学实验研究与观察性流行病学研究共同构成流行病学研究的重要方法。观察是指对自然现象或过程的"袖手旁观"，而实验是指对研究对象要有所"介入"或"安排"，即在人为控制下进行观察。流行病学实验亦称实验流行病学或干预试验，研究者不是客观地去了解人群中每一个体的暴露情况，而是根据研究目的，按照事先确定的随机方案，将受试者随机分配到实验组和对照组，对试验组人为地施加或减少某种处理因素，对照组给予对照措施或不施加任何措施，然后比较分析两组人群在结局及效应上的差异。由于流行病学实验研究的对象是人群，不能像在实验室里的动物实验那样能够严格的控制实验条件，因此流行病学"实验"用"试验"表述。这类研究方法在临床治疗和疾病预防措施的科学评价和筛选、医疗卫生政策、健康教育及诊断技术效果评估等方面起着举足轻重的作用，已被视为评价干预措施有效性的标准方法。但流行病学试验研究在方法学发展和科学性不断完善方面经历了漫长的历程。

一、发展简史

经典的实验流行病学是用动物实验研究宿主及环境因素，确定这些因素对动物群中疾病的发生、发展的影响及其流行规律。由于疾病的发生受遗传、生化、生理及其所处的社会环境与自然环境的影响，而且这些影响在人与动物间有明显差异，因此动物实验的结果不能直接用于阐明人群中疾病的发生及其流行规律。

应用试验的方法研究疾病在人群中的现象，验证某种防治措施的效果，最早要追溯到 18 世纪。1747 年，英国医生 James Lind 尝试用临床试验的方法来探讨坏血病（维生素 C 缺乏症）的病因及其治疗方法。他将 12 名病例分成 6 个小组，每组给予不同的治疗，其中一组病例每日服用橙子和柠檬作为治疗方法，其他组则分别给予苹果酒、醋或海水等。结果发现服用橙子和柠檬组的 2 名病例病情迅速好转，而其他病例病情变化不大。此外，19 世纪高木兼宽关于脚气病的治疗试验，以及 20 世纪初 Goldberg 关于糙皮病的治疗试验都是经典的实验研究的例子。

但实验流行病学来源于 1919 年英国学者 Topley 首先提出的"实验流行病学方法"，几乎同时期英国学者 Wilson 和 Greenwood、德国学者 Neufeld 及美国学者 Webster 等都曾先后以实验流行病学为题报告了动物群感染模型。

流行病学试验常用于生物制品预防及药物的防治效果评价。早期的实例如 1921 年卡介苗的问世，但 30 年后其效果才通过正确的流行病学试验研究被肯定。又如 1946～1950 年 Taylor 关于百日咳疫苗的预防试验，以及 1962 年南斯拉夫伤寒委员会报告了在 6 万多人群中进行的随机化对照预防试验研究的结果后，首次明确地肯定了石炭酸菌苗的预防效果。迄今最大规模的人群试验是 1955 年 Francis 进行的 Salk 疫苗现场试验，试验对象近 100 万在校儿童，此项研究对脊髓灰质炎的预防奠定了坚实基础。近 20～30 年来流行病学试验得到比较广泛的重视和应用，19 世纪 60 年代以来，针对非传染病的社区试验开始增多，如美国 1970～1976 年针对冠心病多危险因素的干预试验。1980～1983 年在英国 Leeds 市的 Smithells 和威尔式国立医院 Laurence 等先后开展了投叶酸和多种维生素或改善孕妇膳食，以降低神经管缺陷复现率（recurrence rate）的效果观察。

在国内，1963 年天津医学院、河北医学院、河北地方病防治所在承德市郊开展了以碘盐作为干预措施防治地方性甲状腺肿大的现场试验。1979 年前后中国医学科学院卫生研究所在东北克山病地区开展了向人群投硒制剂以预防克山病的现场试验；1979 年苏德隆等在江苏启东进行了关于水源与肝癌发生关系的类实验（quasi-experiment）；在这个时期，武汉、北京及长春等生物制品研究所组织了全国各省、市卫生防疫站进行了关于流脑多糖体菌苗、痢疾活菌苗及腮腺炎疫苗的人群流行病学试验等。20 世纪 80 年代以来，我国开始开展一些大规模的多中心临床试验，广泛覆盖心脑血管疾病、肿瘤、糖尿病、出生缺陷等非传染性疾病和意外伤害及传染病的防治研究，如中国老年收缩期高血压试验，以及对卫生管理、保健设施和保健项目的评价等。

二、流行病学试验研究的基本特点

流行病学试验研究是将来自同一总体的研究对象（患者或正常人）随机分为试验组和对照组，研究者对试验组人群施加某种干预措施或除去某种因素后，随访观察一段时间并比较两组人群疾病或健康状态的改变，对比分析试验组与对照组之间效应上的差别，以判断其效果的一种前瞻性、试验性的研究方法。

流行病学试验必须具备以下四个特点：

1. 前瞻　它是前瞻性研究，即必须随访观察研究对象，这些对象虽不一定从同一日开始，但必须有明确的观察起止点。

2. 干预　必须对至少一组研究对象施加由研究者所控制的干预措施，该干预措施可以是药物、疫苗或某种治疗方法等。

3. 随机　研究对象是来自同一个总体的随机抽样获得的人群,并在分组时采取严格的随机分配原则。

4. 对照　必须有与试验组平行的对照组,要求在开始试验时,两组在有关各方面必须相当近似或可比,这样试验结果的组间差别才能归之于干预处理的效应。

根据上述特征可以看出,流行病学试验研究方法有其独到之处。如描述流行病学和分析流行病学是用观察法进行研究,研究对象可以随机抽样,但不能随机分组。与描述性研究相比,试验性研究还有一个明显特征是能够验证假设;与分析性研究相比,试验性研究在检验效应能力上比任何分析性研究都强得多,往往可以作为一系列假设检验的最终手段而作出较肯定性的结论。其基本原因就是干预措施由研究者所控制,研究人群的分组是随机的,从而对结局作解释时能够较好的排除外部因素的干扰作用。

三、与队列研究的异同

有人认为,流行病学试验研究本质上是一种队列研究的特例,因为具有如下共同点。
(1) 流行病学试验研究与队列研究均属于前瞻性研究。
(2) 两者都要求除研究因素(队列研究称暴露因素,试验研究为干预因素)以外,其他因素在两组要有可比性。
(3) 两者都可以针对某一可疑病因或因素进行研究,即都可以用来验证病因假设。

不同点如下:
(1) 试验研究是研究同质的两组或多组人群,对试验组给予某种干预,而不给对照组以干预,或仅给予对照措施。队列研究是一种观察性研究,无干预可言。
(2) 流行病学试验研究,研究对象的分组是按随机分配原则将研究对象分为试验组和对照组;队列研究,研究对象的分组不是按随机分配原则进行的,而是按研究对象是否暴露于某因素或是否具有某特征来进行分组的。
(3) 由于流行病学试验研究是在人为控制的现场条件下进行观察,而队列研究是在自然状态下进行观察,队列研究中影响研究结果的因素比流行病学试验研究更为复杂,因此在验证病因假设方面,流行病学试验研究比队列研究效力更强。

四、主 要 用 途

实验流行病学的应用范围日益广泛,其用途主要表现在四个方面。
(1) 验证病因假设,常用于疾病流行因素和病因的研究。
(2) 评价疾病的防治效果。
(3) 评价保健措施和保健效果。
(4) 评价某种新的治疗药物、疗法或制剂的效果。

第二节　实验流行病学研究类型

一、按研究对象的特征划分

试验流行病学研究的分类方法目前尚不统一,一般根据研究对象的特征可以分为现场试验、社区试验和临床试验。

(一)现场试验

现场试验(field trial)是以尚未患所研究疾病的自然人群作为研究对象，常需到"现场"(工作场所、家庭、部队、学校等)进行调查或建立研究中心。按照随机分配原则将研究对象分为试验组和对照组，试验组给予某种干预措施(如某种待试验疫苗)，对照组不给予任何干预措施或给予安慰剂，接受处理或某种预防措施的基本单位是个人，而不是人群或亚人群。常用于进行预防接种、药物预防等措施的效果评价，如本章的案例，对乙肝疫苗的预防效果的评价即属此类。为了提高试验的效率，通常在高危人群中进行研究。例如，用乙型肝炎疫苗在母亲HBsAg阳性者的婴儿中进行预防乙型肝炎感染的试验效率就较高，因为这些婴儿比母亲HBsAg阴性的婴儿感染乙型肝炎的机会高得多。

(二)社区试验

社区试验(community trial)也称为社区干预项目(community intervention program，CIP)、生活方式干预试验(lifestyle intervention trial)，是以社区人群为基础的公共卫生试验(community-based public health trial)，也是以未患所研究疾病的人群作为整体进行试验观察，常用于对某种预防措施或方法进行考核或评价。社区试验接受干预的基本单位是整个社区，有时也可以是某一人群的各个亚群，如某学校的班级、某工厂的车间或某城市的街道等。例如，评价食盐加碘预防地方性甲状腺肿的效果，将碘统一加入到食盐中，使整个研究地区的人群食用，而不是分别给予每一个体。这类研究难以贯彻随机分组的原则，如果社区比较多，也需进行随机分组，不过分组的单位是社区或亚人群，而不是个体，这种试验称为群组试验(cluster group trial)。

(三)临床试验

临床试验(clinical trial)的研究对象是患者，以患者个体为单位进行分组的试验方法。患者包括住院和未住院的患者。其基本原理和前述现场试验基本相同，常用于对某种药物或治疗方法的效果进行检验和评价。该试验中的干预措施不是一级预防，因为它不能防止疾病的发生，仅能防止疾病的复发或后遗症。例如，已患风湿热的患者定期给予抗生素，可预防复发，亦可减少风湿性心脏病的发生。

二、按设计所具备的基本特征划分

1. 真试验 真试验(true experiment)，试验流行病学研究是将研究人群随机分为试验组和对照组，研究者对试验组人群施加某种干预措施后，随访并比较两组人群的结局，以判断干预措施效果的一种试验性研究方法。

2. 类试验 又称半试验(semi-experiment)，如果一项试验研究缺少流行病学试验研究四个基本特征中的一个或几个特征，这种试验就称为类试验。类试验一般没有设立对照组，或者设立了对照组但没有做到随机分配，其特点在于：①因实际情况不允许，研究对象常不作随机分组；②研究对象数量较大、范围较广；③无平行的对照，有时有内对照或自身对照。类试验无法随机设立对照组，但仍需设立非随机对照组。例如，研究者选择甲校学生注射某种新的生物制品以预防某病，而乙校不注射，然后甲乙两校就某病的发病率进行比较评价该生物制品的预防效果。由此，类试验可分为两类，不设对照组的类试验和设对照组的类试验。

类试验常用于研究对象数量大、范围广而实际情况不允许对研究对象作随机分组的情况。

第三节 研究设计与实施

一、明确试验研究目的

设计中首先应明确试验研究的目的，要解决什么问题？是验证病因，或是为了考核某项防治措施的效果？如要考核预防措施效果，是控制个体的发病，还是控制疾病流行，设计时均应明确。通常一次试验只解决一个问题，若目的不明确，想解决的问题很多，往往适得其反。

二、选择试验现场

根据研究目的选择试验现场。例如，评价职业暴露的预防措施，需选择存在所研究暴露因素的工厂或车间为研究现场。选择试验现场通常应考虑以下几个方面：

(1)试验现场人口相对稳定，流动性小，并要有足够的数量。

(2)试验研究的事件在该地区有较高而稳定的发生率，以期在试验结束时，能有足够的发生人数达到有效的统计分析。

(3)评价疫苗的免疫学效果时，应选择近期内未发生该疾病流行的地区。

(4)试验地区有较好的医疗卫生条件，卫生防疫保健机构比较健全，登记报告制度完善，医疗机构及诊断水平较好等。

(5)试验地区(单位)领导重视，群众愿意接受，有较好的协作条件等。

三、选择研究对象

选择并确定合适的研究对象是流行病学试验研究成功与否的关键环节之一。根据研究目的选择研究对象。选择研究对象时应制订出严格的选入和排除的标准，避免某些外来因素的影响。

选择研究对象要注意以下几方面：

1. 选择对干预措施有效的人群 在现场试验中，对某疫苗的预防效果进行评价，应选择某病的易感人群为研究对象，要防止将患者或非易感者选入。例如，美国学者Szmuness进行乙肝疫苗预防效果评价时因为美国是乙肝低流行区，普通人群为低危人群，确定的高危人群包括：收养机构的智力低下儿童，血液透析单位患者和工作人员、同性恋者等作为试验对象。又如，目的是研究麻疹疫苗的预防效果，应选择麻疹易感儿童为研究对象。

2. 选择预期发病率较高的人群作为试验研究对象 评价疫苗的预防效果应在传染病高发区进行。例如，观察灭钉螺药物的效果，应在钉螺密度较高的地区进行。进行抗心律不齐的药物效果观察时，其试验对象最好是近期频繁发作过心律不齐的患者，而非仅发作过一次的患者。

3. 已知试验对其有害的人群，不应作为试验对象 例如，有消化道出血史者不应作为水杨酸类药物的试验对象。在新药临床试验研究时，往往将老人、儿童、孕妇从研究对象中排除，其原因是考虑到药物可能对试验对象产生不良反应。

4. 研究对象的代表性 要求入选的研究对象在病型、病情及年龄、性别等方面具备某病的特征,即有代表性,结论才能够推论到目标人群,使试验获得的结果具有明显的实用价值。若代表性差,科研结果的适用范围将受到限制。

5. 选择依从性好者作为研究对象　试验性研究特别要求研究对象能够服从试验设计安排,并坚持合作到底,称为依从性。有些试验对象在试验过程中,中途退出或不遵守试验规则,这样就会给研究结果带来偏倚。因此选择对象时应注意是否能保证较高的依从性。研究者可以通过观察和谈话了解研究对象的情况,从中选择那些能够服从试验安排并坚持合作者作为研究对象。若不依从者的数量较大,研究结果就会出现误差。

案例 7-1 续

Szmuness 等在进行乙肝疫苗预防效果评价时认为,这样的试验需要在乙肝病毒(HBV)感染的高危人群中进行,如果在乙肝低危人群中实施,就需要大量参加者或长时间观察,才能证明其有效性,这势必花费较大且困难较多,但美国是乙肝低流行区,普遍人群为低危人群,而高危人群包括:收养机构的智力低下儿童,血透析单位患者和工作人员、同性恋者等。为此,他们选择男性同性恋者作为试验对象,因为这些人群有一定组织保持联系,在以往研究中合作也较好。

为了进一步做好这次现场试验,他们查阅和总结了既往对男同性恋者所进行的乙肝发病和感染状况及与感染有关的危险因素等研究资料。1977~1978 年对男同性恋 10 000 名进行了乙肝感染状况调查,发现 HBsAg 阳性率为 5.1%,乙肝表面抗体(抗-HBs)阳性率为55%,乙肝核心抗体(抗-HBc)阳性率为 3%,HBV 感染率随年龄增长和半年内同性恋对数的增加而升高;并发现 HBV 感染率与梅毒和淋病发病率呈正相关,这揭示乙肝感染与性方式的关系,但未见到种族、社会阶层、文化程度、居住地区与乙肝感染的联系。

在现场试验开始前,还对 1977~1978 年调查期间 HBV 感染标志阴性的 547 名男同性恋进行了复查,发现 HBsAg 年阳转率为 7.6%,抗-HBc 年阳转率为 11.6%,这些阳性者约1/3 同时伴有肝功能异常。

研究对象的确定:通过基线研究筛选而得的 HBV 标志物(指 HBsAg、抗-HBs 和抗-HBc)阴性者(约 2500 人)可以作为本研究对象,他们同时应符合以下标准:①单独或多对象的同性恋者;②近期无有关肝炎症状;③参加试验前两周采血检测,HBV 标志阴性;④GPT 水平正常;⑤愿意参加本研究并提供有关个人情况,在为期 2 年观察期间自愿接受三次注射(可能是疫苗也可能是安慰剂)及至少 10 次随访采血。同时愿意接受对其健康和社会有关情况的广泛询问。

合乎上述标准的男同性恋者作为研究对象,并签订合同书。

四、估计样本量

为保证试验质量,在设计时就应对研究所需的样本量加以适当估计,因为,样本量过小会降低试验研究的把握度(power),影响到对总体推断的精度;样本量过大,不仅导致人力、物力、财力和时间的浪费,而且给试验的质量控制带来更多的困难。在实际工作中,因研究对象难免出现失访或不依从的情况,一般在估计样本量的基础上增加 10%~20%。

(一)影响样本量大小的主要因素

1. 干预因素实施前、后研究人群中研究事件(疾病)的发生率　干预前人群发生率越高,所需样本量越小,干预后效果越好,即事件发生率(发病率、死亡率等)越低,所需样本量越小；反之，就要大些。这些数据可以根据以往的研究结果或预试验（pilot study）的结果估计。

2. 第Ⅰ型（α）错误出现的概率，即出现假阳性错误的概率　α 水平由研究者自行确定，通常将 α 定为 0.05，有时也可定为 0.01。取 0.01 时，所需观察的人数比 0.05 时为多，即要求的显著性水平越高，所需样本量就越大。

3. 第Ⅱ型（β）错误出现的概率，即出现假阴性错误的概率　β 水平由研究者自行确定，一般常将 β 定为 0.10 或 0.05，通常不应高于 0.20。$1-\beta$ 称把握度，用于推断总体的精确度。例如，把握度定为 0.95，则说明按此估计的样本量进行的研究有 95% 的把握可证实两者之间有关。把握度定得越高（即 β 越小），则所需样本量就越大。

4. 单侧检验或双侧检验　单侧检验比双侧检验所需样本量小。如果肯定试验组的效果好于对照组或只检验当试验组效果优于对照组时，就用单侧检验；当不能肯定是试验组和对照组哪一组效果好，即可能试验组优于对照组或对照组优于试验组时，则用双侧检验。

5. 研究对象分组数量　分组数量越多，则所需样本量越大。

（二）样本量的估计

1. 非连续变量样本量的估计　所谓非连续变量是指计数资料，如发病与否、感染与否、死亡或生存、病死或存活、治愈或恶化等，试验组和对照组之间比较时可按下列公式（7-1）计算样本大小。

$$N = \frac{[Z_\alpha\sqrt{2\overline{p}(1-\overline{p})} + Z_\beta\sqrt{p_1(1-p_1) + p_2(1-p_2)}]^2}{(p_1 - p_2)^2} \tag{7-1}$$

p_1：对照组事件发生率；p_2：试验组事件发生率；$\overline{p}$：$(p_1+p_2)/2$；Z_α：为 α 水平相应的标准正态差；Z_β：为 β 水平相应的标准正态差；N：为计算所得一个组的样本大小；

例如，假设对照组的发病率为 40%，通过干预措施发病率下降到 20% 才有推广使用价值，规定 α 水平为 0.01，β 水平为 0.05，把握度（$1-\beta$）为 0.95，本研究为双侧检验，问两组要观察多少人？

$p_1=40\%$，$p_2=20\%$，Z_α 和 Z_β 可从相应的统计用表查出，双侧检验时 Z_α 为 2.58，Z_β 为 1.64，$\overline{p}=(0.4+0.2)/2=0.3$

代入公式：

$$N = \frac{[2.58\sqrt{2(0.3)(0.7)} + 1.64\sqrt{0.4(0.6) + 0.2(0.8)}]^2}{(0.4-0.2)^2}$$

$$= \frac{[1.67 + 1.04]^2}{0.04} = \frac{7.34}{0.04} = 184$$

即每组需观察 184 例。

2. 连续变量样本量的估计　所谓连续变量是指身高、体重、血压、血脂和胆固醇等计量资料。

$$N = \frac{2(Z_\alpha + Z_\beta)^2 \sigma^2}{d^2} \tag{7-2}$$

式中，σ 为估计的标准差，d 为两组连续变量均值之差；Z_α、Z_β 意义同式（7-1）。

例如，案例 7-1，Szmuness 将其现场试验按照把握度 0.90、显著性水平 0.01 计算，至少需要 800 人，考虑到分层分析调整有关影响因素，同时考虑到实施中不可避免的误差，故受试对象增加到 1000~1100 人。

五、随 机 分 组

随机化是使每一个研究对象都有同等的机会被分配到任何一组中，分组的结果不受人为因素的影响和干扰。目的是使研究组间无论是已知的还是未知的危险因素均具有可比性，还可以去除研究者在分配研究对象时的偏倚，使研究结果更加可靠。在流行病学试验研究中根据研究假设的要求规定的纳入标准选择研究对象，再把这些研究对象随机分入试验组和对照组中，以增强可比性，称为随机分配(randomized allocation)。目前，常用的随机分组的方法如下。

(一)简单随机分组

简单随机分组又称简单随机化(simple randomization)是最基本的随机分组方式。最简单的方法是让研究对象投掷硬币(如规定正面向上则研究对象被分配在 A 组，否则被分配在 B 组)，这样可以使一部分的研究对象分配在 A 组，另一部分分配在 B 组。此外，对于一些小规模的研究，还可以采用随机数字表代替投掷硬币，将所有研究对象编号，然后从随机数字表中一个随机起点(任一排或任一列)，开始从左向右或从右向左、向上或向下排列，如遇相同数字，抄取下一个随机数，这样每一个研究对象对应一个随机数字(如规定偶数者被分配到 A 组，奇数者被分配到 B 组)，同样可以达到随机分配研究对象的目的。

例如，将 10 名研究对象随机分配到 A(试验组)、B(对照组)两组，先将研究对象编号，然后指定随机数字表的任一处查到 10 个随机数字，遇到相同的随机数则去掉(如从"随机数字表"第 35 行第 1 列向右查)，分配给每个研究对象，排列方式见表 7-1。

表 7-1 10 名研究对象随机分组情况

研究对象编号	1	2	3	4	5	6	7	8	9	10
随机数字	69	92	06	34	13	59	71	74	17	32
所属组别	B	A	A	A	B	B	B	A	B	A

凡对应表中偶数者分配到 A 组，奇数者分配到 B 组。结果编号是 2，3，4，8，10 的研究对象被分配到 A 组，编号是 1，5，6，7，9 的研究对象被分配到 B 组。

简单随机分组的方法优点是简单易行，随时可用。但是它最大的缺点是容易造成各组的不平衡，特别是在小样本的研究中。例如，如果 20 个研究对象随机分配到两组中，出现 60∶40(如 60%是 A，40%是 B)或者更糟的比例的机会可能是 50%，而对于 100 个研究对象参加的研究，出现相同比例(60∶40)或者更糟比例的机会仅仅是 5%。这种不平衡不会导致统计检验的不合理，但是会降低检验两组真正有差别的效率。此外，这种不平衡还可以降低试验的可靠性。所以简单随机分组一般用得较少。

(二)分层随机分组

分层随机分组(stratified randomization)是根据研究过程中可能产生混杂作用的某些因素(如年龄、性别、种族、文化程度等)先进行分层(组)，然后再在每层内随机的把研究对象分配到试验组和对照组，使试验组和对照组的均衡性提高。

如果只考虑有一个混杂因素，则研究对象可以被分成两个或两个以上的层，例如，如果年龄是混杂因素，可以将研究对象分为30～34岁，35～39岁，40～44岁……。如果有两个或两个以上的因素被考虑，则每一层中可能又被分出几个亚层。

例如，研究者要对年龄、性别和吸烟史进行分层，见表7-2。

表7-2 年龄、性别和吸烟史情况

年龄（岁）	性别	吸烟史
1. 40～49	1. 男	1. 吸烟
2. 50～59	2. 女	2. 已戒烟
3. 60～69		3. 从不吸烟

该设计可以有3×2×3=18层，每层研究对象随机分成4组，如研究对象中年龄在40～49岁、男性吸烟者被分为甲组，分层随机化后结果见表7-3。

表7-3 按年龄、性别和吸烟史分层

层	年龄	性别	吸烟	组的安排
1	40～49	男	吸烟	甲乙乙甲，乙甲乙甲，甲乙甲乙，乙甲甲乙
2	40～49	男	已戒烟	乙甲甲甲，甲乙甲乙
3	40～49	男	从不吸烟	……
4	40～49	女	吸烟	
5	40～49	女	已戒烟	
6	40～49	女	从不吸烟	
7	50～59	男	吸烟	
8	50～59	男	已戒烟	
9	50～59	男	从不吸烟	
10	50～59	女	吸烟	
11	50～59	女	已戒烟	
12	50～59	女	从不吸烟	
13	60～69	男	吸烟	
14	60～69	男	已戒烟	

但是在分层时，如果研究对象比较少，如上例，假设有100个研究对象，则可能会导致每层的研究对象仅仅有5～6个，甚至于有的层可能更少，所以在小样本研究时增加层数更加不利，只有重要的、肯定的混杂变量才能够被作为分层的因素，且保证层数尽可能的少。

（三）整群随机分组

整群随机分组（cluster randomization）是按社区或团体分配，即以一个家庭、一个学校、一个医院、一个村庄或居民区等为单位随机分组。这种方法比较方便，但必须保证各组资料的可比性。

例如，天津市"四病"（心血管病、脑血管病、高血压、糖尿病）基地内外居民食盐摄入量比较研究。以户为单位，采用整群随机分组方法，在天津市9个"四病"基地随机抽取调查对象，并用相同方法在基地外社区中选择经济水平、居住状况和人群结构相似的人群作为对照。共抽取897户，其中基地内446户，基地外451户。

六、设 立 对 照

在试验研究中，要正确评价干预措施的效应，必须采用严密的、合理的对照设计，即试验组和对照组除了是否接受研究的某项疗法或干预措施外，其他一切条件必须满足齐同性对比的原则。齐同性主要是针对非处理因素，如年龄、性别、体重、种族、文化程度、居住条件、年龄、心理等而言的，由此来控制或减少抽样误差和偏倚，使研究者有可能做出正确评价。不设对照或对照不完善，将影响试验结果的可靠性或重复性。通常干预试验的效应受以下几方面因素的影响。

(1) 不能预知的结局：由于个体差异的客观存在，往往导致同一种疾病在不同个体中表现出来的疾病特征不一致，也就是疾病的发生、发展和结局的自然史不一致。不同的研究对象，对干预措施的效应可能也不同，如接受药物预防疟疾的一组人群其效果好，可能与该组人群原自身免疫水平高有关。而有些疾病如某些急性自限性疾病，像上呼吸道感染或胃肠炎等，患者即使不治疗也可自然转归，症状消失而自愈，并非干预措施的效果。此时不设立可比的对照组，则很难与预防措施的真实效果区分开来。

(2) 霍桑效应：或称霍索恩效应(Hawthorne effect)，是心理学上的一种试验效应。起源于 1924 年至 1933 年间的一系列试验研究，由哈佛大学心理学家乔治·埃尔顿·梅奥(George Elton Mayo)教授为首的研究小组提出此概念。霍桑是美国西部电气公司坐落在芝加哥一座工厂的名称，在这里曾经开展过一系列关于科学管理的试验研究，霍桑效应就是在这个过程中被发现的。在医疗卫生中同样存在霍桑效应，表现在如新的干预措施的效果考核中，受试对象将受到许多特别的关注，而他本身也对试用新的干预措施满怀希望，这就可能造成一种后果，即患者会因此而更多地向研究人员报告好的结果，而实际上并没有那么好。或者某些研究对象因迷信有名望的医生和医疗单位，而产生的一种心理、生理效应，对干预措施产生正面效应的影响。当然，有时因为厌恶某医生或不信任某医疗单位而产生负面效应。

(3) 安慰剂效应：所谓安慰剂(Placebo)是指既无药效又无毒副作用的中性物质构成的外形、颜色、味觉和嗅觉与试验药物相同的制剂。安慰剂多由生理盐水、淀粉等无药理作用的物质构成。对于那些渴求治疗、对医务人员充分信任或崇拜的患者，安慰剂能在心理上产生良好的积极反应，出现希望达到的药效，这种反应就称为安慰剂效应(Placebo Effect)。所以在评价试验效果的时候，如果以主观感觉的改善作为评价指标，就要考虑该种效应的作用。

(4) 潜在的未知因素的影响：人类的知识总是有局限性的，很可能还有一些影响干预效应的因素，但目前尚未被我们所认识。

鉴于上述情况，在试验性研究中，为了避免偏倚，在设置试验组和对照组时，要求除了试验组接受的干预措施外，两组在其他方面都必须是相似的。设立对照的方式主要有以下几种。

1. 标准疗法对照(有效对照)　是临床试验中最常用的一种对照方式，标准疗法对照是以常规的或现行的最好疗法(药物或手术)作对照。适用于已知有肯定疗效的治疗方法的评价。

2. 安慰剂对照　安慰剂通常用乳糖、淀粉、生理盐水等成分制成，不加任何有效成分，但外形、颜色、大小、味道与试验药物或制剂极为相近。在所研究的疾病尚无有效的防治药物或使用安慰剂后对研究对象的病情无影响时才可使用。

3. 交叉对照 即在试验过程中将研究对象随机分为两组，在第一阶段，一组人群给予干预措施，另一组人群为对照组，干预措施结束后，两组对换试验，这样，每个研究对象均兼作试验组和对照组成员。详见临床疗效与疾病预后一章。

4. 自身前后对照 比较同一组受试对象施加干预措施前后指标的变化，根据变化程度评价干预措施效果和安全性。如评价某预防规划实施效果，在试验前需要规定一个足够的观察期限，然后将预防规划实施前后人群的疾病和健康状况进行对比。这种对照形式实际上缺乏真正的对照，不能如实评价所研究干预措施的效果。

5. 历史对照 是一种非随机、非同期的对照方式，将新的干预措施运用于试验组，此型对照是试验组研究对象接受新干预措施，将其效果与以前某个时间用某种方法处理的同类型研究对象（对照组）的疗效加以比较。此类型对照的资料可来自文献和医院病历资料。其优点是：①易为患者接受，也符合医德；②省钱、省时间。其缺点是：①不少文献资料缺乏研究对象有关特征的记载，有的医院病历资料残缺不全，难以判断对比两组是否可比；②由于科学的进展，诊断手段的改进，使得一些轻型或不典型患者得到早期诊断，再加上护理技术的进步，使得对比两组疗效上的差别并不完全反映不同疗法的差异，从而使研究结论不正确。因此，对自然病程非常清楚，不治疗必死无疑的疾病用此型对照较为合适。此外，应该注意，所用的历史性对照资料与当前研究工作的时间间隔越久，可靠性就越差。

6. 空白对照 即试验组给予所研究的干预措施，而对照组不采取任何措施，比较两组的结果。

七、盲　法

在流行病学试验研究中往往会出现偏倚，偏倚可以从流行病学试验的最初设计到资料的统计分析阶段都可能出现。控制偏倚的方法之一为盲法，即不让研究者或/和研究对象知道干预措施的安排情况，通过盲法可以去除主观心理因素对研究结果真实性的影响。分类如下：

（一）开放试验

开放试验（open trial or unblinded）即非盲法。指研究对象和研究者均知道研究对象的分组情况。采用开放试验有两个原因：首先，除了干预措施外，其他的条件特征在各组之间都是完全相同的；其次，这种方式方便研究者做决定。但是开放试验最大的缺点是不能排除来自研究者和研究对象的偏倚。研究者在报告干预措施的效果和副作用的时候容易出现偏倚；而研究对象希望通过试验研究获得有益的效果，如果对照组的研究对象没有获得同等的干预措施可能会导致研究对象的不满意，甚至退出研究。开放试验可用于对改变生活方式（如饮食、口腔卫生习惯、吸烟）等干预效果的观察。

（二）单盲

单盲（single blind）是指研究对象不知道自己被分配到试验组还是对照组，而研究者知道研究对象的分组情况。这种盲法的优点是研究者可以更好地观察了解研究对象，在必要时可以及时恰当地处理研究对象可能发生的意外问题，使研究对象的安全得到保障；缺点是避免不了研究者方面带来的主观偏倚，易造成试验组和对照组的处理不均衡。

(三) 双盲

双盲（double blind）是指研究对象和研究者都不知道试验分组情况，而是由研究设计者来安排和控制全部试验。这种设计方式通常用于药物试验或生物制剂试验研究。其最大的优点就是减少了来自研究对象和研究者主观心理因素的影响产生的偏倚，缺点是方法复杂，较难实行，且一旦出现意外，较难及时处理，因此，在试验设计阶段就应慎重考虑该方法是否可行。Szmuness 在试验中由设计者完成研究对象的随机分组，并留有记录。在实际接种时，试验者注射的同时也作了记录。这样一来，试验者和受试者均不知道谁注射了疫苗，谁注射了安慰剂，在以后的随访、采血和试验检测均按这种双盲法进行，直到研究结束时才揭盲。

盲法的实施应符合有关法规要求。如条件许可，应采用双盲试验，尤其在试验的主要变量易受主观因素干扰时，如果双盲不可行，则应考虑单盲试验。采用盲法或开放试验均应制定相应的控制试验偏倚的措施，使已知的偏倚来源达到最小。

> **案例 7-1 续**
>
> Szmuness 等在设计分组时首先将疫苗和安慰剂均装入肉眼不能区分的 1ml 玻璃安瓿内，用随机方法进行编码，并按每 26 个安瓿归为 1 组，每组疫苗和安慰剂按 13：13 加以平衡。这一过程由设计者完成并留有记录。在实际接种时，试验者注射的同时作了记录。这样一来，试验者和受试者均不知道谁注射了疫苗，谁注射了安慰剂，在以后的随访、采血和实验检测时按这种双盲法进行，直到研究结束时才解除双盲，这时受试对象自然归属疫苗组和安慰剂组，并保证了两组人数的均等。

八、确定试验观察期限

流行病学试验是前瞻性研究，在设计时就要根据试验目的和所研究的疾病的自然史，包括疾病的诱导期、潜伏期、病程、传染与免疫等特点，并结合具体情况，明确规定每个研究对象开始观察和终止观察的日期。一般要求试验的观察期限以能观察到两组的发病率出现显著的统计学差别的时间为准，如药物预防观察时间较短，通常 1~2 个月或更短；但肿瘤、心血管疾病等慢性病试验观察时间可以连续许多年；或者以能观察到试验出现应有结果的时间来确定试验期限。如评价疫苗预防传染病宜在流行季节前 1~2 月开始，至少观察一个流行季节。如果随访观察研究对象没有统一的期限，则研究结果就会有很大差异。如评价疫苗效果，一般可从接受干预措施日开始，但有时疫苗注射要求初种和复种两次，则观察时间就要确定在完成干预措施日算起。Szmuness 等的现场试验即从首次注射日开始，追踪观察满两年，进行 10 次访视，每次访视均采肘静脉血，进行 HBV 感染标志的检测，并根据需要进行非乙肝指标的检测。

此外，观察期限长短与诱导期、潜伏期有关，一般诱导期和潜伏期短的疾病，观察期限也较短；反之，就要长些。

确定研究期限还要考虑到所施予的干预措施的假定作用机制。例如，一项阿司匹林减少心血管病死亡的干预试验，其假设机制是阿司匹林对血小板凝聚性的直接影响，是一种较急性的反应，故观察期可较短。有时，研究过程中可能出现了一些有关机制的新的证据，或是因样本量不够大而不能获得足够的终点信息，因而需延长原计划的观察期限。这种决定应尽早做出。

总的原则是观察期限不宜过长，一旦收集的资料可以说明问题了，即可终止。时间过长则可能因人员流动、生活习惯的改变、社会环境的变化等因素给终点评估造成困难。

九、结局变量的确定

流行病学试验研究需要通过观察研究因素在研究对象身上产生的效应来验证干预措施的效果或因果关系，因此需要运用恰当的指标进行评价。常用的能反映效应的指标有发病率、死亡率、治愈率、缓解率、复发率、不良反应发生率、体征的改变和实验室检验结果等。在具体选用指标时要充分考虑其真实性和可靠性，同时要考察其可行性。研究的终点应选择一些较重大的事件，如发病、致残、死亡等。有时确定的结局变量，也可以不是发病与死亡，而是反映一定水平的某种指标，如血清抗体、尿糖、血压、血脂、体重等，需视研究目的和要求而定。无论怎样，结局变量在研究设计阶段就要做出明确规定，并且要规定测量的方法和判断的标准。规定的内容在观察研究中途不能改变，否则将造成结果的误差。

十、确定基线数据，建立社区监测系统

基线数据指在研究方案所规定的基线期中所收集的数据。而对于基线的定义，通常是指研究开始前研究对象的基本情况，也可以采用中间结局的基线数据。基线数据通常包括诸如年龄、性别、种族等之类的人口学数据，所研究疾病的初始状况、病史等。基线数据可以通过调查问卷、体检、实验室检查等方式收集。

例如，Szmuness 为了进一步做好乙肝疫苗效果的评价，他们查阅和总结了既往对男同性恋者所进行的乙肝发病和感染状况及与感染有关的危险因素等研究资料。通过调查获得一些有用的基线资料：①选择的高危人群乙肝病毒标志物 HBsAg 阳性率、HBcAg 阳性率高，说明研究对象选择合适；②基线资料提示该人群 HBV 感染可能通过性接触传播；③排除一些可能影响乙肝疫苗效果的因素，如种族、社会阶层、文化程度、居住地区等。

在设计中要明确规定，调查开始和结束时确定基线数据的方法必须相同，以便正确评价干预效果。最好在试验进行中也测定一下结局变量的变化。

所用的监测系统，无论是生命统计系统、医院诊断结果还是社区调查，都必须有相对低的成本和较高的灵敏度。一旦整个方案确定，调查者必须努力使试验获得社区的支持。社区各方面领导的支持不但有利于所需监测系统的建立，还将有利于使用社区已有的相关系统为监测服务。

十一、随访和资料收集

在流行病学试验中，所有的研究对象，不论是试验组或对照组，都要进行随访，要在相同的时期内，同等的对试验组和对照组进行随访，并要求对所有研究对象都坚持随防到研究的终止期，不可中途放弃或遗漏。如果观察时间较短，在随访终止时一次搜集资料即可，反之，往往需要在整个观察期内分几次随访，其间隔以及随访次数视具体研究的需要而定。随访观察的内容，主要有三方面：①干预措施的状况；②基线资料的内容；③结局或判断结局变量的各种资料。一般可通过调查表和记录表呈现出来。有时观察终点（end-point）也就是结局变量，要对研究对象做体检或采样监测才能获得。随访调查人员要求进行统一培训，经过考核合格后方可参加随访工作。

案例 7-1 续

　　Szmuness 在研究中对研究对象随访了两年，共 10 次探视，其中头 3 个月每月一次，以后每 3 个月一次，如果受试者出现有关肝炎临床和血清学指标，则增加访视次数(每两周一次)，直至诊断明确。

　　表 7-4 和表 7-5 展示出疫苗组和安慰剂组人员有关特征，关于基线研究时筛选出来的所有 HBV 感染标志阴性者(简称基本人群)相应特征进行了比较，并经统计学处理发现，除受试者较基本人群稍年轻且白人较多外，其他与 HBV 感染有关的因素差异均无统计学意义。关于注射方法的执行情况以及随访和失访情况见表 7-6，由表 7-6 不难得出这样的印象，疫苗组和安慰剂组在各主要特征基本一致。

表 7-4　受试者与基本人群各有关因素比较

特征	基本人群	受试者 疫苗组	受试者 安慰剂组
人数	2995	549	534
年龄	32.3±8.5	29.3±6.2	29.1±6.7
白色人种比例(%)	81.9	85.7	88.0
大学毕业(%)	20.0	31.3	30.7
同性恋时间(年)	12.6±6.2	10.0±6.9	9.7±6.3
前 6 个月同性恋对象数	19.0±26.8	17.7±23.4	18.5±23.9
性病史(%)	49.9	49.6	48.7
肝炎史(%)	18.0	11.8	10.5

表 7-5　受试者对研究计划的信赖情况

特征	疫苗组	安慰剂组
首次注射人数	549	534
第二次注射人数(%)	526(95.8)	520(97.4)
第三次注射人数(%)	473(94.6)	456(92.3)
第一、二次注射间隔(天)	29.9±5.6	30.1±6.6
第一、三次注射间隔(天)	192.3±34.5	188.7±17.7
随访次数	9.6±3.6	11.1±5.0
随访人次数	5310	5987
失访人数		
开始~29(日)	18	26
30~89	14	15
90~269	35	36
270~449	25	17
>450	9	9
小计	101	103

表 7-6　失访者与非失访者有关特征比较

特征	失访者	非失访者
年龄(岁)	28.3±5.4	29.9±6.3
非白色人种比例(%)	12.0	11.4
性病史(%)	49.7	51.4
肝病史(%)	9.7	11.4

特征	失访者	非失访者
前6个月内同性恋对象数	17.2±19.5	18.7±24.6
大学毕业(%)	34.8	34.3
酗酒史(%)	10.9	12.1

第四节 资料的整理与分析

在试验研究的设计阶段就应考虑将来试验结束时资料整理分析的方法。有些流行病学试验研究可能试验的时间较长,在整个试验观察过程中难免会出现各种影响试验结果的因素,比如研究对象的中途退出,此类问题都应在试验设计阶段充分考虑,明确规定对这类资料的处理及分析方法。

试验资料收集后,应该首先将研究资料进行核对、整理,然后对资料的基本情况进行描述和分析。为了保证达到试验研究的预期目的,在资料的收集和分析过程中还要注意防止偏倚的产生。

一、试验效果的主要评价指标

流行病学试验研究中效果评价指标选择的基本原则如下。
(1)可以用定性指标,但尽可能用客观的定量指标。
(2)测定方法有较高的真实性和可靠性。
(3)要易于观察和测量,且易为受试者所接受。

现场试验与临床试验在流行病学研究方法上均属于试验性研究,但由于研究目的不同,考核或评价用的指标也截然不同。临床试验常用于对某种药物或治疗方法的效果进行检验和评价,效果考核是为了恢复患者健康,减少病痛与死亡,延长寿命,因此,常用有效率、治愈率、好转率等作为评价指标。而现场试验常用于评价在健康人群中推行预防接种、药物预防及通过健康教育改变不良行为等措施的效果,效果考核是预防疾病的发生,常用保护率、抗体阳性率和效果指数等作为评价指标。

(一)评价治疗措施效果的主要指标

1. 有效率(effective rate)

$$有效率 = \frac{治疗有效例数}{治疗的总例数} \times 100\% \tag{7-3}$$

2. 治愈率(cure rate)

$$治愈率 = \frac{治愈人数}{治疗人数} \times 100\% \tag{7-4}$$

3. 病死率(case fatality rate)

$$病死率 = \frac{因某病死人数}{某病受治疗人数} \times 100\% \tag{7-5}$$

4. 生存率(survival rate)

$$N生存率 = \frac{N的存活的病例数}{随访满N年的病例数} \times 100\% \qquad (7\text{-}6)$$

(二)评价预防措施效果的指标

1. 保护率(protective rate，PR)

$$保护率 = \frac{对照组发病(或死亡)率 - 试验组发病(或死亡)率}{对照组发病(或死亡)率} \times 100\% \qquad (7\text{-}7)$$

$$PR95\%CI = PR \pm 1.96\sqrt{\frac{1}{P_1^2} \times \frac{P_2 Q_2}{n_2} + \frac{P_2^2}{P_1^4} \times \frac{P_1 Q_1}{n_1}} \times 100\% \qquad (7\text{-}8)$$

n_1、n_2分别为对照组、试验组人数；P_1、P_2分别为对照组、试验组发病率；$Q_1=1-P_1$，$Q_2=1-P_2$

2. 效果指数(index of effectiveness，IE)

$$效果指数 = \frac{对照组发病(或死亡)率}{试验组发病(或死亡)率} \qquad (7\text{-}9)$$

3. 抗体阳性率

$$抗体阳性率 = \frac{抗体阳性人数}{检查总人数} \times 100\% \qquad (7\text{-}10)$$

4. 抗体几何平均滴度 利用编码滴度计算抗体几何平均滴度(GMT)，公式为：

$$GMT = (\text{Anti} \log_2 m) \times C \qquad (7\text{-}11)$$

或者
$$GMT = 2^m \times C \qquad (7\text{-}12)$$

C：编码滴度为零时，血清稀释倍数之倒数；m：编码滴度之算术均数。

此外还有死亡、患病及发病等指标。

(三)慢性病防治效果评价指标

对慢性非传染性疾病评价指标常用中间变量指标，举例如下。

(1)人群知识、态度、行为的改变。

(2)行为危险因素的变化，如控烟、合理膳食、体育运动、高危人群的生活指标等。

(3)生存质量的变化，包括生理(身体)机能、心理机能、社会机能、疾病的症状体征、对健康总的感受和满意程度等主要方面。

(4)干预投入、产出效果评价等。

案例 7-1 续

Szmuness关于乙肝血源性疫苗流行病学效果评价结果如下。

1. 副反应发生率 疫苗组有1133人次，安慰剂组有1123人次有副作用，分别占接种人次数的73.2%(1133/1548)和74.4%(1123/1510)；另按接种次数分别统计，未见两组副反应发生率的差异。约有半数副作用表现为臂痛，且疫苗组(15.8%)高于安慰剂组(10.6%)；发热在疫苗组和安慰剂组分别为2.6%和2.2%，其他多见的反应为皮疹、恶心、呕吐、关节痛和疲劳等，但两组均未见到明显差别。

2. 抗体反应 抗-HBs的出现是对疫苗产生特异性反应的指标，疫苗组在第一次接种后一个月，抗-HBs阳转率为31.4%，第二次接种后一个月达87%，第三次加强注射后一个月，抗-HBs，抗-HBs 阳转率为 96%，抗-HBs 滴度也随注射次数逐渐升高，在随后观察的 18 个月内，抗-HBs 阳转率和滴度基本稳定，对抗-HBs 阳性者进行了亚型检测，发现与所用疫苗的亚型一致，但约 4%的疫苗接种者，抗-HBs 始终阴性。

安慰剂组抗-HBs 阳性率波动为 2%～5%，多数仅为一次阳性且滴度较低。

3. 疫苗的保护作用 在分析疫苗的保护作用时，研究者根据乙肝感染情况进行分类统计（表 7-7），还探讨了疫苗剂量与保护率的关系（表 7-8），并进一步按乙肝的一些危险因素分层计算了疫苗的保护率（表 7-9）。

表 7-7 疫苗组和安慰剂组各类乙肝感染发生率及疫苗保护率（PR）

分类	发生率(%) 安慰剂组	发生率(%) 疫苗组	P	PR(%)
1. 乙肝患者	17.6	1.4	<0.0001	92.1
2. HBV 感染者伴 GPT>45Iu	21.3	2.7	<0.0001	87.3
3. HBsAg 阳性	23.5	2.6	<0.0001	88.9
4. 抗-HBc 单项阳性	11.9	3.4	<0.010	71.5
5. HBV 感染（除外抗-HBc 阳性）	25.6	3.2	<0.0001	87.5
6. HBV 感染（包括抗-HBc 阳性）	34.5	6.4	<0.0001	81.4

表 7-8 疫苗注射次数与保护率关系

	安慰剂组	疫苗组	P	PR(%)
乙肝发生率(%)				
第一次注射	17.0	1.2	<0.001	91.8
第二次注射	16.3	1.0	<0.001	93.9
第三次注射	15.6	0	<0.001	100.0
HBV 感染（除外抗-HBc）率(%)				
第一次注射	24.6	2.4	<0.001	90.2
第二次注射	23.7	2.2	<0.001	90.7
第三次注射	21.5	1.1	<0.001	94.0

表 7-9 按有关特征分层后疫苗保护率

	HBsAg 阳性率(%) 疫苗组	HBsAg 阳性率(%) 安慰剂组	P	PR(%)
年龄(岁)				
<30	2.70	25.60	<0.001	89.4
30～39	3.10	22.90	<0.001	86.4
>40	0	25.80	<0.025	100.0
6 个月同性恋对象数				
<10	1.93	15.23	<0.001	87.3
10～19	2.60	21.80	<0.001	88.1
>20	3.50	38.30	<0.001	90.1

续表

	HBsAg 阳性率(%)		P	$PR(\%)$
	疫苗组	安慰剂组		
性病史				
有	4.40	29.60	<0.001	85.1
无	0.80	19.90	<0.001	96.0
肝病史				
有	0	28.50	<0.001	100.0
无	2.00	24.90	<0.001	88.3
文化程度				
高中	1.00	20.20	<0.001	95.0
大学以上	3.10	25.60	<0.001	87.9
种族				
白色人种	2.10	24.20	<0.001	91.3
非白色人种	6.10	26.40	<0.01	77.0

注：1.用卡方检验进行统计处理；2.乙肝感染发生率用寿命表法计算

第五节　常见偏倚的控制和应注意的几个问题

一、常见偏倚的控制

(一)排除

排除(exclusions)在随机分配前对研究对象进行筛查，凡对干预措施有禁忌者、无法追踪者、可能失访者、拒绝参加试验者，以及不符合标准的研究对象，则应排除。经过排除后，其结果可减少偏倚，但可能影响研究结果的外推(extrapolation of the result)，被排除的研究对象愈多，结果推广的面愈小。例如，服用脊髓灰质炎减毒疫苗的现场试验，研究对象纳入的标准规定为3月至6岁儿童。为防止干扰疫苗效果或给予处在脊髓灰质炎潜伏期内的儿童服用，特规定排除标准为：①患咽喉炎或有呕吐、腹痛、腹泻症状者；②体温超过38℃者；③服药前两周有过咽喉部手术或有扁桃体炎症者。

(二)退出

退出(withdrawl)是指研究对象在随机分组后从试验组或对照组中退出，这不仅会造成样本量的减少，使随机化分组的效率降低，且易产生偏倚。退出的原因可能有以下几种。

1. 不合格　不合格(ineligibility)即研究对象不符合试验准入条件，或在试验过程中发生了与试验准入条件不符的情况。例如，在试验研究时，研究者对试验组往往观察仔细，因此试验组中的不合格者比较容易发现，结果造成不合格而被退出的人数多于对照组。有时，研究者对某些研究对象的反应的观察与判断可能有倾向性，对效果差的可能特别注意，因此，更易于从中发现其不符合标准并将其退出，而留在组内的往往是效果较好的研究对象，由此而得出的结论往往比实际的效果要好。鉴于上述情况，有的学者主张在随机分配后发现不符合标准者，可根据入选标准将研究对象分为"合格者"和"不合格者"两个亚组分别进行分析，如果两者结果不一致，则在下结论时应慎重。

2. 不依从　不依从(noncompliance)即指研究对象在随机分组后，不遵守试验所规定的要求。例如，临床试验中研究对象服药数量不够，接受其他对试验效果有干扰的治疗，研究对象私下交换服药导致试验组的对象退出和对照组对象的加入等。通常研究对象的不依从原因有以下几方面：①干预有副作用；②研究对象对试验失去兴趣，或病情发生改变；③受其他人员的影响而退出；④试验给研究对象带来痛苦和(或)不便及麻烦；⑤预先未让研究对象全面了解试验的目的/要求/可能的好处与潜在或可能的副作用等。

为了防止和减少不依从者的出现，对研究对象要进行宣传教育，讲清试验目的、意义和依从性的重要性；要注意设计的合理性，试验期限不宜过长；要简化干预措施等，以便取得研究对象的支持与合作。

(三)失访

失访(lost to follow up)是指研究对象因迁移、意外死亡或与本病无关的其他疾病死亡及本人的退出等而造成失访。在流行病学试验中应尽量设法减少失访，一般要求失访率不超过10%，在试验中出现失访时，尽量用电话、其他通讯或专门访视进行调查。

在资料收集和分析时，应考虑两组失访率的差异，若失访率不同，则资料分析结果可能产生偏倚。即使两组失访率相同，但失访原因或失访者的特征不同，两组预后也可能不同。

不合格、不依从、失访可引起原定的样本量不足、破坏原来的随机化分组，使研究工作效力降低。如不合格、不依从、失访在试验组和对照组分配不均衡，更会对研究结果的真实性产生影响，因随机化不仅决定试验人群的分配，也决定试验人群的数据分析。

Szmuness在乙肝疫苗效果研究中对失访的情况进行了调查，并且比较了失访者与非失访者的主要特征，结果显示两组人群在主要特征上具有均衡性，提示失访对此研究的结果没有产生影响(见前述表7-6)。

二、应注意的几个问题

(一)伦理学问题

流行病学试验是以人类(患者或正常人)作为研究对象，需要研究对象提供人体器官、血液、细胞、基因等作为试验的研究材料，直接关系到个人的生命健康和切身利益。在试验研究发展的进程中，一些治疗方法和疫苗的效果评价就曾以一些弱势群体如避难者、犯人的生命为代价的，而这些受试者并不了解试验的内容与目的。例如，二战中纳粹德国医生在纽伦堡进行了惨无人道的人体试验。这提醒医学界应吸取教训并制定相应的法案防止惨剧的再度发生。1964年世界医学联合会在芬兰赫尔辛基举行的大会上通过了新的伦理学法典——赫尔辛基宣言。之后，各国相继成立了相应的医学伦理委员会，其职责是在试验研究前对伦理学问题进行审查。

为了确保研究对象的人身安全，防止在试验中自觉或不自觉地发生不道德行为，必须在试验中遵循伦理道德(problems of ethics)，

(1)研究必须具有科学依据，在开始人群试验前，应先做动物实验，初步验证此种试

验方法合理、效果良好、无危害性。

(2)干预及对照必须以不损害受试者身心健康及利益为前提。只有在不存在有效防治措施时，或者不采取措施不产生"延误"问题时，才可以考虑安慰剂或空白对照。如果证实试验的防治措施确实有效时，应对对照组的研究对象给予同样有效的防治处理。

(3)应让受试者和(或)其家属了解研究的目的、方法、需要配合的事项、可能的获益及风险，并获得书面知情同意书。

(二)预试验

预试验(Pilot study)是指在正式试验前，应先在小范围作一次少量人群的试验，以检验试验设计的科学性和可行性，以免由于设计不周，盲目开展试验而造成人力、物力、财力和时间的浪费。预试验必须像正式试验一样进行才有意义，如果随便选择一个地方和人群作预试验，不具备试验设计方案中的基本条件，这是不可行的。反之，若给预试验以多种特殊条件，使之得天独厚，以证明试验设计的正确可行，则更是错误的。只有在避免了各种主观因素干扰，经过认真的预试验后，如果取得成功，才能按设计方案进行正式的大规模试验。

第六节 优点与局限性

一、优 点

(1)研究者根据试验目的，预先制定试验设计，能够对选择的研究对象、干预因素和结果的分析判断进行标准化。

(2)研究对象来自同一总体的随机抽样样本，且按照随机化的方法，将研究对象分为试验组和对照组，均衡性较好。由于干预措施人为控制，试验组与对照组除干预措施外，其他基本特征相似，具有较高的可比性，减少了偏倚。

(3)为前瞻性研究，在整个试验过程中，通过随访将每个研究对象的反应和结局自始至终观察到底，试验组和对照组同步进行比较，最终能作出肯定性的结论。

(4)有助于了解疾病的自然史，并且可以获得一种干预与多种结局的关系。

二、缺 点

(1)整个试验设计和实施条件要求高、控制严、难度较大，在实际工作中有时难以做到。

(2)受干预措施适用范围的约束，所选择的研究对象代表性不够，以致会不同程度的影响试验结果推论到总体。

(3)研究人群数量较大，试验计划实施要求严格，随访时间长，因此依从性不易做得很好，影响试验效应的评价。有时还涉及医德问题。

(4)由于随访时间较长，可能会导致因为死亡、退出、搬迁等造成的失访。

(5)由于试验组接受某种干预措施或对照组不接受某种干预措施，存在一定程度患病的风险，因而有时要涉及医德问题。

(雷立健)

思 考 题

1. 如何理解实验流行病学研究的基本特点。
2. 现场试验研究设计的基本原则和步骤是什么？
3. 流行病学实验研究的主要类型及各类试验的起始点有何不同？

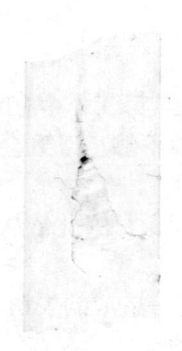

第八章 病因与因果关系推断

"有果必有因"。任何疾病或健康问题都有相应的致病因素或原因,即病因(cause of disease)。人类在与疾病和损伤的长期斗争中,无时不在探寻其原因。但是,由于疾病的种类不同,其原因也有简单和复杂之分。即便是简单的病因,如霍乱的病因是霍乱弧菌的感染所致,也有更深层次的影响因素。随着慢性非传染性疾病成为近代主要危害人类健康的疾病,这类疾病的病因就更为复杂。因此,病因观也是随着人类对疾病的认识不断变化着。除了疾病和健康问题需要探寻其病因或影响因素外,临床上采用的治疗手段也可以认为是一种"因",而治疗的结局则可以认为是"果"。现代病因观正向着更广阔的领域拓展。

案例8-1　扩张型心肌病病因及影响因素研究

2007~2008年,董广勇等人对扩张型心肌病(dilated cardiomyopathy,DCM)进行了病例对照研究。病例组有山东聊城地区能收集到的DCM 233例,对照组为同一地区住院的稳定性心绞痛患者150例。本研究含一般调查项目(含疾病史、生活方式)与检测项目(血压、心电图、超声心动图;测血脂、C-反应蛋白、肌钙蛋白及脑钠肽等)。其结论为:DCM的病因是多因素的,部分发病与经济收入低、饮酒量大、心肌炎及炎症有关,DCM患者存在持续的心肌损伤及炎症状态。

讨论题
(1) 上述研究有哪些不足?其结论的可信度如何?
(2) 应做哪些改进,使其结论真实性、可靠性提高?
(3) 应如何防控扩张型心肌病?

案例8-2　反应停事件

1959~1961年间,在欧洲17个国家及部分亚洲、非洲、美洲国家异乎寻常地出现了万余海豹样短肢畸形婴儿。流行病学调查发现,用于减轻妊娠反应的沙利度胺(反应停),在其销售的时间分布和地区分布上与此种原本罕见的海豹样短肢畸形分布相符。经病例对照研究法调查50例海豹样短肢畸形婴儿,其中服用了反应停的母亲34例;与医院同期出生无畸形婴儿90例作为对照组,其中母亲服用了反应停的仅2例。经统计学分析,母亲服用反应停病例组比对照组高(χ^2=69.40,P=0.00;OR=93.5)。有学者用队列研究法,观察了孕妇服用反应停和不服反应停者婴儿海豹样畸形的发生率,计算得RR=175。1962年1月全面禁止出售反应停,于是这种海豹样畸形婴儿的出生明显减少,经一个平均孕期后,就降至常态。

第一节　概　　述

一、人类认识病因的变迁

就某种意义而言,人类医学史是一部人类不断探索疾病病因的发展史。随着科学的进步,人们对病因的认识也不断发展和深入,主要经历了以下几个主要阶段。

(一)唯心主义病因观时期

在人类文明的原始时期,人们对疾病病因的概念是模糊不清和(或)无法解释的。于是,许多人将疾病发生的原因归于天(意)、上帝、鬼神,逐渐形成了迷信的病因观。在古代希伯来人看来,任何疾病都是由于人类的罪恶,惹怒了上帝而引起的;只有遵守摩西的《十戒》,才永远不会生病。因为信众都信仰一个上帝,摩西的《十戒》成为健康、疾病的主宰,则认为只有信仰上帝,才能给人们带来健康。于是,人们靠祈祷、拜佛、求神等方式以求安康无恙。

(二)朴素唯物主义病因观时期

随着人类文明程度的提高,人类在与疾病斗争的过程逐渐积累宝贵的经验和知识,逐步形成了古代医学。古代汉民族医学将疾病与外环境中的物质(金、木、水、火、土等)联系起来,形成了"阴阳五行"学说,其要义是,人体健康的本质是一种阴阳上平衡和五行各因素间存在的一种相生相克的对应统一关系。西医之父 Hippocrates(公元 460~377)的病因思想对西方现代医学影响超过 2000 年。Hippocrates 的公共卫生和流行病学思想集中在其所著 *Airs, Waters and Places* 中。该著作明确地论述了环境与疾病的关系,认识到一些疾病总是在一定的人群中存在,并将之命名为地方病(endemic),而将另外一些仅某些时候才会出现的疾病称为流行(epidemic)。Hippocrates 在论述地方病的主要影响因素时,列出气候、土壤、水、生活方式和营养五大类因素。

(三)生物学的单一病因观时期

19 世纪末,巴斯德(Pasteur)、郭霍(Koch)就证明了有些动物病与人类疾病是由微生物引起的。后来,人们发现了不少微生物可以引起人类感染和发病且具有特异性。例如,霍乱弧菌引起霍乱,结核杆菌引起结核病等等。这样,人们应自然联想到:每一种疾病都是由某一种必不可少的专有的致病因子导致的,若无此专有的致病因子,该疾病就不能发生。此即为单一的病因观。历史地看,此单一的病因观简单且具体,不仅在传染和个别非传染病(如某些维生素缺乏症)的病因研究中有作用,而且在针对专有致病因子进行防治方面取得了不凡的效果。

(四)生态学的多病因观时期

随着医学科学的逐步发展,单一病因观很快被新医学研究突破。1892 年,德国医学家彼腾科夫喝下了 1ml 霍乱弧菌液与 50ml 水的混合液。结果他仅出现轻微的腹泻,但无其他典型的霍乱症状,且不治而愈。于是,单一病因观模式逐渐地被病因三角模式、轮状病因模式等多病因观模型取代。

二、现代流行病学的病因观

(一)Lilienfeld 的广义病因概念

1980 年,美国霍普金斯大学著名的流行病学家 Lilienfeld 给病因做出这样的定义:那些能使人群发病概率升高的因素,就可以认为是病因,其中某个或多个因素不存在时,人群疾病频率就会下降。可见,现代流行病学中的这个病因定义是属于概率论因果观的范畴。流行病学中的病因一般亦称为危险因素(risk factor),其含义就是使疾病发生概率升高的因素,这里的危险(风险)是指不利事件发生的概率。Lilienfeld 的病因定义,已广为业界认同,但在实际应用时,我们要注意以下 3 个问题:其一,人群发病概率,其含义是要观察一个较大样本的人群,不是一个人;其二,人群发病概率,是指要观察人群的发病率;其三,此概念的提出是从公共卫生和预防医学角度提出的,有利于人们实施疾病的预防与控制。

(二)防治效应的原因定义

实际上,防治实验研究亦可视为一种因果关系研究。研究因果关系的实验是指:在受控条件下,研究者人为地实施某项干预措施,并前瞻地确定其效应的研究。比较而言,观察性研究有较多干扰因素(受控较少),甚至有的干扰因素还不明了,故可重复性较低,对因果关系的确证性比实验性研究差。

防治实验中的干预(intervention)可以看成是防治特定效应(结局)的可能原因。如果干预使该效应发生的概率升高,此干预就是该效应的原因。换言之,该防治措施与该效应呈相关。

三、病 因 模 型

病因模型就是用简洁的概念关系图来表达因果关系的概念模型。人们对因果关系有不同的理解或不同的侧重,故提出了不同的病因模型。目前,有代表性的因果模型有以下三类。

(一)生态学模型

这类模型将机体与环境作为一个整体考虑。常见的有动因、宿主、环境模型,亦称为流行病学三角(epidemiologic triangle)(图 8-1),以及轮状模型(wheel model)(图 8-2)。这类模型给出了寻找病因的分类大框架,简明、整体性强,但过于笼统。

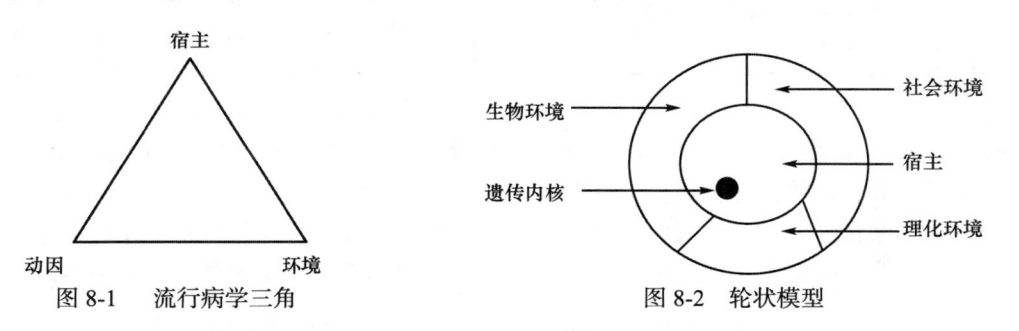

图 8-1 流行病学三角

图 8-2 轮状模型

1. 流行病学三角 最先由 Gorden、Roht 等提出(图 8-1),该模型认为疾病的原因是由动因(agent)、宿主(host)和环境(environment)这三个要素组成的。

动因,以前又称其为致病因子或狭义的病因,是疾病发生的必要因素,可分为理化因子与生物因子。温度、气压、光、声、电磁辐射、电离辐射等物理要素在一定条件下,均可成为致病因子。例如,高温可致中暑、低温可致冻伤等。化学物质的致病作用广泛、深刻。有致病作用,潜在致病作用的化学物质种类数以万计。例如,苯可引起白血病,二噁英可引起多种癌症等。生物因子包括各种致病微生物,有毒有害的动植物。例如,HIV 引起艾滋病,河豚(globefish)中毒,四季豆中毒等。某些生物因子还参与某些非传染病的致病过程。例如,原发性肝癌可能与持续的乙肝病毒感染有关。

宿主是指在一定条件下接受动因的生物体。流行病学中,宿主主要是指人(群)。宿主因素则是指人体与疾病或健康有关生物的、社会的和行为的各种特征,包括遗传、生理状态、免疫功能、心理、种族、性别、年龄、职业、个体行为、文化、教育、经济等。例如，遗传因素与疾病发生的关系密切，不仅体现在单纯性遗传性疾病(色盲、立体盲、21 三体综合征等)，而且在许多疾病亦表现出某种易患(感)性(广东客家人较高的鼻咽癌，结石症的家庭聚集现象)。

人类生存的环境对疾病发生具有决定性作用。环境可分为由空气、土壤、水等地理要素构成的自然环境，以及由政治、经济、文化、习俗、医保、人口等社会要素构成的社会环境。

2. 轮状模型 该模型是由 Susser 于 1973 年提出的(图 8-2)，轮状的中心(轮轴)是宿主，宿主处于外环境的包围之中。环境分为理化、生物和社会环境，宿主则特别强调所含的遗传内核。轮状模型各部分的份额随不同的疾病而有所变化，如甲型肝炎、麻风等疾病与生物学环境和宿主的免疫功能有关，则其相应的部分就大些，而家族性结肠息肉等单纯性遗传疾病则遗传内核就会相对大些。

(二)疾病因素模型

疾病因素模型(disease factor model)(如图 8-3)将病因分为两个层次：外围的远因和发病机制的近因。外围的远因包括社会经济、生物学、心理行为及医疗保健状态等，此模型在病因分类上操作性较强，有较强的实践指导意义，且没有确定必要病因的困难。一般地，基础或临床医学上的病因主要是指导(或关注)致病机制的近因，流行病学的危险因素主要是指(或关注)外围的远因。近因对疾病的诊疗意义较大，而远因对疾病预防的意义较大。

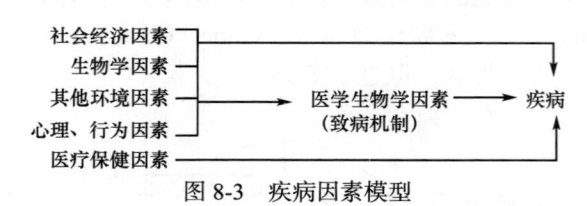

图 8-3 疾病因素模型

(三)病因网模型

Maca Mahon 等在 1960 年提出了病因网概念。他认为，疾病的发生通常是多病因的，彼此间依据时间先后或相互作用关系联接起来就构成了一条病因链(chain of causation)；多条病因链交错相连即形成一张病因网。病因网模型(web of causation model)提供了因果关系的较完整路径，有助于人们深入、全面认识疾病的原因。例如，乳腺癌的病因网可以看成(至少)由三条主要病因链交错形成，三条病因链的起端分别为雌激素不当使用、乳腺重度增生和家庭史，而此三个起始端向上扩展又受到其他许多因素的影响。

四、病因间的关系与因果联接方式

(一)病因间的关系

当两种或两种以上的病因共同起作用时，其作用模式可能有下面 3 种状况。

1. 相加作用 联合作用的效应相当于多种病因分别作用的总和。即，AB=A+B。例如，刺激性有害气体与窒息性有害气体对人的作用。

2. 协同作用 联合作用的效应大于多种病因分别作用的总和。即，AB>A+B。例如，铅作业工人同时饮酒。

3. 拮抗作用 联合作用的效应小于多种病因分别作用的总和。即，AB<A+B。例如，某些对人体有害的烃类、农药等多次进入机体后，可增加肝羟化酶的活性而增强解毒能力，使某些有害的化学物解(降)毒。

(二)因果联接方式

1. 单因单果　即单一病因引起单一疾病。这是早期人们认识疾病原因局限性的具体体现。实际上，单因单果是不存在的，这一观念是片面的。

2. 单因多果　即单一病因引起多种疾病。从病因的多效应来讲，无疑此观点是正确的，但是这些疾病绝不只是由单一的病因所致。

3. 多因单果　即多个病因引起单一疾病。从疾病的多因性来讲，无疑此观点亦是正确的，但是这些病因并非只是引起单一的疾病。

多因单果与单因多果都是反映了事物的部分真实性。

4. 多因多果　即多个病因引起多种疾病。实际上，多因多果是将单因多果与多因单果结合在一起，全面反映了事物的真实性。

五、充分病因与必需病因

(一)充分病因与必需病因的概念

依伽利略机械决定论的观点，原因可分为充分原因和必需原因。相应地，病因也可以分为充分病因与必需病因。这是决定论因果观，同概率论因果观是相抵触的。但是，决定论因果观由于他的两极性，对于更好地理解病因是有帮助的。

1. 充分病因　充分病因(sufficient cause)是指如果有某因素存在，则一定会(100%)导致该疾病的发生，该因素即为该疾病的充分病因。

2. 必需病因　必需病因(necessary cause)，是指某疾病发生的必要因素，即有该病发生必定存在(100%)该因素，如果缺乏该因素时疾病就不会发生。

例如，若无痢疾杆菌感染，就不会发生痢疾。这里，痢疾杆菌即为痢疾的必需病因。但是，并非所有暴露于痢疾杆菌的人都会患痢疾，其他因素如感染者的精神状态、免疫功能、营养状况、某些生理特征等均可影响该疾病的发生与否。痢疾的充分病因即由痢疾杆菌与上述多因素作用的综合。

(二)充分病因与必需病因的关系

理论上讲，对于某种疾病发生有关的特定因素而论，可有四种组合，必需病因与充分病因的关系见表8-1。

表8-1　必需病因与充分病因的关系

状况	必需病因	充分病因	释义与实例(病因 X、疾病 D)
甲	+	+	X 是引起 D 的必需且充分的病因。X 存在就可引起 D，即 X→D。例如，在停驶状态使用车载空调，一定条件下，即可引起 CO 中毒
乙	+	-	在 X 存在时 D 未必出现，必须有其他因素 Z 时 D 才发生，即 X+Z→D。例如，痢疾杆菌是痢疾的必需病因但非充分病因，须在个人卫生习惯不良，饮食或饮水卫生状态差等因素时痢疾才会发生
丙	-	+	X 是充分病因但非必需病因。X 可引起 D 但不是 D 唯一的病因，即 D 可由 X 引起，亦可由其他原因所致，即 X→D，Y→D。例如，机动车撞击可引起骨折，跌倒亦可引起骨折
丁	-	-	X 对引起 D 既不是必需病因，亦不是充分病因。D 出现时 X 可存在或不存在；X 存在时须有其他因素存在，才会出现 D，即 X+Y→DW+Y→D

(三) 充分病因与必需病因的局限性

1. 充分病因的局限性 严格地讲,充分病因并不存在。勉强的例子造成病因与疾病之果几乎是一回事,故而失去了因果关系的意义。例如,HBV 持续感染可致肝癌的概率并非 100%,即非充分病因;那么,HBV 的 DNA 整合进入肝细胞 DNA,并致癌基因表达、产生肝癌细胞,在因果链上癌基因表达是否就是充分病因呢? 假如不考虑机体免疫功能,癌基因表达所致肝癌的概率为 100%,即将癌基因表达看成是充分病因,但此充分病因和疾病结果(肝癌)几乎就是一回事了(因果同一了)。如果说单一的充分病因不存在,那么,多个病因同时出现(即起作用)是否就能成为充分病因呢? 此思维或许能帮助扩大病因研究范围,但在理论上有误、实践上也是行不通的。概率论因果观所抛弃的正是充分病因,取而代之的是"原因使结果发生概率升高"的理念。

2. 必需病因的局限性 前已述,传染病病原体为必需病因。如果仔细分析,会发现其中有语义重复的问题,例如,甲型肝炎一定是 HAV 而不是其他肝炎病毒引起的肝炎,因此 HAV 对于甲型肝炎的必要性从字面上就可以确定,无须实证。不是先诊断甲型肝炎而判定以前必有 HAV 感染,而是根据 HAV 感染,对某种临床上的肝炎分类为甲型肝炎。在 20 世纪 50 年代,病毒性肝炎就没有一种肝炎病毒是"必需病因"。对于一般的慢性病,无论字面或定义上,都不可能得到"必需病因"的启示。但对某些"病因"分类的慢性病,则可以知其必需病因。例如,血管性痴呆,脑血管病变就是它的必需病因。总之,对于按某病因进行分类的疾病,该病因就是其必需病因,恰因有该病因才被分类为该病。故,必需病因实际上可理解为语义重复的产物,并没有增加信息量,可以测量病因的必要性或必要程度,而不必刻意求之。

第二节　病因研究方法

探索病因是医学主要任务之一,基础医学、临床学和流行病学各有其研究方法。若能充分掌控、灵活运用各种病因研究方法,则有助于揭开一个个病因之谜。

一、实验研究

这里的实验研究,是指在实验室开展的基础医学科研工作。实验研究一般较少涉及人或动物个体,更多涉及器官、组织、细胞或更微观的材料,对于阐明致病机制或防治效应的机制十分重要。但是,实验研究结果外推到人或人群中,存在着一定的局限性。例如,动物试验的结果,由于种属上的差异,对病因要素感受性的差异,应用于人(群)时,可能不尽一致,下结论时应留有余地。

二、临床研究

临床医师通常是原因不明疾病的最初发现者,往往亦是这些疾病病因探索的第一(批)人。例如,1960 年 Kosenar 首先报告了 2 例海豹样短肢畸形的新生儿病例,后来英、德也有了类似的病例报告。查阅文献得知,此畸形是十分罕见的。经调查有些畸形儿母亲在孕早期服用过反应停(thalidomide),从而推测畸形儿的发生可能与该药有关。传统意义上的临床医学病因研究,由于观察病例高度选择或数量较少及缺乏合适的对照等原因,所以控制干扰的能力偏弱,且较少应用生命统计学方法,故其在病因研究上有局限性。

三、流行病学研究

在医学上，流行病学病因研究思维与方法，有举足轻重的地位。从提出假设（立论）到最终论证的各个阶段，流行病学均有独到之处。

（一）描述性观察提出假设

流行病学通过对疾病三间分布的研究，提出病因线索，形成病因假设。建立病因假设须从防控疾病的实际出发，依据已有的相关资料，他人的经验及对疾病自然史的了解，酌情提出病因假设，忌凭空臆断。

（二）分析性研究检验假设

流行病学有病例对照研究和队列研究两类（种）分析性研究方法。在论证假设的过程中，一般是先做病例对照研究，再做队列研究。

（三）实验性研究验证假设

无论是通过基础实验医学或临床医学研究方法获得的病因假设，还是流行病学观察性研究得到的病因假设及初步结论，最终都需要回到现场人群中，用实验流行病学的方法（干预实验或类实验）进行验证。

第三节　因果推断的逻辑方法

因果推断（causal inference）是对医学研究中发现的某因素与某疾病间的关联，做出是否为因果关系的判断。如何从客观资料得出因果关系的结论，须正确运用逻辑方法。概率论因果观在统计学上意味着病因（危险因素）与疾病呈相关关系，当然还须确认该危险因素存在于疾病之前，以及"升高的概率"或相关未受到其他因素的干扰。因果推断的逻辑方法主要是归纳推理方法，包括假设演绎法与 Mill 准则，以及概率性推论的归纳统计推理。演绎推理是从普遍到特殊，从一般到个别，结论是把前提里的内容缩小范围重讲一次，故前提真则结论亦真。归纳推理则是从特殊到普遍、从个别到一般，结论是把前提里的内涵扩大范围再述一次，故前提真则结论仅可能真。

一、假设演绎法

理论讲，描述流行病学研究包括临床病例调查，生态学研究和横断面调查等，主要陈述现象或图景（疾病、健康、死亡……），通常不涉及疾病的本质或因果关系；而是提供病因分析的某些线索，形成病因假设。假设是在有限的经验事实及已知理论的基础上，经逻辑思维或创造性想象（预测）等逐渐形成的观点。有此观点后（即立论后），描述流行病学通过假设演绎法与检验假设的分析流行病学研究相衔接。

（一）假设演绎法的推理过程

假设演绎法（hypothetic deductive method）又称为逆推理法或解释性归纳法，最早由赫歇尔（Hershel）提出。这里的"演绎"仅指待观察（检验）的经验事实（证据），可由假设相对于背景知识演绎地推导出来，从一般的假设导出具体个别的事实（证据），此即为一个演绎推理。而从具体个别的事实成分推出一般的假设也成立，则是一个归纳推理。其推理形式如下。

(1) 因为假设 H，所以推理证据 E(演绎推理)。
(2) 因为获得证据 E，所以反推假设 H(归纳推理)。

假设演绎法的整个推论过程是：从假设演绎地推出具体的证据，然后用观察或实验检验此证据，如果证据成立，则假设亦成立。依逻辑学观念，反推是归纳的。从一个假设可推出多个具体证据，多个具体证据的经验证实，则可使归纳支持该假设的概率增加。

(二) 假设演绎法的应用

例如，假设 H：Ⅱ型人类疱疹病毒感染导致宫颈癌；根据该假设 H，结合有关的背景知识，演绎地推出若干具体经验证据 E_1(宫颈癌患者的人类疱疹病毒Ⅱ型感染率高于对照)，E_2(Ⅱ型人类疱疹病毒感染队列宫颈癌发病率高于对照)，E_3(降低或控制Ⅱ型人类疱疹病毒感染后，宫颈癌的发病率下降)。如果证据 E_1、E_2、E_3 成立，则假设 H 亦获得相应强度的归纳支持。

根据假设推出的具体经验证据可分为两类：已知事实与未知事实。解释已知事实的为一般性检验，而预测未知事实的为严格检验，两者的归纳支持强度是不同的。现况研究或病例对照研究属于解释性研究，对假设能提供的归纳支持较小。队列研究或现场实验性研究属于事前预测性研究，因此其论证效能高于现况研究或病例对照研究。

实践中，会遇到经验证据经检验不成立或被否定的情况。此时，对假设该下怎样的结论呢？例如，如果Ⅱ型人类疱疹病毒引起宫颈癌(H)，则在人类疱疹病毒Ⅱ型感染率相同的人群中，其宫颈癌发病率也应相同(E)；但是，发现那里的宫颈癌发病率不相同(E 不成立)，所以Ⅱ型人类疱疹病毒引起宫颈癌(H)不成立。可是，问题并非如此简单。医学理论(假设)是一个相互联系的整体，经验证据是由理论(假设)和先行条件这一组前提推出来的；如果经验证据被否定，接着否定的是这一组前提中的任何一个，即可能是理论(假设)错了，和(或)可能是先行条件不对。因此，推理的实际形式为：如果假设 H 而且条件 C，则证据 E；如果证据 E 不成立，所以假设 H 或(和)条件 C 不成立。

在上述Ⅱ型人类疱疹病毒引起宫颈癌的例子中，其先行条件应当为其他重要危险因素(卫生习惯、性伴状况等)也相同。因此，宫颈癌发病率不相同，可能否定的是先行条件，换言之，实际上可能其他重要危险因素状态不相同，而不是否定人类疱疹病毒Ⅱ型引起宫颈癌的假设。

二、Mill 准 则

流行病学分析中的比较推理，主要应用的是 Mill 准则(mill's cannon)和统计归纳推理。Mill 是一个唯心主义哲学家，他在 1856 年所著的《逻辑系统》一书中提出科学实验四法，后人将同异并用法增列，即科学实验五法：求同法、求异法、同异并用法、共变法和剩余法。需提醒的是：如果病因假设清单没有包括真正的病因，Mill 准则就不能提供任何帮助。再者，Mill 准则是用于能控制干扰条件的实验类型，以及假定原因是确定性的必需或充分条件。对于观察性研究或非确定性条件，需要控制混杂或做概率性推论。

(一) 求同法

求同法(method of agreement)是辨别某类事件或属性的必需条件的方法。即从一致现象中获取病因假设。其推理形式为

事件(病例 A)　　　　有关(暴露)因素
A，B，C·················a，b，c
A，D，E·················a，d，e
A，F，G·················a，f，g
　　　　······
————————————————————————

所以，a 是 A 的必需条件。

例如，在宫颈癌病例中发现均有或相当部分(统计地)有人类疱疹病毒Ⅱ型感染标志，表明人类疱疹病毒Ⅱ型是宫颈癌的必需条件或具有相当必要性的条件。

(二) 求异法

求异法(method of difference)是辨别某类事件或属性的充分条件的方法。即从差异现象中寻找病因假设，其推理形式为

事件(对照，非 A)　　　　有关(暴露)因素
B，C·················(a 不出现)，b，c
D，E·················(a 不出现)，d，e
F，G·················(a 不出现)，f，g
————————————————————————

所以，a 是 A 的充分条件。

如在非宫颈癌病例中发现均无或相当部分(统计地)无人类疱疹病毒感染标记，表明人类疱疹病毒是宫颈癌的充分条件或具有相当充分性的条件。

(三) 同异并用法

同异并用法(joint method of agreement and difference)是辨别某类事件或属性的必需且充分条件的方法。即，求同法和求异法并用，相当于同一研究中设有比较组，控制干扰因素。其推理形式为

甲　　求同部分
并且
乙　　求异部分
————————————

所以，a 是 A 的必需且充分条件。

例甲，在宫颈癌病例中发现均有或相当部分(统计地)有Ⅱ型人类疱疹病毒感染标志，而在非宫颈癌病例(对照)中发现均无或相当部分(统计地)无Ⅱ型人类疱疹病毒感染标志，表明Ⅱ型人类疱疹病毒是宫颈癌的必需且充分条件或有相当必需性和充分性的条件。

例乙，加拿大学者关于宫颈癌的病因研究发现：宫颈癌在性伴众多的妇女中发病率高，早婚妇女的发病率又高于晚婚者，这是求同。与此相反，修女、尼姑与独身妇女很少患宫颈癌，这是求异。于是提出性活动中某些因素可能与宫颈癌的发生有联系。后来有研究表明宫颈癌可能与Ⅱ型人类疱疹病毒感染有关。

同异并用法是比较性研究(有对照组)设计的逻辑学基础。

(四) 共变法

共变法(method of concomitant variation)可以视为求同法的特例。当所研究因素的暴露程度随疾病的发生频率变动或波动时，哪些因素与疾病频率呈共变关系。共变法的应用是

有条件的，只有当有关暴露因素的测量(变量)是等级或定量的，并与事件(结局)效应呈量变关系(剂量-反应关系)时，方可应用共变法。其推理形式为

$$
\begin{array}{ll}
\text{事件(效应，A)} & \text{有关(暴露)因素} \\
A_1，B，C\dots\dots\dots\dots\dots\dots a_1，b，c \\
A_2，D，E\dots\dots\dots\dots\dots\dots a_2，d，e \\
A_3，F，G\dots\dots\dots\dots\dots\dots a_3，f，g \\
\qquad\qquad\dots\dots\dots\dots\dots
\end{array}
$$

所以，a 是 A 的必需条件。

例如，在吸烟与肺癌的研究中，随着吸烟量(等级)的增加，肺癌的比值比(OR)或 RR 也增加，即呈共变或剂量-反应关系，故支持吸烟是肺癌的病因的假设。

(五) 剩余法

剩余法(method of residues)可以看成是求异法的特例，指当人们已知某复合结局事件(A，B，C)的有关暴露因素在特定的范围内(a，b，c)，通过先前的归纳又知道 b 说明 B，c 说明 C，那么剩余的 a 必定说明 A。剩余法就像算术中的减法，即在一组复杂的现象中把已知联系的现象去掉，探寻其他(剩余)现象的部分。其推理形式为

$$
\begin{array}{ll}
\text{结局事件} & \text{有关(暴露)因素} \\
A，B，C\dots\dots\dots\dots\dots\dots a，b，c \\
\quad B\dots\dots\dots\dots\dots\dots\dots\dots b \\
\quad C\dots\dots\dots\dots\dots\dots\dots\dots c \\
\end{array}
$$

所以，剩余 a 是 A 的必需条件。

例如，在肝癌的病因研究中，肝癌的发病率除了黄曲霉毒素污染食物和 HBV 感染能解释的部分，还有未能解释部分，这部分或可归因于暴露因素中"剩余"的因素，如饮水中的某些藻类毒素。

第四节　因果关联的推断标准

病因推断(causal inference)是确定所观察到的关联是否为因果关联的过程，包括因素与疾病关联方式的判断和因果关联的推断标准。

案例 8-3　1988 年上海甲肝大流行事件及流行病学研究

1988 年 1 月 19 日，上海市急性病毒性甲型肝炎疫情骤然上升，数日内发病数成倍增长，历时四个月，共发生甲肝近 29 万例。大量的流行病学研究表明，本次疫情是由于生食毛蚶所致，此病因推断为制订防控策略、采取有针对性的措施，提供了宝贵的科学依据，起到了关键作用。其流行病学研究过程始终贯穿了比较推理等流行病学逻辑思维与方法。其主要研究过程分为三个阶段七个方面。

(1)以描述性研究为起点，利用剩余法，锁定可疑病因为"食物被污染"。

1)通过时间的比较得知，本次"日最高发病数比往年流行率高峰日病例高 53 倍"，属暴发和流行，可疑病因初步锁定在"水或食物被污染"。

2)通过空间的比较得知,其病例分布与水源的分布并不一致。且所有 12 个市区供应的自来水水质均符合卫生标准;不同水厂供水范围与地区罹患率无统计学意义;市区居民普遍无饮生水的习惯。

结合其他资料,得出这样的初步假设"本次的甲肝暴发不是由于水污染,而是由于食物污染导致的"。

(2)利用归纳统计推理,进行分析性研究,检验和验证病因假设,得出结论"生吃毛蚶是甲肝暴发的原因"。

1)首先进行病例对照研究,寻找已知的事实证据,初步检验并完善病因假设。据 1208 例病例配对调查发现病例组在发病前 2~6 周有各种可疑食物史;病例组平均食用毛蚶率(88.2%)远高于对照组(41.8%),两组比较有统计学意义。另据 120 对 1:2 匹配病例对照研究结果表明:罹患甲肝与接触肝炎患者、服药、注射或输血、外出就餐等因素无关,而与生食毛蚶存在联系($OR=23.2$;$\chi^2=69.22$,$P=0.00$)。至此,对描述性研究得出的初步假设进行深入推论后认为"被污染的食物"为"毛蚶",病因假设完善为"本次甲肝的暴发和流行是由于食用了被污染的毛蚶所致"。

2)利用队列研究寻找未知事实证据,深入检验病因假设,确定因素与疾病的因果关系。本次流行前,估计该市居民食用毛蚶人数超过 220 万,食毛蚶人群罹患率为 11.92%,未食毛蚶人群罹患率为 0.52%,$RR=23.9$;另外还发现甲肝罹患率与毛蚶食用量有关,随着食用量增加,患甲肝的危险性随之增大;食毛蚶的方式不同,感染甲肝的危险性不同,不食、煮食、泡食、腌食的人罹患甲肝的危险成倍递增。至此,再次利用队列研究进行了更为深入的病因探索,对前述的病因假设进行了进一步验证,得出结论"生吃毛蚶是本次甲肝暴发和流行的原因"。

(3)结合病因推断标准,得出病因研究的结论为"1988 年上海市民由于食用产地被甲肝病毒污染的毛蚶导致甲肝的暴发流行"。

1)经时间比较发现,食毛蚶与患甲肝符合并联的时间顺序,先有生食毛蚶后发病。
2)经空间比较发现,符合关联的合理性,实验室检查结果和产地调查结果都支持结论。
3)经质比发现关联的强度大($OR=23.2$;$RR=23.9$)。

至此,病因研究结束,得出确定性结论,1988 年上海的甲肝暴发流行是由于食用产地被污染的毛蚶引起的。

一、因素与疾病关联判断

流行病学在探索病因时,首先需确定因素与疾病是否有关联,如有,则进一步确定是何种关联。这里的关联(association)是指两个或两个以上事件或变量间有无关系。应该指出有关联并不一定是因果关系。即使两事件或两个变量间有统计学关联,也仅仅说明它们在数量上的依存程度,亦不一定是因果关系。故,当有关联时,判断是什么关联非常重要。因果关联推断的步骤如下。

(1)确定两事件是否存在统计学上的关联。
(2)判断两事件间统计学关联的性质。
(3)检验是否符合因果关联的判断标准。
(4)进行科学概括与抽象,做出判断。

关联的分类总结如图 8-4。

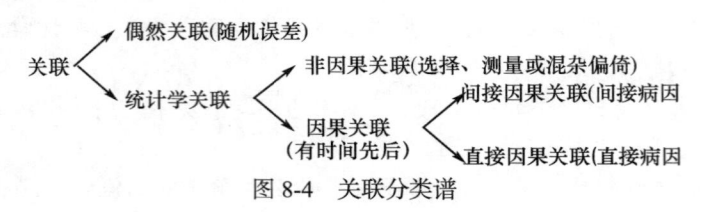

```
                    ┌─偶然关联(随机误差)
                    │                      ┌─非因果关联(选择、测量或混杂偏倚)
        关联 ───────┤                      │
                    │                      │                    ┌─间接因果关联(间接病因)
                    └─统计学关联 ──────────┤                    │
                                           └─因果关联 ──────────┤
                                             (有时间先后)       └─直接因果关联(直接病因)
```

图 8-4　关联分类谱

(一)统计学关联

狭义的统计学关联(statistical association)是指分类资料的相关(correlation),广义的关联等同于相关。可能病因(暴露)E 与疾病 D 存在统计学关联,只说明 E 与 D 的关联排除了偶然性(随机误差)的干扰,并不一定存在因果关联。要确定因果关系,还得排除各种偏倚(选择偏倚、信息偏倚与混杂偏倚)的影响,以及确定暴露 E 与疾病 D 的时间先后关系。在排除或控制了这些偏倚的干扰后,若还有统计学关联,或者统计学关联虽然有所改变(增强或减弱)但仍存在,就说明存在真实的关联,从而可以利用因果判断标准进行综合评价,得出不同程度的因果关系结论,包括判断有无因果关系或存在因果关系的可能性。整个因果判断进程如下。

暴露 E 与疾病 D→有无统计学关联→有无偏倚→有时间先后顺序否?
(提出假设)　(排除偶然)　(排除虚假)(先因后果)

(二)因果关联

因果关联就是有时间先后的相关关系,即病因(暴露条件 E)与疾病 D 呈相关,或防治措施与特定效应呈相关。统计学关联是进行因果关联判断的前提。但是,统计学关联常受到各种偏倚的干扰。在进行因果关系判断时,须排除选择偏倚、测量偏倚和混杂偏倚等系统误差的干扰,并确定因素与疾病的时间先后顺序,并结合因果判断标准进行综合评价。

(三)非因果关系

1. 虚假的关联　在病因研究过程中,由于研究方法不当或偏倚的存在都可使研究结果不真实,导致关联强度的变化甚至出现完全虚假的关联。例如,有人用病例对照调查法探讨冠心病与饮咖啡的关系,选择同一医院的非冠心病的其他慢性病患者作为对照,结果冠心病组饮咖啡的量和次数显著地大于对照,提示饮咖啡可能是冠心病的病因(之一)。但进一步调查显示,这些作为对照的慢性病患者较急性病患者或正常人饮咖啡少,提示该研究所选对照组不是全部非冠心病病例的一个无偏样本,而可能包含了严重的选择性偏倚,从而导致了饮咖啡与冠心病有关的"假关联"结果。故,判断结果时,必须确信方法正确,各种可能偏倚得到有效控制的前提下,才能排除虚假关联的可能性。

2. 继发关联　继发关联(secondary association),又称为间接关联,是指怀疑的病因(暴露)E 与疾病 D 并不存在因果关联,而是由于 E、D 两者有共同的原因 F,从而继发产生 E 与 D 的关联。例如,吸烟是肺癌的危险因素,吸烟又与饮咖啡存在相关(没有确定的时间先后),从而造成饮咖啡与肺癌的继发关联,继发关联可视为一种混杂,通过分层分析可以调整。

二、因果关联的推断标准

1. Henle-Koch 原理　是病因推断标准的第一个里程碑,由 Henle(1840)首先提出,后来 Koch 扩展形成的。原始有 4 条：①在相应疾病患者中总是能检出该病原体（必要病因）；②在其他疾病的患者中不能检出该病原体（效应特异性）；③能从相应疾病患者中分离到该病原体，传过几代的培养物能引起实验动物患相同的疾病（充分病因）；④能从患病动物中分离到相同病原体。Koch 补充道：即使是某传染病不能传给动物，但只要病原体有规律的和排他性的存在（原理中的①②项），就能证实因果联系。该原理仅适用于传染病，虽不完备、有局限性，如仅仅从病原体方面把病因看成是特异的，但是毕竟抛弃唯心的主观臆断，有了客观的判定标准。

2. 美国"吸烟与健康报告"委员会提出的标准（1964） 是为病因推断标准的第 2 个里程碑包含五项：①关联的时间顺序；②关联的强度；③关联的特异性；④关联的一致性或可重复性；⑤关联的连贯性或合理性（与现有理论知识吻合）。

Hill 因果关系标准（1965）有 8 项，是上一种标准的精细化表达。之后，苏德隆病因推导标准（1980）和 Lilienfeld 等著《流行病学基础》（第 3 版，1994）也在此基础上做了少许变动，形成了 7 项标准，但是，一般认为常用的标准有 5 项。

三、常用的因果推断标准

尽管学者们对因果推断标准具体内容及数量有不同的表述，其主要内涵没有根本的差别。笔者认为下面 5 条标准是必要的。

（一）关联的时序性

关联的时序性（temporality of association）是指"因"一定先于"果"。这是病因判断中必需的前提，且为绝对标准。在确定前因后果的时间顺序上，实验研究和队列研究的效能最强，病例对照研究、生态学（时间序列）研究效能较弱，而横断面研究（非回顾性）获得的疾病和暴露是在同一时间的，一般不能确定"因"与"果"的时间顺序。对于慢性病，还需考虑可疑病因与疾病的时间间隔。例如，石棉暴露到发生肺癌至少需要 15~20 年的时间间隔，如果在石棉暴露后 3 年发生了肺癌，显然不能归因于石棉的暴露。

（二）关联的强度

关联的强度（strength of association）越大较弱关联相比为因果关联的可能性越大。关联强度通常是用相对危险度（*RR*）或比值比（*OR*）的大小来评价。如果一个强关联系混杂因素所致，该混杂因素与疾病的关联将更强，所以这种混杂一般易被识别。另一方面，弱的关联更可能是未识别的偏倚所致。当然，也存在少数特别的例子，如 21 三体综合征与母亲的产次有强关联但为母亲年龄混杂所致，吸烟与心血管疾病仅有弱关联但为因果联系。有两点值得注意：其一，并非弱的关联就一定不是病因，只是此时更需要考虑偏倚或混杂作用的影响，因果判断时更慎重；其二，在因果关联判断时，并没有公认、明确的关联强度的界值。

关联强度的测定，据资料的性质或来源可有如下几种。

(1) 比值比 *OR*（病例对照研究）、相对危险度 *RR*（队列研究）、预防分数 *PF* 或功效比例（实验研究）等反映分类资料的关联指标。

(2) 剂量-反应关系。针对等级或连续性变量资料，等级 *OR* 或 *RR*、各等级的绝对效应、等级相关系数和积差相关系数等。例如，每日吸烟量与肺癌死亡之间就存在着较强的剂量-反应关系。

(3) 生态学相关。利用群组(分析单位)资料来计算相关系数，反映分布的一致性。例如，各国(群组)香烟销售量与肺癌死亡率的相关系数，各地区(群组)乙肝病毒携带率与肝癌死亡率的相关系数等，做生态学相关的分析时，需注意生态学假象的干扰。

(三)关联的重复性

关联的重复性(consistency of association)是指某因素与某疾病的关系在不同时期、不同地点、由不同研究者或采用不同的研究方法进行研究都获得了相同的结果。提出此指标的依据是，在应用多种不同的研究设计时，所有研究都做出同样的错误的可能性是极小的。各种研究中提出相同结果的频率越大，因果推断越有说服力。例如，全世界关于吸烟与肺癌关系的大型流行病学研究至少有 30 次之多，所有的研究均有相似的结果，因而增强了因果关系成立的可能性。但是，当缺乏重复性时，排除因果联系的可能性须慎重。这是因为某些疾病的多因性，同种疾病在不同地区、不同人群中其主要病因可能不同或不尽相同。再说，某些病因只能在特定条件下才能引起相应的结果，换言之，一种病因的结果只能在其他辅助病因起作用并构成充分病因时才会产生，但这些条件并非总是可以遇到的。

(四)关联的合理性

关联的合理性(plausibility of association)是指某因素作为某病的病因，在科学上应"言之有理"，即观察到的两事件间的联系要能用现代医学理论进行合理的解释。例如，由于人们曾经在香烟的烟或焦油里检出二恶英、苯并芘、砷等多种致癌物，因此，吸烟致肺癌是言之有理的。关联的合理性包含两个方面。

其一，对关联的解释与现已知的理论知识不矛盾，符合疾病自然史和生物学规律，此相当于客观评价。例如，高脂血症与冠心病的因果关系，与冠状动脉粥样硬化的病理证据及动物实验结果吻合。

其二，研究者或评价者从自身的知识背景出发，支持因果假设的把握度，这相当于主观评价，即科学家团队的意见。例如，吸烟与肺癌的因果关联，设想化学物质随烟雾吸入后沉积在呼吸系统的组织和细胞上，引起癌变不是没有道理的。

当然，生物学的合理性是一个相对的概念，它依赖于当前科学发展的状态。现有的理论知识、评价者个人知识背景和能力等都有其局限性，有些观察到的联系目前虽不能用生物学知识来解释，并不表示没有这种可能，或许在未来的科学发展中将得以证实。

(五)研究设计的因果论证强度

研究设计的因果论证强度(demonstrability for causality)与因果性研究的设计类型有关。一项较规范的研究设计除满足上述的时序性和可重复性外，主要还能较好地控制各类偏倚的干扰，所获结论不易被后续的研究所否定。一般而言，在因果论证强度上，实验性研究大于观察性研究，有对照的研究大于无对照的研究，以个体为分析单位的研究大于以群组为分析单位(生态学)的研究。防治效应的因果性研究最好采用随机化对照试验，对于大样本人群也尽可能采用非等同对照试验。病因研究最好采用前瞻性队列研究，若有去除病因的干预试验则更佳。此外，研究设计类型的选择与研究所处的进展阶段、资源条件和医学伦理等有关。实验性研究尤要兼顾伦理问题，有些研究可因伦理上的制约难以进行。实验性研究控制偏倚的能力大于观察性研究，其结论亦更可靠。但是，实验的条件可能脱离真实的生活环境，致使推论到现实情况时受到限制。而观察性研究正因为更贴近真实生活环境，使它推论到现实情况时更可信;

但其结论较易受干扰。不同研究设计类型的因果论证强度顺次,见表8-2。

对于某一具体的研究设计,如果还存在研究设计者造成的其他设计的不足,因果论证强度还要受到削弱。须知,无论怎样复杂的统计分析方法,也不能挽救一个设计缺陷较多的研究。

流行病学中病因与疾病关系的判断是复杂的,在上述五项标准中,关联的时序性(先因后果)、关联强度是必需的;关联的可重复性、关联的合理性是对研究的外部评价,若不符合则因果关联的可信度降低;而研究的因果论证强度则决定了因果关联的把握度。

表8-2 研究设计与因果论证强度

研究设计类型	因果论证强度
实验性研究系列	
随机化对照试验	强
多组时间序列试验	↓
非等同对照(个体分配)试验	
非等同对照(群体分配)试验	
单组时间序列试验	
无对照前后比较试验	弱
观察性研究系列	强
前瞻性队列研究	
历史队列研究	
队列巢式病例对照研究	
病例对照研究(用新病例)	
横断面研究	
生态学研究	↓
系列病例分析报告(无对照)	弱

(吉渝南 李 健)

思 考 题

1. 何谓病因?从病因模式的变化如何理解人类对病因的认识。
2. 流行病学病因研究的方法有哪些?这些研究方法各有哪些优缺点。
3. 病因推断的过程和基本技术有哪些?
4. 常用的因果推断标准有哪些?

第九章 筛检与筛检试验的评价

对人群实施一级和二级预防，是预防和控制疾病、促进人群健康的主要预防策略和措施。而发现与减少人群中高危个体和早期发现临床前期患者则是一级和二级预防的重要内容。要实现这一点，需要利用快速、简便及廉价的医学检查方法，对人群中的多数人进行健康检查，并在此基础上，对检查结果阳性者进行进一步的确诊与治疗。这类方法称为筛检，筛检所使用的检查方法称筛检试验，而筛检阳性者的进一步确诊检查称为诊断试验。临床上诊断疾病所使用的方法大部分属于诊断试验，用于确诊的检查。但是在这些检查中也有许多属于"筛检"试验的范畴，只不过筛检的对象不是社区表面上健康的人而是已经出现临床症状的患者或疑似患者，如对于发热患者，一般需要先测试体温并做物理检查及常规化验检查，从而划定发热的可能病因，这些检查都属于"筛检"试验的范畴，然后再进行针对性强的诊断试验，如病理活组织检查、介入性检查、病原微生物检查等。本章就筛检、筛检试验（诊断）的评价进行讨论，因此是公共卫生和临床医学重点掌握的内容。

> **案例 9-1 幸运的法乐利**
>
> 澳大利亚维多利亚省滑铁卢市的珍·法乐利一向身体不错，已为人祖母。按照澳大利亚联邦政府的规定，法乐利符合免费进行大肠癌筛检的资格。她报名后收到检验袋邮包，并依指示寄出了粪便样本。5日后，她的家庭医生打电话来，告诉她检验结果呈阳性，有患癌的迹象，必须再做检查。
>
> 法乐利去做了大肠镜检查后，验出有一大块肿瘤，需要动手术把一半大肠切除。法乐利目前正在接受化疗，进展良好。她感到非常庆幸，说："我逢人都劝他们去做筛检，没有它，我也许早就归天了。"
>
> 法乐利是医学筛检的最佳范例，说明筛检能为没有症状却属于危险族群的人检查出重大疾病，及早治疗以保住性命。

> **案例 9-2 中国 580 万新生儿苯丙酮尿症和先天性甲状腺功能减退症的筛查**
>
> **1. 研究目的** 总结中国开展新生儿疾病筛查以来苯丙酮尿症和先天性甲状腺功能减退症筛查情况，报告其发病率，探讨新生儿疾病筛查中存在的问题和对策。
>
> **2. 研究背景** 新生儿疾病筛查是指医疗保健机构在新生儿群体中，用快速、简便、敏感的检验方法，对一些危及儿童生命、危害儿童生长发育、导致儿童智能障碍的一些先天性疾病、遗传性疾病进行群体筛查，从而使患儿在临床上尚未出现疾病表现，而其体内代谢或者功能已有变化时就做出早期诊断，结合有效治疗，避免患儿重要脏器出现不可逆性的损害，保障儿童正常的体格发育和智能发育的系统服务。经过40年的发展，在新生儿中进行疾病筛查已经成为预防医学领域的一项重要措施，成为儿童保健的内容之一，在预防疾病和提高人口素质上起着重要作用。我国目前主要筛查苯丙酮尿症（phenglketonuria，PKU）和先天性甲状腺功能减退症（congenital hypothyroidism，CH）两种疾病，中国自 1981 年开始开展新生儿疾病筛查，目前正在由

大城市向中小城市推广,由经济较发达的沿海地区向内地发展。近年通过大力推广,全国已建立了上百个新生儿筛查实验室。我们总结自我国开展新生儿疾病筛查以来苯丙酮尿症和先天性甲状腺功能减退症的筛查情况,报告它们的发病率,探讨全国新生儿筛查中存在的问题和发展方向。

3. 研究方法

(1)对象:本研究资料由中华预防医学会儿童保健分会新生儿疾病筛查学组和北京卫生部临床检验中心全国新生儿疾病筛查质量控制中心联合调查,覆盖全国主要的新生儿疾病筛查中心,数据主要来自全国39个地市级及以上新生儿疾病筛查中心,所有筛查对象系1985年至2001年12月期间在上述城乡出生的活产新生儿。

(2)筛检方法

1)标本采集:所有筛查对象在出生后72h针刺足跟采血。滴于专用采血滤纸上,载血滤纸在空气中自然干燥后,由采血单位寄往当地新生儿筛查实验室,或由新生儿筛查中心派专人收取标本,个别地区与邮局合作,通过专收、专投系统(绿色通道)递送标本。

2)苯丙酮尿症筛查:采用细菌抑制法或者荧光测定法测定血苯丙氨酸浓度。血苯丙氨酸正常值均<120μmol/L,苯丙氨酸>120μmol/L者经重复测定原标本后,再召回取血,对复查阳性者诊断为高苯丙氨酸血症。血苯丙氨酸≥1200μmol/L者诊断为苯丙酮尿症。在上海、北京等有条件的地区,所有高苯丙氨酸血症患者进一步进行尿蝶呤谱分析、口服四氢生物蝶呤负荷试验和二氢蝶呤还原酶活性测定,进行经典型苯丙酮尿症和四氢蝶呤缺乏症的鉴别诊断。

3)先天性甲状腺功能减退症筛查:采用酶免疫吸附试验、酶免疫荧光分析法或者时间分辨免疫荧光分析法等方法测定促甲状腺素。促甲状腺素浓度阳性切割点的确定与药盒敏感度有关,实验室根据各自数据,阳性切割点采用10~15mIU/L不等。对于促甲状腺素浓度高于切割点标本,经重复测定后,再召回测定静脉血游离三碘甲状腺原氨酸(FT_3)、游离甲状腺素(FT_4)及促甲状腺素确诊。

4. 主要结果 根据调查和统计,中国自1985年至2001年期间,共对5 817 280例新生儿进行了苯丙酮尿症筛查,检出苯丙酮尿症患儿522例。新生儿苯丙酮尿症的发病率为1:11 144。对5 524 019例新生儿进行了先天性甲状腺功能减退症筛查,检出患儿1836例,发病率为1:3 009。最近6年新生儿疾病筛查量平均年递增45.5%。

5. 结论 中国新生儿疾病筛查近年发展较快,在一些大城市,如上海市的新生儿筛查覆盖率已经达到98.3%,但从总体来看,全国的新生儿疾病筛查覆盖率约占10%。在发展新生儿疾病筛查工作中,要重视筛查工作的质量,提高筛查覆盖率,在苯丙酮尿症和先天性甲状腺功能减退症筛查的基础上发展新技术,逐步使更多可预防的疾病纳入新生儿疾病筛查项目,提高儿童保健水平。

讨论题

(1)从案例9-1中你能发现哪些问题,如何评价结肠癌筛检?

(2)从案例9-2中你知道这是何种筛检方法吗?

(3)如何理解筛检试验与诊断试验?

(4)筛检有哪些作用?

第一节 概 述

一、筛检的概念

筛检(screening)是预防和控制疾病的重要手段。美国慢性病委员会1951年提出了筛检的定义,即筛检是"通过快速的检验、检查或其他措施,将可能有病但表面上健康的人,同那些可能无病的人区别开来。筛检不是诊断试验,仅是一种初步检查,对筛检试验阳性或可疑阳性者,必须进一步进行确诊,以便对确诊患者采取必要的治疗措施"。筛检流程图见图9-1。

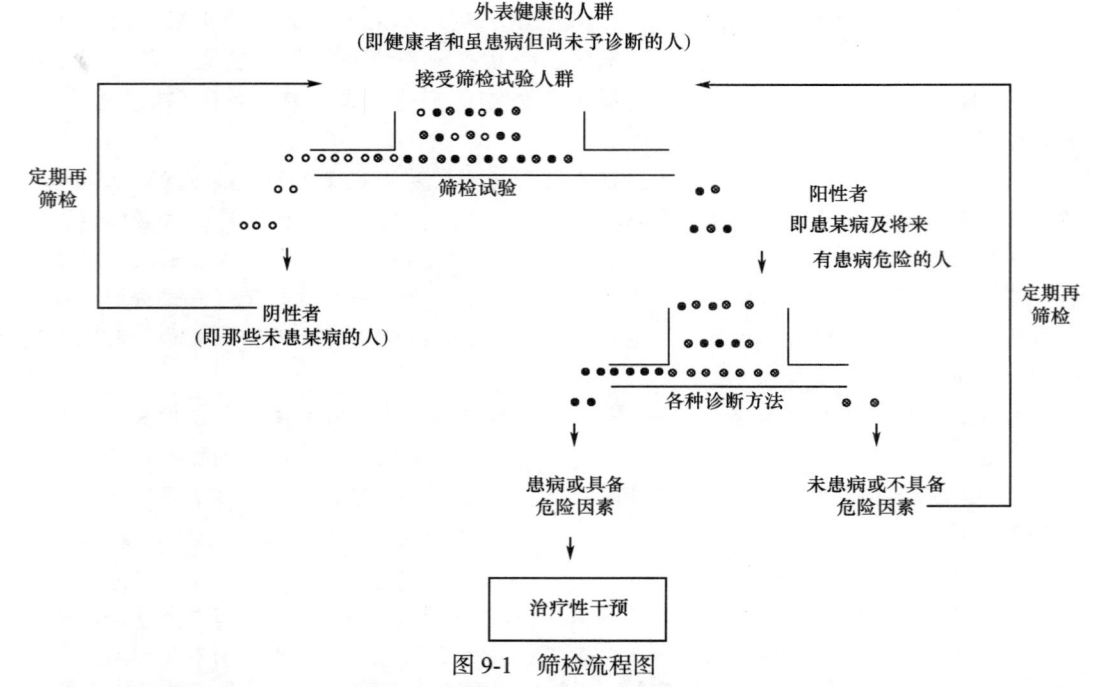

图9-1 筛检流程图

图例 ○:筛检试验阴性;⊗:筛检试验阳性但未患病(假阳性);●:筛检试验阳性且目前已患病(真阳性)(Mausner JS 1985)

从图9-1可以看出,对某种疾病来说,在一般人群中包括三种人:一种是无该病的健康人,一种是可疑有该病但实际无该病的人,一种是有该病的人。筛检即是将健康人与其他两类人区别开来。然后用更完善的诊断试验,将可疑患该病但实际无该病的人与实际患该病的人区别开来,并对患者进行治疗。

筛检最初应用的领域是疾病的二级预防,即早期发现临床早期患者、早期诊断、早期治疗,以提高治愈率,如对宫颈癌、乳腺癌、肺结核等疾病的筛检,都取得了较好的效果。如果疾病在临床前期出现一些可以识别的异常特征,如肿瘤的早期生物标志物(biomarkers)、血压升高、血脂升高等,则可使用一种或多种方法将其查出,并对其做进一步的诊断和治疗,则可延缓疾病的发展,改善其预后。

近年来,筛检越来越多地被应用于对疾病的一级预防,即及时发现某些疾病的高危个体,以杜绝或延缓发病,如筛查人乳头瘤病毒感染以预防宫颈癌;筛查高血压以预防脑卒中等。筛检机会和意义，见图 9-2。

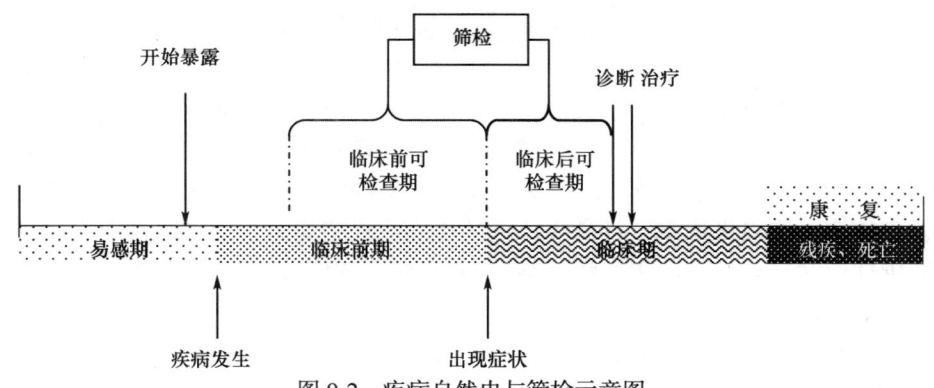

图 9-2 疾病自然史与筛检示意图

近年来，筛检还和合理利用有限的卫生资源，以取得最大的疾病控制效果结合起来。如在孕妇中进行筛检，根据高危评分，将分娩危险性高者安排在条件好的医院分娩，分娩危险性低者，则留在当地卫生院分娩。

二、筛检的实施原则

筛检可以认为是普查的一个特例，因此，人们又称其为普查，其基本原则、特点等在描述性研究一章已经介绍。但是，筛检由于其特殊性，在实施中应坚持一些基本原则。Wilse 和 Junger 在 1968 年提出了实施筛检应遵循的 10 条原则。

(1) 所筛检的疾病应是当地目前的重大公共卫生问题。
(2) 所筛检的疾病有可行的治疗方法。
(3) 所筛检的疾病有可识别的早期临床症状和体征。
(4) 疾病的自然史清楚或比较清楚。
(5) 筛检试验必须具备快速、经济、有效的特点。
(6) 筛检试验应易于被群众接受。
(7) 对筛检试验阳性者，保证能提供进一步诊断和治疗的条件。
(8) 对病人的治疗标准应有统一规定。
(9) 必须考虑整个筛检、诊断与治疗的成本效益问题。
(10) 筛检计划是一连续过程，应定期进行，不是查完了事。

对疾病的筛检应尽量满足以上标准，满足的愈多说明筛检计划愈成熟。最基本的条件是：适当的筛检方法、适当的诊断方法和有效的治疗手段，三者缺一不可，否则，将导致卫生资源浪费或给筛检试验阳性者带来生理和心理上的伤害等不良后果。

就我国目前的经济社会发展水平，作者认为开展筛检必须具备三个基本条件和三个辅助条件。三个基本条件包括：所筛检疾病或健康危险因素是当地目前最主要的公共卫生问题；有简便、快速、廉价、灵敏和群众易接受的筛检试验方法；对筛检阳性者有进一步的确诊手段，确诊后有有效的预防或治疗措施。涵盖上述 1、2、3、5、6、7 共 6 条原则。三个辅助条件包括：成本效益好，财政经费有保障；对疾病的自然史清楚，有较长的领先时间；有足够的卫生技术人员，能够定期进行等，包含上述 4、9、10 条原则。下面就三个基本条件进行解释。

(一)所筛检的疾病应是当地目前最主要的公共卫生问题

卫生资源是有限的,用有限的资源来满足群众无限卫生保健需求,是一对永恒的矛盾。由于筛检需要花费大量的人力和财力,如果所筛检的疾病并非当地最主要的公共卫生问题时,在资源分配上必然会造成浪费,而影响了更主要的公共卫生问题的解决。因此,在决定对某种疾病进行筛检前,必须认真分析当地人群的疾病谱和危害程度,把主要的公共卫生问题加以梳理和论证,选择那些最主要的疾病进行筛检。评价疾病对人群的危害需要考虑许多方面因素,应以患病率高且危害严重的疾病或缺陷为主,如延迟发现将造成严重后果。如遗传性代谢缺陷的苯丙酮尿症及某些癌症(如宫颈癌),或某些已成为重大的社会卫生问题的疾病或缺陷。

随着经济社会的发展,能够满足人群保健需求的程度会不断提高,可以列入疾病筛查的项目也会不断增加,因此,最主要的公共卫生问题只是一个相对的概念。

对特殊暴露人群进行筛检,其标准可以比在一般人群放宽一些。例如,轻度不适(如恶心、头痛)可减少劳动能力或健康感,虽然症状轻微也应考虑筛检,以提高劳动能力和幸福感。有时暴露存在不同等级,在轻度暴露时加以筛检,可以预防更严重的后果发生。这类筛检通常在工作场所进行,如与职业相关危害因素所致疾病的筛检。许多国家对某些职业人群规定须定期筛检,如对矿工进行矽肺(尘肺)筛检,对石棉工进行石棉肺、肺癌的筛检,对接触铅作业职工及其他严重有毒、有害环境作业职工的定期筛检等。

(二)有简便、快速、廉价、灵敏和群众易接受的筛检试验方法

筛检试验必须具有简单、快速、廉价、安全、可靠、灵敏、特异、有效、能被受试者接受的特点。用于筛检的方法不能过于复杂,因为过于复杂的检查难以在大的人群中实施,因此筛检试验必需简便、快速。廉价是相对的要求,需要根据当地财政的支付能力来评价,当然也需要筛检试验方法的改进。灵敏度和特异度决定着筛检的收益,提高灵敏度和特异度的方法可以采用联合试验来实现。群众易接受也是一个相对指标,除了筛检试验对人体的损伤小、安全性高外,还与所筛检疾病的类型对人群的危害程度有关。例如,对于有上消化道症状的人来说,进行胃镜检查则容易接受,而无任何消化道症状的人则不容易接受。

(三)对筛检阳性者有进一步的确诊手段,确诊后有有效的预防或治疗措施

这些疾病应该有可以识别的早期症状和(或)体征,有进一步确诊的条件和有效的预防或治疗方法及统一的治疗方案和标准。如果没有进一步的确诊条件和预防或治疗方法,给筛检试验阳性者将带来生理和心理上的伤害等不良后果。早期治疗应当比晚期治疗可以降低筛检的疾病的死亡率或患病率,如原位性子宫颈癌、早期乳腺癌。这类疾病治疗方法还应该能被尚无症状的患者所接受,而且是安全的。对尚无有效治疗的疾病,进行大规模筛检(如全民检查 HBsAg)只会使阳性者长期担惊,使周围人害怕。

三、筛检的种类

按照筛检对象的范围分为整群筛检(mass screening)和选择筛检(selective screening)。前者人群筛检,是指在疾病患病率高、危害大的情况下,对一定范围内人群的全体对象进行普遍筛检。后者又称目标筛检(targeted screening)是指在疾病患病率较低的情况下,选择疾病的高危人群进行筛检。对某种暴露人群进行定期健康检查(periodical health examination)属于选择性筛检。

按照所使用的筛检项目的多少分为单项筛检和多项筛检。前者指使用一种方法对疾病进行筛检，后者指使用多种方法对疾病进行筛检。

四、筛检试验与诊断试验

筛检试验(screening test)是用于识别外表健康的人群中可能患有某疾病的个体或患病危险性高的个体的具体方法，如问卷调查、体格检查、实验室检查等。

诊断试验(diagnostic test)是指对疾病进行确诊的方法。

筛检与诊断试验有共性的一面，即两者都是应用一些试验、检查等手段，确定受检者的健康状况，但两者也有许多区别，见表9-1。

表 9-1　筛检试验与诊断试验的区别

	筛检试验	诊断试验
对象	表面健康的人或无症状的患者	患者或筛检阳性者
目的	把可能有病的人与可能无病的人区分开来，发现可疑患者	把患者与可疑有病但实际无病的人区分开来，进行确诊
要求	快速、简便、安全，高灵敏度	复杂、准确性和特异度高
费用	经济、廉价	花费较高
处理	阳性者须进一步用诊断试验确诊	严密观察和及时治疗

筛检是一项预防性的医疗活动，服务对象是表面健康的人群，因而，不易取得研究对象的合作，为了不给患者和社会带来压力，必须制订好筛检计划，明确目的，估计效果，权衡利弊。其中具有良好的筛检试验方法至关重要。一个好的筛检试验方法应具备以下五个特征。

(1)简单性：指试验方法易学习、易操作，便于非专业人员经过适当的培训能够掌握。

(2)快速性：指能很快得到检查结果。

(3)安全性：指对受试者不会造成任何伤害，尽量减少痛苦。对被试者有创伤、有痛苦的试验一般不用于筛检，用于诊断也要慎重。

(4)廉价性：指筛检试验花费不高，政府能够承担。费用-效益是评价筛检的重要指标，在效益一定的情况下，筛检试验的花费越低，筛检试验的费用-效益越好。

(5)可接受性：指易于被目标人群所接受。

此外，筛检试验还要有良好的真实性和可靠性。

五、筛检的主要目的

(一)筛检某些危险因素以预防某些慢性病

如筛检出某些人具有高血脂、高血压等危险因素，然后控制这些因素以达到预防冠心病、脑卒中的目的。又如筛检孕妇中的乙型肝炎携带者，以便及时对其新生儿进行乙型肝炎被动自动免疫，可预防新生儿患乙型肝炎。

(二)发现早期病例，及时给予治疗，降低死亡率，延长寿命

早期发现、早期诊断和早期治疗是筛检的主要目的。例如，宫颈癌、乳腺癌的筛检，方法简单、易行、灵敏度和特异度均较高，群众容易接受。在我国许多地区已经连续开展

了几十年，称为"两病"普查。对降低我国妇女"两病"的死亡率，提高生活质量发挥了十分重要的作用。

(三)了解疾病的自然史和开展流行病学监测

据报道，如定期用甲胎球蛋白(αFP)筛检原发性肝癌高发家庭成员，αFP 阳性者约两年后可出现肝癌的临床症状，这为早期发现临床前期肝癌病例提供了资料，也使人们进一步了解原发性肝癌自然史。

(四)健康知识普及作用

通过筛检不但能发现早期患者或发病危险因素，还可发挥健康知识普及作用。例如，结核病的筛检，对于结核杆菌感染者可以通过增加营养、提高机体抵抗力而防止结核病的发生。又如通过乳腺癌筛检，大部分妇女学会了如何做好自检，一旦发现乳房包块就主动到医院就诊，从而提高了乳腺疾病的检出率，得到早期治疗，避免病情的恶化。

六、筛检应遵循的伦理学原则

不论是将筛检应用于临床实践还是医学研究，筛检对受试者的影响均具有不确定性，受试者可能面临一定程度的风险。因此，在实施筛检时，必须遵守医学伦理学原则，如充分尊重个人意愿，遵循知情同意的原则，遵循有益无害、隐私保护、公平合理对待每一受试者的原则等。

第二节 筛检试验的评价

对筛检方法本身，主要从真实性、可靠性两个方面进行评价；对筛检方法在疾病预防、控制工作中的实际应用，还要评价其预测值，制定阳性结果的截断值，评价其实用性等。

一、评 价 方 法

筛检试验的评价就是将待评价的筛检试验与诊断目标疾病的标准方法——即"金标准"(gold standard)——进行同步盲法比较，判定该方法对疾病"诊断"的真实性和价值。评价程序见图 9-3。

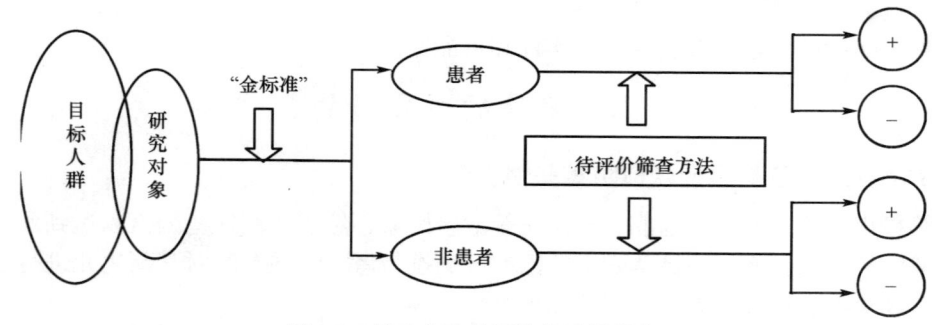

图 9-3 筛查方法的评价与选择程序

(一)确定"金标准"

"金标准"指当前临床医学界公认的诊断疾病的最可靠的方法，也称为标准诊断。目前大家公认的确诊疾病的"金标准"包括：活/尸检、手术发现、微生物培养与鉴定、特殊检查发现、影像诊断、长期随访的结果等。

(二)选择研究对象

选择研究对象的原则是：受试对象应该能够代表筛检试验可能应用的目标人群。

1. 病例组的选择 病例组是用"金标准"确诊"有病"的病例，应包含典型的、不典型病例，早、中、晚期病例，轻、中、重病例，有和无并发症的患者。

2. 对照组的选择 对照组是用"金标准"证实没有目标疾病的其他病例，特别是与该病容易混淆的病例。正常人一般不宜纳入对照组。

(三)样本大小的计算

决定样本量大小的因素包括：①待评试验的灵敏度；②待评试验的特异度；③显著性检验水平 α，一般为 0.05；④容许误差 δ，一般为 0.05~0.10。

1. 当灵敏度和特异度均接近 50%时 可用近似公式，式 9-1。

$$n = \left(\frac{Z_\alpha}{\delta}\right)^2 (1-p)p \tag{9-1}$$

式中 Z_α 为正态分布中累积概率等于 $\alpha/2$ 时的 Z 值，p 为待评价筛检方法的灵敏度或特异度。一般用灵敏度估计病例组的样本量，用特异度估计对照组的样本量。

案例 9-3：

某研究需评价一项筛检试验，预计待评价的筛检试验的估计灵敏度为 75%，特异度 55%，计算病例和对照组的样本量？

设 $\alpha = 0.05$，$\delta = 0.08$，则：

$$n_1 = (1.96/0.08)^2 \times (1-0.75) \times 0.75 = 112.5 \approx 113$$
$$n_2 = (1.96/0.08)^2 \times (1-0.55) \times 0.55 = 148.6 \approx 149$$

评价该试验，病例组为 113 例，对照组为 149 例。

2. 当待评价筛检试验的灵敏度或特异度小于 20%或大于 80%时 样本率的分布呈偏态，需要对率进行平方根反正弦转换，并用式 9-2 计算样本量。

$$n = \left[\frac{57.3 Z_\alpha}{\sin^{-1}[\delta/\sqrt{p(1-p)}]}\right]^2 \tag{9-2}$$

(四)整理评价结果

筛检试验的资料可整理成表 9-2，然后计算相关评价指标。

表 9-2　筛检试验评价资料整理表

筛检试验	"金标准"结果 有病	"金标准"结果 无病	合计
+	a(真阳性)	b(假阳性)	a+b(R_1)
-	c(假阴性)	d(真阴性)	c+d(R_2)
合计	a+c(C_1)	b+d(C_2)	N

二、评价指标

(一)真实性评价指标

真实性(validity)又称准确度、效度,是指使用筛检试验进行检查,所获得的测量值与实际情况的真实值相符合的程度。评价筛检试验真实性的基本方法是将筛检试验的测量结果与使用"金标准"测量的结果进行比较。首先,将筛检对象按"金标准"分为有病和无病组,用待评价的筛检试验把筛检对象区分为阳性和阴性,将资料整理成表 9-2 形式。再分别计算下列指标。

1. 灵敏度 灵敏度(sensitivity, Se)又称真阳性率,是实际有病而按该筛检试验的标准被正确地判为有病的百分比。反映筛检试验发现患者的能力。

$$Se = \frac{a}{a+c} \times 100\% \tag{9-3}$$

2. 假阴性率 假阴性率(false negative rate, FN)又称漏诊率,指实际有病根据筛检试验被确定为无病的百分比。它反映筛检试验漏诊患者的情况。

$$FN = \frac{c}{a+c} \times 100\% \tag{9-4}$$

3. 特异度 特异度(specificity, Sp)又称真阴性率,实际无病按该筛检试验被正确地判为无病的百分比。它反映筛检试验确定非患者的能力。

$$Sp = \frac{d}{b+d} \times 100\% \tag{9-5}$$

4. 假阳性率 假阳性率(false positive rate, FP)又称误诊率,指实际无病但根据该筛检试验被判为有病的百分比。它反映筛检试验误诊患者的情况。

$$FP = \frac{b}{b+d} \times 100\% \tag{9-6}$$

5. 正确指数 也称约登指数(Youden's index),是灵敏度和特异度之和减去 1。指数范围在 0~1 之间。表示筛检方法发现真正患者与非患者的总能力。指数越大,真实性越高。

$$正确指数 = (Se + Sp) - 1 \tag{9-7}$$

6. 似然比 似然比(likelihood ratio, LR)指有病者中得出某一筛检试验结果的概率与无病者得出这一概率的比值。它的计算只涉及灵敏度和特异度,是同时反映灵敏度和特异度的复合指标。因试验结果有阳性和阴性之分,故分类如下。

阳性似然比(positive likelihood ratio, +LR):反映了筛检试验正确判断阳性的可能性是错误判断阳性的可能性的倍数,是筛检试验的真阳性率与假阳性率之比。比值越大,试验结果阳性时为真阳性的概率越大,诊断价值越高。

$$+LR = Se/FP = Se/(1-Sp) \tag{9-8}$$

阴性似然比(negative likelihood ratio, -LR):反映了筛检试验错误判断阴性的可能性是正确判断阴性的可能性的倍数,是筛检试验的假阴性率与真阴性率之比。比值越大,试验结果阴性时为假阴性的概率越大,诊断价值越低。

$$-LR = FN/Sp = (1-Se)/Sp \tag{9-9}$$

(二)可靠性评价指标

可靠性(reliability)也称信度、可重复性,是指应用某一筛检方法重复测量同一受试者时,所获结果的一致性。筛检试验结果应尽可能稳定可靠。影响筛检结果可靠性的原因包括如下。①测量者的测量变异,如血压的测量,同一测量员对同一受试者前后的测量,不同测量员对同一受试者同时或不同时的测量,均可出现不同的结果。②受试者的生物学变异,由于个体生物周期的存在,同一调查对象在不同时间其临床测量值也会发生变动,如血压在一日的不同时间会有所变动。③实验条件,如所用实验仪器、设备、试剂、操作熟练程度等均影响测量的可靠性。反映评价筛检试验可靠性的指标主要包括如下几种。

1. 标准差与变异系数 当某试验是作定量测定时,可用标准差和变异系数(coefficient of variance,CV)来自表示可靠性。标准差和变异系数的值越小,表示可重复性越好,精密度越高。标准差的计算见统计学教材。变异系数为标准差与算术均数之比,见式9-10。

$$变异系数 = (标准差/算术均数) \times 100\% \tag{9-10}$$

2. 符合率与 Kappa 值 又称一致率(agreement rate),是筛检试验判定的结果与标准诊断的结果一致的人数占受检人数的比例。

$$符合率 = \frac{a+d}{N} \times 100\% \tag{9-11}$$

Kappa 值:可用于评价两种检测方法或同一方法两次检测结果的一致性。

$$Kappa = \frac{N(a+d) - (R_1C_1 + R_2C_2)}{N^2 - (R_1C_1 + R_2C_2)} \tag{9-12}$$

Kappa 值的取值范围为 $-1 \sim +1$。若为 $+1$,表明两结果完全一致;若为 -1,表明两结果完全不一致;若为 0,表明该符合率完全由机遇所致;在 $0.4 \sim 0.75$ 之间,为中度一致;≥ 0.75,为高度一致;≤ 0.4,为一致性差。

(三)预测值

预测值(predictive value)是反映应用筛检的结果估计受检对象患病或不患病的可能性的大小,包括阳性预测值和阴性预测值。

1. 阳性预测值 阳性预测值(positive predictive valve)是指筛检试验阳性者患病的可能性。

$$阳性预测值 = \frac{a}{a+b} \times 100\% \tag{9-13}$$

2. 阴性预测值 阴性预测值(negative predictive valve)是指筛检试验阴性者不患病的可能性。

$$阴性预测值 = \frac{d}{c+d} \times 100\% \tag{9-14}$$

一般地,筛检试验的特异度越高,阳性预测值越高;筛检试验的灵敏度越高,阴性预测值越高。

筛检试验的预测值还和受检人群目标疾病的患病率有密切关系。阳性预测值、阴性预测值与患病率、灵敏度、特异度的关系可用式(9-15)、式(9-16)表示和图9-4。

$$阳性预测值 = \frac{灵敏度 \times 患病率}{灵敏度 \times 患病率 + (1-患病率)(1-特异度)} \tag{9-15}$$

$$阴性预测值 = \frac{特异度 \times (1-患病率)}{特异度 \times (1-患病率) + (1-灵敏度) \times 患病率} \tag{9-16}$$

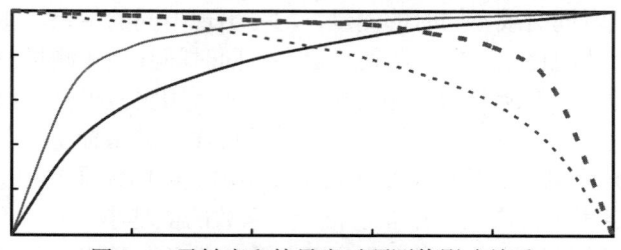

图 9-4　灵敏度和特异度对预测值影响关系

图中实线为阳性预测值曲线，较细的曲线代表灵敏度和特异度均为 85%时的预测值，较粗的曲线代表灵敏度和特异度均为 95%时的预测值。可以看出，灵敏度和特异度的升高使阳性预测值显著提高。虚线为阴性预测值曲线。

三、筛检试验阳性结果截断值的确定

理想的筛检试验灵敏度、特异度均应接近 100%。但在实际工作中很难达到，往往表现为灵敏度升高则特异度下降，特异度升高则灵敏度下降。两者高低的转换与确定筛检试验阳性结果的截断值(cut off point)或临界点的选择密切相关。在筛检工作中，须确定筛检结果的阳性截断值或诊断点，即建立区分阳性与阴性结果的标准，并按此标准对结果进行判断。

如图 9-5(a)所示，如患者与非患者某指标的测量值为各自独立的两个分布曲线，无重

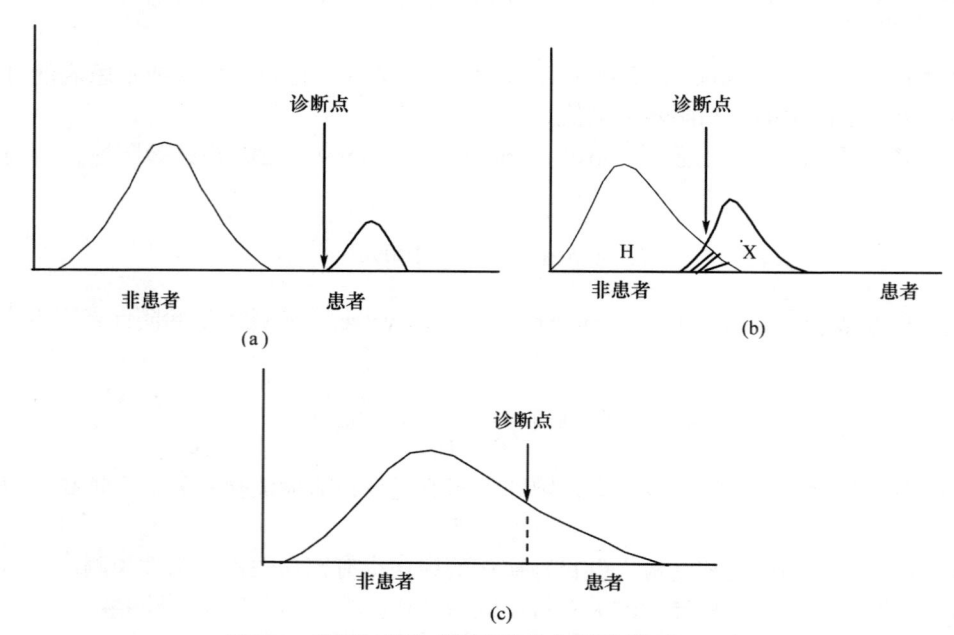

图 9-5　患者与非患者观察值分布类型(曾光 1994)

叠，则诊断点选为患者的最小值，试验的灵敏度与特异度均为100%。

如图9-5(c)所示，如患者与非患者某指标的测量值呈一连续的分布曲线，无交叉，诊断点选为患者的最小值，则试验的灵敏度与特异度也均为100%。

以上两种情况，在实际工作中，是较为少见的。多数情况下，患者与非患者某指标的测量值往往存在重叠或交叉，如图9-5(b)所示，无论诊断点选在何处，试验的灵敏度与特异度不可能均为100%。

在这种情况下，可参考以下原则制订截断值或诊断点。

(1)如灵敏度和特异度同等重要，可将诊断点选在两者的交叉点上，此处约登指数最大。

(2)如疾病预后差，漏掉患者可能带来严重后果，且目前又有可靠的治疗方法，则诊断点尽可能向着H点左移，以提高灵敏度，尽可能多的发现可疑患者，但特异度下降。

(3)如疾病预后较好，且现有诊疗方法不理想，则诊断点尽可能向着X点右移，以提高特异度，但灵敏度下降。

(4)如假阳性者进一步诊断的费用过大，或假阳性者的心理、社会负担过重，则诊断点尽可能向着X点右移，以降低假阳性率。

除了上述四种情况外，人们常用受试者工作特性曲线(receiver operator characteristic curve，ROC)来决定最佳临界点。它是用真阳性率和假阳性率作图得出的曲线，可反映灵敏度和特异度的关系。ROC曲线的横轴表示假阳性率(1-特异度)，纵轴表示真阳性率(灵敏度)，曲线上的任何一点代表筛检试验的特定阳性标准值相对应的灵敏度和特异度的对子。见图9-6。

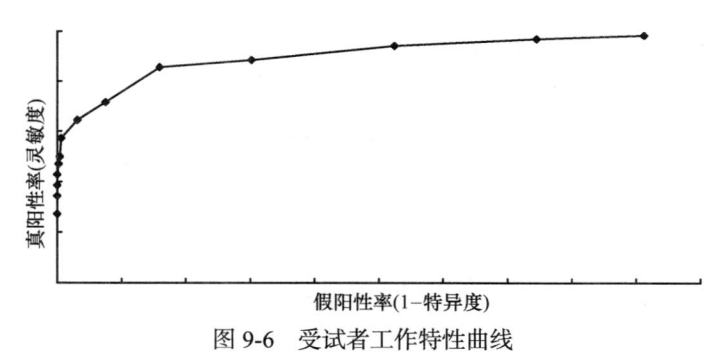

图9-6 受试者工作特性曲线

从图9-6可以看出，随着灵敏度的升高，1-特异度增加，即特异度下降。通常将最接近ROC曲线左上角那一点(A点)定为最佳临界点，在此临界点上可同时满足筛检试验的灵敏度和特异度相对最优。

关于正常值的确定还可以参考统计学方法。

(一)正态分布法

在临床医学科研和文献中确定正常值范围时，常采用均数±2SD法，即正常人某项指标的95%均包括在此范围内，超出此范围的只有5%，认为这是非正常值。应当说明，只有筛检试验所获得的数据呈正态分布时，采用这种确定正常值方法才是恰当的。实际上这是统计学界限。

这种方法的优点是计算简便，应用较广。但此法的缺点是：不少人群医学资料不呈正态分布，这样就不能用此法直接计算正常值；第二是此法人为地将任一人群的异常值均规定为5%，未免机械化和简单化；第三是有些数值虽处于正常范围内，但其意义却不同。例如，某些人的血压值虽均落在正常值范围内，但处于上限者与下限者的临床意义不同。前者患脑卒中、冠心病的危险大于后者。

根据临床工作需要，有些疾病只要求确定正常值范围的上限或下限。例如，规定血清胆固醇的上限，低于此水平者判断为正常。又如测定肺活量时，事前要规定正常值范围的下限，超过此水平时为正常。但对血压来说，正常值的上限和下限均要规定，超出此范围均称异常。

(二)百分位数法

由于不少临床检验数据并不呈正态分布，所以可用此法来确定正常与异常的界限。此法的优点是在计算正常值范围时可不考虑测量数据的分布，计算简便、快速和易于掌握等。但第一它具有正态分布法同样的缺点；第二采用此法获得的正常值并不是根据计算全部观察值而得出的，因而就不像正态分布法那样精确；第三采用本法确定正常值时误差较大，所以要求样本量较大。有人认为样本量超过120例时才能减少误差。

筛检试验的灵敏度和特异度是衡量试验方法的重要指标，人们当然希望一个筛检试验既有高的灵敏度，又有高的特异度。可是，实际情况是，当变动诊断标准提高该筛检方法的灵敏度，必然降低其特异度；将诊断标准向另一方向移动，提高其特异度，则必然降低其灵敏度。究竟将筛检试验的诊断标准定在何处为宜，则既要考虑到漏诊或误诊对该病的重要性，又要考虑对大量的假阳性(或假阴性)病例进一步确诊、治疗等的经费、人力、物力的消耗及对患者的健康(漏诊)或精神负担(误诊)的影响，全面衡量后加以确定。对于新生儿严重疾病的筛检，希望有高的灵敏度，而容许假阳性增多(降低特异度)所增加的经济负担，因为需要进一步随访以确定其为真阳性还是假阳性。

四、筛检试验的实用性评价

一项筛检试验，除对其真实性、可靠性、预测值等进行评价，还应对其实用性进行评价。实用性评价的主要内容包括：筛检方法是否简单实用；筛检方法对筛检对象有无损伤；筛检对象和相关社会群体对该筛检方法的可接受程度；筛检的投入及其社会效益与经济效益等。下面就筛检效益评价的指标介绍如下。

(一)收益

收益又称收获量(yield)，是指经筛检后能发现多少早期病例并使之得到相应的诊断和治疗。人们希望一项筛检的收获量越大越好。筛检的收获量受以下几个因素的制约。

1. 筛检试验的灵敏度 一项筛检试验理应能发现相当数量的早期病例，即要求高灵敏度的试验。若试验的灵敏度低，只能筛出少量的早期病例，而漏掉了许多应发现的患者，此时不管其他因素怎样，收获量依然是低的。

2. 筛检疾病的患病率 人群某病的患病率越高，筛出的病例数就越多，收益越大。

3. 筛检的次数 首次在人群中作某病筛检时，发现的病例数可以较多，这是当地人群某病的患病率。经一段时间后，再次筛检时，筛出的病例数可能少了许多，但是这些病例为新发病例，可以用来计算发病率，它的变化反映病因因素的变化。

4. 参加筛检的人数 开展一项筛检试验时，理所当然地希望参加的人数越多越好，这样，收获量就可能大。但有些人因种种原因未能参加，若未参加的人数较多可使筛检结果产生误差。有多种原因影响人们不愿参加筛检试验，如事前的宣传工作做得不全面、不细致，致使有些人对之不够理解；有些人害怕查出患某些病，如癌症、传染病等，因而采取回避态度；还有些人唯恐筛出的结果对其目前的职业不利，怕影响收入；又如某些筛检方法对群众不安全、不方便、还较复杂，因而难以为他们接受；根据目前的医疗技术水平，对筛检阳性尚无可靠的诊断技术和有效的治疗措施，而使群众认为参加这种试验没有意义等。

(二) 筛检的费用

筛检工作所需的费用大，尤其是大规模人群筛检的费用应引起决策者的重视，因为人力、财力资源有限。这种费用除直接用于筛检外，还应包括为筛检阳性者做诊断、治疗和随访所需的费用。此外，还应包括一些难以计算的、无形的消耗，如因参加筛检及因筛检阳性所引起的急躁不安等造成的工作损失等。国外曾开展乳腺癌筛检，他们运用体检和乳房 X 线摄影检查法检查 170 名妇女，做了 9 个活体组织检查，才发现 1 例乳腺癌新病例。可见开展一项筛检试验需要投入相当数量的人力、财力和物力资源。

第三节 提高筛检试验效率的方法

筛检的收益是使用筛检试验进行筛检，能使多少原来未被发现的患者得到诊断和治疗。就某一筛检方法而言，其本身的灵敏度、特异度是一定的，往往不可改变。在实际工作中，可通过选择患病率高的人群、进行联合试验等手段，提高筛检试验的收益。

一、选择患病率高的人群

许多疾病在不同特征的人群中，患病率有差异。选择患病率高的人群进行筛检，最终可发现较多的患者，从而提高筛检的收益。

筛检试验的预测值尤其是阳性预测值，是反映筛检试验社会可接受程度的重要指标。阳性预测值低，社会可接受程度低；阳性预测值高，社会可接受程度高。当被筛检疾病的患病率低时，即使筛检试验的灵敏度、特异度均较高，筛检结果中也会包括大量假阳性，使阳性预测值偏低。因此，应选择患病率较高的人群进行筛检，才会有较高的阳性预测值，产生较高的收益。例如，对糖尿病的筛检工作应在 40 岁以上、肥胖者或有糖尿病家族史的人群中进行。

二、采用联合试验

在进行筛检试验时，可使用多项筛检试验检查同一对象，以提高筛检试验的灵敏度或特异度，从而提高筛检的收益。

(一) 串联试验

串联试验(serial test)或称系列试验，串联筛检试验可以采用两种及以上方法进行，要求全部筛检结果均为阳性者才定为阳性。对于某些公共危害并不十分严重的疾病，尤其是筛查阳性会给受试者造成较大恐慌的疾病，以及现有筛检试验特异度较低的筛检，为了提高筛检试验特异度，减少人们的恐慌和不必要的进一步检查确诊，可以采取串联试验方法。

(二)并联试验

并联试验(parallel test)或称平行试验，在全部筛检试验中，只要任何一项筛检结果阳性即定为阳性。为了提高筛检试验的灵敏度，可以采用并联试验进行筛检。目的是能够发现更多的早期患者。当某病的危害特别严重，如不能及时发现将对其个人或周围的人造成严重危害时，为了尽量减少假阴性结果，可以选择两种及以上的方法并联筛检。

在进行疾病筛检时，如有多种方法可以使用，可结合制订截断值的原则及筛检方法本身的特性，确定使用串联或并联试验。

案例 9-3　尿糖和血糖联合筛检糖尿病结果

单独使用尿糖或血糖试验及两者联合运用筛检糖尿病的假设结果，见表9-3。

表 9-3　尿糖和血糖联合筛检糖尿病的结果

实验结果		糖尿病患者	非糖尿病患者
尿糖试验	血糖试验		
+	-	14	10
-	+	33	11
+	+	117	21
-	-	35	7599
合计		199	7641

计算结果见表9-4。

表 9-4　单独和联合筛检糖尿病的灵敏度、特异度

试验方法	灵敏度(%)	特异度(%)
尿糖试验	65.83	99.59
血糖试验	75.38	99.58
串联	58.79	99.73
并联	82.41	99.45

从表9-4可以看出，血糖试验与尿糖试验单独使用特异度均较高，但血糖试验的灵敏度高于尿糖试验。但是，若将两个试验进行串联时，灵敏度反而降低，特异度提高；若采用并联试验时，灵敏度提高，特异度降低。就本案例而言，与单独使用尿糖或血糖筛检比较，串联时灵敏度下降幅度较大，而特异度提高幅度较小；并联时灵敏度提高幅度较大，特异度下降幅度较小。因此，如使用这两种方法联合筛检糖尿病，应倾向使用并联的方法进行筛检。在实际工作中，对糖尿病筛检试验阳性者，则一般使用糖耐量试验进行确诊。

(陈会波)

思 考 题

1. 何谓筛检，筛检试验与诊断试验有何联系和区别？
2. 筛检实施需要掌握哪些基本原则？
3. 筛检试验评价的原理和评价原则是什么？
4. 筛检试验评价的主要指标有哪些？如何计算？
5. 提高筛检效益的方法有哪些？如何应用？

第十章 流行病学研究中常见的偏倚及其控制

流行病学研究结果的真实性直接关系到能否获得正确的结论，任何研究人们都希望得到真实可靠的结果。但是，在实际研究过程中，由于诸多原因的影响导致得到的结果与真实情况存在一定的差异，即误差(error)，如果得不到有效控制或处理将做出不当甚至是错误的结论。流行病学研究是对人群的研究，不能像在实验室里的实验那样能够人为控制各种条件，容易产生误差而影响研究结果。误差分随机误差(random error)和系统误差(systematic error)又称偏倚(bias)两类，随机误差可以测量和通过扩大样本量予以消除，而偏倚则难以测量也不能通过扩大样本量加以控制，因此，流行病学研究中偏倚及其控制十分重要。

> **案例 10-1　一项火柴使用与肺癌关系的研究**
>
> 某学者在进行吸烟与肺癌的关系研究时，分析了火柴使用与肺癌的关系，结果见表 10-1。作者认为使用火柴者患肺癌的机会是不使用火柴者的 8 倍多。
>
> 表 10-1　火柴使用与肺癌的关系
>
> | 火柴使用 | 肺癌患病情况 有 | 肺癌患病情况 无 | 合计 |
> |---|---|---|---|
> | 有 | 820(a) | 340(c) | 1160 |
> | 无 | 180(b) | 660(d) | 840 |
> | 合计 | 1000 | 1000 | 2000 |
>
> 注：$\chi^2=472.9$，$P<0.01$　$OR=ad/bc=(820\times660)/(180\times340)=8.8$
>
> **讨论题**　请问该研究者的有关结果解释合理吗？为什么？
>
> **分析**　该研究者的结果解释显然不合理，与现有的知识相违背。其原因是该研究者所进行的是单因单果分析，没有将火柴的效应与其他因素(如吸烟)的效应区分开来，属于混合效应(mixing-effect)。
>
> 事实上，在公开发表的论文和媒体的报告中都可能存在缺陷。为了能得到一个报告更加完整的画面，必须首先获取和阅读原文。更为重要的是，具备对论文、报告和课题标书等在研究对象的选择、暴露和结局变量的测量、资料分析和结果解释等方面进行批判性评价的能力。本章提供有关这些技能的基本知识。

第一节　概　　述

一、研究效度

研究效度或真实性(validity)是指研究收集的数据、分析结果和所得结论与客观实际的符合程度。在流行病学中的定义是：在考虑研究方法、样本的代表性和被抽样总体的性质后,样本的研究结果被推广(generalization)或推断(inference)到样本外人群的可靠程度。研究效度包括内部效度和外部效度。

(一)内部效度

内部效度(internal validity)是指研究结果与研究对象的真实情况相符合的程度。它回答一个研究本身是否真实有效。当正确选择研究分组和没有测量误差时,一个研究被称为有较好的内部效度。在观察性研究中,为了获得暴露因素的观察效应,有关病例和对照的选择、暴露组和非暴露组的选择必须经过慎重考虑。

保证内部效度的主要措施如下。

1. 暴露变量(X)的测量 ①暴露的测量是依据调查表吗?如果是,调查方式是面对面的访问,或是电话访谈,或是自我填写的问卷调查。面对面的访谈有利于调查对象对问题的理解,保证资料的准确性,一般来说应答率较高,填写"不详"或"空项"的比率较低。自我填写的问卷调查和邮件调查的优点是成本较低、保密性较好,缺点是调查对象对问题的理解和设计目的不一致时影响调查质量,且应答率较低,填写"不详"或"空项"的比率较高。②在调查之前,调查表进行了效度分析吗?研究者在调查之前知道实际使用的调查表是否获得了研究者期望的测量内容非常重要。③调查表的信度如何?用相同调查表在不同时间(情况)下,测量同一研究对象,该研究对象能提供相同的信息。④暴露的测量是依据生物学标本吗?如果是,收集标本的程序是否标准化?例如,如果想收集绝经前妇女的尿中激素水平,在月经周期的同一时期收集标本非常重要。⑤所使用的实验室检查方法合适吗?

2. 研究结局变量(Y)的测量 无论研究结局变量是某种疾病、行为或者是分子生物学标志物,结局变量的定义应该十分详细和清晰。在标准化的调查方案中,结局变量的测量是依据个人自报还是依据经过训练的专业人员检查所得?研究结局阳性者和研究结局阴性者是怎样被证实的?所有合格的研究对象能够成功地找到吗?研究对象参与调查的比例高吗?如果研究是前瞻性研究,观察终点是什么?存在失访问题吗?很显然,许多与研究结局测量和研究分组相关的问题需要仔细考虑。

3. 暴露与结局之间的关联分析 前面讨论了暴露与结局变量测量的问题,本段通过提出下列问题来检查暴露与结局之间的关联性分析。所选择的资料统计分析方法正确吗?有关影响结局的其他因素得到了控制吗?一些统计方法需要资料分布的假设(如 t 检验和方差分析需要资料服从正态分布),这些假设得到了检验吗?其他的重要分析是否被遗漏等。

(二)外部效度

内部效度是外部效度的前提条件。外部效度(external validity)是指研究结果由样本人群推论到目标人群(研究对象以外的人群)的程度,它又被称为普遍性(generalization),它是回答一个研究的结论能否推广应用到研究对象以外的人群。如果一个研究能够对目标人群进行无偏的推断,那么该研究具有良好的外部效度和推广性。

将研究结果外推的过程,既不是机械的,也不是统计学的,研究者必须明确哪些情况与外部推广有关,哪些情况与外部推广无关。如果研究对象对于推论对象(目标人群)的代表性不好,就是研究的内部效度再好,它的外部效度也可能较差。尽管样本的代表性是外部效度的一个条件,但是外部推广也不依赖于研究对象如何代表目标人群,这一点特别适用于应用流行病学方法增强有关疾病的生物学机制的了解。例如,Doll 和 Hill 在医生人群中所完成的吸烟与肺癌的关系研究，所得到的结论就能推广到一般人群。又如，一个旨在评价类胡萝卜素作为蔬菜摄入标志物的膳食研究。受试者为志愿者，被随机分配到为期9日的4个实验膳食组。在受试者完成9日的食用特别膳食实验后，又被交叉到其他的实验膳食组。应该注意的是：该研究的受试者为志愿者，他们比一般人群具有较好的健康意识和较高的文化教育程度。此外，在该研究中研究者还制定了11条研究对象的排除标准，如有消化道疾病病史和食物过敏史等。这些排除标准大大改善了研究的内部效度。但是，如果进入研究的受试者血浆类胡萝卜素水平对高蔬菜膳食应答方面不具备代表性，这些排除标准可能降低了研究结果的外推性。这个例子，再一次证实临床试验通常是基于高度选择的患者。不过，从这些研究所获得的信息通常能推广到更广泛的患者。

增强研究对象的同质性，如限制研究对象的类型（如年龄、职业、体质特征或疾病分型等）可以改善内部效度。而增加研究对象的异质性，使得研究对象的代表性扩大，则可以改善外部效度。在实际研究中，确定研究对象时需要综合考虑研究对象的同质性和异质性问题。

二、流行病学研究中误差的来源

案例 10-2　一项身高的测量

某研究者欲了解云南大理市 100 000 妇女的平均身高，随机抽取了 100 名妇女，并用钢卷尺来测量她们的身高。

讨论题

1. 请问在该研究中测量结果会受到哪些因素的影响？它们会有什么特征？
2. 如果钢卷尺被替换成经过热水洗过的布尺来测量，测量结果又会受到什么因素的影响，它有什么特征？

分析

1. 测量结果会受到手握钢卷尺的方式、读数的方式、测量时间及谁来测量等因素的影响。这些因素所造成的误差，有时会导致读数太高、有时会导致读数太低，但是其平均值不会太高也不会太低。如果增加样本含量由 100 至 1000 或 10 000 名妇女，这些误差将接近于零。这类误差被称为随机误差（random error 或 chance）。

2. 经过热水洗过的布尺会发生收缩。用收缩的布尺测量身高，其结果会导致所有被测量妇女的身高都会高于她们的实际身高。高出多少依赖于布尺的收缩程度。这种误差通常被称为系统误差（system error）或偏倚（bias）。它不能通过增加测量次数和样本含量等方式来减少。

（一）随机误差

随机误差反映了参数（如率或相对危险度）围绕一个真值上下波动的情况。一般有正值和负值。它通常是由于较差的测量精度（稳定性）、抽样误差和测量的变异性等原因所致。

1. 测量精度　当一个研究因素不能稳定地测量时，这类误差通常会出现。其原理与打靶相似。增加样本含量或测量的次数，可以提高测量精度（precision）（稳定性）。例如，在 Bogalusa 心脏病研究中，受试者的血压分别被 3 名受过专业训练的医生测量 2 次，最后取 6 个读数的平均值。这样随机误差被减少了，提高了测量的精度。

2. 抽样误差　在以抽样获得样本的流行病学研究类型中都存在抽样误差（sampling

error)。例如，某研究者欲对云南不明原因猝死病进行病例对照研究，研究病例是所有云南不明原因猝死病例的一个样本，由于样本和总体中所包含的研究个体不同，样本统计量与总体参数之间始终会存在不同。这种不同称为抽样误差。当研究者从一个大的总体中抽取一个样本时，所选取的样本不能代表目标总体的可能性总是存在的；即使研究对象被随机抽样，非代表性样本可能无意识地或因为调查者的错误而发生。尽管没有方法来预防非代表性样本的产生，但是增加样本含量能够降低非代表性样本发生的可能性。

3. 测量的变异性 如果资料能被客观、可靠、准确和可重复地收集，那么研究的效度将会大大地提升。但是，即使在最佳的环境下，测量的错误仍能出现。例如，在 Bogalusa 心脏病研究中，研究者关注实验室检查随时间变化的稳定性。为了检查测量的一致性，研究者采用盲法收集随机选择的研究对象的血液样品，送至实验室进行分析。结果是，即使来自同一受试者，采用同一时间收集样品，并使用同一实验方法检查分析，也很难得到实验结果的完全一致。实验结果从一个时间到另一个时间的不一致[测量的变异性（variability in measurement）]反映了存在于测量本身的随机误差。

(二) 系统误差

系统误差又被称为偏倚，是指研究结果或推论系统地偏离真实情况（真实值），以及导致如此偏离的过程。在研究的设计、资料的收集、分析、解释、发表和综述等过程中都可能导致研究结果系统地偏离真实情况。对于研究效度来说，更重要的问题不是随机误差，而是系统误差或偏倚。这是因为系统误差可以发生在一个调查研究的任何环节中。偏倚传统地分为选择偏倚、信息偏倚和混杂偏倚等三大类。

这里有一个简单的方法区别系统误差和随机误差。如果一个研究能将其样本含量增加到无穷大。其中的一些错误在样本含量增加到无穷大时变为零，这些误差属于随机误差。然而，另一类误差不受所增加的样本含量的影响依然处在同一水平线上。这类误差属于系统误差（偏倚）。系统误差、随机误差与样本含量之间的关系见图 10-1。此外，随机误差和混杂偏倚可以通过统计分析进行控制，而选择偏倚和信息偏倚则不能通过统计分析加以控制，只能通过完善的设计来进行控制。

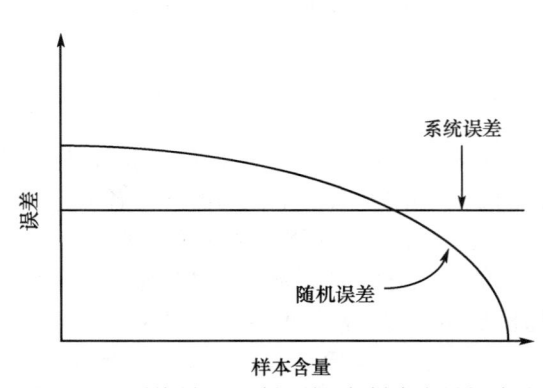

图 10-1 系统误差、随机误差与样本含量的关系

第二节 选择偏倚及其控制

案例 10-3 某炼焦厂工人的死亡情况调查

某研究者调查了某炼焦厂 1990~2000 年在岗工人的死亡情况，并将计算所得的死亡率与该厂所在城市的一般人群死亡率进行比较，其结果见表 10-2。研究者据此结果得出该炼焦厂工人的死亡率低于一般人群的结论。

表 10-2　某炼焦厂 1990~2000 年工人的死亡情况

	某炼焦厂在岗工人	一般人群		合计*
		在岗普通工人	非工人	
死亡数	50	4 500	2 500	7 000
人时(人年)	1 000	90 000	10 000	100 000
死亡率	0.05	0.05	0.25	0.07

* 炼焦厂工人与一般人群的比较：$\chi^2 = 5.79$，$P < 0.05$

讨论题　请问您是否同意该研究者的结论？为什么？

分析　不同意。因为在岗工人多数为身体健康的人群，而一般人群中包含了没有工作的人群，其中的一些人因为身体健康问题而不能工作。进一步的资料分析也表明没有工作人群的死亡率高于在岗工人。因此，炼焦厂工人的死亡率与一般人群的死亡率之间不能直接比较。否则，会产生选择偏倚。这就是健康工人效应(health worker effect)。

一、选择偏倚的定义

选择偏倚(selection bias)是指由于实际参与研究人群(样本)的某些特征与有资格参与研究但实际没有参与研究的人群(目标人群)的某些特征之间的系统差异，导致这两组人群在暴露与疾病之间的关联程度不同，从而使得研究结果不能代表目标人群。它通常来源于研究对象的选择过程和一些影响研究对象参与研究的因素。由于未参与研究人群暴露与疾病的关联情况通常是未知的。因此，选择偏倚的存在通常是通过推理获得，而不是通过观察获得。

二、常见的选择偏倚

选择偏倚除了在方便抽样、判断抽样、偶然抽样等非随机抽样研究中常见，在随机抽样的研究中也经常发生，如由参与者引起的无应答偏倚、志愿者偏倚、失访偏倚和生存偏倚，以及病例确认不恰当所致的入院率偏倚、现患-新发病例偏倚、检出症候偏倚、时间效应偏倚和领先时间偏倚等。由非随机抽样产生的偏倚可通过更改为随机抽样加以控制，而随机抽样研究中常见的选择偏倚类型及其控制要点如下。

1. 入院率偏倚　入院率偏倚(admission rate bias)是由 Berkson 于 1946 年首先提出，故又称 Berkson 偏倚(Berkson bias)。当利用医院患者作为病例和对照时，由于对照是医院的某一部分患者，而不是全体目标人群的一个随机样本；又由于病例只是该医院或某些医院的特定病例，因为患者对医院及医院对患者双方都有选择性，所以作为病例组的病例也不是全体患者的随机样本，因而难免产生选择偏倚，特别是因为各种疾病在不同级别医院的入院率不同导致病例组与对照组某些特征上的系统差异。

控制方法：在设计阶段尽量随机化选择研究对象，在不同级别医院选择研究对象。

2. 现患-新发病例偏倚　现患-新发病例偏倚(prevalence-incidence bias)又被称奈曼偏倚(Neyman bias)。如果选择的研究对象为现患病例，所得到的很多信息可能只与存活有关，而未必与该病的发病有关，从而高估了暴露与结局之间的关联程度。另一方面，也有部分现患病例改变了从前的生活习惯，从而降低了暴露与结局之间的关联程度。

控制方法：在调查设计中规定研究对象的纳入标准为新发病例。如果研究对象为新发病例，所得到的信息中很多会与该病的发病有关，可以真实地反映暴露与结局之间的关联。

3. 检出症候偏倚 检出症候偏倚(detection signal bias)又称暴露偏倚(unmasking bias)。患者常因某些与疾病无关的症状而就医，提高了早期病例的检出率，从而高估了暴露与结局之间的关联程度。例如，Ziel 在医院完成的服用雌激素与子宫内膜癌的关系研究。服用雌激素后，妇女会因阴道出血而就医，因此被发现早期子宫内膜癌的机会增多。从而 Ziel 得出雌激素与子宫内膜癌有关联的错误结果。持不同意见的专家，对 Ziel 所分析的病例重新做了调查，发现服用雌激素的病例中有 79%为早期病例，而在未服用雌激素者中只有 58%为早期病例，这说明在暴露(服用雌激素)的不同水平中早期病例的分布是不一致的，表明 Ziel 的研究有选择偏倚的存在。

控制方法：在所收集的病例中应该包括早期、中期、晚期患者，且它们在暴露分组中的分布一致。

4. 时间效应偏倚 时间效应偏倚(time effect bias)对于冠心病、恶性肿瘤等慢性病，从开始暴露于危险因素到出现病变，往往经历一个较长的时间过程。因此，在调查研究中那些即将发生病变和早期病变而不能检出的人都会被错误地归为非病例组，而被选入对照组，从而使得研究结果产生偏倚。

控制方法：尽量采用疾病的早期诊断技术。

5. 无应答偏倚 无应答偏倚(non-respondent bias)无应答者指调查对象中那些因为各种原因不能回答调查研究工作所提出的问题的人。一项研究工作的无应答者可能在某些重要特征或暴露上与应答者有所区别。如果无应答者超过一定的比例，就会使研究结果产生偏倚。

控制方法：采取激励措施提高应答率。

6. 志愿者偏倚 志愿者偏倚(volunteer bias)又称自身选择偏倚(self-selection bias)。一般认为志愿者大都是身体健康或文化程度较高的人群。他们的某些重要特征或暴露与一般人群可能有所区别，从而产生偏倚。

控制方法：采取随机化方法选择研究对象。

三、选择偏倚的预防和控制技术

选择偏倚的预防控制技术指南包括如下方面。

(1)形成一个客观、清晰的病例定义。
(2)纳入某一时间和地区内所有病例。
(3)采用一些激励措施提高研究对象参与调查的积极性，提高应答率。
(4)采用随机抽样等技术，确保样本的代表性。
(5)选择病例时：①确保所参与的医疗机构能够较好地支持该项研究工作；②形成一个有效的病例证实体系；③考虑是否所有病例都需要就医；考虑其他地区的病例被证实的策略。
(6)选择对照时：①为了评估研究的信度，尽量将研究中对照的暴露率与其他来源的非病例的暴露率进行比较；②尽量从不同来源的人群中获取对照。

另外，在收集资料之前，预防从合格病例人群中抽取非代表性样本的一个方法是形成一个清楚且可实际操作的病例定义，即什么构成病例。研究人员应该严格按照病例的定义来证实病例，而不管病例的暴露情况。此外，确定研究病例的样本含量也十分重要，现有的病例登记系统有助于病例的确认。如果有关的病例登记系统尚未建立，那么应该建立基于患者就医的医疗机构疾病监测网，并且监测网中所有医疗机构都应该成为资料收集的来源。那些病情较轻，不至于就医的患者应该引起调查者的特别关注。因为就医的患者仅仅代表了病情严重的病例，在有关暴露模式方面代表性有一定的局限。研究对象参与率较低，通常会引起研究效度和推广性问题。提高研究对象参与调查的积极性，有效方法很多，如发放一些小礼品、提供一些延伸性服务等，有时会取得良好效果。

第三节　信息偏倚及其控制

案例 10-4　高脂肪膳食与心肌梗死的关系研究

某研究者在研究高脂肪膳食与冠心病的关系时，①假定病例组和对照组都存在 20%的低脂肪膳食者高报了脂肪摄入量；②假定所有的病例都回忆正确，而对照组有 20%的低脂肪膳食者高报了脂肪摄入量。该研究者依据这两个假定情况分析结果，见表 10-3。

表 10-3　病例对照研究中的错误分类

	正确分类		无差异错误分类 两组研究对象都有 20%的低脂肪膳食者错分为高脂肪膳食		差异错误分类 病例组回忆都正确，但对照组有 20%的低脂肪膳食者错分为高脂肪膳食	
	高脂肪膳食		高脂肪膳食		高脂肪膳食	
	否	是	否	是	否	是
冠心病	450	250	360	340	450	250
对照组	900	100	720	280	720	280
OR 值	5.0		2.4		1.4	

讨论题　请问在这两种假定情况下的观察结果(研究结果)与真实结果之间有什么不同？怎样解释这种现象？

分析　这两种假定情况下的观察结果(OR)都远低于真实结果，表明这两种假定情况下都产生了偏倚。其原因与暴露因素(膳食脂肪摄入)的系统错误分类有关。这种由于在结局变量或者暴露变量的测量过程中存在系统分类错误(系统测量误差)所致暴露与结局之间的关联受到扭曲(distortion)的现象，称为信息偏倚(information bias)，又称测量偏倚(measurement bias)或观察偏倚(observation bias)。由于流行病学的暴露和疾病多为分类资料，所以信息偏倚有时又被称为错分偏倚(misclassification bias)。在第一种假定情况下，由于病例组和对照组的暴露情况都发生了相同方向和同样大小的错误分类，这种信息偏倚被称为无差异性错分偏倚(non-differential misclassification bias)，它通常使得研究效应的估计值偏低(趋近于无效值或无关联)；第二种假定情况下，由于病例组和对照组的暴露情况都发生了不同大小或不同方向的错误分类，这种信息偏倚被称为差异性错分偏倚(differential misclassification bias)，它可造成高估或低估研究效应值。

一、常见的信息偏倚

常见的信息偏倚有与暴露因素测量相关的回忆偏倚、调查者偏倚和报告偏倚，以及与结局测量相关的信息偏倚等。

(一)回忆偏倚

回忆偏倚(recall bias)是指由于被调查对象的记忆失真或不完整导致调查结果与真实情况不符,以此得出的结果系统地偏离了真值。多数情况下是病例比对照更可能回忆出准确的过去有关暴露危险因素的情况。例如,在有关儿童白血病与孕妇孕期服用药物的关系研究中,患白血病儿童的母亲可能花大量的时间考虑她儿子的疾病及孕期服药的情况,而未患白血病儿童的母亲所花费回忆孕期服药情况的时间可能较少。尽管病例组与对照组的药物暴露率可能是一样的,但是病例的母亲比对照的母亲的较好回忆可能产生某药物与白血病之间存在关联的结论。另外,由于被研究对象在受教育程度、风俗习惯等方面的差异,以及所研究的因素对研究对象的影响程度,在回顾性研究中回忆偏倚产生的概率更大。

(二)调查者偏倚

调查者偏倚(interviewer bias),又称摘录者偏倚(abstractor bias)。当调查者询问病例的有关暴露情况比对照更加详细时,可能会产生调查者偏倚。相似的,当摘录者对病例的有关暴露情况的摘录比对照更加详细时,也会产生偏倚,这种偏倚称为摘录者偏倚。

(三)报告偏倚

报告偏倚(reporting bias)是指研究对象有意夸大或缩小某些暴露因素的信息所导致的偏倚。当研究对象在回答某一敏感问题时存在隐秘动机,会导致高估或低估暴露情况,因此又称说谎偏倚(prevarication(lying)bias)。例如,在艾滋病研究中,有异性婚姻的艾滋病患者可能隐匿过去存在的同性性行为,而不报告。

(四)与结局变量测量相关的偏倚

在美国 Lowa 所进行的有关绝经后妇女健康状况的定群研究中,研究者想了解乳腺癌家族史与乳腺癌的关系。研究者用乳房 X 线检查技术作为乳腺癌早期检查的筛检指标,他们认为尽管乳房 X 线检查技术不完善,但是它是当前乳腺癌筛查可提供的最佳工具。不过,1993 年美国国家卫生信息调查结果显示 55~69 岁的女性人群中得到乳房 X 线检查的人数较少,50 岁以上的女性中不到 50%的人报告在过去的一年内得到乳房 X 线检查。乳腺癌家族史现已被证实是乳腺癌的危险因素。但是,在美国 Lowa 的研究表明有乳腺癌家族史的妇女比没有乳腺癌家族史的妇女更容易被医生安排进行乳房 X 线检查,结果是在有乳腺癌家族史的妇女中增加了检出乳腺癌的可能性,而对此假设提出了新的质疑。

二、信息偏倚的控制技术

控制信息偏倚可采用以下技术和方法。
(1)对调查者,应尽可能使用盲法收集资料。
(2)对研究对象,应尽量不告诉有关的研究目的和研究对象分类等信息。
(3)尽量采用客观指标(如生物标志物)或记录来收集信息,以及利用其他来源的信息加以检查所收集资料的真实性。
(4)通过仔细措辞和预实验来确保所询问的问题能使所有研究对象清楚、容易地理解。
(5)使用世界卫生组织或全国制定的标准化的调查表。
(6)制定标准化调查方案和调查培训课程。

第四节 混杂偏倚及其控制技术

案例 10-1 续

如果利用该资料,将火柴使用(X_1)与肺癌(Y)的关系按吸烟状况(X_2)进行分层分析,结果见表 10-4。

表 10-4 火柴使用与肺癌关系的分层分析（按吸烟分层）

		吸烟人群 肺癌 有	吸烟人群 肺癌 无	吸烟人群 合计	不吸烟人群 肺癌 有	不吸烟人群 肺癌 无	不吸烟人群 合计
火柴使用	有	810	270	1080	10	70	80
	无	90	30	120	90	630	720
	合计	900	300	1200	100	700	800
OR			1.0			1.0	

讨论题

(1) 请解释按吸烟分层分析的结果？

(2) 按吸烟分层后的结果与不按吸烟分层的结果是否相同？如果存在不同,如何解释这种现象？

分析

(1) 按吸烟分层后的分析表明,吸烟人群中和不吸烟人群中火柴使用与肺癌的关系是一样的,其比值比(OR)都是 1。

(2) 按吸烟分层后火柴使用与肺癌的关联效应值是 1,而没有进行分层分析的火柴使用与肺癌的关联效应值为 8.8。这两个结果之间有很大的差别,这个现象可以解释为火柴使用对肺癌的效应是通过吸烟引起的。这说明单因单果分析的火柴使用与肺癌的关联效应受到了吸烟的扭曲。这种暴露与疾病之间的关联程度受到其他因素歪曲或干扰的现象,被称为混杂偏倚(confounding bias)。导致混杂偏倚产生的因素被称为混杂因素(confounding factor)。

一、混杂因素的特征

混杂因素的特征和判断条件如下。

(1) 混杂因素必须是疾病的独立危险因素。它是病因或者是病因的替代变量(proxy of cause)或者是标志物(marker),但不是疾病的效应。

(2) 该因素与暴露因素相关。例如,如果吸烟与职业暴露无关,那么吸烟就不是职业定群研究的混杂因素。

(3) 一定不是暴露因素与疾病病因链上的中间变量。

例如,高脂膳食与动脉粥样硬化的关系,低密度脂蛋白(LDL)就不应该是混杂因素,因为它是高脂膳食的产物,处在高脂膳食与动脉粥样硬化的病因通道的中间。

二、混杂偏倚的来源和判定

(一)混杂偏倚的来源

混杂偏倚在类实验(quasi-experiment)和观察性研究中很容易产生。这是因为这些研究很难做到研究对象的随机分组,从而导致其他的因素(混杂因素)在暴露因素的各个水平中分布不一致,不具备可比性。而在真实验(true experiment)中,由于研究对象能被随机化分配,使得其他的因素(混杂因素)在暴露因素的各个水平分布一致,从而使得混杂因素在设计阶段就能得到较好的控制。

(二)混杂偏倚的判断

比较混杂因素调控前后的暴露因素的效应估计值。如果偏差在10%以上就可以认为产生了混杂偏倚,即:

$$偏差 = \frac{OR_{调整} - OR_{未调整}}{OR_{调整}} \times 100\% \tag{10-1}$$

三、混杂因素的控制技术

在设计阶段可以通过随机化、限制、匹配等方法控制混杂偏倚;在分析阶段可以通过标准化分析、分层分析和多变量分析等方法控制混杂因素。

(一)随机化法

1. 定义 随机化法(randomization)是将研究对象随机分配到暴露因素的各个水平组中去(各实验组)。

2. 优点

(1)它通过消除暴露与混杂因素的关联来控制混杂偏倚.

(2)它除了能够控制研究者关注的混杂偏倚外,还能够控制研究者尚未注意的混杂偏倚,即残差混杂(residual confounding)。

3. 缺点

(1)只适用于实验研究.

(2)并不能完全消除偏倚。

(二)限制

1. 定义 限制(restriction)是指选择的研究对象在可能是混杂因素的变量上具有相同值或接近相同值。

2. 优点

(1)容易得到理解。

(2)它在避免那些被限制因素所造成的混杂方面有更为确定的作用。

3. 缺点

(1)限制了合格研究对象的数量,造成病例选择的困难。

(2)限制了研究结果的外推性,即研究结果得到的关联是否适用于与研究人群特征不同的人群。

(三)匹配

1. 定义 匹配(matching)是指按照病例的某些特征或因素选择对照,使得病例和对照的这些特征或因素保持相同或基本相同。包括个体匹配和频数匹配两种形式。所匹配特征或因素被称之为匹配因素。

2. 优点

(1)可提高病例和对照的可比性,并控制混杂因素。

(2)保证了混杂因素的各个水平中病例数量和对照数量的一致,从而提高了统计效率。

3. 缺点

(1)找到合适的匹配比较难。

(2)不能分析匹配因素对疾病的效应。

(四)标准化法

1. 定义 标准化(standardization)是指通过选择一个已知混杂因素分布(如年龄、性别和病情程度等)的人群作为标准,形成统一的内部构成,来消除混杂因素在暴露因素各水平中分布的不同,从而控制混杂偏倚。包括直接法和间接法两种形式。

2. 优点 适用于二手资料(secondary data)的混杂因素的控制。

3. 缺点 能控制的混杂因素较少。

(五)分层分析

1. 定义 分层分析(stratified analysis)是指按混杂因素的水平来分层,然后分析每层的暴露与结局的效应关系,并估计所有层合并后的暴露与结局的效应值。

2. 优点

(1)容易理解。

(2)可分析交互作用(interaction)。

3. 缺点 能控制的混杂因素较少。

(六)多因素分析

1. 原理 多因素分析(multivariable analysis)是利用多元线性回归、Logistic 回归和比例风险模型等模型中偏回归系数的意义来控制混杂因素,即:暴露因素(X)的效应是在控制其他因素的作用后(令其他的 X 为 0)的单独或直接效应。

2. 优点

(1)容易理解。

(2)可分析交互作用。

(3)可控制的混杂因素较多,特别适用于调查研究和类实验的研究资料的分析。

3. 缺点 所需的样本含量通常较多。

四、Mantel-Haenszel 分层分析法

案例 10-5

某研究者想了解饮酒与冠心病的关系,调查结果见表 10-5。现欲对饮酒与冠心病的关系按吸烟因素进行 Mantel-Haenszel 分层分析。

表 10-5　某研究饮酒与冠心病关系的调查数据

疾病		饮酒行为			吸烟行为		
		有	无	合计	有	无	合计
冠心病	有	8(a)	7(c)	15	9	6	15
	无	42(b)	43(d)	85	26	59	85
	合计	50	50	100(n)	35	65	100

讨论题

(1) 请问 Mantel-Haenszel 分层分析的具体步骤是什么？

(2) 请解释分层分析后的结果。

分析　一般来说，有下列五个步骤。

(1) 计算未分层（未调整）时的暴露因素的效应值（RR 或 OR）

本例：$OR_{未调整} = ad/cd = 8 \times 43 / 7 \times 42 = 1.17$。

$\chi^2 = 0.078, P > 0.05$

(2) 按混杂因素分层，并计算每层的暴露因素的效应值

表 10-6　分层分析表

分层因素	暴露因素	疾病			效应值	χ^2	P
		有	无	合计			
混杂因素第一层	暴露+	a_1	b_1		OR_1		
	暴露-	c_1	d_1				
	合计			n_1			
混杂因素第二层	暴露+	a_2	b_2		OR_2		
	暴露-	c_2	d_2				
	合计			n_2			
⋮	⋮	⋮	⋮	⋮	⋮		
混杂因素第i层	暴露+	a_i	b_i		OR_i		
	暴露-	c_i	d_i				
	合计			n_i			

本例分层后资料见表 10-7。

表 10-7　饮酒与冠心病关系的分层分析表

分层因素	暴露因素	冠心病			效应值	χ^2	P
		有	无	合计			
吸烟	饮酒	6	19	25	OR_1=0.74		
	不饮酒	3	7	10			
	合计	9	26	35			
不吸烟	饮酒	2	23	25	OR_2=0.78		
	不饮酒	4	36	40			
	合计	6	59	65			

(3) 完成各层之间的暴露与疾病关联的一致性检验(Breslow-Day test)

1) Breslow-Day 检验公式如下。

假设 H_0：各层之间的效应值具有一致性(homogeneous)。

H_1：各层之间的效应值具有不一致性(heterogeneity)，即存在交互作用。

$$x^2 = \sum[\frac{(\ln RR_i - \ln RR_{MH})^2}{Var(\ln RR_i)}] \tag{10-2}$$

$$Var(\ln RR_i) = \frac{1}{a_i} - \frac{1}{a_i+b_i} + \frac{1}{c_i} + \frac{1}{c_i+d_i}$$

$$x^2 = \sum[\frac{(\ln OR_i - \ln OR_{MH})^2}{Var(\ln OR_i)}] \tag{10-3}$$

$$Var(\ln OR_i) = \frac{1}{a_i} + \frac{1}{b_i} + \frac{1}{c_i} + \frac{1}{d_i}$$

上述两式中 i 为混杂因素的第 i 层，RR_{MH} 或 OR_{MH} 见式(10-4)或式(10-5)

2) 如果 Breslow-Day 检验 $p>0.05$，则可以用式(10-4)或式(10-5)将各层的效应值合并，形成一个合并效应值。

3) 如果 Breslow-Day 检验 $p\leq 0.05$，则不能用式(10-4)或式(10-5)将各层的效应值合并，而应该进行交互作用分析。

4) 本例：$\chi^2=0.02$，$p>0.05$，所以可以计算合并的效应值

(4) 计算暴露因素的合并效应值，并与未调整的效应值比较

1) 合并或调整(adjusted) MH 效应值公式

$$RR_{MH} = \frac{\sum(a_i(c_i+d_i)/n_i)}{\sum(c_i(a_i+b_i)/n_i)} \tag{10-4}$$

$$OR_{MH} = \frac{\sum(a_i d_i/n_i)}{\sum(c_i b_i/n_i)} \tag{10-5}$$

上述两式中 i 为混杂因素的第 i 层

2) 比较调整的效应值和未调整的效应值，采用式(10-1)。

3) 本例：$OR_{MH}=0.76$，偏差=(0.76-1.17)/0.76×100%= 53.95%

(5) 有关合并效应值是否不同于 1 的检验：Mantel-Haenszel 统计量检验的计算公式如下。

$$x^2_{MH} = \frac{[|\sum a_i - \sum e_i| - 0.5]^2}{\sum Var_i}$$

$$e_i = (a_i+b_i)(a_i+c_i)/n_i \tag{10-6}$$

$$Var_i = (a_i+b_i)(b_i+d_i)(a_i+c_i)(c_i+d_i)/(n_i-1)$$

本例：$\chi^2=0.02$，$p>0.05$

(6) 结果解释：本例饮酒与冠心病的关系受到了吸烟的扭曲，但是调整后的效应值与 1 没有统计学差异，这表明饮酒与冠心病之间没有关联。

案例 10-6　吸烟、体重与心脏病的关系的调查

某研究者进行了吸烟、体重与心脏病的关系的调查，调查数据及单因素分析（未考虑混杂因素）的结果见表 10-8；该研究者然后按体重情况对吸烟与心脏病的关系进行了分层分析，其结果见表 10-9。作者据此结果认为在调整体重这个混杂因素后，吸烟者患心脏病的机会是不吸烟者的 2 倍，且有统计学意义。

表 10-8　吸烟、体重与心脏病的关系的单因素分析

疾病		吸烟行为			体重		
		有	无	合计	肥胖	正常	合计
心脏病	有	91(a)	95(c)	186	136	50	186
	无	72(b)	96(d)	168	81	87	168
	合计	163	191	354(n)	217	137	354(n)
OR				1.26			2.91*

* $\chi^2=23.08$，$p<0.01$

表 10-9　吸烟与心脏病关系的分层分析表

分成因素	暴露因素	心脏病			效应值	χ^2	P
		有	无	合计			
肥胖	吸烟	55	13	68			
	不吸烟	81	68	149		14.04	0.000
	合计	136	81	217	$OR_1=3.55$		
正常体重	吸烟	36	59	95			
	不吸烟	14	28	42	$OR_2=1.22$	0.26	0.702
	合计	50	87	137			

$OR_{MH}=2.26$，$\chi^2=10.58$，$p<0.01$

Breslow-Day 检验：$\chi^2=10.58$，$p<0.01$

讨论题

(1) 你是否同意该研究者的结论？若不同意，请陈述你的理由？

(2) 该结果应该怎样解释。

分析

(1) 不同意该研究者的结论。这是因为 Breslow-Day 检验的结果是各层的 OR 之间不具备同质性（$P<0.05$），如果用 OR_{MH} 来估计暴露（吸烟）和结局变量（心脏病）的关联强度，将会忽视分层因素（肥胖）对暴露（吸烟）和结局变量（心脏病）的关联强度的作用。正确的做法是做交互作用（interaction 或 effect modification）分析。

(2) 正确的结果解释是：对于肥胖人群而言，吸烟者罹患心脏病的风险是不吸烟者的 3 倍多；而对于体重正常者而言，吸烟者罹患心脏病的风险与不吸烟者之间是一样的，也就是说，如果你体重正常，吸烟将对你罹患心脏病没有影响。

（石武祥　刘晓强　谭盛葵）

思 考 题

1. 简述保证研究结果内部效度和外部效度的主要措施?
2. 简述随机误差的来源有哪些?
3. 简述系统误差的来源有哪些? 它们与随机误差有何关系?
4. 简述选择偏倚预防和控制的技术指南? 常见选择偏倚的预防和控制技术有哪些?
5. 简述信息偏倚预防和控制的技术指南? 常见信息偏倚的预防和控制技术有哪些?
6. 简述混杂因素的特征? 混杂偏倚预防和控制的常见技术?
7. 简述两因素交互作用分析的方法?

第十一章 公共卫生监测和疾病暴发调查

公共卫生监测是公共卫生实践的重要组成部分,监测的内容一般包括疾病(传染病、慢性非传染性疾病等)、死因、行为危险因素、伤害、环境因素、预防接种不良反应及药物不良反应等。公共卫生监测所获得的资料信息是制定、完善和评价疾病预防控制及其他公共卫生措施与策略的重要科学依据。随着公共卫生事业的不断发展,监测的内容也在不断丰富。

> **案例 11-1　埃博拉病毒席卷而来**
>
> 埃博拉病毒(Ebola virus, EBOV)是 EVD 病原体,发现于 1976 年。1976 年 6~11 月,在非洲中部苏丹南部和扎伊尔(现刚果)的埃博拉河地区发生出血热暴发流行,随后发现该病病原体为一种新的病毒,命名为 EBOV。
>
> 从 1976~2012 年,一共报道有 24 起疫情,全部发生在非洲中西部,平均病死率达 67%。扎伊尔型引发的疫情次数最多,其引发的疫情病死率为 44%~90%。苏丹型引发的疫情次数居第二位,病死率为 41%~71%。
>
> 在 2013 年 12 月,暴发于几内亚的高传染性、高致病性、高病死率的埃博拉出血热(Ebola virus disease, EVD)疫情,是本病被发现 38 年来规模最大、最严重且最复杂,感染人数和死亡人数最多的一次。WHO 于 8 月 8 日宣布本次疫情为"国际关注的突发公共卫生事件"。截至 2014 年 8 月 16 日,累计发生确诊、疑似和可能感染病例 2240 例,死亡 1229 例。而至 2014 年 8 月 31 日,本次发生在西非的埃博拉疫情总共报告病例 3707 例(包括可能病例、确诊病例和疑似病例),死亡 1848 例,病死率 49.85%。波及的国家和地区包括几内亚、塞拉利昂、利比里亚、尼日利亚和塞内加尔,其中塞内加尔截至目前只发现一例确诊病例,并且没有死亡病例或更多的疑似病例。所有数据均来源于 WHO 疫情通报。
>
> 本次西非埃博拉疫情无论在规模还是地理分布上都是空前的,据欧洲疾病预防控制中心(European Centre for Disease Prevention and Control, ECDC)收集的每周病例报告数据分析显示,截止 2014 年底,西非埃博拉疫情仍处于快速增长阶段,且未见高峰。其中,医护人员感染埃博拉病毒的情况同样让人担忧,据 WHO 公布,截至 2014 年 8 月 31 日共有 257 名医护人员受感染,其中死亡 140 名。
>
> **讨论题**
> (1)埃博拉病毒是如何传播的?
> (2)对于当前西非埃博拉疫情的风险评估是如何进行的?
> (3)若有类似的情况发生,从宏观防控的角度讲,应当如何处理?

第一节 公共卫生监测概述

一、公共卫生监测的定义与特征

(一)定义

公共卫生监测(public health surveillance)是指长期、连续、系统地收集有关健康事件、卫生问题的资料，经过科学分析和解释后获得重要的公共卫生信息，并及时反馈给需要这些信息的人或机构，用以指导制定、完善和评价公共卫生干预措施与策略的过程。世界卫生组织（WHO）对其定义为"持续地系统地收集、分析和解释特异的结局性数据，用来计划、实施和评估公共卫生实践。"简单地说，公共卫生监测就是长期、连续、系统地收集、分析、解释、反馈及利用公共卫生信息的过程。其目的是为决策者提供决策依据并评价决策效果。

（二）主要特征

(1) 连续地、系统地收集与健康有关的动态资料，而不是一次性的调查。能准确描述卫生事件或健康问题的分布特征及时间变化趋势。

(2) 对收集的资料进行科学整理、分析和解释，使其转化为具有重要价值的公共卫生信息。

(3) 分析得出的公共卫生信息必须及时反馈给有关部门和人员，并充分合理地利用，实现监测的最终目的——为预防和控制疾病服务。

（三）相关基本概念

1. 被动监测与主动监测　被动监测（passive surveillance）是指下级单位常规地向上级机构报告监测资料，而上级单位被动地接受。被动监测信息多来源于基层医疗卫生机构日常工作中发现的病例或健康有关事件，如法定传染病报告系统、突发公共卫生事件报告系统、药物不良反应监测自发报告系统等。

主动监测（active surveillance）是指根据特殊需要，上级单位专门组织调查收集资料或者要求下级单位严格按照规定收集资料。信息资料是为了某种目的主动收集获得，如传染病漏报调查、我国免疫接种率监测及对某些行为因素（吸烟、饮酒等）的监测。主动监测的质量明显优于被动监测（图11-1）。

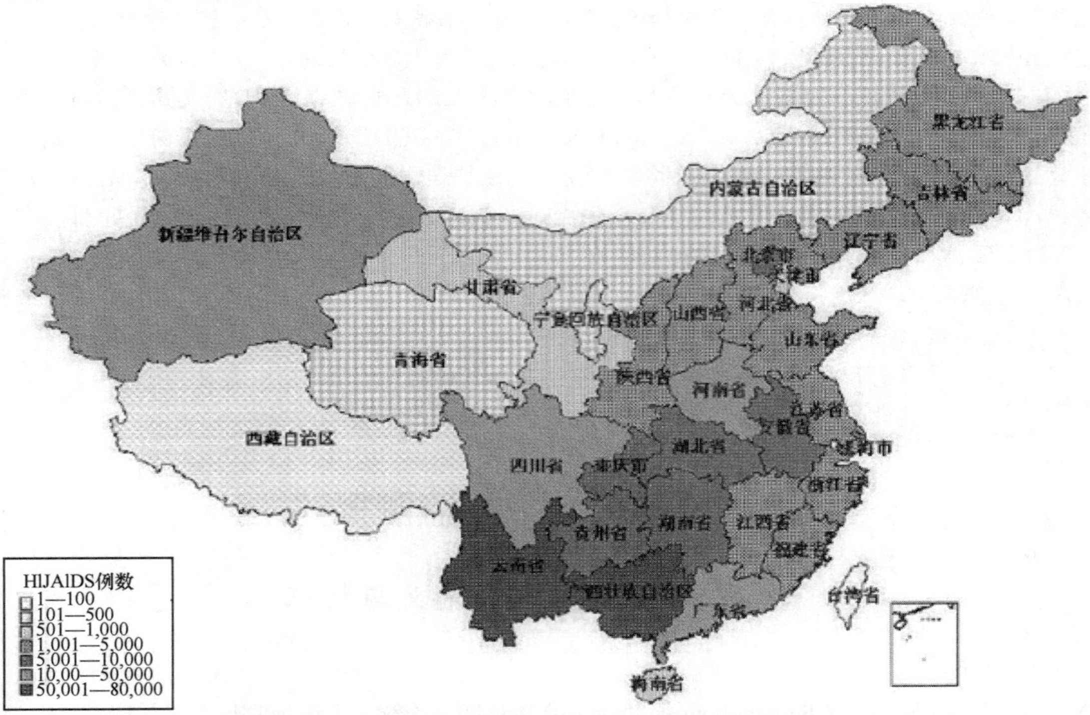

图 11-1　全国累计报告艾滋病病毒感染者和艾滋病患者分布（截至 2009 年年底）

2. 常规报告与哨点监测 常规报告是指国家或地方的常规报告系统，如法定传染病报告系统，是由全国范围内各级医疗卫生机构及人员共同执行的常规报告系统。常规报告的范围覆盖全国或整个地区，主要由基层卫生人员来完成，是国家或地区获得传染病动态信息的重要途径，但是，由于面广量大监测质量控制难度较大，漏报率高和监测质量低难以避免。

与常规报告不同，哨点监测(sentinel surveillance)是为了更清楚地了解某些疾病在不同时间、不同地区、不同人群的分布及其影响因素，选择若干有代表性的地区和人群，按照统一的监测方案连续地开展监测。例如，艾滋病的哨点监测，选择具有代表性的地区和人群，按照统一的监测方案和检测试剂，连续开展定点、定时、定量的 HIV 抗体检测，同时收集监测人群与艾滋病传播相关的高危行为信息，从而获得不同地区、不同人群 HIV 感染状况和行为危险因素及变化趋势的资料。

3. 静态人群与动态人群 静态人群(fixed population)是指在研究过程中研究对象没有迁移和迁入，在整个研究过程中保持相对稳定。在疾病监测工作中，如果迁出和迁入人口不多时，仍可视为静态人群。动态人群(dynamic population)是指在研究过程中研究对象有频繁的迁入和迁出现象，研究对象的组成不稳定，流动性较大。在计算频率指标时，静态人群以平均人口为分母；而动态人群则采用人时计算方法，即以人时为分母。

4. 监测的直接指标与间接指标 监测得到的发病例数、死亡例数及计算获得的发病率、死亡率等统计指标为监测的直接指标。有时监测的直接指标不易获得，如流感死亡与肺炎死亡有时难以分清，则可用"流感和肺炎的死亡数"作为监测流感疫情的间接指标。

5. 监测病例与实际病例 监测病例不同于实际病例，众所周知，临床病例的确诊非常复杂，按照某一诊断标准诊断的病例，不可避免地会发生一定比例的漏诊或误诊。在大规模的监测工作中，确定一个统一的、可操作性强的监测标准是极为重要的，用这个监测标准定义的病例称为监测病例。例如，流感监测时的流感样病例定义为：发热(体温≥38℃)、伴咳嗽或咽痛之一者，称"流感样"病例而不称为流感病例。在疾病监测中，应该尽可能提高实际病例在监测病例中的比例，并且能够在一定程度上估计这个比例。

6. 无关联监测与记录连接 当监测目的不是为了发现病例，而仅仅是了解人群的流行状况，则可利用为其他目的收集的资料，在不识别个人信息的情况下开展监测，称为无关联监测。例如，某个人群健康体检时要采血作 HBsAg 检测，则可利用这批血样再作 HIV 抗体检测，但不是去识别个人，只是去了解该人群中的 HIV 感染率。

把两个不同来源的资料连接起来进行分析，组成一个新的信息来扩大它们在监测中的应用，称为记录连接(record linkages)。例如，在出生资料中没有关于未来发病或死亡的记录，而在婴儿死亡资料中也没有既往关于出生体重的记录，但把两个资料连接起来分析，则可以获得不同出生体重婴儿的死亡率。

二、公共卫生监测的发展历程

随着疾病谱和现代医学模式的转变，以及疾病防治和健康促进工作的进展，公共卫生监测受到各国政府的高度重视，监测对象由传统的以传染病为主逐渐拓宽到以慢性非传染性疾病为主，并逐渐涵盖所有疾病、伤害、伤残、健康状态、公共卫生事件及个人行为、环境因素等相关危险因素的监测。监测内容也从单纯的生物医学角度发展到生理、心理、社会等各个方面。

(一)国外公共卫生监测的发展

公共卫生监测的发展很大程度上在西方流行病学的发展史中体现出来。早在17世纪,欧洲学者就利用死亡登记来研究居民的健康状况;1943年,丹麦开始建立了癌症登记制度,这便是非传染性疾病监测的开端;20世纪40年代末,传染性疾病的监测始于美国疾病预防控制中心(Centers for Disease Control and Prevention,CDC),如1950年对疟疾,1951年对脊髓灰质炎,1957年对流感,1961年对肝炎的监测等。1963年,Langmuir描述了关于疾病的监测方法(主要是传染病)。1968年21届世界卫生大会WHO正式采用了美国学者1950年提出的"surveillance"一词,确定了监测在公共卫生中的地位和作用,明确了监测范围是包括传染病在内的所有卫生问题。

在20世纪70年代,美国公共卫生监测主要以传染病为主,监测数据以表格的形式发布。随着公共卫生监测的发展,监测项目逐渐扩大到慢性病、伤害、职业因素、个人行为、环境因素等多个方面。

20世纪80年代中晚期开始,个人计算机的出现给监测数据的种类、时限、数量、准确性和信息的传递方式等带来了巨大的改变。计算机和网络技术的飞速发展并应用到监测活动中,大大提高了数据收集和处理的速度和效率,同样也加速了信息反馈,推动了公共卫生监测的发展。

(二)我国公共卫生监测发展的三个阶段

1. 第一阶段 萌芽期(1978年以前)。1978年以前,我国的疾病监测工作处于萌芽期。这一时期,主要是被动的收集数据,以传染病疫情报告系统为主。我国法定传染病疫情报告及反馈系统建于1950年,是最重要、最基本的传染病宏观监测系统。传染病发生后,基层卫生防疫机构按照程序,逐级报告后进行汇总。

2. 第二阶段 发展期(1978~2002年)。70年代后期,西方国家疾病监测的概念开始传入我国。随着国家对疾病监测工作的重视及国外有关机构的支持,自1978年开始,我国陆续建立了流行性感冒、乙型脑炎、流行性脑脊髓膜炎、副霍乱、流行性出血热、鼠疫、钩端螺旋体病、脊髓灰质炎、麻疹、艾滋病、肺结核等单病种的监测系统。1979年,我国首先在北京市、天津市开始传染病的监测试点工作。在试点之后的1980年,按照自愿的原则,在全国选定了70个疾病监测点,开展了以传染病为主并逐渐增加慢性非传染性疾病内容的监测工作。1989年初,原中国预防医学科学院流行病学微生物学研究所根据我国地区、人口分布的特点,按照流行病学的规律,制定了疾病监测总体设计方案。此后,各省、自治区、直辖市相继建立健全了组织机构,在省级卫生防疫站设立了疾病监测小组,有专人负责,并制订了具体的实施方案和实施细则。

3. 第三阶段 公共卫生监测系统的建立和完善。到了2003年之后,我国公共卫生监测进一步完善,建立了全国疾病监测系统,增加了非传染病病种、婴儿死亡率、死因分析、期望寿命和其他人口学资料,吸烟与健康、饮水与健康和居民营养状况等信息,以及干预的成本效益分析和社区卫生服务评价等监测内容。2003年上半年SARS疫情暴发流行后,社会各界对于疾病预防控制工作有了更深一步的认识,党中央、国务院对我国公共卫生监测的重视上升到了一个新高度,SARS之后,国家积极加大公共卫生监测系统的建设,进一步完善我国公共卫生监测体系,提高了公共卫生整体水平。

三、公共卫生监测的种类

随着医学模式的转变和公共卫生活动的发展，公共卫生监测的种类和内容不断丰富。目前公共卫生监测主要包括疾病与死因监测、症状监测、行为及行为危险因素监测、环境监测、食品与营养监测、药物不良反应监测等。

(一)疾病监测

目前疾病监测主要包括传染病监测、慢性非传染病监测、伤害监测和死因监测等。从流行病学研究健康问题的视角来看，疾病监测属于对疾病结果的监测，在监测过程中需要对相应的疾病及死亡有明确的定义和诊断标准，获得明确的诊断结果。

(二)症状监测

症状监测(syndromic surveillance)又称为综合征监测或征候群监测，是指通过连续、系统地收集和分析特定临床征候群的发生频率，对特定疾病的发生或流行进行早期探查、预警和快速反应的监测方法。症状监测的目的是要在疾病被明确诊断并通过常规系统报告之前，获得重要的预警信息，以便及早采取应对措施，如发热监测、腹泻病例监测等。

症状监测不依赖于特定的诊断，强调以非特异性症状为基础进行监测。由于症状或综合征本身不具有特异性，可能会导致过高估计某一种疾病的疫情。但由于症状总是出现在疾病确诊之前，因此可以对突发事件进行预警，如食源性疾病、生物恐怖等突发事件的预警。

(三)行为危险因素监测

在慢性非传染性疾病、伤害及可预防的传染病(如性传播疾病)的发生发展中，不健康的个人行为起着十分重要的作用。而这些与人类健康密切相关的危害健康行为被称为行为危险因素，如吸烟、酗酒、高脂高盐饮食、静坐生活方式、酒后驾驶、缺乏安全防护措施(不系安全带、不戴安全头盔)、不安全性行为等。研究并干预人群中行为危险因素，促进行为改变是预防上述疾病的重要手段。如果监测的内容只包括发病和死亡，而不包括行为，显然不能满足制订和评价针对这些疾病的卫生计划的需要。

行为监测系统最早出现在 20 世纪 80 年代初期的美国。美国疾病控制中心在 1984 年建立了行为危险因素监测系统(behavioral risk factors surveillance system, BRFSS)，到 1990 年全国各州均加入该系统。它运用随机抽取电话号码进行电话询问调查的方法，按月收集与慢性病、伤害和可预防传染病有关的资料，包括吸烟、饮酒、使用汽车安全带、合理营养、体力活动、利用疾病筛检服务等。目前，行为危险因素监测已经成为公共卫生监测的一个组成部分，包括中国在内的越来越多的国家意识到行为危险因素监测的重要性，建立了本国的行为危险因素监测系统。我国的 BRFSS 建立于 1996 年，是由中国预防医学科学院主持的疾病监测系统之一，依托中国世界银行第七次卫生贷款项目——健康促进子项目建立的。监测范围覆盖上海、北京、天津、成都、洛阳、柳州、威海和昆明等 8 个项目市，是以城市为单位的入户调查监测系统，每月进行调查，实现动态监测。

(四)针对其他卫生问题的监测

为了解决不同的卫生问题，达到特定的卫生目标，可以开展各种内容的公共卫生监测，包括环境监测(如病媒生物密度监测、空气污染健康影响监测、农村饮用水水质监测)、营养与食品安全监测(如碘盐监测、食品安全风险监测)、学校卫生监测、药物不良反应监测、疑似预防接种异常反应监测、计划生育监测等。

四、公共卫生监测的目的和意义

公共卫生监测是一个收集信息、分析信息、利用信息的过程，监测的数据可反映公共卫生问题的现状，也可预测发生某种健康相关事件的可能性及其规模，为决策者提供决策依据，并评价决策效果。

(一)了解公共卫生事件的特点，确定主要的公共卫生问题

通过对监测数据和信息的整理与分析，掌握公共卫生问题的分布和发展趋势，发现其中的异常情况，并及时、正确的对健康相关事件进行科学的预警和评估，有助于决策者及时了解公共卫生问题的特点，确定当前亟待解决的主要公共卫生问题。并为进一步确定病因提供线索。例如，2008年通过监测发现三聚氰胺奶粉可致尿道感染和肾结石，显示出我国食品卫生问题，使其成为当时的主要公共卫生问题之一。而现如今的埃博拉病毒风波，更是引起全世界的关注，显示出公共卫生监测的重要意义。

(二)根据相关健康事件分布的异常变化，查明原因并采取干预措施

长期、连续的监测有助于发现相关的异常情况，发出警报以便及时组织相关流行病学调查，一旦确认事件的暴发或流行，立即采取相应的干预措施控制其进一步发展。例如，1988年上海甲肝的暴发，及时开展流行病学调查，发现暴发的原因是居民生吃或半生吃被甲型肝炎病毒(HAV)污染的毛蚶引起，于是采取禁售毛蚶等措施，很快控制了疫情。

(三)预测健康相关事件的发展趋势，估计卫生服务需求

通过公共卫生监测了解健康相关事件的分布情况和危害程度，并预测其未来的发展趋势，估计未来卫生服务需求的重点，为确定防治决策提供科学依据。例如，通过流感样病例监测，可以了解流感活动水平和流行动态，并通过实验室病毒株分离检测，及时发现流感病毒变异，为流感疫苗毒株的推荐提供依据。

(四)研究疾病的影响因素，确定高危人群

公共卫生监测的内容不仅包括疾病与死亡，而且包括行为、食品、环境等多方面的监测，这些信息有助于研究疾病发生发展的影响因素，更有利于提出有效的干预策略和措施。20世纪80年代初，艾滋病在美国刚刚开始流行时，就通过对患者的监测数据收集、分析，得出性乱、吸毒和输血史等行为是艾滋病的危险因素，确定了危险因素和高危人群，使得政府在流行早期就能利用监测结果来指导艾滋病在人群中的预防。

(五)评价干预策略和措施的效果

公共卫生监测是连续系统地进行观察疾病或相关事件的变化趋势，因此，监测干预措施实施后疾病或相关事件的变化趋势，可以为评价干预策略和措施的效果提供最可靠的证据。例如，WHO最初希望通过群体接种策略，增加人群疫苗覆盖率来消灭天花，但监测数据显示，高覆盖率并不能明显阻止天花的传播，WHO根据监测结果及时调整策略为采用环形接种的同时加强天花病例监测，最终全世界范围内消灭了天花。

五、公共卫生监测方法与基本程序

(一)公共卫生监测的基本方式

公共卫生监测是为了达到特定目标而对某种疾病或某个公共卫生问题开展有组织、有计划的监测,而这些监测常常通过下列三种方式实现。

1. 以人群为基础的监测 以人群为基础的监测(population-based surveillance)是指以特定人群为现场开展工作,监测特定疾病的动态变化。以人群为基础开展监测,可以是覆盖全人群的常规报告监测,如我国法定传染病报告系统;也可以是监测点或哨点监测(sentinel surveillance),如妇幼卫生监测;也可以是以高危人群为对象的哨点监测,如艾滋病哨点监测系统。以人群为基础的监测通常效率较高而耗费较少,许多行为危险因素的监测均是以人群为基础的监测。

2. 以医院为基础的监测 以医院为基础的监测(hospital-based surveillance)是指以医院为现场开展工作,对医院内感染、病原体耐药及出生缺陷等进行的监测,如我国的医院内感染监测系统、伤害监测系统等。监测对象为医院中就诊的特定群体,如出生缺陷监测对象为监测医院中住院分娩的围产儿;伤害监测对象是在哨点医院就诊被诊断为伤害的首诊患者。

3. 以实验室为基础的监测 以实验室为基础的监测(laboratory-based surveillance)是指主要利用实验室方法对病原体或其他致病因素开展监测。例如,我国的流行性感冒监测系统中为及时发现流感病毒变异并作出预警而进行的病毒分离和分型鉴定工作就是以流感监测网络实验室为基础的监测。

(二)监测方法

传统的公共卫生监测信息采集方法主要有两种,一种是半信息化的数据采集,如人工填写电子表格,利用电子邮箱或者通讯软件报告数据。另外一种是由卫生系统或相关行政部门设立的信息化的数据采集平台,如医院电子病历系统、疾病监测信息报告管理系统等。

我国在关于疾病监测的互联网检索方面工作起步较晚。从 2008 年开始,中国 CDC 与应急处理办公室启动了互联网公共卫生相关信息检索,检索范围包括卫生官方网站信息、电子期刊、谷歌和百度的关键词、国内各大论坛、ProMED-mail、HealthMap 等一些开放的监测系统。广州市 CDC 受 WHO 的资助开通了公共卫生媒体监测平台,可在短时间内完成全球 1000 个以上的主流中文新闻媒体网站的监测,平台主要发布公共卫生事件新闻和预警及健康相关新闻。

在公共卫生监测中,计算机网络技术、地理信息系统等现代信息技术的应用变的越来越多,从而使得信息的收集、整理、分析和反馈更加快捷,如网络直报系统、在线接受监测信息等,有效提高了监测系统的工作效率,使公共卫生策略的制定和干预措施的实施更加及时。

(三)监测的基本程序

公共卫生监测的基本程序,包括资料收集、资料管理和分析、信息交流与反馈和信息利用四个基本过程。

1. 全面、系统地收集资料 公共卫生监测根据不同的监测目的,系统全面地收集监测资料,资料可以来源于日常工作中的常规报告,也可以是为特殊目的主动进行的调查。收集到的监测资料要求具有全面性、代表性、准确性。监测资料主要包括：①人口学和社会学资料(如性别、年龄、出生等)；②疾病发病或死亡的资料，以及疾病的三间分布动态变化资料；③实验室检测资料(如病原学检测、血液生化检测、水质检验、食物成分测定等)；④行为危险因素调查资料(如吸烟、酗酒、职业暴露、膳食因素等)；⑤干预措施记录(如疫苗发放、碘盐发放等)；⑥专题调查报告(如暴发调查、漏报调查等)；⑦其他有关资料(如病媒生物密度、气象资料等)。

受实际工作条件的限制，在收集资料的过程中，漏报是无法完全控制的，在工作中漏报率的控制需根据客观实际进行。事实上，只要漏报率相对稳定，就可以从监测中获得有用的信息。漏报率的大小可以用统计学技术来估计。

2. 管理和分析资料　收集到的原始资料只有经过整理分析，转化为有价值的信息时才可以很好地加以利用。资料的整理和分析过程主要包括以下步骤。

(1) 了解资料的来源和收集方法，认真进行原始资料的核对、整理，查缺补漏，及时发现可疑数据，以保证资料的完成性和准确性。原始资料的质量决定了由此分析得出信息的真实性。错误或不完整的资料是无法用统计学技术来纠正的，只有质量符合要求的资料才能供分析使用。

(2) 根据资料的性质正确选用统计学方法，将各种原始数据转变为有关的指标。

(3) 解释这些指标，揭示出所监测的公共卫生问题的分布特征、变化趋势和规律及可能的影响因素等。对统计分析结果做出解释时，需考虑各种事件对监测结果的影响。

3. 信息交流与反馈　信息的及时反馈是把公共卫生监测和公共卫生干预连接起来的桥梁，是将收集分析得到的数据信息转化为干预策略和措施的纽带。监测系统必须建立畅通的信息交流和反馈渠道，使所有应该了解信息的单位和个人都能及时获得，以便对相关卫生问题迅速作出反应。

信息的反馈分为纵向反馈和横向反馈。纵向反馈又包括向上和向下反馈，向上将信息报告给卫生行政部门及其领导供其进行决策；向下给下级监测机构及其工作人员。横向反馈是指将分析得出信息反馈给本地或相邻地区有关的医疗卫生机构、科研单位及其专家，以及相关社区及其居民。反馈时应视对象不同而提供相应的信息。

监测信息可以定期以公报的形式发放，也可以利用互联网、媒体、电话等形式反馈。我国已有专门的日报、周报、月报、年报等制度，专业人员可实时获得，非专业人员则可以通过卫生行政部门网站获得信息。

4. 利用信息　公共卫生监测过程是"监测—利用信息干预—再监测—再干预……"的不断循环的过程。监测信息可用来描述卫生问题的分布特征、确定流行的存在、预测流行的趋势、制定干预策略和措施并评价，为开展公共卫生活动提供决策依据。充分利用监测信息制定公共卫生决策并控制相关问题，促进全人群健康是公共卫生监测的最终目的。

第二节　疾　病　监　测

疾病监测(surveillance of disease)是预防和控制疾病工作的重要组成部分，是制定疾病防治策略与措施的基础。随着公共卫生监测的发展，疾病监测的种类不断扩大、内容不断完善、系统更加完善，为疾病预防控制提供了科学依据。

一、疾病监测的种类

(一)传染病监测

疾病监测在传染病防控中的应用已经有了一段很长的时间,但系统地阐明疾病监测原理并自觉地应用于疾病预防控制实践的传染病监测工作则始于美国 CDC。我国的法定传染病疫情报告及反馈系统建立于 20 世纪 50 年代,1995 年建立的全国传染病报告系统成为最重要、最基本的传染病宏观监测系统。

传染病监测是目前大多数国家疾病监测的主要对象,除国际共同监测的病种外,各国都有自己规定的病种。

2005 年世界卫生组织修订通过的《国际卫生条例》确定:天花、野生脊髓灰质炎病毒引起的脊髓灰质炎、新亚型病毒引起的人流感及 SARS 4 种传染病为国际检疫传染病。确定霍乱、肺鼠疫、黄热病、病毒性出血热(埃博拉热、拉萨热、马尔堡热)、西尼罗热、引起国际或区域特别关注的疾病例如登革热、裂谷热、脑膜炎球菌病(我国为登革热)为 6 种需要国际通报的传染病,即以往所称的国际监测传染病。

2004 年修订的《中华人民共和国传染病防治法》将我国法定报告传染病分为甲、乙、丙 3 类共 37 种。2008 年 5 月原卫生部将手足口病列入丙类传染病管理;2009 年 4 月又将甲型 H_1N_1 流感纳入乙类传染病管理。2013 年 11 月卫计委将人感染 H_7N_9 禽流感纳入法定乙类传染病,同时将甲型 H_1N_1 从乙类传染病移除,统一纳入丙类传染病流行性感冒统计汇总。截至 2014 年 12 月,我国法定报告传染病为三类 39 种,即甲类 2 种(强制管理传染病)、乙类 25 种(严格管理传染病)、丙类 12 种(监测管理传染病)。对于其他传染病,根据其暴发、流行情况和危害程度,国务院卫生行政部门有权力增加乙类和丙类传染病。在我国领土范围内凡发现有法定传染病病例发生和死亡,所有责任报告人都应在规定时限内向当地疾病预防控制机构报告。

我国传染病监测除了法定传染病病例报告外,还有针对重点传染病的主动监测。

传染病监测的主要内容包括以下方面。
(1)监测人群的基本情况,收集人口学资料。
(2)监测传染病发病和死亡在时间、地区、人群间的动态分布。
(3)监测相关人群免疫水平。
(4)监测病原体基因型、毒力、耐药性等特征。
(5)媒介昆虫和动物宿主种类、分布和病原体携带状况。
(6)评价防疫措施的效果。

近十年来,我国传染病监测快速发展并且效果显著,建立了法定传染病报告系统和专病监测系统,实验室监测网络及新型监测技术的应用进一步加速了传染病监测的发展。

(二)非传染病监测

随着疾病谱的改变,疾病监测已由对传染病的监测扩大到非传染病的监测。非传染病的监测范围广,监测内容因病种及监测目的不同而异,包括恶性肿瘤、心脑血管疾病、职业病、糖尿病、精神病、出生缺陷、伤害等。

美国国立癌症研究所从 20 世纪 70 年代就开始对癌症进行监测。美国疾病预防控制中心(CDC)从 20 世纪 80 年代起开展了慢性病健康促进活动,对严重影响生命质量的10种可预防的慢性病开展监测。世界卫生组织资助的涉及27个国家、39个中心和119个报告单位的心血管病及其决定因素监测方案(MONICA)对心血管病的发生及其危险因素进行了长达10年的监测。

我国部分地区已对恶性肿瘤、心脑血管病、高血压、出生缺陷等非传染病开展了监测。例如，由北京心肺血管医疗研究中心(北京市心肺血管疾病研究所)牵头组织了MONICA项目的中国部分，对心血管病发展趋势及其影响因素进行监测。天津市开展了以"肿瘤、冠心病、脑卒中、高血压"为重点的非传染性"四病"的防治研究等。2008年，为了监测人群癌症负担及发展趋势，为病因学研究提供原始资料，有效评价癌症防治措施的效果，在中央财政支持下，原卫生部开展了肿瘤登记项目工作，项目覆盖面和覆盖人群不断扩大，到2014年全国肿瘤登记点已达308个，覆盖全国约3亿人。2014年10月国家卫生计生委办公厅印发了《中国居民慢性病与营养监测工作方案(试行)》，由中国疾病预防控制中心慢病中心牵头进行了中国居民慢性阻塞性肺病监测试点和中国居民心脑血管事件报告试点，并拟定于未来两年分别完成中国成人慢性病与营养监测和中国儿童与乳母营养健康监测等。2015年9月，慢性病监测信息系统建立。

我国人口出生缺陷监测项目开始于1986年由华西医科大学牵头进行的科研项目，原卫生部于1988年将出生缺陷监测转为常规工作，目前主要监测23种出生缺陷。

非传染性疾病监测的主要内容包括如下方面。

(1)人口学资料。

(2)非传染病发病和死亡及其分布。

(3)疾病相关生活方式和行为危险因素监测。

(4)地理、环境和社会人文因素的监测。

(5)饮食、营养因素的调查。

(6)基因型及遗传背景因素的监测。

(7)高危人群的确定。

(8)预防和干预措施效果的评价。

(三)死因监测

居民死因监测是通过持续、系统地收集人群死亡资料，并进行综合分析，研究死亡水平、死亡原因及变化趋势和规律的一项基础性工作。死亡资料分析产生的期望寿命、孕产妇死亡率和婴幼儿死亡率等健康指标和死因统计信息可反映监测人群健康水平，并确定不同时期主要死因及疾病防治重点，也可以为国家制定社会经济发展政策、卫生事业发展规划和卫生政策提供科学的依据。

17世纪英国的统计学家John Graunt就利用伦敦各教堂保存的死亡登记来分析居民的健康状况，并提出了出生与死亡统计的原则。

我国于1989年和1992年分别建立了"全国孕产妇死亡监测网"和"全国5岁以下儿童死亡监测网"，监测信息用于反映我国妇女儿童的健康状况。1992年卫生部、公安部、民政部下发关于《＜出生医学证明书＞、＜死亡医学证明书＞和加强死因统计工作》的通知，提出各省、自治区应建立居民病伤死亡原因登记报告点，卫生部门指定统计人员定期到户口登记机关收集《出生医学证明书》和《死亡医学证明书》及有关的人口数据，经整理、统计后向卫生行政部门填报《居民病伤死亡原因年报表》，死因监测在全国正式展开。2005年和2007年，中国疾病预防控制中心分别制定下发了《全国疾病监测系统死因监测工作规范(试行)》和《全国死因登记信息网络报告工作规范(试行)》，利用全国疾病监测系统，进一步规范死因哨点监测工作。2013年，建立了全国死因监测系统。

(四) 伤害监测

伤害监测(injury surveillance)是指持续、系统地收集、分析、解释和发布伤害相关信息的过程。通过长期连续地收集不同人群伤害的发生、死亡、伤残和经济损失等资料，并进行分析、解释和信息发布，目的是阐明伤害类型、人群、时间分布的特点和趋势，为制定和评估伤害干预策略和措施提供依据。

伤害基础性信息是伤害预防与控制的基础，世界上越来越多的国家认识到伤害的严重性及预防与控制的迫切性，伤害的监测系统在发达国家(如美国、澳大利亚、新西兰等)及部分发展中国家(如以色列、菲律宾、乌干达等)已先后建立并不断完善。2001年，世界卫生组织总部和美国CDC联合出版了《伤害监测指南》，详细阐述了伤害监测的基本概念、原则，建立伤害监测系统的步骤、方法，以及有关国家伤害监测系统的具体实例等。

伤害相关信息有不同的来源，其中包括社区调查、家庭医生记录、急诊室记录、住院病历记录、重症监护病房记录及死亡登记等。其中社区入户调查覆盖的信息量最大，包括所调查的居民从无伤害发生、伤害类型及因伤害死亡等情况；而急诊室为基础的伤害监测主要是医疗单位诊治的所有伤害。从伤害监测的可行性和可操作性的角度出发，大多数国家使用的是以急诊室为基础的伤害监测，同时根据需要结合其他形式。在美国、加拿大、澳大利亚等国家，以网络为基础的病例报告系统为伤害监测提供了有利条件。

我国伤害预防控制工作的开展起步较晚，中国疾病预防控制中心慢性非传染性疾病预防控制中心(以下简称"中国疾控中心慢病中心")从2003年至2004年在我国11个省/市 70家医院开展了全国伤害监测试点工作。2005年原卫生部颁布了《全国伤害监测方案》，并在全国范围内开展伤害哨点监测。此后，浙江省、广东省、安徽省等分别建立了省级伤害监测系统。上海市疾病预防控制中心开展了社区医疗服务机构伤害病例登记、医院重症伤害住院病例登记，以及道路交通伤害、跌倒、中毒、溺水等伤害专项信息探索性收集工作。

二、疾病监测系统与评价

(一) 疾病监测系统

1. 传染病监测系统 我国法定传染病疫情报告系统建立于20世纪50年代，是当时最重要、最基本的全国性传染病监测系统。自1980年以来，很多单病种传染病监测开始发展，如艾滋病、麻疹、霍乱、疟疾、炭疽、登革热、血吸虫、鼠疫、布鲁氏菌病、伤寒副伤寒、狂犬病等的监测，弥补了法定传染病报告系统的不足。2004年起的传染病监测信息实施网络直报。截至目前主要有以下疾病监测系统。

(1) 法定传染病报告：我国法定传染病报告制度是以人群为基础的传染病监测系统，目前要求报告的法定传染病为3类39种。《中华人民共和国传染病防治法》规定，任何单位和个人发现传染病患者或者疑似传染病患者时，应当及时向附近的疾病预防控制机构或者医疗机构报告。疾病预防控制机构、医疗机构和采供血机构及其执行职务的人员发现法定传染病疫情或者发现其他传染病暴发、流行及突发原因不明的传染病时，应当遵循疫情报告属地管理原则，按照国务院规定的或者国务院卫生行政部门规定的内容、程序、方式和时限报告。疾病预防控制机构应当设立或者指定专门的部门、人员负责传染病疫情信息管理工作，及时对疫情报告进行核实、分析。国家建立传染病疫情信息公布制度，国务院卫生行政部门定期公布全国传染病疫情信息。省、自治区、直辖市人民政府卫生行政部门定期公布本行政区域的传染病疫情信息。

(2) 艾滋病高危人群哨点监测系统：艾滋病哨点监测是指在固定地点、固定时间连续收集特定人群中艾滋病病毒(HIV)感染状况、行为特征及相关信息，为分析当地艾滋病流行趋势、评价艾滋病预防与控制效果提供依据。监测周期为每年一次。4~6月为哨点监测期。截止2013年9月，全国共有艾滋病监测国家级和省级哨点1888个。

2. 慢性病监测系统 我国国家层面的慢性病监测系统主要包括全国肿瘤登记系统、全国慢性病及行为危险因素登记系统、国民体质监测系统、中国居民慢性病与营养监测及慢性病死因监测系统等。除全国肿瘤登记系统和慢性病死因监测系统外，其他监测方案均为主动监测，在特定年份，在特定人群采用抽样调查的方式一次性收集资料。

3. 全国疾病监测系统 全国疾病监测点系统始建于1978年，1990年进行了第一次调整，2005年在系统评价的基础上进行了第二次调整，监测点用分层整群抽样方式获取，代表性好。调整后的疾病监测系统包括31个省(自治区、直辖市)的161个监测点，总监测人口7721万人，覆盖全国人口的6%。从2008年起，全国疾病监测系统的所有死亡个案均通过中国疾病预防控制中心的死因登记信息报告系统进行网络报告。监测数据以每年定期出版的《全国疾病监测系统死因监测数据集》的形式发布。

4. 死因监测系统 我国常规的死因监测系统目前主要包括全国死因监测系统、卫生部死因登记系统和县及县以上医疗机构死亡病例报告系统、孕产妇及5岁以下儿童死亡监测系统等。

(1) 全国死因监测系统：为加强全国死因监测工作，获得具有省级代表性的死亡水平和死因分布，2013年国家卫生计生委牵头完成了现有死因监测系统的整合、扩点和系统启动工作。在原有的卫生部死因登记系统、全国疾病监测系统等死因报告系统的基础上，按照城镇化率、人口数、总死亡率三个指标进行分层，优先考虑工作基础，抽样建立了605个县(区)组成的新死因监测点。605个死因监测点分布在全国31个省、自治区(直辖市)，覆盖人口3.2亿，占全国总人口的1/4。

统计指标：①质量控制指标，性别比、死者生前最高诊断单位、死者生前最高诊断依据；②死亡水平及死因分类指标，死亡率、性别死亡专率、年龄别死亡专率、死因别死亡专率、标化死亡率、死因构成比及死因顺位、死因分类。

(2) 原卫生部死因登记系统：原卫生部死因统计系统自1957年开始，各地区自愿参加，最开始仅覆盖北京、上海、天津、哈尔滨、武汉等大城市。自1975年开始，在全国肿瘤死因回顾调查的基础上，部分县开始了死因报告，死因统计系统覆盖的地区和人口逐年扩大。2012年中国卫生统计信息工作会议提出，从2013年起，原卫生部将建立《人口死亡登记信息库》，推动建立全国人口死亡登记制度，逐步实现死因统计全覆盖。

(3) 全国县及县以上医疗机构死亡病例报告系统：全国县及县以上医疗机构死亡病例报告系统于2004年4月正式启动，要求全国所有县及县以上医疗机构以网络直报的形式报告死因。该系统利用国家疾病预防控制信息平台，收集县级以上医疗机构的死亡病例，目前有近10%的全国死亡个案可以通过该系统收集上来。

该系统最大的特点就是死亡病例报告的及时性显著提高。绝大多数的死亡病例在出具死亡医学证明书后 7 日内均可以通过网络上报，但报告仅限于医院死亡病例，无人口学基础资料，无法计算人群死亡率。

5. 妇幼卫生监测系统　1986 年以来，我国先后开展了出生缺陷医院监测、孕产妇死亡监测和 5 岁以下儿童死亡监测工作。为了便于国家卫生行政部门对 3 个监测系统的统一管理，原卫生部妇幼保健司于 1996 年将"三网"统一为中国妇幼卫生监测网，并实施了全国"三网合一"监测方案。2001 年，由于部分监测点行政区划变化和实际工作需要，全国妇幼卫生监测办公室在 14 个省（区）更换了 17 个监测区县。21 世纪初，随着全国人口出生率下降、城乡比例改变和经济社会的发展，已有监测系统数据的准确性和及时性难以满足妇幼卫生工作和国家决策的需要。2006 年，原卫生部妇幼保健与社区卫生司对"三网"适当调整监测地区，增加监测样本量。同年，在全国 64 个区县启动了以人群为基础的出生缺陷监测工作。2010 年，在出生缺陷监测医院中选取部分医院开展了危重孕产妇监测工作；2011 年，开展了儿童营养与健康监测工作；妇幼卫生监测内容的广度和深度得到进一步拓展。

6. 伤害监测系统　我国伤害监测系统始建于 2005 年，主要目的是掌握全国伤害发生的分布特征及变化趋势，为制定相关政策、评价伤害干预效果提供依据。监测对象为在哨点医院就诊被诊断为伤害的首诊患者。采用哨点监测方式，以年度为单位持续进行。参照全国疾病监测点抽样框架，随机抽取 43 个县（市、区）作为全国伤害监测点，其中农村点 23 个、城市点 20 个。哨点医院根据《全国伤害监测方案》和工作手册要求，开展伤害监测工作，提供伤害患者住院病历信息。由医生/护士填报《全国伤害监测报告卡》。

（二）疾病监测系统的评价

为了提高疾病监测的有效性，更好地服务公共卫生活动，需要对监测系统的质量及效益进行定期评价，使监测系统不断完善。WHO 推荐对监测系统的属性（简单性、可接受性、代表性、稳定性、及时性、完整性、敏感性、阳性预测值）进行评价，并形成完整的评价方案。

1. 简单性　简单性（simplicity）是指监测系统的资料收集、检测方法和系统运作简便易行，且具有较高工作效率，节省时间、节约卫生资源。

2. 可接受性　可接受性（acceptability）是指监测系统各个环节的工作人员对监测工作的参与意愿程度，它由工作人员能否持续、及时地提供准确、完整的信息来反映。

3. 代表性　代表性（representativeness）是指监测系统发现的公共卫生问题能在多大程度上代表目标人群的实际发生情况。缺乏代表性的监测信息可能导致卫生决策的失误和卫生资源的浪费。

4. 稳定性　稳定性（stability）是指监测系统对发现的公共卫生问题的判断的可信程度与可及性，是针对监测系统结构的评价指标，因此，包括监测系统的特异性（specificity）和灵活性（flexibility），即监测系统排除非公共卫生问题的能力，和监测系统适应新的公共卫生问题、操作程序和技术要求进行及时调整或改变的能力。

5. 及时性　及时性（timeliness）是指从某公共卫生事件发生到监测系统发现并反馈给有关部门的时间间隔，它反映了监测系统的信息上报和反馈速度。及时性对急性传染病暴发和突发公共卫生事件尤为重要，它将直接影响到干预的效果和效率。

6. 完整性　完整性（completeness）是指监测系统所包含的监测内容或指标的多样性，它包括报告哨点与监测形式的完整性、病例报告的完整性及监测数据的完整性。

7. 敏感性 敏感性(sensitivity)是指监测系统发现和确认公共卫生问题的能力。它主要包括两个方面,一是监测系统报告的病例占实际病例的比例;二是指监测系统判断疾病或其他公共卫生事件暴发或流行的能力。

8. 阳性预测值 阳性预测值(positive predictive value)是指监测系统报告的病例中真正的病例所占的比例。阳性预测值很低时,对假阳性病例的调查及对非暴发或流行疫情的干预,将造成卫生资源的浪费,有时还可能引起恐慌。

除上述对监测系统属性的评价,评价报告还应包括监测系统对公共卫生的重要性、系统设计的合理性、系统建立的实用性、系统独有的特征性和系统运行的成本效益等指标。各国的经验表明,定期对监测系统进行评价有利于规范系统的运作,提高监测效率,使监测系统的成本效益更加合理化。更详细的内容可参见 WHO 的传染病监测系统评价指南(Communicable Disease Surveillance and Response Systems. Guide to Monitoring and Evaluating. WHO 2006)。

第三节 药物不良反应监测

药物不良反应(adverse drug reaction,ADR)是指合格药品在正常用法用量下出现的与用药目的无关的或意外的有害反应。药物不良反应是由药品固有特性所引起的,任何药品都有可能引起不良反应,只是反应的程度和发生率不同。随着药品种类日益增多,药物不良反应的发生率也逐年增加,加强药物不良反应监测和安全性监管,权衡药品利弊风险,是保障公众用药安全的重要手段。

案例 11-2 丙硫氧嘧啶的不良反应监测

丙硫氧嘧啶是一种硫代酰胺类抗甲状腺药物,能够抑制甲状腺过氧化物酶,从而阻断甲状腺激素生成,主要用于治疗成人甲状腺功能亢进,其疗效确切,使用方便,价格低廉,因而在甲状腺功能亢进的治疗领域发挥重要作用。国家药品不良反应监测数据库分析提示,近期丙硫氧嘧啶的不良反应报告有所增加,2013 年国家药品不良反应监测数据库共收到丙硫氧嘧啶不良反应报告 432 例,其中严重不良反应报告 99 例,严重不良反应按系统分类排名前两位的依次是肝胆系统损害及白细胞和网状内皮系统异常,合计占总例次数的 71.5%。此外,还收到 5 例抗中性粒细胞抗体(ANCA)相关性血管炎的报告。

讨论题
(1)什么是药物不良反应?
(2)丙硫氧嘧啶引起的严重不良反应主要有哪些?

案例 11-3 国家药监局:药企因不良反应被停 GMP 认证

2014 年 12 月 26 日,国家食药监总局发布通知称,近期,国家药品不良反应监测预警平台(即自愿报告系统)显示,安徽某药业股份有限公司生产的胞磷胆碱钠注射液(批号为 131229)在广西壮族自治区发生聚集性不良事件,一些患者用药后出现寒战、发热症状,广西壮族自治区食品药品监督管理局立即组织对药品进行抽验,发现该批次药品"可见异物"、"性状"不符合规定。国家食品药品监督管理总局已暂停其新建小容量注射剂车间的 GMP 认证工作。

> **讨论题**
> (1) 什么是药物不良反应监测？
> (2) 药物不良反应监测的常用监测方法有哪些？

> **案例11-4　左氧氟沙星注射液的不良反应监测**
> 2012年，国家药品不良反应监测数据库共收到左氧氟沙星注射剂严重不良反应/事件病例报告1431例。严重不良反应/事件累及系统排名前三位的依次为：过敏性休克(198例次，7.94%)、呼吸困难(197例次，7.90%)和过敏样反应(171例次，6.85%)。国家药品不良反应监测数据库分析显示：该产品存在临床不合理使用现象，而不合理用药增加了用药风险。不合理用药主要表现为超适用人群给药、存在相互作用的不合理用药、禁忌证用药、不符合特殊病理、生理状况下用药原则、超适应证用药、给药剂量不合理。国家药物不良反应监测中心及时发出药品不良反应信息通报，给出建议如下。①建议临床医生根据患者的实际情况选择合适的给药途径，能口服治疗者不建议使用注射给药的方式。②建议临床医生在使用本品时，需注意剂量、特殊人群，避免超适应证用药，严禁禁忌证用药；注意左氧氟沙星注射剂的过敏反应；严禁本品与其他药品混合同瓶滴注，注意配伍用药。③建议药品生产企业修改完善药品说明书相关内容，加强上市后药品不良反应监测并积极开展质量和工艺方面的研究，同时做好安全用药宣传和培训，指导临床合理用药，保障公众用药安全。
> **讨论题**　分析药品不良反应监测的意义。

一、药物不良反应监测概述

(一)定义

药物不良反应监测(adverse drug reaction monitoring)是指对上市药物不良反应的发现、报告、评价和控制的过程。其目的是有效地控制药物不良反应，防止药害事件发生，保障用药安全。

《中华人民共和国药品管理法》第71条规定，国家实行药品不良反应报告制度，即药物不良反应监测。药品生产企业、药品经营企业和医疗机构必须经常考察本单位所生产、经营、使用的药品质量、疗效和反应。发现可能与用药有关的严重不良反应，必须及时向当地药品监督管理部门和卫生行政部门报告。

(二)监测内容

药物不良反应监测的主要内容是：①收集药物不良反应的信息，调查药物不良反应的危害情况，及时上报给药品监督管理部门，并提出关于如何加强药品监督管理的意见和建议；②及时将药物不良反应的信息反馈给药品生产企业、经营企业、医疗机构和社会公众，防止药物不良反应事件的重复发生。

(三)药物不良反应监测的意义

药品的安全性关系到千万患者的健康问题，药物不良反应监测工作的目的是保障药品安全规范使用。药物不良反应监测虽然不能阻止药物不良反应的发生，但是有助于及早发现因药物导致的不良反应，从而避免对患者造成意外伤害，同时还可以为药品的安全性提供依据，为药品安全监管提供重要的技术支持。

尽管依据我国《新药注册管理办法》规定新药注册前应进行4期临床试验确认其安全性，但因临床试验研究时观察样本例数有限，观察时间较短，并且多数研究排除了老年人、孕妇和儿童，无法全面的了解药物在人群中的副反应，特别是罕见不良反应，因此需要开展药物上市后的安全性的监测及再评价。

药物不良反应监测是加强药品管理、提高药品质量、促进医疗水平的一个重要手段；更是我国《药品管理法》对药品监督管理部门、药品生产、经营企业和医疗单位、医务人员提出的一项法定任务。

二、药物不良反应监测体系的发展

(一)国际药物不良反应监测体系的发展

美国是世界上较早建立药物不良反应制度的国家。1954年美国医学会建立了药物不良反应监测报告制度，1962年通过了《食品、药品、化妆品法》修正案，规定所有药物不良反应均需报告。美国的药物不良反应报告制度包括自愿报告和强制报告两种形式。其中对生产商采取强制报告制度，对卫生服务提供者和消费者采取自愿报告的形式。

自20世纪60年代"反应停"事件之后，药品安全问题尤其是上市后的药品安全问题成为全球关注的焦点。1964年，英国建立药物不良反应自愿报告制度，即黄卡片制度。1967年，日本建立了药物不良反应监测制度，形成全国性药物监测系统，1979年通过立法确立了药品上市后的监测制度，包括药物不良反应报告、再审查和再评价三项制度。瑞典、荷兰、德国、新西兰、加拿大、澳大利亚、法国等相继建立了药物不良反应报告制度。

1968年，世界卫生组织制定了国际药物监测计划，最初包括西欧、北美国家及新西兰和澳大利亚。该计划自1978年以来一直由瑞典乌普萨拉监测中心(The Uppsala Monitoring Centre，UMC)执行。UMC是一个独立的科研机构，主要负责国际药物监测的技术工作，收集来自世界各地特别是世界卫生组织成员国的药物不良反应数据及可能存在副作用的药物信息。经过40余年的发展，该中心已经从成立之初的10个国家，发展到2011年年初的101个成员国，在全球形成药物不良反应监测的国际网络。该中心不仅收集各成员国的药物不良反应报告，还定期出版《乌普萨拉报告》(Uppsala Reports)，通报药物安全信息，为各地监管机构、医疗卫生专业人员、研究人员、制药企业提供基本的信息资源。

1975年欧洲专利药品委员会(Committee for Proprietary Medicinal Products，CPMP)正式成立，承担欧共体药物警戒的职责。1993年10月29日欧洲药品评价局(European Medicines Evaluation Agency，EMEA)成立，总部设在伦敦。其主要目标之一是为患者、医务人员正确地使用药品提供更完善的信息，以促进公众健康。EMEA下设多个工作组，CPMP药物监测工作组即是其中之一。

(二)我国药物不良反应监测系统的发展

我国药物不良反应监测工作起步较晚。1983年，原卫生部起草了《药品毒副反应报告制度》，后改为《药品不良反应监察报告制度》。1984年颁布的《中华人民共和国药品管理法》将上市后药品的再评价和不良反应监测列入该法规，但由于缺少配套实施的法规，使药物不良反应监测工作一直处于有法可依、无章可循的状况。1988年开始，原卫生部药政局和医政司先后在北京、上海、广东等地区14个医疗单位进行药物不良反应试点工作。

1989 年，原卫生部成立了药品不良反应监察中心，到 1994 年，重点监测医院达 85 家。

1998 年 3 月，我国正式加入 WHO 国际药品监测合作中心，成为第 68 个成员国。1999 年原卫生部药品不良反应监察中心更名为国家药品不良反应监测中心，设在国家药品监督管理局药品评价中心。1999 年 11 月，国家药品监督管理局会同卫生部联合颁布了《药品不良反应监测管理办法(试行)》，对药物不良反应监测工作的报告单位、报告范围、报告程序、报告时限等内容均进行了详细的规定。该办法的颁布结束了多年以来药物不良反应监测工作无章可循的局面，有力地促进了药物不良反应监测工作的快速发展。2001 年 12 月 1 日正式施行新修订的《中华人民共和国药品管理法》明确规定了"国家实行药品不良反应报告制度"，标志着我国的药物不良反应监测工作正式步入了法制化的轨道。2003 年 8 月《药品不良反应信息通报》正式面向社会公开发布；同年 11 月，在 5 个地区测试成功的基础上，国家药品不良反应远程信息网络开通。2004 年 3 月 4 日，修订后的《药品不良反应报告和监测管理办法》正式颁布实施。

从 1989 年到 1999 年的 10 年间，北京、上海、天津、河北、湖北、湖南、辽宁、浙江、福建、甘肃等 10 个省市成立了药品不良反应监测中心，但药品不良反应监测工作在全国的大部分地区还是空白。国家药品监督管理局成立以来，加大了药物不良反应监测工作的力度，各级药监部门和监测机构共同致力于药物不良反应监测体系的建设工作。到 2002 年底，全国 31 个省、自治区、直辖市药品不良反应监测中心已全部成立，标志着我国药品不良反应监测技术体系初步形成。

在加紧省级监测中心建设的同时，地(市)级、县级药物不良反应监测机构也在建设中。到 2013 年，药品不良反应报告县级覆盖率达到 93.8%。全国每百万人口平均报告数量达到 983 份，高于世界卫生组织的推荐数量。信息化水平进一步提升，安全预警机制更加成熟。国家药品不良反应监测系统功能实现了实时数据分析和药品风险预警管理，建立了国家和省两级信息共享、高效联动的不良反应/事件预警机制，药品安全紧急事件的发现和处置能力进一步提高。

三、药物不良反应监测方法

国际常用的药物不良反应监测方法有自愿报告系统、处方事件监测、义务性监测、重点医院监测、重点药物监测、轶事报告和自动记录数据库等。

(一)自愿报告系统

自愿报告系统(spontaneous reporting system，SRS)是医务人员在医疗实践中，对某种药物所引起的药物不良反应通过医药学文献杂志进行报道，或直接呈报给药政机构、制药厂商等，是药品上市后药物不良反应监测最简单、最常用的形式，是药物不良反应的主要信息源。目前 WHO 国际药物监测合作中心的成员国大多采用这种方法，我国也主要依靠自愿报告系统来实行药物不良反应监测。

自愿报告系统又称黄卡制度，因 20 世纪 60 年代英国药品安全委员会开展药品不良反应监测而使用的报告卡为黄色而得名。自愿报告系统是一种有组织的自愿的报告制度，当医疗机构、药品生产和经营企业的相关人员怀疑某种可疑的药物与服药者的某种不良事件有关时，就应当填写药物不良反应报告卡片，并向上级主管部门上报。监测中心通过收集大量分散的不良反应病例报告，经整理、分析因果关系评定后储存起来，并将不良反应信息及时反馈给各监测报告单位以保障用药安全。该系统的基本作用是发现药物不良反应信号。

自愿报告制度有两种类型，一种是所报告的事件仅限于医生（或观察者）认为可疑的药物不良反应；另一种是指报告所有的医学事件。

自愿报告系统最大的缺陷是漏报现象严重，不能计算药物不良反应的发生率；不能证明因果关系，不能对不良反应事件进行完整评价。由于是自愿报告，所以对药物的不良反应事件报告率存在差异，在同等条件下，可影响到医生对治疗药物的选择。有人提出对自愿报告所估计的相对危险度可计算其可信区间或报告率的范围，以此来校正自发呈报的差异。

自愿报告系统优点：①可以快速进行追踪；②费用低；③覆盖范围广，理论上包括了所有医生、暴露于药物的整个人群、所有药物、所有类型的不良反应；④研究工作的持续时间没有限制；⑤不影响医生的处方习惯或日常临床工作；⑥可以较早地发现潜在的不良反应问题的信号，从而形成假说，使药物不良反应得到早期警告；⑦对于罕见不良反应的发现，自愿报告是唯一可行的方式，该方法可称得上是发现任何药物的罕见的、新的、发生在特殊人群中的及和其他药合用引起的不良反应的最经济的方式，在药物不良反应监测中占有极其重要的位置。

自愿报告系统缺点：①不能证明因果关系；②对不良反应事件不能进行完整评价；③药物不良反应的发生率不能计算出来；④存在严重的漏报现象和报告偏倚等。

（二）处方事件监测

处方事件监测（prescription event monitoring，PEM）又称绿卡制度，因开展 PEM 使用的是由绿色卡片制成的调查表而得名。"反应停事件"后，首先于 1965 年由英国统计学家 David Finney 提出 PEM，强调对药物不良"事件"而非药物不良"反应"的报告。"处方事件监测"中的"事件"完全改变了最初的概念，是指凡确认或怀疑为不良反应的症状或因发现症状而到医院就诊等，都包括在"事件"之列。1980 年在英国成立药物安全性研究所（drug surveillance research unit，DSRU），建立了 PEM 制度。居民凭医师处方到药店取药，药店则定期把已发药的处方汇总交给政府的处方计价局（prescription pricing authorities，PPA），在需要对某药品的不良反应情况深入调查时，DSRU 可从 PPA 数据库中调出所有与该药物有关的处方资料，根据向开过该药处方的医师寄出药物不良反应情况登记表（即绿卡），了解所有曾经应用过该药物的患者是否产生药物不良反应及具体情况，计算药物不良反应发生率。

PEM 可弥补自愿报告系统的漏报，是自愿报告系统的有益补充。尤其是在 1988 年后，通过一系列改进，使新药首次处方的时间与收到绿卡的滞后时间大为缩短，从而可使新药潜在的严重不良反应损失大为减少，因此 PEM 是对新药最行之有效的监测方法之一。

PEM 的优点：①可从所有开过被监测药物的医生处迅速获得报告；②具有非干预性，对医生处方习惯、处方药物无任何影响；③对所发生的药物不良反应高度敏感；④基于人群资料，无外源性选择偏倚；⑤可对潜伏期较长的药物不良反应进行监测；⑥费用较低；⑦在一定时期内药物暴露和药物不良反应的发生数量较为可信。

PEM 也有一些缺点：①治疗分配无系统性随机，随机对照试验资料处理的方法不适用；②PEM 研究的可信度取决于医生的绿卡回收率。

（三）义务性监测

义务性监测（mandatory or compulsory monitoring）是瑞典采用的监测方法。瑞典从 1965

年开始建立药物不良反应监测报告制度,在建立之初,为鼓励医务人员尽量多地报告药物不良反应,采取不分轻重,不论药品使用说明书上是否已经列入,可疑即报。1975年以后,改为主要收集严重的、致死的和说明书上没有列入的药物不良反应。在自愿报告制度的基础上,要求医师报告所发生的每一例不良反应,从而发展成义务性监测报告制度,使报告率大大提高。

(四)集中监测系统

集中监测系统(intensive monitoring system)是指在一定的时间、一定的范围内根据研究目的详细记录某一地区内所发生药物不良反应发生的情况,以探讨药物不良反应的发生规律。既可是患者源性或药物源性的集中监测,也可是专科性集中监测。包括重点医院监测、重点药物监测等。

1. 重点医院监测　重点医院监测(intensive hospital surveillance)系指定有条件的医院,报告药物不良反应和对药物不良反应进行系统监测研究。最成功的医院集中监测是波士顿药物监测协作计划。该计划用标准问卷收集所有住院患者的不良反应资料,包括常规的人口学、社会和医疗信息、用药史等,并收集治疗过程中任何可能与药物使用有关的事件。治疗期间如发现可疑药品不良反应时,在24h内由临床药理组进行调查并填写不良反应调查表,详细记录不良反应的发生、发展和转归。该计划可确定住院患者中药品不良反应发生率并探讨其危险因素,资料详尽,数据准确可靠,多用于临床常用药物的研究。其数据可以提供医院药物的使用模式;获得医院中急性药物不良反应发生情况及危险因素;还可以获得住院患者发生某些严重的威胁生命事件的频率及其与药物的关系;确定住院前用药与引起住院疾病或不良事件的直接关联。

2. 重点药物监测　重点药物监测(intensive medicines monitoring)主要是对一部分新药上市后的监测,以便及时发现一些未知或非预期的不良反应,并作为这类药物的早期预警系统。哪些药物需要重点监测,往往根据该药是否为新药,其相关药品是否有严重不良反应,并估计该药是否会被广泛应用,由药物不良反应专家咨询委员会决定。

集中监测系统的优点是所得资料详尽,数据准确可靠,可计算药物不良反应发生率。缺点是以医院为基础的研究,数据代表性差,同时费用较高,应用受到一定的限制。

(五)轶事报告

医务工作者常将在诊治患者过程中发现的与药物有关的反应或疾病通过医药期刊进行报道,以便于其他医务工作者和有关机构及时了解这方面的情况,防止药害事件的蔓延。有人将这种报告称为轶事报告(anecdotal reporting)。轶事报告对上市药品的安全性监测工作及临床安全用药具有重要意义。因为轶事报告同自发报告一样可成为监测机构有价值的信息来源之一,所以轶事报告也被称之为非正式的自发报告。

(六)自动记录数据库

自动记录数据库(automated database)是把患者分散的诊断、用药、剂量、不良反应及其他信息如收费记录等,通过患者唯一的保健号联结,储存于计算机内而形成。到目前为止,已有多种该类数据库用于药物流行病学研究,如Puget Sound团体健康合作组织数据库、加拿大的Saskatchewan卫生计划数据库、医疗数据库(Medicine)、南北加州Kaiser永久医保项目数据库、医疗补助收费库(Medicaid billing database)等。

(七)其他监测方法

随着药物不良反应监测技术的广泛开展,适应不同国家和地区经济社会因素、法制环境和药物管制要求的监测方法还会不断涌现出来,尤其是计算机技术的广泛应用,为药物不良反应监测提供了便利条件。速报制度(expedited reporting)是我国《药品不良反应报告和监测管理办法》规定的制度之一,是指新的或严重的药品不良反应发生后 15 日内报告制度。许多国家都要求制药企业对其产品有关的药品不良反应做出"迅速报告"。例如美国、法国、日本等国均要求上市后的药品发生严重药物不良反应要在 15 日之内向药品安全性监测机构报告,如果属于临床试验中的药品发生药物不良反应要在 7 日之内报告。

药物不良反应监测作为药品监督管理系统的重要组成部分,是预防和控制药物不良反应的主要措施,反映了一个国家的药品管理能力和技术水平。药物不良反应监测虽然不能阻止药物不良反应的发生,但是有助于及早发现因药物导致的不良反应,从而避免对患者造成意外伤害。

四、我国药品不良反应监测系统

我国药物不良反应监测依据《中华人民共和国药品管理法》和《药品不良反应报告和监测管理办法》执行。

(一)监测主体

药品生产企业、经营企业、医疗卫生机构是药品不良反应报告制度的实施主体,报告药品不良反应是上述单位的法定义务。药品不良反应报告与监测工作的主管部门是各级(食品)药品监督管理部门,在医疗卫生机构中药品不良反应报告制度的具体实施由卫生行政部门负责。国家鼓励有关单位和个人报告药品不良反应。

(二)监测范围

我国药品不良反应监测报告的范围包括:①上市 5 年以内的药品和列为国家重点监测的药品,报告该药品可能引起的所有可疑不良反应;②上市 5 年以上的药品,报告该药品引起的新的和严重的不良反应;③进口药品自首次获准进口之日起 5 年内,报告该进口药品发生的所有不良反应;④满 5 年的进口药品报告引起的新的和严重的不良反应。

(三)监测流程

药品不良反应实行逐级、定期报告制度,必要时可以越级报告。根据发生的药品不良反应的严重程度、发生的对象(个人、群体)及不良反应监测机构的级别等,其报告时限不同。药品生产、经营企业和医疗机构发现或者获知新的、重的药品不良反应应当在 15 日内报告,其中死亡病例须立即报告;其他药品不良反应应当在 30 日内报告。药品不良反应监测中心应对报告药品不良反应的单位或个人反馈相关信息。

五、药物不良反应因果关系评价

药物不良反应因果关系评价及其评价信号的可靠程度是药物不良反应监测工作的重要内容,其目的是确定该药品是否会发生某种不良反应?该药品是否已经在特定患者身上发生了不良反应?

目前,我国采用 WHO 国际药品不良反应监测合作中心建议使用的方法,将药物不良反应因果判断关联程度分为六个等级：肯定、很可能、可能、可能无关、待评价和无法评价。其评价的内容包括：①开始用药的时间与不良反应出现的时间有无合理的先后关系？②所怀疑的不良反应是否符合该药品已知不良反应的类型？③停药或减量后反应是否减轻或消失？④再次接触可疑药品是否再次出现同样的反应？⑤所怀疑的不良反应是否与并用药的作用、患者的临床状态或其他疗法的影响来解释？国家食品药品监督管理局药物不良反应中心推荐的药物不良反应关联性评价表，见表11-1。

表 11-1 药物不良反应关联性评价表

等级/内容	1	2	3	4	5
肯定	+	+	+	+	−
很可能	+	+	+	?	−
可能	+	−	±?	?	±?
可能无关	−	−	±?	?	±?
待评价			需要补充材料才能评价		
无法评价			评价的必需资料无法获得		

药物不良反应评价包括个例评价与集中评价两个环节。个例评价是指逐一评价所收到的每一份药物不良反应报告表。集中评价是在个例评价基础上进行的综合评价，是对一系列病例报告的系统研究和阐释。药物不良反应评价的主要目的是发现、鉴别信号，以便扩大信息交流或制定管理措施。

第四节　医院感染监测

医院感染(nosocomial infection，NI；or hospital infection，HI)，又称医院获得性感染，是指住院患者在医院内获得的感染，包括在住院期间发生的感染和在医院内获得出院后发生的感染，但不包括入院前已开始或者入院时已处于潜伏期的感染。医院感染可导致住院患者病情加重，增加并发症的发生率和病死率，不仅严重威胁患者的身心健康，也给国家、社会和个人带来巨大的经济负担。加强医院感染监测，预防和控制院内感染的发生非常重要。

案例 11-5　传染性非典型肺炎在部分医院发生的感染

2002年11月到2003年6月，我国局部地区出现了SARS的暴发流行，累计发生5327例。2003年1月广东省某县级人民医院收治2例SARS患者，导致7名医务人员感染发病；广东省2月份医务人员发病200余人，占总病例数27.9%；香港最初发生的138例病例中医务人员69例(占50%)；加拿大多伦多的144例病例中医务人员73例(占51%)；而台湾的调查发现，610例SARS病例中90%的发病与医院感染有关。我国卫生部门的调查数据显示，在这场浩劫中，医务人员感染率最高，为18.38%，其中天津39.38%，北京25.4%，山西17.64%；医务人员如此高的感染率在迄今为止发现的传染性疾病中从未出现过。在北京，所有SARS的医务人员中，护士比例最高，占48.8%，推测与护士和患者有着最为密切的接触有关。

讨论题

(1)何为医院感染？如何判断此案例事件属于医院感染？

> (2) 医院感染如何监测？该案例涉及的监测对象有哪些？
> (3) 医院感染监测的重要性是什么？

一、医院感染监测的概念

医院感染监测(nosocomial infection surveillance)是指长期、系统、连续地收集、分析医院感染在一定人群中的发生、分布及其影响因素，并将监测结果报送和反馈给有关部门和科室，为医院感染的预防、控制和管理提供科学依据。

医院感染监测主要任务包括：①评价医院现行的医院感染预防措施的效果，根据日常监测结果，提出预防方案和建议，防止可能发生的相关医院感染事件；②快速查明已发生的医院感染的原因，采取有针对性的紧急措施，尽快控制传播；③判断采取的经常性或特殊性措施是否适宜，并评价其效果。

医院感染监测主要目的：①降低医院感染率，减少获得医院感染的危险因素；②提供医院感染的本底值，建立医院感染发病率基线；③一旦确定散发基线，可据此及时发现和鉴别医院感染暴发流行；④利用调查资料使医务人员易于接受和遵守医院感染控制的规范与指南；⑤评价医院感染控制措施的效果；⑥可进行不同医院间医院感染率和感染控制效果的比较；⑦为医院感染控制政策的制定提供科学依据。

医院感染的诊断标准：见本教材医院感染流行病学——医院感染的诊断标准。

二、医院感染监测的发展

医院感染监测最早可以追溯到 19 世纪早期，J.Y.Simpson 医生利用基本的监测方法对患者截肢后感染病死率的观察。19 世纪中期，Ignaz Semmeilweis 医生应用系统监测技术证实了某医院产妇产褥热的原因，并提出了对接生人员用漂白粉洗手的干预措施。该研究奠定了现代医院感染监测方法的基础。20 世纪 50 年代，由于抗生素的大量使用，耐药菌株出现，造成了医院的一些科室内疾病流行，引起了美国疾病预防控制中心(CDC)的高度重视。20 世纪 60 年代后期，美国 CDC 组织了由 8 所医院参加的医院感染监测的试点工作。1970 年，美国 CDC 建立了医院感染分部，并倡议建立了世界上第一个由 80 所医院参加的全国医院感染监测系统，收集全国的医院感染资料。1986 年，提出了在全面综合性监测的基础上，各医院根据实际情况开展目标性监测，一直沿用至今。美国现在已把医院感染监测划入了更大的患者安全监控系统中。

我国医院感染监测比美国晚 30 年，80 年代初期只有零散报道。从 1986 年开始参照美国的医院感染监测模式开展了医院感染监测工作。建立了 17 所医院和 8 所防疫站组成的医院感染监测系统。全国医院感染监测系统的建立标志着我国医院感染管理工作进入了一个新的阶段。我国医院感染监测虽然起步晚，但发展快。通过监测，基本掌握了我国医院感染的一般规律，为医院感染的控制和卫生行政部门制定宏观管理决策提供了可靠的依据。

三、医院感染监测常用的方法

根据监测范围，医院感染监测方法可分为全院综合性监测和目标性监测两大类。

(一)全院综合性监测

全院综合性监测(hospital-wide surveillance)是指连续地对所有临床科室的全体住院患者和医务人员进行医院感染及其有关危险因素的监测。监测对象为住院患者和医务人员。监测内容包括个人基本情况、医院感染情况、监测月份、患者出院情况等。全院综合性监测的方式有发病率调查和现患率调查。优点是可以了解医院的总体情况,能早期发现和鉴别医院感染的暴发或聚集。缺点是费用成本高、劳动强度大,把有限的时间花在资料的收集和分析上,没有时间去落实控制措施。

(二)目标性监测

目标性监测(target surveillance)是指针对高危人群、高发感染部位等开展的医院感染及其危险因素监测,如重症监护病房医院感染监测、新生儿病房医院感染监测、手术部位感染监测、抗菌药物临床应用与细菌耐药性监测等。

1. 手术部位感染监测 监测对象是被选定监测手术的所有择期和急诊手术患者。主要收集基本资料、手术资料和手术感染资料。一般采用主动的监测方法;也可由专职人员监测与临床医务人员报告相结合;将住院监测与出院监测相结合。需统计分析手术部位感染发病率、不同危险指数手术部位感染发病率、外科医师感染发病专率、不同危险指数等级的外科医师感染发病专率、平均危险指数、医师调整感染发病专率等。

2. 重症监护病房(ICU)医院感染监测 监测对象为ICU患者。收集基本资料、医院感染情况、ICU日志等。一般采用主动监测,也可由专职人员监测与临床医务人员报告相结合。填写医院感染病例登记表、每日填写ICU患者日志、填写ICU患者各危险等级登记表及临床病情等级评定。需分析病例感染发病率和患者日感染发病率、器械使用率及其相关感染发病率、调整感染发病率、平均病情严重程度(分)、调整感染发病率。

3. 新生儿病房医院感染监测 监测对象为新生儿病房或新生儿重症监护室进行观察、诊断和治疗的新生儿。需收集基本资料、医院感染情况和新生儿日志。一般采用主动监测,也可由专职人员监测与临床医务人员报告相结合。需统计分析不同体重组日感染发病率、器械使用率及其相关感染发病率等。

4. 细菌耐药性监测 监测对象为临床标本分离的病原菌。监测内容包括细菌、抗菌药物敏感结果。统计分析微生物室分离的细菌和药物敏感结果,计算不同病原体的构成比、主要的革兰阳性细菌、革兰阴性细菌的构成比及对抗菌药物的耐药率、MRSA占金黄色葡萄球菌的构成比、分离绝对数及对抗菌药物的耐药率、泛耐药鲍曼不动杆菌(PDR-AB)和泛耐药铜绿假单胞菌(PDR-PA)的构成比及绝对分离数、VRE占肠球菌属细菌的构成比及分离绝对数,对抗菌药物的耐药率、革兰阴性细菌产ESBLs的构成比及分离绝对数,对抗菌药物的耐药率。

目标性监测的优点:①将有限的资源集中在高感染危险病区,节约监测时间、人力,提高监测效益;②重点放在有已知控制措施的感染上,增加监测的有效性;③灵活性,能够确定分母;④联动性,能和其他控制策略结合起来。目标性监测的缺点是仅能收集监测目标患者或危险的数据而漏掉未监测病区或患者的感染集聚或暴发。

目前,国际主流趋势为医院感染的目标性监测。美国NNIS系统于1999年放弃医院范围的全面综合性感染率监测,集中重点于3个目标性监测:成人及儿童ICU、高危护理、外科手术切口。在我国医院感染全面综合性监测工作已有近20年的历史,因此开展医院感染目标性监测已成为我国医院感染管理发展的必然趋势。医院感染监测参见《医院感染监测规范(2009)》执行。

> **案例 11-6　某医院目标性监测与综合性监测结果的比较**
> 　　徐州医学院附属医院神经外科分别于 2003 年 5~12 月(目标性监测)和 2002 年 5~12 月(前瞻性全面综合性监测)对收治的住院手术患者进行医院感染监测。目标性监测 267 例患者术后共发生 100 例，136 例次医院感染，医院感染发生率为 37.5%，感染例次发病率为 50.9%，明显高于 2002 年 5~12 月间前瞻性全面综合性监测的 248 例手术患者，后者术后医院感染发生率 20.2% 和感染例次发病率 21.4%，统计学处理两组资料差异有统计学意义($P<0.01$)。因此，目标性监测方法能提高医院感染的发现率，为有效地采取医院感染控制措施提供更可靠的依据。
> **讨论题**
> (1)试比较目标性监测与全面综合性监测方法的优劣？
> (2)案例中使用了哪些监测指标？

四、医院感染监测的常用指标

医院感染监测已经成为评价医院感染预防控制水平的重要指标。由于医院感染的复杂性和难以避免等特点，其监测指标具有相对性，不应以个别指标来评价某个医疗机构医院感染控制的效果。目前常用的指标及其计算要点如下。

1. 医院感染发生率　是指一定时期内所有住院患者中发生医院感染的新病例数出现的频率，主要通过监测报告获得。计算公式，见公式(11-1)。

$$医院感染发病率 = \frac{一定时期内住院患者发生医院感染的新病例数}{同期住院患者总数} \times 100\% \quad (11\text{-}1)$$

其中一定时期应根据研究目的确定，可为一个月、一个季度或一年，因此表述时应注明。所谓同期住院数是指入院超过 48h 以后的患者数，因为入院不超过 48h 的患者是否属于医院感染不能确定。许多报道没有考虑这一因素，使分母增大、计算的率相对较低。

另外，在一定时期内某一位患者可以发生数次医院感染，此时可用感染例次发生率来表示。其计算公式，见公式(11-2)。

$$医院感染例次发生率 = \frac{一定时期内住院患者发生医院感染的例次数}{同期住院患者总数} \times 100\% \quad (11\text{-}2)$$

还有患者日医院感染发病率指标，指单位住院时间内住院患者新发医院感染的频率，是一种累计暴露时间内的发病密度，单位住院时间通常用 1000 个患者住院日表示。

2. 医院感染患病率　是指观察期内医院感染的总病例数占同期住院患者总数的比例。计算公式，见公式(11-3)。

$$医院感染患病率 = \frac{观察期内医院感染总例数}{同期住院患者总数} \times 100\% \quad (11\text{-}3)$$

医院感染患病率包括时点患病率和期间患病率，主要通过横断面(现况)调查获得，所以常常是时点患病率。

3. 医院感染漏报率　是评价一所医院感染监测质量的重要指标，原卫生部门规定三级医院漏报率≤20%。计算公式，见公式(11-4)。

$$医院感染漏报率 = \frac{医院感染漏报病例数}{已报病例数+漏报病例数} \times 100\% \qquad (11-4)$$

为确保医院感染监测资料的准确性，可定期或不定期地进行漏报率调查。其中医院感染漏报率可分为绝对漏报和相对漏报，所谓绝对漏报是指实际属于医院感染但临床医生和医院感染监测人员没有发现的医院感染的病例；所谓相对漏报是指临床医生、医院管理者、实验室人员或医院感染监测者有意漏报的病例，又称故意漏报。

4. 医院感染续发率 是指与指示病例有效接触后经一个最长潜伏期，在接触者中续发病例数占总接触者总数的比例，是医院感染暴发时对应急控制措施的效果进行评价及对传染源和流行因素进行分析的重要指标。计算公式，见公式(11-5)。

$$医院感染续发率 = \frac{续发病例数}{原发病例触者人数} \times 100\% \qquad (11-5)$$

5. 医院感染病死率 指某种医院感染的全部病例中因该感染死亡的病例数所占的比例。它反映了某种医院感染的严重程度。计算公式，见公式(11-6)。

$$医院感染病死率 = \frac{因该感染而死亡的例数}{某种医院感染的全部病例数} \times 100\% \qquad (11-6)$$

五、医院感染监测过程

医院感染监测，首先要制定监测计划，明确监测目的，确定监测人群、监测内容和计算指标，明确感染类型和病例定义，确定监测频率、持续时间、资料收集、分析方法及信息的反馈方式。然后进行监测，医院感染监测过程包括收集资料、分析资料和利用资料。为保证最完整的采集感染人数，应针对调查目的确定的监测人群和资料收集内容。常见的资料来源包括：①通过查阅病历、体温单、抗生素使用情况、是否隔离等判断是否存在医院感染；②微生物学检验报告；③出院随访，目前由于住院时间缩短，出院后才发生的医院感染在增加，以外科切口感染最明显；④其他来源，如查阅放射学、药剂学、检验、门诊病历、解剖记录等。

利用医院感染监测的常用指标来分析资料，主要分析内容包括：医院感染的趋势，医院感染的发生率，医院感染的相关因素，医院感染的病原学特点及病原体耐药谱，对医院感染的监测工作作出评价。

对监测资料进行分析后，及时向有关部门报告，同时应针对得到的结论采取相应的措施控制或减少医院感染的发生。

第五节 疾病暴发调查

公共卫生监测信息能及时反映疾病在人群中流行强度的变化。当监测显示人群中某一公共卫生事件呈现出暴发状态，就需要立即进行暴发调查。大多数的疾病暴发往往起初原因不明且发展十分迅速，因此，只有快速、及时地获得真实和足够的信息才能对其进行有效的控制。当疾病暴发时，需要规范地应用流行病学方法来查明原因，及时、有效地采取有针对性的处置措施，防止疾病的流行与危害的进一步扩大。

案例 11-7　一起水污染导致脑膜炎暴发的调查

2012 年 4 月 16 日，江苏省某小学报告自 4 月 13 日开始陆续出现多名学生发热伴头晕头痛，或伴恶心、呕吐病例。为确定疫情感染的原因与影响范围并提出控制措施，开展了本次调查，结果表明该次疫情是由埃可病毒 30 型 (EchO30) 导致的水源性病毒性脑膜炎暴发。

调查对象与方法

1. 调查对象　江苏省某小学全体学生、学生家长与教职员工。

2. 病例定义　①疑似病例（临床诊断病例）：2012 年 3 月 1 日后该小学师生及学生家长中出现发热（腋温≥37℃）伴头晕、头痛、恶心、呕吐症状之一者；②确诊病例：疑似病例中咽拭子或肛拭子肠道通用病毒 RT-PCR 阳性者。

3. 调查方法

(1) 病例搜索：4 月 17 日建立学校和医院主动监测系统，通过 3 月 1 日至 4 月 13 日期间该学校的师生因病缺勤缺课记录和当地镇医院门诊就诊记录进行回顾性病例搜索；4 月 13 日后的病例，通过该学校的师生因病缺勤缺课记录和 4 家病例就诊医院的急诊、儿科门诊、内科门诊进行搜索，同时在该镇的其他幼儿园及学校开展病例报告；家长病例通过学生病例询问搜索。

(2) 标本检测及卫生学调查：采集病例的咽拭子或肛拭子进行肠道通用病毒 RT-PCR 及序列分析；4 月 19 日采集该校综合楼三、四层直饮水温开水样品 2 份，进行细菌总数与大肠菌群检测。

(3) 流行特征及危险因素分析：通过病例对照研究，验证假设，探索危险因素。选取 4 月 14~17 日的 27 名病例（确诊病例 11 例，疑似病例 16 例），按照 1:2 个体匹配，选择与病例同班级、同性别学生作为对照。利用结构式问卷对发病前的饮水暴露进行搜集。

4. 统计学分析　数据采用 EpiData 3.0 双人双录入，整理与绘图采用 Excel 软件，分析采用 Epi Info 3.5.3 软件进行统计描述与分析。

结果　该小学属非寄宿学校，教职工 136 人，学生 2255 名，设 6 个年级 48 个班。教学楼 5 座，一、三年级在综合楼（一年级 3~8 班位于二层、三年级 1~6 班位于四层、一年级 1、2 班和三年级 7、8 班位于三层），共搜索到学生病例 103 例，其中 22 名确诊病例，81 名疑似病例，未发现教职工及学生家长病例。

临床特征　病例全部就诊。住院病例 15 人，病程 3~20（$M=14$）日。临床症状以发热 (100.0%)、头痛 (70.9%)、呕吐 (68.0%)、头晕 (40.8%)、恶心 (33.0%) 等症状为主。86 例进行血常规检测、12 例脑脊液检查

三间分布　人群分布。罹患率为 4.6% (103/2255)，男生罹患率 5.6% (69/1243) 高于女生 3.4% (34/1012)（$RR=1.7$, 95%CI：1.1~2.5）；病例年龄 6~13（$M=10$）岁。时间分布：4 月 12 日出现首例，于 14 日病例快速增加，17 日疫情开始下降，之后出现 3 个小峰值，5 月 2 日病例终止，疫情共持续 21 日，流行病学曲线提示为持续同源暴露模式。同期学生因病缺课记录显示，从 4 月 13 日开始缺课人数逐渐增多，至 5 月 7 日恢复常态（5 月 1~3 日放假），病例时间分布与缺课时间分布趋势一致，但缺课记录显示出明显后移，提示病例出现临床症状后存在延迟就医现象。

流行病学特征分析提示，病例分布存在空间和时间聚集性，流行曲线提示为持续同源暴露，而能够导致学校内此种疫情感染来源多为食源性和水源性，结合本次疫情认为食源

性可能性不大(学校仅有一个食堂,提供全校师生中餐,且校内无零食、小吃售卖,上课期间为封闭式管理)。

学生饮水为直饮水方式,通过不同楼层单独设置的直饮水机加热后供给,教师以自己烧开水为主,偶尔饮用直饮水,现场调查时也发现学生就餐后有饮用洗碗处生水的习惯,为此探寻水源性暴露的风险。

病例对照研究显示饮用温开水(OR=18.3,95%CI:2.0~169.5)和饮用洗碗处生水(OR=15.5,95%CI:1.7~141.8)均是危险因素,且各自风险增加,提示洗碗处的自来水和综合楼的温开水存在污染。

卫生学调查 学校水源为市政供水,14台直饮水机型号一致,每台设计容量16L,设计出水量开水20 L/h。饮水机电源每日由工作人员负责定时开启和关闭,经询问4月1日~12日期间饮水机未出现停水、停电、检修情况。学校厕所用水和直饮水为同一管道。供水管道与污水管道存在2处交叉设置,供水管道在上,污水管道在下。供水管道为PPC管,2011年暑假重新铺设,污水管道为铸铁管。

实验室检测 累计采用肠道通用病毒RT-PCR检测27例,81.5%(22/27)为阳性,其中7例PCR序列分析确定为Ech030。综合楼三、四层的2份温开水细菌总数和大肠菌群检测结果符合《生活饮用水卫生标准》GB 5749-2006要求,2份水龙头涂抹样肠道通用病毒PCR检测均为阴性。

讨论 Ech030所致病毒性脑膜炎,人群普遍易感,其中儿童是敏感人群,发病尤以15岁以下儿童为多,潜伏期2~6(平均4)日,临床症状以发热、头痛、呕吐为主要表现,临床检查以血/脑脊液白细胞数升高为主,脑电图异常发现较早。本次疫情的临床特征与之相符。本次调查发现校内饮用水源和直饮水机是首先引起暴发的主要来源,然后发生人-人间传播,值得关注。

校内水源受污染可能的原因为距离公厕较近(约20m),4月9日~12日期间出现3次降雨,存在渗漏可能而导致污染,同时仅一至三年级存在暴露,其余年级无暴露(餐具统一收集送至食堂),加之部分学生饮用生水时又存在口唇直接接触水龙头现象,符合疫情初期均为一至三年级的病例;直饮水机的安全隐患体现在饮用温开水是危险因素,有两种可能性:一是自来水在引入至直饮水机前已污染;二是直饮水机本身存在风险。根据本次疫情提出建议:首先学校应重新选择厕所位置,避免污水管道与供水管道交叉设置,并定期开展水质监测,同时对直饮水机进行卫生学安全评估;其次学校加强对学生个人卫生行为与习惯的健康教育和防病知识的宣传,尤其是不饮生水;再次还应在当地基层医疗机构定期开展重点是季节性传染病的诊断与治疗技术培训,提高临床医生的诊疗意识,为今后类似疫情的诊治提供技术支持。本次调查的局限性在于未能及时采集到污染时的饮用水源,尚无法追溯疫情感染来源,也无法确定直饮水机污染的具体环节。

[资料来源:陆向东,崔亮亮,马焰.一起饮水污染导致埃可病毒30型脑膜炎暴发的调查[J].中华流行病学杂志 2012,33(10):1097-1071.]

讨论题
(1)如何判断此案例属于暴发?
(2)暴发调查的主要步骤?

一、暴发调查的目的与特点

暴发调查的目的主要是确认暴发的存在，调查暴发的原因，包括病因、传染源、传播途径，了解暴发累及的地区与人群，提出控制暴发的措施。对于病因明确的疾病，辨别其临床症状，分离和鉴定其病原体，了解其传染源、传播途径和导致流行的危险因素是较为简单明确的；但对于病因不明疾病的暴发，其调查工作将是较为困难的。不管病因是否明确，调查者都必须认真细致地收集该病的临床、实验室和有关的流行病学证据，以描述该病的分布，分析流行的原因。暴发调查一般需要综合应用多种流行病学方法，其主要特点是时间紧、情况急，需要边调查边采取措施。

二、暴发调查的步骤

(一)核实诊断、确认暴发

疾病暴发的信息最初通常是由基层医疗单位、疾病监测点、常规和紧急报告获得，也可能来自于社区或其他基层单位。疾病预防控制中心接到报告后，首先要仔细核查信息的真实性和准确性，排除错报或人为夸大疫情。

暴发的确认是暴发处置的第一步，也是决策者核心控制的内容。需要尽量采用多渠道收集信息，可以采取派遣有经验的公卫医生做快速现场调查，结合向发病单位卫勤人员、医生等收集信息相结合的方式，并将不同来源的信息进行比较核实诊断。一旦确证暴发，需初步分析暴发的总体形势，如疾病的性质和严重程度，暴发影响的范围等。然后根据对形势的初步估计，紧急作好暴发控制的准备和组织工作。如经确认，暴发信息不真实，应迅速向公众澄清事实，以免引起不必要的恐慌。

(二)调查前的准备和组织

一旦确认暴发存在，应该从以下几个方面做好暴发调查与控制的准备工作。

1. 确定调查范围及区域划分　　根据初步暴发核实的结果，确定需要进行暴发调查的地域范围，并根据疾病分布特点或行政区划等将其划分为若干个区域，明确重点调查区，每个区域安排一个合适的调查组。必要时需要通知相关区域政府及职能部门，取得积极配合。

2. 选择调查人员　　选择合适的调查人员成立现场调查队伍。现场调查组成员需要哪些专家和人员取决于资深卫生工作者做出的对暴发的初步假设。不同的疾病暴发所需要的调查人员不同。一般应包括：流行病学工作者、临床医师、微生物学人员、健康教育和消毒灭虫人员、实验室和行政管理人员等，根据疾病和现场的具体情况还可以包含毒理学、心理学、向导或翻译等。每个小组应该确定负责人，并同时接受总负责人的指导。

3. 实验室支持　　现场调查可以携带便携式检测设备进行采样和检测，但仍需要联系相关实验室作为后备支持，以保证在现场调查中较为复杂、深入检测的进行。

4. 物资筹备与后勤供应　　尽快准备现场应用的必需资料和物品。一般包含有防护设备、消毒药剂和器械、标本采集和运送装置、必要的现场采样或检测器材、调查表格、交通工具、通讯工具、救护装备、日常生活用品、各种药物及现金等。

(三)现场调查和处理

1. 病例定义　　在搜寻病例的过程中，首先要定义病例。制定病例定义的主要目的是确定发现病例的统一标准，使发现的病例具有可比性。病例定义必须准确，宽严适当，否则将会夸大疫情或遗漏病例。病例定义一般分为"疑似病例"、"临床诊断病例"和"实验室确诊病例"。

现场调查中的病例定义应包括流行病学信息、临床信息和实验室检查信息。

2. 病例发现与核实 发现病例可以通过询问医生、查阅门诊和住院病例、走访村民、查阅学校和工厂的缺勤情况及血清学检查等方式进行。还可以利用现有的疾病监测系统搜索病例，或建立主动监测系统发现病例。

3. 个案调查 发现病例后，要开展对病例的个案调查。主要了解患者接触传染源的情况，了解可能的传播途径，是否为输入性疾病。调查患者的活动、饮食、饮水、动物接触和各种危险暴露因素。个案调查时还要采集相关标本进行检测。患者的标本采集需根据疾病性质，可分别选择患者的分泌物、血液、体液和组织等作为标本。标本获得后必须储存在低温条件下和干净的工具盒内，以保持标本的生物活性和不受污染。对于不明原因疾病或新发疾病还需要全方位的收集患者的临床表现及体征，以进行诊断和病例定义。

（四）调查资料的整理与分析

1. 描述疾病的三间分布 根据所收集到的资料描述疾病在时间、地区间和不同特征人群间的分布，从而发现高危人群以及防治的重点，为疾病的防治提供依据，还能描述某些因素与疾病之间的关联，以逐步建立病因假设。

(1) 时间分布：暴发调查时需要将特定时间内的病例数与同期的预期病例数进行比较，以判断是否存在暴发或流行。还可以利用个案调查或疾病监测所取得的患者发病时间，绘制疾病发生的时间曲线。通过分析时间曲线的特征，有助于发现疾病暴发类型，有助于判定不明原因疾病的潜伏期长短；对已知潜伏期疾病的同源性暴发时间曲线的研究，可以追踪接触传染源的时间。

(2) 地区分布：地区分布可以提示事件发生的范围，有利于进一步建立暴发的假设。收集地区分布的资料应包括居住地、工作场所、学校和旅行地等，同时还要收集上述地点详细的活动方式和停留时间等资料。在观察地区分布特点的时候，要注意其与周围环境的关系，如是否在工厂的下风侧、是否在同一个供水区范围等。将病例按地理特征绘制成图，有助于分析传播途径和暴露因素。

(3) 人群分布：按人群特征分别计算暴发疾病的罹患率、死亡率，进行流行病学分析，可以通过不同人群罹患率的差异，有助于发现重点防治人群，提出与疾病有关的危险因素的宿主特征。

2. 提出病因假设及验证假设 对收集到的临床、现场和实验室资料应及时整理和综合分析，结合现有知识和经验，在心理-社会医学模式下进行假设的建立。对于传染病，假设应该包括传染来源、传播方式和危险因素、高危人群、剂量反应关系等。

建立假设后，需要运用分析性研究来验证假设，并进行病因推断。也可以先提出干预措施，通过干预措施的效果进行病因的验证。通过验证，如果病因假设是错的，则必须重新修改完善假设，再进行调查研究。

（五）完善现场调查并实施控制措施

完善现场调查，一般用多种方法进一步调查高危人群，争取发现更多的病例，找出真实的受累人群。此外，现场调查最终目的是为了采取预防控制措施，防止疾病的发生与流行，所以需要实施相关控制措施稳定疫情的发展。同时注意，实施控制措施应与现场调查同步进行,如有些疾病的患者一旦被发现就必须隔离治疗。提出一些可操作的、可行的、有效的防治措施在现场调查中十分关键,根据调查的结果提出有针对性地控制措施,可以排除暴露源,减少人群暴露概率,及时保护高危人群。

(六)确认暴发终止

疾病暴发的终止条件是:疾病事件的隐患或相关危险因素消除后,或末例传染病病例发生后经过一个最长潜伏期无新的病例出现。对于人与人直接传播的疾病而言,若病原携带者全部治愈,经过一个最长潜伏期后,没有新病例发生,即可宣告暴发终止;对于共源的疾病,若污染源得到有效控制,病例不再增加,则认为暴发终止;对于节肢动物传播的疾病,若经过昆虫媒介最长潜伏期和人类最长潜伏期的总和后,无病例发生,即表明暴发终止。

(七)总结报告

暴发调查过程中及调查结束后应及时将调查内容和结果形成文字总结,及时上报或反馈给有关部门,用于进一步指导暴发调查的后续开展,或报备上级机关存档,或著文发表推广工作经验。调查报告一般包括初次报告、进程报告和结案报告。

1. 初次报告 指在事件发生后或到达现场对事件进行初步核实后,根据事件发生情况及初步调查结果所撰写的调查报告。初次报告只有一个,一般应该在进行调查的第一日内完成。内容包括事件名称、发生时间、地点、发病和死亡人数、初步临床诊断、发生原因初步推测、涉及人口或潜在影响及联系人等。

2. 进程报告 主要用于动态反映某事件调查处理过程中的主要进展、预防控制效果及发展趋势,以及对前期工作的评价和对后期工作的安排或建议。进程报告可以有多个,根据疫情发展情况及时报告疫情发展趋势、发病最新情况和调查最新结果。

3. 结案报告 是在事件调查处理结束后,对整个事件调查处理工作的全面回顾与总结。内容包括事件的发现、患者的救治、调查研究工作的开展及其结果、预防控制措施及其效果、事件发生及调查处理工作中暴露出的问题、值得总结的经验教训、做好类似工作或防止类似事件发生的建议等。

三、暴发调查的注意事项

1. 调查与控制同步进行 暴发调查的最终目的是控制暴发,在调查中应该同步及时进行控制,并随着新的病因线索的发现,及时调整控制措施,直至疫情平息。

2. 暴发调查应遵守法律并获得法律支持 法律规定了暴发调查时公众合作的义务,每个被调查者在暴发调查时均有义务接受必要的流行病学调查,对于少数不配合者,可依法强制其接受调查和提供必要的资料。

3. 注重伦理道德问题 流行病学调查中需要尊重当地的风俗习惯,尊重被调查对象,做到被调查对象知情同意,信息保密等。

4. 取得广泛合作 暴发调查应能够争取相关部门的协助,获得群众支持,才能够保证调查工作顺利进行。

5. 信息及时公布 发生疾病暴发时,往往会引起媒体和群众的关注。信息的及时公布能解答群众疑惑,有利于社会稳定,更有利于暴发调查与控制。

(吴 磊 赵 英 周跃平)

思 考 题

1. 何为公共卫生监测？其具备哪三个要素？
2. 疾病监测的主要内容是什么？
3. 药物不良反应监测的常用监测方法有哪些？
4. 医院感染监测的常用指标有哪些？
5. 某学校发生疑似甲型肝炎暴发，若派你去现场你该如何展开流行病学调查和控制疫情？

第十二章 疾病预防策略与措施

疾病预防不仅仅是指在疾病尚未发生前采取一定的策略和措施减少相关危险因素暴露，还包括疾病发生后尽量减少疾病带来的影响和后果所采取的策略和措施。在对疾病的分布、影响因素、发展规律等充分了解的前提下，才能制定适宜的预防策略和措施，保护和促进人群健康。

案例 12-1

第66届世界卫生大会通过了"2013-2020年预防控制非传染性疾病全球行动计划"和监测框架，通过在国家、区域和全球层面开展多部门协作与合作，减少非传染性疾病导致的可预防和可避免的发病率、死亡率和疾病负担，主要指标包括：力争到2025年使非传染性疾病导致的过早死亡率降低25%；身体活动不足率相对减少10%；人群平均食盐摄入量/钠摄入量相对减少30%；15岁以上人群烟草使用率相对减少30%；高血压患病率减少25%；遏制糖尿病、肥胖上升趋势；至少50%的符合条件者接受预防心脏病发作和脑卒中的药物治疗及咨询（包括控制血糖）；在80%的公立和私营医疗卫生机构，提供治疗主要非传染性疾病所需的基本技术和药物。(2013-2020年预防控制非传染性疾病全球行动计划)

讨论题

(1) 要实现上述疾病预防控制策略要做哪些准备工作？
(2) 全球非传染性疾病预防控制综合监测框架主要提出了哪些干预策略和建议？

第一节 概 述

策略是根据具体情况，着眼于全局而制定的总体的工作方针；措施是在相应策略的指导下，为达到预期目标而采取的具体解决方法、计划和步骤。只有在正确的疾病预防策略的指导下，采取切实可行的、有效的预防控制措施才能实现疾病预防控制的目的。

制定预防策略和措施的必要性和基本思想

（一）制定策略与措施的必要性

现代医学模式下，社会、经济、文化广泛地影响着每一个个体，影响着个体对疾病的易感性、疾病流行特点和发展趋势。另外，由于不同国家和地区人群及所处环境的特殊性，疾病预防和控制没有统一的模式。一个适用且有效的符合国情和地情的疾病预防和控制策略和措施的建立除了要综合考虑当地人群特点、文化背景、疾病的流行特点、当地的客观资源和客观条件等诸多因素外还要考虑疾病谱的改变及卫生资源的合理利用的要求；并随着疾病的变化适时的、针对性的进行变化，及时解决不断出现的新问题。

（二）制定策略与措施的基本思想

1. 现代医学模式的观点 现代医学模式是从生物、行为和社会医学等方面多角度去考量和解决人类的健康问题，是制定疾病预防策略与措施时要考虑的基本观点之一。为宏观的疾病预防与控制策略和措施的制定提供了思维方向。

2. 循证的观点　如同临床决策需要遵循证据一样，疾病预防与控制策略与措施的制定也必须以证据为基础，有的放矢。因此在制定疾病预防策略和措施时进行基线调查是工作的第一步，全面分析和了解包括当地人群社会人口学特征、自然和社会环境、卫生保健水平、生活行为特征、政治、经济水平、社会保障体系等多方面信息。以当前"最佳证据"为依据，遵循循证过程建立疾病预防与控制策略与措施。

3. 大卫生的观点　公共卫生不是单纯的技术问题而是一个复杂的社会问题，需要将卫生与经济、社会的发展有机结合起来，综合考虑和研究人民群众的卫生和健康需求，需要社会很多部门共同参与。充分发挥卫生部门的主导作用，非卫生部门的协调作用，社会团体和人民群众的配合支持及普遍参与作用，形成一个有机的整体。才能真正落实和完善"预防为主"的工作方针。

4. 流行病学思想　流行病学具有宏观的研究方法和思维方式。这和以群体为基础制定的疾病策略和措施的视角是一致的。流行病学从群体水平研究特定人群疾病和健康状态的影响因素和规律，以实现预防和控制疾病，增进人群健康为目的。

(三)制定策略与措施的依据

1. 形式分析　是制定策略和措施的第一步。要制定一个国家或地区的疾病预防策略和措施，首先要对该国家或地区的社会、经济、人口、健康状况等背景资料进行充分的调查和了解。只有掌握了上述本底资料才能明确本国、本地区人群特定的环境特点和生活方式特征、主要面临的疾病和健康问题、相应的卫生服务需求和需要、目前卫生保健服务范围、质量和不足。

2. 应对分析　关注一个国家或地区主要的疾病预防控制策略，尤其对疾病流行起重要作用的领域或方向。主要是对影响疾病流行和发展的重要领域开展的工作进行分析和评价，卫生经济学评价是常用手段。通过分析和评价了解设定的疾病预防策略和措施是否恰当、有效，即开展的相应的干预效果如何、是否科学、是否需要改进等。

(四)制定策略与措施的实例

20世纪80年代，天津市35岁以上人群高血压标化患病率高达15.52%，死因谱中，心脑血管病占5.89%，恶性肿瘤占16.19%，心脏病、脑血管病和恶性肿瘤死亡率跃居前3位。急剧增长的医疗费用给社会和家庭带来沉重负担。为了降低该人群慢性病早死亡和致残，减少由慢性病造成的社会经济负担，天津市从1984年起，在全市范围内选择12个社区作为示范基地，通过形式分析(包括基线调查和危险因素调研的基础上)发现：不健康的生活方式和不良的自然与社会环境是主要原因，于是提出针对40万人开展了防治四病(高血压、冠心病、脑卒中、恶性肿瘤)综合干预措施(即提出"少吃盐，不吸烟，合理膳食，适当运动"，确立以人群行为转变为重点的教育模式等)。干预结果显示：实施该项措施的社区居民相关卫生知识知晓率和健康行为形成率明显高于其他社区，脑卒中、冠心病死亡率分别由1985年的172/10万和84/10万，下降到1993年的100/10万和68/10万。

第二节　我国公共卫生面临的形势与任务

公共卫生是关系人民群众健康的公共事业。目前公共卫生的定义尚未统一。Winslow 1932年提出的定义是："公共卫生就是预防疾病，延长寿命，通过有组织的社会共同努力来改善环境卫生，促进身体健康，提高工作效率，控制传染病流行，教育个人养成良好卫生习惯，组织医护人员对疾病进行早期诊断和预防性治疗。"我国 2003 年在全国卫生工作会议上将公共卫生定义为："公共卫生就是组织社会共同努力，改善环境卫生条件，预防控制传染病和其他疾病流行，培养良好卫生习惯和文明生活方式，提供医疗服务，达到预防疾病，促进人民身体健康的目的。"基本工作内容包括：控制重大疾病尤其是传染病、环境卫生、健康教育、食品、药品监管、预防医学措施(如免疫接种、疾病筛查等)。随着社会和经济的发展，疾病谱的改变，环境污染、伤害等健康问题也是正在上升的公共卫生问题。

一、我国公共卫生面临的挑战

(一)全球化的挑战

全球化是 20 世纪 80 年代以后出现的新现象。它是以经济全球化为核心的多层次、多领域相互影响、相互制约的多元概念。经济的全球化促进了各国间人与物的快速流动，这也是公共卫生面临着巨大挑战的重要原因。对于传染性疾病来说，传统的传染性疾病依然存在，新的传染病疫情不断出现。现代交通运输手段的快捷和发达，促使了人员的快速流动，病原体的迁徙和传播的速度也较以前更快，群体性不明原因疾病时有发生，对于疾病的监控也更加困难。近 10 年来，我国几乎每一两年就有 1 种新发传染病出现。SARS、高致病性禽流感(H5N1)、甲型 H1N1 流感、人感染 H7N9 禽流感、无形体、登革热、埃博拉等疾病此起彼伏，这些新传染病的出现不仅对经济社会发展和人民生存带来了新的挑战和威胁，也考验着我国的公共卫生应对能力。

同时全球化也带来了人们生活方式的改变，慢性非传染性疾病也伴随着全球化、城市化、工业化、老龄化及人们生活方式的快速变化而快速发展，患病率也在急剧上升。以生活方式为主要病因的高血压、糖尿病、心脑血管疾病、肿瘤、慢性阻塞性肺疾患(COPD)等慢病引起的死亡和伤残比例不断增加，已成为我国居民最重要的死因和主要的疾病负担。

(二)食品安全

尽管我国的食品卫生状况与过去相比有了长足的进步，但仍存在生产经营市场秩序混乱，源头污染严重、监管力度薄弱等问题。近些年来，关于食品安全问题在我国频频出现，毒大米、毒馒头、瘦肉精、地沟油、三聚氰胺奶，以及近期快餐过期肉类原料事件。食品微生物污染、农药、兽药残留，以及由于土壤污染导致食用粮重金属超标等现象较多见。随着科学技术的发展，基因工程被广泛应用，越来越多的转基因食品的出现，也可能给食品安全带来了新的问题。

(三)生物恐怖和突发公共卫生事件

生物恐怖是"恐怖分子利用生物武器如传染病病原体或其产生的毒素的致病作用实施的反社会、反人类的活动。造成目标人群死亡或失能及人群和社会的恐慌"。突发公共卫生事件是指"突然发生，造成或者可能造成社会公众健康严重损害的重大传染疫情、群体性不明原因疾病、重大食物和职业中毒及其他严重影响公众健康的事件"。虽然经历了 2003 年的 SARS 事件后我国处理突发公共卫生事件条例和系统得以建立和发展，但目前公共卫生应急管理在机制、法制、保障系统建设上还不完善，相关的疾病预测预报研究还不够深入。具有快速反应能力和处理能力的公共卫生队伍还不成熟。公众防灾避险和自救互救知识明显不足。而且，生物恐怖和突发性公共卫生事件的突发性、难预测性及复杂多变性也成为公共卫生的又一挑战。

(四)烟草控制

我国是最大的烟草生产国和消费国，烟草消费量占世界烟草总量的30%。吸烟导致多种疾病，严重影响公众健康，由此也产生了巨大的疾病负担。研究表明，我国每年超过100万人死于吸烟相关疾病，不采取任何措施的话，到2050年预计每年达到300万。目前主要存在公众对控烟认识不足、宣传教育针对性不强、吸烟危害知晓率低等问题。尤其表现为青少年吸烟比例上升、被动吸烟普遍、戒烟意识不足等。近年来，我国政府已经或正在建立一系列法律、法规，如《中华人民共和国烟草专卖法》、《中华人民共和国未成年人保护法》、《公共卫生卫生管理条例》等，以及一些地方性条例、规定等对吸烟和被动吸烟进行规范。同时我国也是世界卫生组织《烟草控制框架公约》缔约国之一。

(五)雾霾治理

雾霾是由数百种大气颗粒物组成，成分复杂。其中直径小于10μm的气溶胶粒子成分可以直接进入并黏附在人体呼吸道和肺叶，引起呼吸道疾病，长期暴露还会诱发肺癌。钟南山院士曾指出，近30年来，虽然公众吸烟率不断下降，但肺癌患病率却上升了4倍多。这可能与雾霾天增加有一定的关系。欧美国家曾有研究表明：PM2.5每增加10个μg/m³，肺癌的危险性增加25%~30%；尤其是腺癌，PM2.5每增加5μg/m³，腺癌的风险增加50%。除此之外，雾霾还与心脏病、过敏等很多疾病有关。有研究表明，空气中污染物加重时，心血管患者的死亡率会增高。虽然目前尚不清楚雾霾对人体健康的危害到底有多大，但雾霾对人群健康有重要影响已经成为广泛共识。数据表明，2014年我国300多个地级以上城市中80%没有达到国家空气质量二级标准。大气污染，雾霾治理已经成为我国面临的新的公共卫生问题。

(六)老龄化

我国目前是老年人口最多的国家。据第六次人口普查数据公报，我国65岁及以上人口为118 831 709人，占全国人口的8.87%。据预测2015年以后我国老年人口进入一个迅速发展期。2015~2035年我国老年人口比例将会增长一倍，达到20%左右。到2050年，60岁以上人口将超过4亿，人口比例将超过30%，进入深度老龄化阶段。根据2006年全国老龄办发布的研究结果指出："我国的老龄化具有：老年人口规模巨大、发展迅速、地区发展不平衡、城乡倒置、女性多于男性、老龄化超前于现代化六个特征。"老龄化问题也相应地带来高慢性病患病率、生存能力低下，以及该群体存在的特殊的心理、社会问题加之养老保障供给和卫生服务投入不足等诸多公共卫生问题。

(七)艾滋病与结核病

自1985年中国大陆首次发现艾滋病以来，经过多年的努力，艾滋病预防和控制上取得了一定的成绩，但我国艾滋病防治形式依然很严峻。艾滋病疫情已经逐渐从吸毒人群、暗娼、有偿采供血人群、男男同性恋等高危人群向一般人群转移。据2014年中国艾滋病疫情报告显示：截止到10月份存活的艾滋病感染者497 000人；死亡感染者154 000人。新报告感染者和患者10.4万例，较前年增加14.8%，呈现性传播为主要传播模式；中老年人群和青年学生人群疫情明显上升；存活的感染者和患者数明显增多，发患者数增加等特点。

结核病是我国目前发病和死亡人数最多的传染病。WHO 估计，我国结核病年发患者数约为 130 万，占全球发病的 14.3%，居全球第二位。2010 年全国第五次结核病流行病学调查结果估算我国全人群活动性肺结核患病率为 392/10 万，其中传染性肺结核患病率为 100/10 万。值得关注的是结核病菌不断产生变种，并增强了耐药性，使得预防和控制工作更加复杂。

二、我国公共卫生服务工作任务

自 2009 年启动国家基本公共卫生服务项目以来，医疗卫生服务取得了一定的发展，为了进一步对国家基本卫生服务项目进行管理和规范，2013 年原卫生部形成了《国家基本公共卫生服务规范(2013 年版)》。内容包括：建立居民健康档案、健康教育、预防接种、儿童健康管理、孕产妇健康管理、老年人健康管理、慢性病患者健康管理、重性精神疾病患者管理、传染病和突发公共卫生事件报告处理、卫生监督协管，以及中医药健康管理等 11 项内容。

为了上述基本卫生服务的顺利实施，原卫生部建立了一系列的规章制度并开展督导检查、监测评估、培训交流等方式促进项目实施。促进基本公共卫生服务逐步均等化，促进公共卫生服务和基本医疗保障制度的有效衔接，最大限度的提高居民受益度。

(一) 建立居民健康档案

服务对象为辖区内常住居民，包括居住半年以上非户籍居民。服务内容包括为城乡居民建立健康档案，尤其是为儿童、孕产妇、慢性病患者、老年人等重点人群建立健康档案及由接诊医生及时更新保管和维护健康档案。

(二) 健康教育

服务对象为辖区内所有居民。服务内容为提供健康教育资料、设置健康教育宣传栏、开展公众健康咨询服务、定期举办健康知识讲座、开展个体化健康教育。

(三) 预防接种

服务对象为辖区内居住的 0~6 岁儿童。服务内容包括对辖区内的 0~6 岁儿童开展预防接种，实行计算机管理、根据国家免疫规划疫苗免疫程序，为适龄儿童进行常规接种，对重点人群有针对性地进行预防接种和强化免疫接种，对发现的疑似预防接种异常反应，按要求进行处理和报告。

(四) 儿童健康管理

服务对象为辖区内居住的 0~6 岁儿童。服务内容包括新生儿出院后 1 周内到新生儿家中进行访视，同时进行产妇产后访视，建立《0~6 岁儿童保健手册》、新生儿满 28 日后，对其进行随访，开展体格检查和健康评估与指导、在 3、6、8、12、18、24、30、36 月龄时分别进行一次健康管理服务、为 4~6 岁儿童每年提供一次健康管理服务。

(五) 孕产妇健康管理

服务对象为辖区内居住的孕产妇。服务内容包括孕 12 周前为孕妇建立《孕产妇保健手册》，进行第 1 次产前随访健康服务管理，孕 16~20 周、21~24 周各进行 1 次健康管理服务，孕 28~36 周、37~40 周各进行 1 次健康管理服务，产妇分娩后 3~7 日内到产妇家中进行产后访视，开展健康指导，同时进行新生儿访视、产后 42 日健康检查：为正常产妇做产后健康检查，进行相关的健康指导。

(六) 老年人健康管理

服务对象为辖区内 65 岁及以上常住居民。服务内容包括生活方式和健康状况评估、每年进行一次体格检查、每年做一次辅助检查(血常规、尿常规、肝功能、肾功能、空腹血糖和心电图检测)、每年有针对地开展疾病预防、自我保健及伤害预防、自救等健康指导。

(七) 慢性病患者健康管理

慢性病患者健康管理主要针对高血压患者和 2 型糖尿病患者。服务对象为辖区内 35 岁及以上原发性高血压患者和 2 型糖尿病患者。服务内容包括开展门诊首诊测血压和每年至少测量 1 次空腹血糖，筛查出高危人群，进行有针对性的健康教育与指导，开展高血压和 2 型糖尿病患者健康管理、对纳入管理的高血压和 2 型糖尿病患者每年进行至少 4 次面对面的随访，开展针对性分类指导和干预、每年为高血压和 2 型糖尿病患者进行 1 次健康检查。

(八) 重性精神疾病患者管理

服务对象为辖区内诊断明确、在家居住的重性精神疾病患者。服务内容包括对发现的辖区内重性精神疾病患者进行登记和全面评估与管理、对应管理的重性精神疾病患者每年进行至少 4 次随访并进行评估、分类指导和干预，为重性精神疾病患者每年进行 1 次健康检查。

(九) 传染病和突发公共卫生事件报告和处理

服务对象为辖区内服务人口。服务内容包括在上级指导下，协助开展传染病疫情和突发公共卫生事件风险排查、收集和提供风险信息，参与风险评估和应急预案制(修)订、发现传染病患者及疑似患者后，按要求填写《中华人民共和国传染病报告卡》；如发现或怀疑为突发公共卫生事件时，按要求填写《突发公共卫生事件相关信息报告卡》，按照规定的报告程序和方式，在报告时限内报告有关信息、开展患者医疗救治和管理传染病密切接触者和健康危害暴露人员的管理和宣传教育等。

(十) 卫生监督协管

服务对象为辖区内居民。服务内容包括发现或怀疑有食物安全危害的线索和事件，及时报告并协助调查、发现从事接触或可能接触职业危害因素的服务对象，对其开展针对性的职业病防治咨询和指导并报告、协助卫生监督机构对农村集中式供水和学校供水进行巡查，协助开展居民家庭末梢水抽检，发现异常情况及时报告；协助开展业务培训、协助有关部门定期对学校传染病防控和饮用水安全开展巡访，发现问题隐患及时报告；指导学校开展健康教育和校医业务培训、定期对辖区内非法行医、非法采供血开展巡访，发现相关信息及时向卫生监督机构报告。

(十一) 中医药健康管理

服务对象为辖区内 65 岁及以上常住居民和 10~36 个月儿童。服务内容包括老年人中医体质辨识和儿童中医调养。

三、我国公共卫生策略与措施

卫生工作方针是我国预防工作总策略。针对我国社会发展的不同阶段和社会的不同需求，卫生工作方针也在不断发展和完善。建国初期，依据当时的卫生实际状况，形成了"面向工农兵，预防为主，团结中西医，卫生工作与群众相结合"的卫生工作方针。改革开放以后，社会、经济、卫生事业发生了巨大改变。1991年，建立并通过了"贯彻预防为主，依靠科技进步，动员全社会参与，中西医并重，为人民健康服务"的卫生工作方针。1997年1月，我国政府又发布了《中共中央国务院关于卫生改革与发展的决定》建立了"以农村为重点，预防为主，中西医并重，依靠科技与教育，动员全社会参与，为人民健康服务，为社会主义现代化建设服务"的新时期卫生工作方针。2006年9月，国务院开始研究深化卫生体制改革问题，2009年4月拉开了新医改的序幕。2008年，原卫生部启动"健康中国2020"战略研究，形成了《"健康中国2020"战略研究报告》。

纵观我国现代公共卫生发展过程，经历了从"三环节，两因素"为主导的卫生措施阶段，即从消灭"传染源"、"切断传播途径"、"保护易感人群"入手；结合两因素即"自然因素"、"社会因素"为主的，针对传染性疾病的预防控制手段，发展到目前考虑"行为因素"、"环境因素"、"生物遗传因素"、"卫生服务因素"等在内的现代公共卫生措施两个主要阶段。经过几十年的努力，我国公共卫生事业取得了很大的成绩。60年代，我国在世界上第一个宣布消灭了天花。1995年宣布消灭野生株引起的麻痹性脊髓灰质炎。很多地方病如血吸虫病、疟疾等疾病基本控制。传染病发病率已经从1955年的2139.69/10万下降到2012年的238.76/10万，死因顺位也从1952年的第一位下降到2004年的第十位以后。据2013年中国卫生统计年鉴，我国人均期望寿命由新中国成立前的35岁提高到了2012年的74.83岁，婴幼儿死亡率由新中国成立前的200‰下降到10.3‰，孕产妇死亡率由1991年的80/10万下降到2012年的24.5/10万。除此之外，三级卫生服务网络的建立，依托该网络开展初级卫生保健，以及突发公共卫生事件应急机制作为公共卫生工作的重点，也取得了很大的成就。以SARS流行为契机，我国建立了相应的突发公共卫生事件应急管理条例和机制，对于突发公共卫生事件的处理更加成熟和完善。在医疗卫生体制改革、减少乙型肝炎、应对新发传染病等公共卫生方面也取得了一些长足的发展。与此同时，随着我国居民疾病谱的改变和居民保健需求的不断增加，传染病和慢性非传染病的双重负担仍非常严重，一些急、慢性传染病尚未得到有效控制，新发的传染病时有发生。公共卫生也面临着卫生资源的有限性和公众卫生需求的快速增长的矛盾，以及卫生投入过低、公共卫生体系建设不健全、卫生资源配置不合理、公共卫生服务能力相对滞后等问题和挑战。

第三节 全球公共卫生形势与应对策略

案例 12-2

世界卫生组织于2014年5月更新的全球疾病状况的评估报告显示，在过去10年中，缺血性心脏病、卒中、下呼吸道感染和慢性阻塞性肺疾病仍然是导致人类死亡的四大主要原因。人类免疫缺陷病毒(HIV)所致的死亡率略有下降，从2000年的3.2%(170万例死亡)降至2012年的2.7%(150万例死亡)。腹泻病不再位于前五大死因之列，但仍位于前十大死因之列，2012 年，腹泻病导致 150 万人死亡。在全球范围内，慢性疾病导致的死亡不断增加。肺癌(连同气管和支气管癌)所致的死亡率略有升高，从 2000 年的 120 万(2.2%)例死亡增加至 2012 年的 160 万(2.9%)例死亡。同样，糖尿病所致的死亡数从 2000 年的 100 万(2.0%)例增加至 2012 年的 150 万(2.7%)例。(来自全球疾病状况评估报告)

讨论题

(1)随着全球化脚步的加快，全球疾病状况愈发严重，你认为是什么原因造成的？
(2)面对日益严峻的全球疾病状况，世界卫生组织采取了哪些应对措施？

随着全球化进程及科学技术的发展，世界各国之间的交流和相互依存关系越来越密切。经济一体化、工业化、城市化、人口迁徙、老龄化、贫富两极分化、环境退化等，直接或间接影响到了人类日常生活和健康的各个方面，催生并加剧了大量公共卫生问题的出现。同时也为公共卫生领域的发展提供了各种新机遇。从全球化视角出发，加强世界各国之间的交流与合作，应对全球公共卫生带来的挑战，制定平等互利的全球公共卫生应对策略，促进和改善世界各国人民的健康状况。

一、全球公共卫生形势

随着经济全球化脚步的加快，人类所居住的环境和自身营养状况的改善，在《阿拉木图宣言》后推行的初级卫生保健 30 多年来，世界各国人民的健康和全球的卫生状况都有了较大的改观，期望寿命也显著增加。但是在地区间、国家间、国家内部、穷人和富人间、女性与男性间，及不同种族间人群在医疗保健服务利用上的差距也变得越来越大。

联合国发表的《2014 年联合国千年发展目标报告》中指出：全球贫困人口减半的目标已比预定的 2015 年提前完成。营养不足人口的比例已从 1990~1992 年的 24%减少到 2011~2013 年的 14%。无法获得改善水源的人口减半的目标也已实现。发展中地区 90%的儿童正在享受初等教育；男女童入学率的差距已减小；在与疟疾和肺结核作斗争方面也已取得巨大的成绩。过去二十年来，5 岁前儿童死亡率减少了近一半。1990~2013 年期间，全球孕产妇死亡率降低了 45%。虽然大多数领域已取得实质进展，但在某些领域还存在很多问题。例如，环境可持续发展受到严重威胁；全球二氧化碳排放量继续呈上升趋势，大气污染严重；每年丧失数百万公顷的森林；许多物种濒临灭亡；可再生的水资源也变得更为稀缺；仍有 1.62 亿幼儿还在经受长期的营养不足；仍有 25 亿人没有使用改善的卫生设施，其中 10 亿人仍露天便溺。联合国秘书长潘基文在分析《2014 年联合国千年发展目标报告》时指出："现在距离 2015 年仅剩下一年的时间，许多关键目标已达成或触手可及，但在改善孕产妇保健、普及小学教育、环境可持续发展方面的一些具体目标难以实现。由于战争、冲突、区域管理不当、经济或人道主义危机、资源缺乏等原因，在不同地区、国家、不同人群在实现千年发展目标上差距很大，千年发展目标在一些国家进展有限。"因此，当今全球公共卫生仍面临着巨大的挑战。

二、全球公共卫生面临的挑战

(一)妇女和女童的暴力问题加剧

在日内瓦召开的第六十七届世界卫生大会指出，每年，全世界共有近 140 万人因暴力失去生命。妇女和女童遭受某些形式的暴力，而这些暴力行为往往不为人知。据报道，全球 1/3 妇女在其一生中遭受过暴力、虐待和性虐待，主要以家庭暴力为主。研究表明受暴力侵害的妇女较没受侵害的妇女健康状况更差。

(二)儿童健康问题仍需持续关注

《2014年世界卫生统计报告》在当前全球化的现状和趋势下首先重点关注儿童健康问题，报告指出，虽然全球的死亡率持续下降，但是不同地区和国家之间的差距还很大，按照目前的下降趋势，只有不到一半的国家能达到千年发展目标：到2015年儿童死亡率比1990年减少2/3。每年约有1000万的5岁以下儿童死亡，其中30%是由于营养不良引起。其次，超重和肥胖也成为影响了儿童身体健康的主要原因，2012年报告显示五岁以下儿童超重和肥胖达到了6.7%。

(三)新发和传统传染病层出不穷

虽然传统染病的发病和死亡较之前已经大幅下降，但是传染病的发生和流行仍然威胁着人类的生存和健康，也对经济全球化的进程有巨大影响。近年来，一些以前已被控制的传染病如疟疾、肺结核、梅毒等又死灰复燃，导致新的流行，加之抗生素的广泛使用和滥用，耐药性增加也给预防和控制带来了新的挑战。随着经济的发展和社会文化的变迁，新发传染病出现速度也在加快，如军团病、莱姆病、人感染高致病性禽流感、SARS，以及西非的埃博拉出血热和登革热，严重威胁着人类的健康。

(四)慢性非传染性疾病负担急剧加重

随着人类的生活方式、环境因素的变化，全球慢性非传染性疾病的发病率和死亡率迅速上升，疾病负担在全球范围内快速增加。2015年世界卫生组织一份最新报告表明，癌症、心肺疾病、卒中、糖尿病等慢性非传染性疾病依然是全球最主要死因。2012年世界卫生组织报告，全世界共死亡5600万人，非传染性疾病死亡3800万，心血管疾病引起死亡人数最多(1750万人)，其次是癌症(820万人)、呼吸系统疾病(400万人)及糖尿病(150万人)。慢性病死亡人数占所有死亡人数的60%以上，疾病负担已经超过了传染病。

(五)伤害增加

研究报告显示，每年全球因伤害死亡人数高达580万人。其中"头号杀手"为交通事故，其次为自杀和凶杀。每年全球18岁以下儿童青少年因伤害死亡95万，其中90%是非故意伤害，伤害是10~19岁儿童青少年的首位死因。目前道路交通伤害是全球第八大死因，而且是15~29岁年轻人的主要死因。每年，全世界约有124万人死于道路交通，其中中等收入国家伤害情况最为糟糕，为20.1人/10万人。目前的趋势表明，如不采取紧急行动，到2030年，道路交通伤害将上升为全球第五大死因。根据世界卫生组织发表的首份全球预防自杀报告，每年有80多万人死于自杀，即约每40s死去一人。低收入和中等收入国家约占到自杀的75%。全球酗酒伤害也比较严重，乙醇导致全球330万人死亡，其"致命性"超过了艾滋病、结核病和暴力犯罪。

(六)卫生人力短缺问题依然严峻

作为卫生事业发展的关键，当前世界卫生人力资源存在着严重的危机。目前全球范围内短缺约720万卫生保健工作人员来满足民众的基本医疗需求，这一数字预计到2035年将持续增加到1300万，尤其在孕产妇和婴幼儿保健领域。卫生人力资源短缺的出现，主要原因是卫生人员队伍老龄化，补给不足、卫生需求不断增加、卫生人员总量不足、培训不够、地域分布不均衡。第三届全球卫生人力资源论坛题为《普遍真理：没有卫生人力队伍就没有健康》的报告指出，卫生人力在亚洲一些地方短缺最多，但撒哈拉以南非洲地区面临的短缺问题尤为紧迫。例如，在教育和培训方面，撒哈拉以南非洲 47 国只有 168 所医学院校，其中 11 个国家没有医学院校，24 个国家各只有 1 所医学院校。

三、全球公共卫生应对策略

面对形势严峻的全球公共卫生的挑战，联合国、世界卫生组织等机构作出积极应对。2000 年 1 月，联合国安理会就艾滋病对非洲和平与安全的影响举行辩论，这是安理会历史上首次将公共卫生问题作为一个安全的威胁来进行讨论，从此，公共卫生问题开始与国际安全相关联，被列入全球安全议程。因此在 2000 年 9 月提出了联合国千年发展目标，将健康至于核心地位。千年发展目标中八大目标中有三大项、18 项具体目标中有 8 项、48 个指标中有 18 项都同健康有关。这三大目标分别是：降低儿童死亡率、改善孕产妇健康、遏制艾滋病病毒感染/艾滋病、疟疾和其他疾病。千年发展目标促使全世界各国共同携起手来，协调一致的应对和改善全球公共卫生问题，是实现 21 世纪人人享有卫生保健强有力保障。

2000 年 9 月，在联合国千年首脑会议上，世界各国领导人就消除贫穷、饥饿、疾病、文盲、环境恶化和对妇女的歧视，商定了一套有时限的目标和指标。联合国全体 191 个成员国一致通过了将全球贫困水平在 2015 年之前降低一半（以 1990 年的水平为标准）的行动计划，并由 189 个国家签署《联合国千年宣言》，正式做出此项承诺，承诺在 2015 年之前实现以下八项千年发展目标。

(一)消灭极端贫困和饥饿

其具体目标包括：靠每日不到 1 美元维生的人口比例减半；挨饿的人口比例减半；使包括妇女和青年在内的所有人群都有生产就业机会和体面工作。

(二)普及小学教育

确保所有男童和女童都能完成全部小学教育课程。

(三)促进两性平等并赋予妇女权力

最好到 2005 年在小学教育和中学教育中消除两性差距，最迟于 2015 年在各级教育中消除这种差异。

(四)降低儿童死亡率

五岁以下儿童的死亡率降低 2/3。

(五)改善产妇保健

产妇死亡率降低 3/4。

(六)与艾滋病毒/艾滋病、疟疾和其他疾病作斗争

遏止并开始扭转艾滋病毒/艾滋病的蔓延，遏止并开始扭转疟疾和其他主要疾病的发病率增长。

(七)确保环境的可持续能力

将可持续发展原则纳入国家政策和方案；扭转环境资源的流失；无法持续获得安全饮

用水的人口比例减半；到 2020 年使至少 1 亿贫民窟居民的生活有明显改善。

(八) 全球合作促进发展

进一步发展开放的、遵循规则的、可预测的、非歧视性的贸易和金融体制，包括在国家和国际两级致力于善政、发展和减轻贫穷，满足最不发达国家的特殊需要。这包括：对其出口免征关税、不实行配额；加强重债穷国的减债方案，注销官方双边债务；向致力于减贫的国家提供更为慷慨的官方发展援助；满足内陆国和小岛屿发展中国家的特殊需要；通过国家和国际措施全面处理发展中国家的债务问题，使债务可以长期持续承受；与发展中国家合作，为青年创造体面的生产性就业机会；与制药公司合作，在发展中国家提供负担得起的基本药物；与私营部门合作，提供新技术、特别是信息和通信技术产生的好处。

第四节 疾病的三级预防

> **案例 12-3**
>
> 根据典记，魏文王曾求教于名医扁鹊："你们家兄弟三人，都精于医术，谁是医术最好的呢？"扁鹊："大哥最好，二哥差些，我是三人中最差的一个。"魏王不解地说："请你介绍的详细些。"扁鹊解释说："大哥治病，是在病情发作之前，那时候患者自己还不觉得有病，但大哥就下药铲除了病根，使他的医术难以被人认可，所以没有名气，只是在我们家中被推崇备至。我的二哥治病，是在病初起之时，症状尚不十分明显，患者也没有觉得痛苦，二哥就能药到病除，使乡里人都认为二哥只是治小病很灵。我治病，都是在病情十分严重之时，患者痛苦万分，患者家属心急如焚。此时，他们看到我在经脉上穿刺，用针放血，或在患处敷以毒药以毒攻毒，或动大手术直指病灶，使重病患者病情得到缓解或很快治愈，所以我名闻天下。"魏王大悟。（扁鹊三兄弟的故事）
>
> **讨论题**
> (1) 从上述故事中，你悟出了什么样的道理？
> (2) 疾病的三级预防在疾病预防中的作用是什么？

疾病在没有任何治疗和干预下，从发生、发展到结局的整个过程称为疾病的自然史，可分为发病前期、发病期和发病后期三个阶段。在疾病自然史的不同阶段，针对性地采取不同预防措施，阻止疾病的发生、发展或恶化，称为疾病的三级预防。50 年代，LeavellHR 和 Clark EG 首次提出疾病三级预防的概念（图 12-1）。

疾病分期	易感期	潜伏期	临床期
预防分级	一级预防	二级预防	三级预防
预防措施	健康保护 健康促进	早发现 早诊断 早治疗	临床治疗 康复治疗

图 12-1 疾病的自然史和三级预防

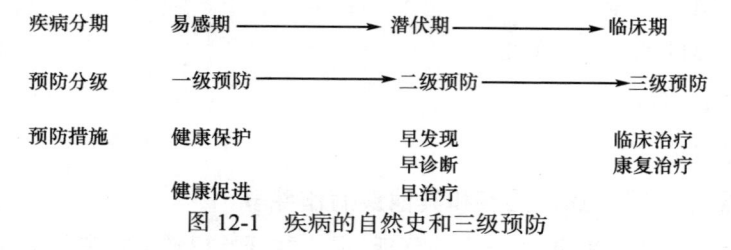

一、一级预防

一级预防又称病因预防，是在疾病尚未发生时针对病因所采取的措施，也是预防、控制和消灭疾病最积极有效的措施。加强对病因的研究，减少对危险因素的接触，是一级预防的根本。一级预防包含健康促进和健康保护两个方面，健康促进是创造促进健康的环境，使人群避免或减少对病因的暴露，改变机体的易感性，使健康人免于发病。健康保护是对易感人群实行特殊的保护措施，以避免疾病的发生。

(一)健康促进

健康促进"指运用行政或组织手段，广泛协调社会各相关部门及社区、家庭和个人，使其履行各自对健康的责任，共同维护和促进健康的一种社会行为和社会战略"。在1986年的《渥太华宪章》中也指出："健康促进是促使人们提高、维护和改善他们自身健康的过程。它包括健康教育、自我保健及环境保护和监测等内容"。

1. 健康教育　是通过信息传播和行为干预，帮助个人和群体掌握和提高卫生保健知识，树立良好的健康观念，合理利用资源，进行有利于健康行为和生活方式的教育活动与过程。健康教育的目的是消除或减少影响健康的危险因素，促进人们自愿采取健康的行为和生活方式，主要采用卫生宣传的手段来实施。

2. 自我保健　是指自身在疾病发生前就采取相应措施来促进健康，增强防御疾病的能力。尤其在慢性病的预防和控制上，自我保健是促进健康的重要手段。

3. 环境保护和监测　是健康促进的重要措施，旨在避免环境致病因子对健康的危害。保护生产和人们生活环境，减少工业三废"废气、废水、废渣"和生活三废"粪便、污水、垃圾"及农业中农药、化肥等对健康的影响。环境污染已经成为目前我国经济发展和影响人民健康的重要问题，成为目前关注的焦点之一。很多地区开始或已经建成重点污染源实时数据自动监测平台，以此为依据，加强环境保护和监督。同时，2015年1月1日新修订的《中华人民共和国环境保护法》正式实施。2013年9月出台的《大气污染防治行动计划》，以及即将出台的《水污染防治行动计划》、《土壤污染防治行动计划》等相关环境保护法律法规的形成和建立，提示我国的环境污染治理进入了法制化、制度化、科学化进程。

健康促进不仅仅涉及原卫生部门，也涉及社会生活各个领域，需要多部门共同参与、协同努力才能较好实现。

(二)健康保护

健康保护是对已有明确病因或已有具体预防手段的疾病所采取的措施。例如，控制食盐的摄入量来预防高血压的发生；矿工通过戴口罩、湿式作业等方式来预防尘肺病的发生；实施控烟行动减少肺癌等呼吸道疾病发生等。

一级预防常常采用双向策略，即把整个人群的普遍预防和对高危人群的重点预防结合起来，既降低整个人群暴露的平均水平，又针对高危个体的特殊病因进行干预，减少或消除高危个体的特殊暴露，两者互相补充。前者称为全人群策略，后者称为高危人群策略。

二、二级预防

二级预防又称临床前期预防，是在疾病的潜伏期为阻止或延缓疾病的发展而采取的措施，包括三早预防，即早发现、早诊断和早治疗。二级预防能使疾病在早期就被发现和治疗，避免或减少并发症，后遗症和残疾的发生，或缩短致残的时间。早期发现疾病需要定期开展健康检查、疾病普查或筛查及高危人群重点项目检查，提高群众的健康知识加强自我监护能力，以及提高医务人员诊断水平和发展适宜的、敏感性高的诊断方法和技术来实现。达到"三早"的根本方法是宣传教育群众，认识疾病，有病早治。对于传染病，"三早"预防主要是加强传染性疾病的管理，严格疫情报告制度，除了做到"三早"外，还需做到疫情早报告和疾病早隔离，即"五早"。对于疾病病因复杂，致病期较长的慢性病来说，二级预防是主要的预防方式，有效较少疾病负担。

三、三级预防

三级预防又称临床预防，是在疾病的临床期为减少其危害而采取的措施。三级预防的目的在于减少和阻止伤残和促进功能恢复，提高生命质量，降低病死率，包括对症治疗和康复治疗。对慢性病患者通过医学监护，减少疾病的不良作用，预防疾病并发症和伤残；对于丧失劳动力或残疾者则通过康复治疗，促进其身心康复，以积极参加社会活动和延长健康寿命。

针对不同的疾病，有不同的三级预防策略。对于病因明确的、有特异性保护措施的疾病，强调以一级预防为主，如矽肺病、血吸虫病、甲型肝炎、尘肺疾病等。对于病因尚未明确的疾病，主要以二、三级预防为主。总之，对于疾病的预防常采用综合性的预防方式，尽量减少疾病发生、伤残和死亡。

目前发达国家更加重视一、二级预防，将更多的卫生资源投入到对疾病的一、二级预防上。同时注重提高本国民众的健康知识、医学常识、卫生习惯的养成。而我国目前人群群众健康素养普遍较低、疾病预防的意识差，绝大多数的卫生资源被应用到三级预防也就是疾病的临床期，造成了沉重的疾病负担和经济负担。因此，借鉴发达国家疾病预防的成功经验，重视和加大一、二级预防的投入和工作力度，降低人群的发病水平，从源头上改善人民群众健康，是我国疾病预防的重要方向。

（李杏莉）

思 考 题

1. 制定疾病策略与措施的依据是什么？
2. 简述我国面临的主要公共卫生问题。
3. 面对全球卫生水平发展不平衡，你认为我们应该采取哪些应对措施？
4. 试述一级预防？二级预防？三级预防的概念与内容。

第十三章 临床疗效的评价和疾病预后研究

临床疗效评价研究通常采用临床试验的方法进行,随机对照试验被认为是临床疗效研究的最佳设计方案,当然观察性研究也能进行临床疗效研究,如观察性疗效比较研究。疾病的预后研究包括观察性研究和实验性研究,描述疾病的预后可采用描述性研究方法,研究疾病预后因素可以采用分析性研究方法(病例对照研究和队列研究)或实验性研究方法(临床试验)。疾病的预后研究是在干预措施实施之后进行的,疾病发生后干预措施不同,结局可能也不同,因此,临床疗效研究和疾病的预后研究可以同时进行。本章以 ADVANCE 研究为例重点介绍如何进行临床疗效和疾病预后的研究。

> **案例 13-1 1 例 2 型糖尿病患者的咨询**
>
> 患者,男性,62 岁,因多饮、多尿、多食、乏力及体重持续下降等症状,就诊于某市一家三级甲等医院。经检查,空腹血糖(FPG)12.0mol/L,餐后 2h 血糖(P2hPG)22.3mol/L,尿糖(+++),酮体(++)。诊断为 2 型糖尿病。该患者希望从医生那里得到关于临床疗效和疾病预后的答案,即:
>
> 1. 选用何种降糖药或治疗方案最有效?
> 2. 血糖水平应该降到多少才能最好地改善预后,即最大限度地减少并发症的发生?
>
> 答案可来自相关的临床疗效和疾病预后研究的结果。2008 年 6 月 7 日,美国糖尿病学会(ADA)第 68 届年会上公布了由 20 个国家、11 140 例 2 型糖尿病患者参加的、迄今为止规模最大的糖尿病治疗研究——ADVANCE(Action in Diabetes and Vascular disease: Preterax and Diamicron Modified Release Controlled Evaluation)研究。该研究经过平均 5 年的观察,证实以格列齐特缓释片为基础的强化降糖方案,实现了安全降糖达标[糖化血红蛋白(HbAlc)控制至 6.5% 以下],显著减少了主要大血管和微血管事件发生的危险度达 10%。同时,研究中的严重低血糖发生率仅为英国糖尿病前瞻性研究(United Kingdom Prospective Diabetes Study, UKPDS)的 1/3,具有良好的安全性。该研究中有 1/3 的患者来自中国,这次大规模多中心的随机对照试验的结果为该糖尿病患者的疗效和预后问题提供了答案。

第一节 概 述

临床疗效是指医学干预措施作用于人体所产生的效果。判断一种医学干预措施是否安全有效以及疗效如何,需要从临床疗效研究中寻找答案。疾病预后(prognosis)是指某种疾病发生之后可能出现的各种结局(痊愈、复发、恶化、伤残、并发症和死亡等)的发生概率(如治愈率、复发率、5 年生存率等)及生存质量的改变。医生、患者及其家属都迫切需要了解所关心的疾病的预后情况。例如,病情是否严重?能否治愈?能活多久?发生不良结局的可能性有多大?不良结局会在什么时候发生?哪些因素会影响疾病的预后等,这些问题的正确答案可从疾病预后研究获得。

临床疗效研究是指对某一医学干预措施作用于人体的安全性和有效性进行研究,其关注的是某一医学干预措施的治疗效果。疾病预后研究是指对疾病发生后各种结局的发生概率及其影响因素进行研究,其关注的是疾病发生后的进程和结果。

任何新的医学干预措施在引入临床实践之前，必须通过严格的临床疗效研究，证明其安全、有效，才能广泛应用于临床。否则会给人类造成灾难和痛苦。例如，1938年，为了儿童服用方便，美国的一家公司在使用了多年且疗效很好的磺胺药片中加入有机溶酶，将剂型从片剂改为口服滴剂。改剂型后没有进行临床试验就直接用于临床，结果发生了100多个儿童中毒死亡的严重事件。因此即使不是申报新药，药品的任何改动都必须重新做临床试验。现在许多国家对新药临床试验做出的种种严格规定，是患者以高昂的代价换来的。所以临床疗效研究非常必须的，非常重要。

临床疗效和疾病预后研究都是建立在假设的基础上，运用抽样研究的方法进行的研究。相对于这种传统的抽样数据，在信息时代以前，由于采样的困难、计算机技术或者分析手段的限制，我们通常无法收集每个个体的数据，只能在总体（population）里进行抽样（sampling），通过分析这些样本，进而推测总体的特征。大数据和传统数据相比，呈现出很多不同的特点，包括常被提到的3个"v"（volume，variety，velocity，即数据量的巨大、数据类型的多样和数据采集和处理的快速）。大数据分析已经广泛应用于许多商业、社会科学和自然科学领域。

在临床疗效与预后研究中，运用大数据的特点可以以一种新的思维方式来考虑。例如，医院使用医疗设备在患者身上装上各种管线同时得到大量的数据。心电图每秒钟就能产生1000多个数据，但是只有部分的数据是被保存使用的，大部分都束之高阁了，即使这些数据都能在一定程度上表现出患者的情况。在某种疾病个体身上或者对某种医疗干预措施前瞻性的收集大量的临床数据，对今后该疾病或该方法的预后及疗效研究具有重大的意义。例如，安大略理工大学的麦格雷戈博士及其研究团队与IBM一起和很多医院合作，用一个软件来监测处理时的患者信息，然后把它用于早产儿的病情诊断。系统会监控如心率、呼吸、体温、血压和血氧含量等16种不同的数据，这些数据可以达到每秒1260个数据点。在明显的感染症状出现的24h之前，系统就能监测到早产儿的身体变化发出的感染信号。提早知道病情，医生就能够提早治疗，也能更早地知道某种疗法是否有效，以及该疾病的预后如何，这一切都有利于患者的康复。惊人的是，麦格雷戈博士的大数据能发现一些与医生的传统看法相违背的相关关系。例如，说她发现，稳定的生命体征表明患者发生了严重的感染。这很奇怪，因为医生一般认为恶化的疼痛才是全面感染的征兆。数据表明，早产儿的稳定不但不是病情好转的标志，反而是暴风雨前的宁静，就像是身体要它的器官做好抵抗困难的准备。但是我们也不太确定，我们也不知道具体原因，只是看到了相关关系，这需要海量的数据并且找出隐含的相关性才能发现。但是，大数据挽救了很多生命，这是毫无疑问的。该研究说明了监测大量的数据，不仅可以对疾病进行早期的诊断，还能对医疗干预措施的疗效以及该疾病的预后进行评价。

第二节　临床疗效研究

临床疗效研究是指在人体上进行的，用来评价医学干预措施是否安全有效的医学研究。临床疗效研究的对象是患者，研究的内容主要是各种医学干预措施如药物、外科手术、康复措施的疗效。在研究的过程中，既可以是对一种药物或一种外科手术的有效性的评价，也可以是对一组完整治疗方案的疗效评价，或是一种特定形式的治疗单元（如冠心病监护病房的作用）的评价。临床疗效研究的效应可以是近期或远期疗效，也可以是治疗的毒副作用。更广意义上的疗效研究除了有效性和安全性外，还应该包括药物或治疗方法的卫生经济学评价。ADVANCE研究中的研究对象为2型糖尿病患者,医学干预措施为以格列齐特缓释片为基础的强化降糖方案,疗效评价指标为主要大血管事件和主要微血管事件的发生率,2型糖尿病患者的总死亡率及并发心脏和肾脏疾病的危险等。

一、临床疗效研究的常用设计方法

临床疗效研究通常采用临床试验设计方法,常用的研究设计类型有:随机对照试验、非随机对照试验、交叉试验设计、历史对照试验、序贯试验、多中心临床试验等。临床疗效研究也可以用观察性研究设计方法,常用的研究设计类型有队列研究、病例对照研究、病例-队列研究等。

(一)随机对照试验

随机对照试验(randomized controlled trial,RCT)是指将合格的研究对象按照随机化的方法分为试验组(或称干预组)和对照组,两组分别接受不同的处理措施,在一致的条件和环境中同步观察试验效应,并用客观的标准对试验结果进行科学的衡量和评价,比较两组疗效的差异。其基本模式见图 13-1。

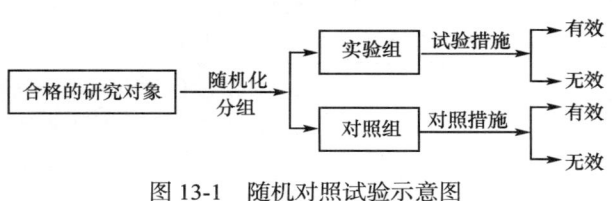

图 13-1 随机对照试验示意图

案例 13-1 续

ADVANCE 研究是多中心的 RCT,其研究对象来自于 5 大洲的 20 个国家 215 个研究中心,这些国家包括澳大利亚、加拿大、中国、捷克、爱沙尼亚、法国、德国、匈牙利、印度、爱尔兰、意大利、立陶宛、马来西亚、荷兰、新西兰、菲律宾、波兰、俄罗斯、斯洛伐克和英国。其中中国有 49 个研究中心参与该研究。研究者将患者随机分配到两组,一组采用强化降糖治疗方案,其目标是将 HbA1c 降至 6.5%,另一组采用标准化治疗方案,把 HbA1c 控制在当地采用的指南的标准,对其大血管事件(心血管原因死亡、非致死性心肌梗死或非致死性卒中)和微血管事件(新发或恶化的肾病或视网膜病变)进行评估。ADVANCE 的研究对象的招募、随机分组和随访过程见图 13-2。

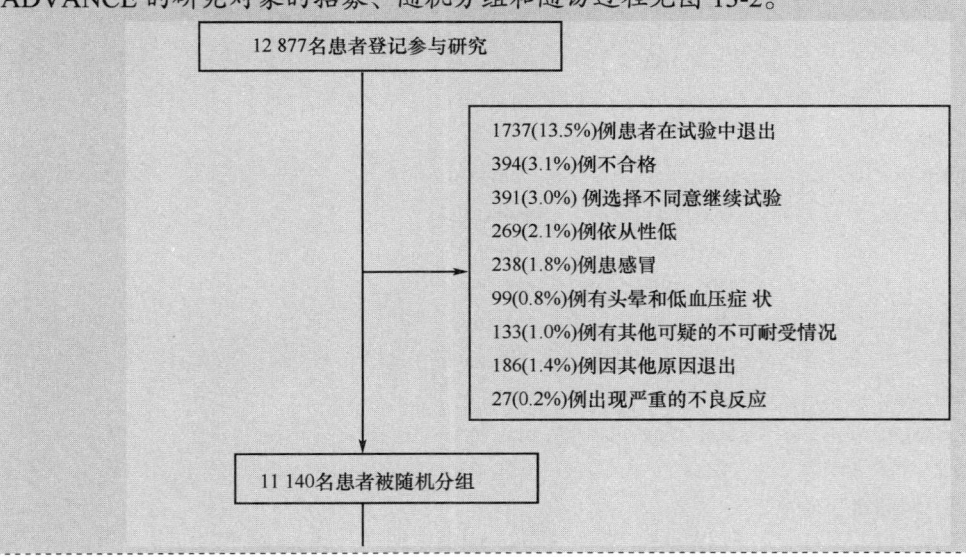

12 877名患者登记参与研究

1737(13.5%)例患者在试验中退出
394(3.1%)例不合格
391(3.0%)例选择不同意继续试验
269(2.1%)例依从性低
238(1.8%)例患感冒
99(0.8%)例有头晕和低血压症状
133(1.0%)例有其他可疑的不可耐受情况
186(1.4%)例因其他原因退出
27(0.2%)例出现严重的不良反应

11 140名患者被随机分组

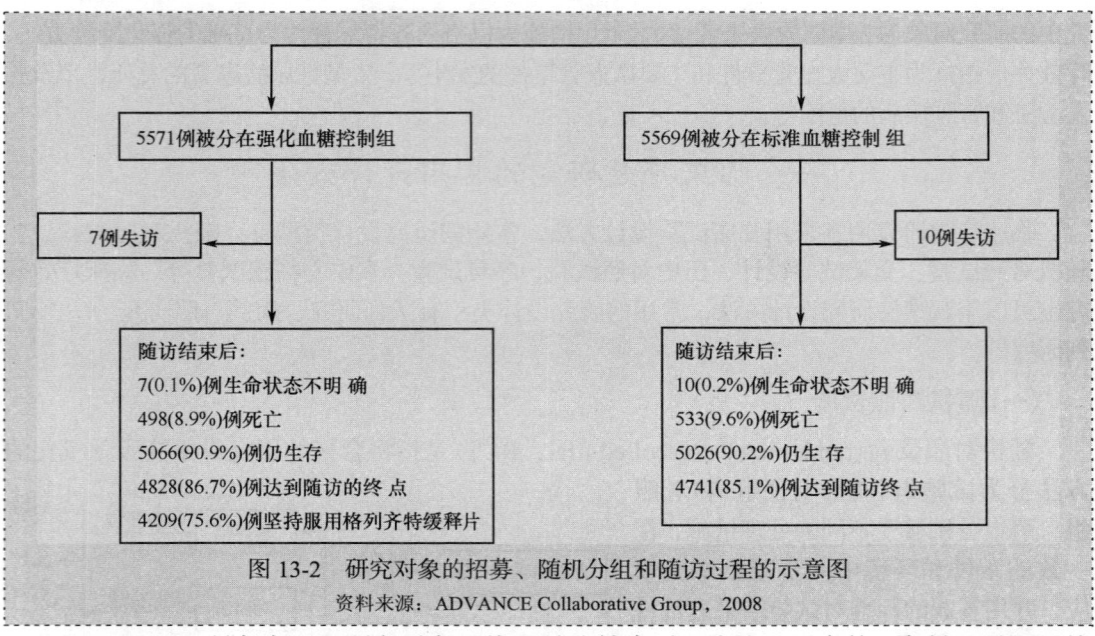

```
┌─────────────────────────────────┐         ┌─────────────────────────────────┐
│ 5571例被分在强化血糖控制组       │         │ 5569例被分在标准血糖控制组       │
└─────────────────────────────────┘         └─────────────────────────────────┘
         │                                           │
         ↓                                           ↓
   ┌──────────┐                                ┌──────────┐
   │ 7例失访  │                                │ 10例失访 │
   └──────────┘                                └──────────┘
         │                                           │
         ↓                                           ↓
┌─────────────────────────────────┐         ┌─────────────────────────────────┐
│ 随访结束后：                     │         │ 随访结束后：                     │
│ 7(0.1%)例生命状态不明确          │         │ 10(0.2%)例生命状态不明确         │
│ 498(8.9%)例死亡                  │         │ 533(9.6%)例死亡                  │
│ 5066(90.9%)例仍生存              │         │ 5026(90.2%)例仍生存              │
│ 4828(86.7%)例达到随访的终点      │         │ 4741(85.1%)例达到随访终点        │
│ 4209(75.6%)例坚持服用格列齐特缓释片│       │                                 │
└─────────────────────────────────┘         └─────────────────────────────────┘
```

图 13-2　研究对象的招募、随机分组和随访过程的示意图

资料来源：ADVANCE Collaborative Group，2008

ADVANCE 研究中两组研究对象基线及随访结束时，除处理因素外，资料显示两组均衡可比，见表 13-1。

表 13-1　研究对象基线和随访结束时的特征

特征	基线		随访结束	
	强化控制(N=5571)	标准治疗(N=5569)	强化控制(N=4828)	标准治疗(N=4741)
年龄(岁)	66±6	66±6		
性别(N，%)	2376(42.6)	2357(42.3)		
糖尿病初诊年龄(岁)	58±9	58±9		
患病年限(年)	7.9±6.3	8.0±6.4		
地域(N，%)				
澳大利亚/新西兰	744(13.4)	741(13.3)		
亚洲	2069(37.1)	2067(37.1)		
欧洲	2538(45.6)	2545(45.7)		
北美洲	220(4.0)	216(3.9)		
既往心血管病情况				
主要心血管疾病史(N，%)	1794(32.2)	1796(32.3)		
心肌梗死	668(12.0)	666(12.0)		
脑卒中	515(9.2)	508(9.1)		
其他	683(12.3)	678(12.2)		
主要微血管史(%)	571(10.3)	584(10.5)		
蛋白尿	189(3.4)	215(3.9)		
微血管眼病	403(7.2)	392(7.0)		
微白蛋白尿史(N，%)	1434(27.0)	1423(26.7)		
血糖控制情况				
糖化血红蛋白非标化水平(%)				
均数±标准差	7.51±1.57	7.52±1.54	6.53±0.91	7.30±1.26

续表

特征	基线 强化控制(N=5571)	基线 标准治疗(N=5569)	随访结束 强化控制(N=4828)	随访结束 标准治疗(N=4741)
中位数	7.2	7.2	6.4	7.0
四分位间距范围	6.5~8.2	6.5~8.2	6.0~6.8	6.5~7.9
糖化血红蛋白标化水平(%)				
均数±标准差	7.48±1.65	7.48±1.63	6.49±0.99	7.24±1.38
中位数	7.2	7.2	6.3	7.0
四分位间距范围	6.4~8.2	6.4~8.2	5.9~6.9	6.4~7.9
空腹血糖(mmol/l)				
均数±标准差	8.51±2.78	8.48±2.76	6.56±1.88	7.75±2.34
中位数	7.9	7.9	6.2	7.3
四分位间距范围	6.6~9.7	6.6~9.7	5.4~7.3	6.2~8.7
其他主要危险因素				
血压(mmHg)				
收缩压	145.0±21.7	145.0±21.4	135.5±17.6	137.9±18.4
舒张压	80.8±11.0	80.5±10.8	73.5±9.8	74.3±9.9
血清胆固醇(mmol/L)				
低密度脂蛋白	3.12±1.04	3.11±1.02	2.64±0.97	2.65±1.06
高密度脂蛋白	1.26±0.35	1.25±0.35	1.24±0.35	1.25±0.35
血清甘油三酯(mmol/L)				
中位数	1.60	1.64	1.45	1.59
四分位间距范围	1.20~2.30	1.20~2.30	1.03~2.03	1.10~2.20
血清甘油三酯(μmol/L)	1.95±1.29	1.96±1.29	1.70±1.06	1.82±1.15
血清肌氨酸酐(μmol/l)	86±24	87±27	94±37	93±41
体重(kg)	78.2±16.8	78.0±16.8	78.1±17.5	77.0±16.7
体质指数	28±5	28±5	28±5	28±5
腰围(cm)	99±13	98±13	99±14	98±13
吸烟率(N, %)	793(14.2)	757(13.6)	385(8.3)	350(7.8)
降血糖药物(N, %)				
格列齐特	422(7.6)	443(8.0)	4209(90.5)	80(1.6)
其他磺酰脲类	3578(64.2)	3513(63.1)	89(1.9)	2606(57.1)
二甲双胍(甲福明)	3397(61.0)	3355(60.2)	3455(73.8)	3057(67.0)
噻唑烷二酮类药物	201(3.6)	206(3.7)	788(16.8)	495(10.9)
阿卡波糖	512(9.2)	448(8.0)	891(19.1)	576(12.6)
Glinide 类药物	103(1.8)	84(1.5)	58(1.2)	127(2.8)
口服低血糖药物	5084(91.3)	5045(90.6)	4525(93.7)	4001(84.4)
胰岛素	82(1.5)	77(1.4)	1953(40.5)	1142(24.1)
无	487(8.7)	524(9.4)	42(1.5)	220(6.4)
其他药物(N, %)				
阿司匹林	2460(44.2)	2435(43.7)	2665(57.0)	2503(54.9)
其他抗血小板药物	271(4.9)	235(4.2)	333(7.1)	284(6.2)
他汀类药物	1554(27.9)	1592(28.6)	2131(45.6)	2174(47.7)
其他降脂类药物	501(9.0)	435(7.8)	326(7.0)	317(7.0)
其他降血压药物	4183(75.1)	4182(75.1)	4291(88.9)	4190(88.4)

资料来源：ADVANCE Collaborative Group，2008

RCT科学性强，研究结果可靠，重复性好，是临床疗效研究的最佳设计方案。其主要优点有：①设立平行对照组，实验组和对照组在同等时间、条件下进行研究，对效果差别的评价科学、有力；②随机化分组，使得实验组和对照组之间的均衡性好，增加了可比性，同时排除了研究因素外的干扰因素的影响，减少了混杂偏倚；③有严格的诊断、纳入和排除标准，入选对象的同质性好，能排除一些不易控制而对研究结果有影响的因素；④盲法的使用，可最大限度地减少信息偏倚的影响，从而提高了结果的真实性。

RCT也有一些局限性，如某些罕见病的疗效研究很难用RCT方案，因为病例来源有限，不能积累足够数量的患者。此外，由于伦理学的原因，也限制了RCT的应用和实施。其主要不足有：①由于试验对象的高度选择性，结果的外推受到限制；②由于研究设计严格，患者入选标准严格并且签署知情同意书，所以实施起来有一定难度；③可能出现伦理学问题。由于实验组、对照组的处理不对等，有可能损害患者的利益。

(二)非随机对照试验

非随机对照试验（non-randomized controlled trial，NRCCT）又称类实验（quasi-experiment），试验组和对照组同时分别接受不同的治疗，并同时接受随访观察，但研究对象的分组不是按随机的方法进行的，常常根据患者或患者家属是否愿意接受某种治疗来分组，或是按不同地点加以分组，如一所医院的患者作为试验组采用新疗法，另一所医院的患者作为对照组采用传统疗法。非随机对照试验方法简便易行，易于被患者和医生接受，患者的依从性较高。但两组基本临床特点和主要预后因素的分布可能不均衡，缺乏严格的可比性，使两组间结果的比较易产生偏倚，下结论时应慎重。在涉及伦理学问题不能贯彻随机分组原则的情况下，非随机对照试验是一种唯一可行的研究方法。

(三)交叉试验设计

交叉试验是指将合格的研究对象随机分为试验组和对照组，经过一个治疗效应期后，再行交叉安排，将试验组和对照组接受的处理措施互换，以评价处理措施的效果。

交叉试验设计（cross-over design，COD）实际分为两个阶段（图13-3，图13-4）。

第一阶段：

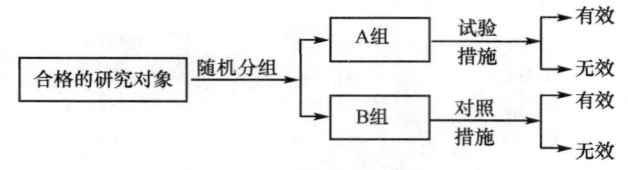

图13-3 交叉设计试验示意图(1)

第二阶段：第一阶段实验完成后经过一个适当的洗脱期后。

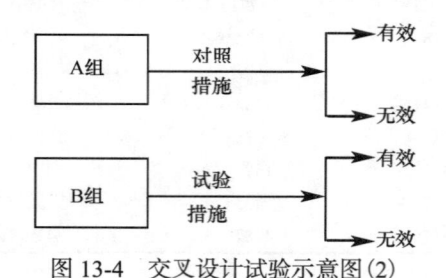

图13-4 交叉设计试验示意图(2)

交叉试验的优点：交叉试验是 RCT 与自身前后对照相结合的一种特殊设计方法，既有患者内对照，即自身前后对照；又有患者间的对照，即组间对照，兼有 RCT 和自身前后对照的优点。在研究过程中，每个研究对象均先后接受了两种不同的处理措施，也即一个合格研究对象既作为实验组，又作为了对照组，因此，既节约了样本量，又减少了医德的问题。

交叉试验的局限性：交叉试验只适应于一些临床上反复发作，并且病情稳定的疾病疗效的研究，如哮喘、心律不齐等。不适用于各种急性重症病和经过第一阶段治疗后不可能恢复到第一阶段治疗前状态的疾病，以及不能停止治疗（不允许有洗脱期）让病情恢复到第一阶段前的疾病，如心力衰竭、昏迷、休克等。同时，在两次处理之间，必须有足够的洗脱期，其作用一是考虑处理因素延滞效用的消除；另一方面也是考虑前后两种处理时保证处理组与对照组在病情等其他影响因素方面的一致性。洗脱期的长短与所用的治疗方法（如药物的半衰期）等有关。在临床上，对于新药的疗效评价，洗脱期不仅要考虑药物的半衰期（一般不短于 5 个半衰期），同时要考虑药物的延滞效应期。

（四）历史对照试验

历史对照试验（historical controlled trial）是将当前的病例全部安排到试验组接受新的治疗方法，而以过去接受传统治疗方法的患者作为对照组，比较两组患者的疗效。

历史对照试验存在以下不足：①历史对照是开放性试验，不能盲法收集结局信息，无法排除医生与患者主观因素对疗效观察的影响；②研究人员在安排患者接受新的治疗方法时可能有意或无意地对患者有所选择，可能导致试验组与对照组患者在年龄、性别、病理类型、病情轻重程度等方面失去可比性；③历史对照组记录的资料不如专门的临床试验数据记录严格，甚至存在项目缺失而影响数据的处理和分析；④试验组与对照组患者的辅助治疗方法可能不一致；⑤临床疗效的判断标准可能不同，即使在书面上写成相同，但早期和当前的评定者对这些判断标准的理解可能不同。正是由于以上这些因素导致试验组与对照组可比性较差，因此，临床疗效研究中一般不主张采用历史性对照。

（五）序贯试验

不管是随机对照试验，还是交叉试验，在研究的设计阶段都必须预先确定整个研究所需的样本含量，资料统计分析是在全部试验完成后才能进行。实际上，临床试验的研究对象是陆续就医的，有时希望能较快得出研究的初步结论，此时可考虑使用序贯试验（sequential trial）。

序贯试验可不预先确定样本含量，每次选入一对研究对象，分别给予处理因素和安慰剂，每一对研究对象试验完成后即进行结果的统计分析，一旦可以作出拒绝或不拒绝无效假设的判断时，即可停止试验。序贯试验特别适用于急性疾病且易显效的治疗方法的疗效研究。

序贯试验的优点：①试验过程中，边试验边观察边分析结果，能及时发现和处理研究中发生的意外，且比其他研究方法更符合医学伦理学的要求；②节约样本含量，由于采取逐对试验，逐对统计分析的办法，一般可以节省样本量 30%～50%。

序贯试验的局限性：①只适宜单指标或单个综合指标的研究，不太适合用于需了解副作用的复杂临床研究；②不适合于多个医疗机构对同一课题的研究（多中心研究）；③不适合于治疗疗程很长的疾病，这会使试验周期拖得很长。

(六)多中心临床试验

多中心临床试验是由多位研究者按同一试验方案在不同地点和单位同时进行的临床试验,目的是尽快收集数据,统一分析后得到试验结论。多中心试验由一位主要研究者总负责,并作为临床试验各中心间的协调人。多中心试验要求:①各中心根据同一试验方案培训参加该试验的研究者;②各中心试验同时开始、同时结束;③各中心内全面实行随机化方法给药;④不同中心以相同方法管理药品,包括分发和储藏;⑤建立标准化的评价方法,试验中所采用的实验室和临床评价方法均应有质量控制,或由中心试验室进行;⑥数据资料应集中管理与分析,建立数据传递与查询程序。

(七)观察性研究

观察性研究(observational study)又称非实验性研究(non-experimental study),是指没有加入研究人员的任何干预(试验的或其他方面)措施,允许事件自然发展的研究过程。循证医学强调证据分级,在评价疗效时"最佳证据"主要来自 RCT 及其系统综述和 meta 分析。但经典的 RCT,如新药的临床试验,侧重于理论疗效评价,临床实际效果仍需上市后研究加以补充。然而理论疗效是远远不够的,因此美国卫生保健研究和质量管理所于 20 世纪末提出了实效研究(outcome research)的理念,并在 2009 年进一步提出疗效比较研究(comparative effectiveness research,CER)。CER 的核心目的就是系统研究预防、诊断、治疗和监测健康状况的不同干预措施在真实世界中的效果,更加强调利用多种数据来源,整合评价不同类型患者的实际健康相关结局。观察性研究是对"真实世界"的刻画,在回答实际疗效时可以发挥重要的作用。

观察性 CER 的核心假设是按所测定协变量区分的不同治疗亚组之间,发生研究结局的潜在风险等同(即不存在未测量的混杂因素)。该假设在评价医疗干预措施的非预期效果(如副作用)时解释较为合理,但当评价预期效果(如有效性)时,常常由于临床指征造成一些较难处理的混杂因素,导致该假设解释较为困难。因此,在进行观察性 CER 的预期效果研究时,研究对象的病情轻重应基本相同。

观察性 CER 常用的流行病学研究方法主要有队列研究、病例对照研究、病例-队列研究、病例-交叉设计、病例-时间-对照设计、自身对照的病例系列设计(详见《观察性疗效比较研究的方案制定使用者指南》一书)。

观察性 CER 中的暴露因素或治疗措施并非由研究者额外施加的,而是取决于常规的临床医疗实践模式。因此,观察性 CER 研究面临的最大挑战就是如何保证其内部真实性。研究的内部真实性是其外部真实性的必要条件,而 RCTs 研究结论的外推能力受限,恰恰又是开展非实验性 CER 的一个重要原因。

二、临床疗效研究的设计要点

(一)明确研究目的

临床疗效研究的目的要清楚、完整且具体,即本研究要解决什么问题。明确研究目的和提出研究问题是设计研究方案的基础。可以根据研究目的应用 PICOTS(population、intervention、comparator、outcomes、timing、setting)策略形成研究问题。一旦研究开始,研究目的就不能随意更改,因此,在研究的初始阶段,就应考虑周全,谨慎制定。例如,ADVANCE 研究的目的是在已接受合理治疗的 2 型糖尿病患者中,确定以格列齐特缓释片和培哚普利吲达帕胺片为基础的强化降糖和降压对主要大血管(非致死性卒中、非致死性心肌梗死和心血管死亡)和主要微血管并发症(新发或恶化的肾病和视网膜病变)的疗效。

(二)研究对象的选择

研究对象通常是患有某种疾病的患者,对于入选患者要有一个明确的诊断标准。为了保证研究对象主要特征的同质性和避免研究过程中对某些研究对象的潜在危害,要制订研究对象的纳入标准和排除标准。例如,ADVANCE 的研究对象均为 55 岁以上的 2 型糖尿病患者,并具有一个或多个血管疾病危险因素,如既往心血管事件史、高胆固醇血症、吸烟等。案例中的排除标准为使用长效胰岛素者,或对研究中药物有禁忌证,或正在参加其他研究的患者。

在排除标准中,应特别列出不宜使用该药的情况,如心、肺、肝、肾功能不全者和小儿、孕妇、哺乳期妇女等均不能选作受试对象;对试验药物过敏及不依从者也不宜选作受试对象。

纳入及排除标准的制定不但关系到疗效和安全性的检测,还关系到受试者的招募速度及研究结果的外推性。许多研究方案的修正,即源于纳入及排除标准太严而影响受试者的入组,如何找到纳入及排除标准的条件与受试者入组的快慢之间的平衡是关键,定得太严则合格的入选者偏少,从而影响招募速度,这样投入的人力和费用将会增多;定得太松则会影响受试者的同质性,入选对象不能代表研究的目标人群,从而影响试验结果的真实性。

根据医学伦理学的原则,研究项目必须事先获得有关伦理委员会的批准,对参加临床试验的对象,都要获得其知情同意书。ADVANCE 研究得到了每个研究中心的伦理委员会的许可,并且所有参与者都提供了书面知情同意书。

(三)对照组的设立

正确设立对照是临床疗效研究设计的一个核心问题,对照的选择会直接影响研究结果的有效性、临床解释和外推。对照是疗效比较的参照物,设立对照的意义在于真实考核研究中的干预措施(药物、手术方法等)的效应,减少或防止偏倚和机遇产生的误差对研究结果的影响。试验组与对照组必须具有可比性,也就是说,试验组和对照组除了干预措施不同以外,其他各个方面两组应是相同或相似的,即达到齐同可比。只有这样,两组观察结果的差异才能归因于干预措施的效应,没有对照组的临床疗效研究都是缺乏说服力的。ADVANCE 研究中对照组选择的是标准治疗方案。

对于自然史比较清楚、如不治疗结局较为一致的疾病,有时也可不另设对照组。例如,病情比较稳定、不治疗症状不会改善的慢性病,可不另设对照组,而采取治疗前后比较,即自身前后对照;或某些预后险恶,不治疗肯定会死亡的疾病,也可不另设对照组,如果采取治疗措施后病死率显著下降,同样可以说明治疗措施有效。实际上这种情况也有对照,是历史对照。上述两种情况在流行病学上称为类实验,其结果的说服力没有平行随机对照试验强。

(四)选择合适的研究设计方案

依据临床疗效的具体情况,可选择不同形式的设计方案,如随机对照试验、非随机对照试验、交叉设计等。在临床疗效研究中,较常使用的设计方法是随机对照试验和交叉设计,如 ADVANCE 研究是多中心的 RCT 设计。

(五) 样本量的估算

不同的研究设计所需的样本量不一样，研究的疗效考核指标不一样所需的样本量也不一样。对研究者而言，为了节省费用和尽早获取研究成果，往往希望样本量越小越好。从伦理学的角度考虑，如果在研究中已显示一种疗法好，那么对照组也就无需长期接受另一种较差的疗法。但是，如果患者人数太少，以致不能得出明确的结论，那也是一种浪费时间和精力的行为。样本量的估计就是在保证结果真实性前提下所需要的一个最低样本数。

样本量的大小取决于三个因素：一个是干预措施预期作用大小。干预措施预期作用越大，所需要的样本量越小。二是研究所期望达到的精确度、灵敏度及 I、II 类统计错误的概率。所要求的结果愈精确，所需的样本量就愈大。要求的 I、II 类统计错误的概率愈小，所需的样本量愈大。在临床疗效研究中，I 类错误的概率一般取 0.05。对于 II 类统计错误的控制，通常用把握度（Power）来表示，一般 Power 值不低于 80%。三是研究的分组数，分组越多，研究所需的样本量越大。样本量的大小可通过计算或查表进行估计，具体计算公式可参考实验流行病学一章。

(六) 疗效考核指标的确定

疗效指标是干预措施作用于受试对象所呈现的效应，因此也称效应指标。在选择疗效指标时，应考虑以下几点。

1. 指标的关联性   指标应该与试验目的有本质联系，能确切反应处理措施的效应，能真正反映研究对象的疗效或安全性。例如，ADVANCE 研究的临床疗效评价指标为主要大血管事件和主要微血管事件的发生率，2 型糖尿病患者的总死亡率及心脏和肾脏疾病发生的危险等。

2. 较高的灵敏性和特异性   能够反映受试者最小的变化，能无偏倚地反映各种疗效的变化。ADVANCE 研究的血糖控制效果选用 HbA1c 作为评价指标，是因为 HbA1c 随血糖变化而变化，可以反映出患者在抽血化验前 4～8 周之内一段时间的血糖平均水平，能反映糖尿病患者 2 个月以内的糖代谢状况，同时与糖尿病并发症尤其是微血管病变关系密切，是评价血糖控制效果的特异而稳定的指标。

3. 具有可靠性   相同的试验结果能被不同的研究者在不同时间、地点重复证实，误差应在允许范围内。

4. 保证有良好的依从性   受试者和医务人员乐于接受。

5. 经济可行   在保证一定的敏感性和特异性的基础上，尽量选用操作简便、价格低廉的指标。

6. 观察时间适当   在疗效研究时，应该有适当的观察期。例如，氯贝丁酯虽确有降血脂的效果，曾广泛用于临床。但降低血脂的主要目的是为了预防动脉粥样硬化及由此而引起的心脑血管并发症。经对氯贝丁酯远期疗效的对照观察显示，其心脑血管并发症（脑卒中及心肌梗死）的发生率还高于对照组，从而失去了其临床应用价值。因此，对慢性病治疗措施的效果考核，除应有近期疗效指标外，最好还应有远期疗效指标。

疗效指标应该在设计阶段就确定好，根据不同的治疗目的，实验室检查结果、症状、复发、存活还是死亡、生存质量等都可以作为临床疗效的考核指标。

(七) 疗效观察的终点

疗效观察的终点，即研究对象出现了预期效应。疾病的变化有时间的差异，疗效的出现也有很强的时效性，要注意远期与近期疗效的差异。当然，药物和其他治疗措施都有一定的疗程，不要为了疗效的观察而无限期的延长研究的时间，这样就不是疗效真实性的体现，也容易给患者造成伤害。例如，ADCANCE 研究主要终点是观察合并主要大血管事件（死于心血管疾病，非致死性心肌梗死，或致命中风）和微血管事件（新的或恶化的肾病或视网膜病变）结果，进行联合和单独评估。

（八）统计分析方法

统计分析方法的选用应该在研究的设计阶段确定，不要等研究结果出来以后根据结果的情况再去套用统计分析方法，这样很容易影响疗效的结果分析，也容易得出一些错误的结论。

三、疗效评价指标

医疗的目的不单是治疗疾病，也要重视生活质量的改善。所以疗效的评价既要重视客观指标，又要重视主观指标。如何客观评价患者自我报告的症状、体验、生理和心理状态及对治疗满意程度等，已成为了临床疗效研究的主要内容。国际药物经济与疗效研究协会、美国食品药物监督管理局与健康相关生存质量工作组、欧洲生存质量评估协调处和国际生存质量研究协会提出了一个综合的疗效评价方案，对临床疗效的评价包括医生对患者的功能的评估、理化指标、照顾者的报告和患者报告 4 个方面的内容。这个方案既包括了传统的疗效评价指标，也加入了包括患者描述的功能状况、症状和与健康相关生存质量等软指标作为疗效的评价指标，并研制了许多衡量健康状况和生存质量的量表。量表测评的方法，在国外已被广泛接受并应用于现代临床研究和新药研究的临床试验中。特别是在下列情况下的临床试验应评估患者的生存质量：①如治疗目的以减轻症状为主，或治疗的疾病是严重的不治之症时，生存质量可以是主要研究结局之一；②两种治疗方法在传统的结局指标上可能是等效时，生存质量的优劣就起决定作用；③新的治疗方法在提高治愈率和延长生命上好处较大，但有可能严重降低患者的生存质量；④治疗的短期效果差异较大，但长期的失败率均较高时则应考虑生存质量。

（一）疗效指标的分类

可根据指标的性质将疗效指标分为客观指标、半客观指标和主观指标，根据指标在疗效评价中的作用大小将疗效指标分为主要结局指标和次要结局指标。

主要结局指标一般是指那些对患者影响最大、最直接，患者最关心、最希望避免的临床事件，如死亡、急性心肌梗死、心力衰竭加重、重要器官损害、疾病的复发等。综合评价患者的主观感受、功能状态、生存质量的指标也越来越多地得到了应用。ADCANCE 研究的主要结局指标是一系列大血管事件和一系列微血管事件的发生率。

次要结局指标是指在主要结局指标不可行（如时间、财力等）的情况下对其进行替代的间接指标，主要是指单纯的生物学指标，包括实验室理化检测和体征发现如血脂、血糖、血压的升高等。但次要结局指标的应用必须符合以下两个条件：①该指标必须与真正的临床结局有因果关系；②它可以完全解释由治疗引起的临床结局变化的净效应。若使用未经严格验证的、不适当的替代指标，在解释临床有效性和推广应用时必须十分谨慎，否则可能会造成非常严重的后果。ADCANCE 研究的次要结局指标是由于各种原因所致的死亡。

(二)主要疗效评价指标的计算和应用

1. 有效率 有效率(effective rate)是指治疗有效人数占接受治疗总人数的比例。常用于病程较短不易引起死亡的疾病。

$$有效率 = \frac{治疗有效例数}{治疗总人数} \times 100\% \tag{13-1}$$

2. 治愈率 治愈率(cure rate)是指治愈人数占接受治疗总人数的比例。常用于病程较短不易引起死亡的疾病。

$$治愈率 = \frac{治愈人数}{治疗总人数} \times 100\% \tag{13-2}$$

3. 病死率 病死率(fatality rate)是指在某病患者中死于该病的患者所占的比例。常用于病程短易引起死亡的疾病。

$$病死率 = \frac{因该病死亡人数}{某病受治疗人数} \times 100\% \tag{13-3}$$

4. 生存率 生存率(survival rate)是接受某种治疗措施的患者经 n 年的随访,到随访结束时仍存活的病例数占总观察例数的百分比。常用于评价疾病危害程度及远期疗效。

$$n年生存率 = \frac{随访满n年存活的病例数}{随访满n年的病例数} \times 100\% \tag{13-4}$$

5. 相对危险度减少 相对危险度减少(relative risk reduction, RRR)是指采取治疗措施后减少的不利事件(如并发症、病死率等)发生率占对照组不利事件发生率的百分比。表示试验组在采取治疗措施后,发生不利临床事件的相对危险下降的程度。

$$相对危险降低率(RRR) = (C - E)/C \times 100\% \tag{13-5}$$

式中 C:对照组的事件发生率;E:试验组的事件发生率。

RRR 是一个相对值,有时难以区分两种不同疾病的治疗措施的实际治疗效果。例如,采用 A 药治疗甲病,试验组的残疾发生率为 39%,对照组的残疾发生率为 50%,RRR=(50%−39%)/50%×100%=22%;而采用 B 药治疗乙病,试验组的残疾发生率为 0.000 39%,对照组的残疾发生率为 0.000 50%,RRR=(0.000 50%−0.000 39%)/0.000 50%×100%=22%。此处两者的 RRR 均是 22%,但这两种药物应用于临床,其实际的意义是不一样的。

6. 绝对危险度减少 绝对危险度减少(absolute risk reduction,ARR)也叫危险差(risk difference),是指对照组与治疗组不利事件发生概率的绝对差值。此值越大,临床疗效越好。

$$ARR = C - E \tag{13-6}$$

前面例子中,A 药治疗甲病 ARR=50%−39%=11%
    B 药治疗乙病 ARR=0.000 50%−0.000 39%=0.000 11%

从 ARR 可以看出,A 药应用于临床,其实际意义更大。

7. 需要治疗的人数 需要治疗的人数(number needed to treat,NNT)即为了挽救一个患者免于发生严重的不良结局事件,需要治疗的患者数。

$$NNT = \frac{1}{ARR} \tag{13-7}$$

前述例子:A 药防止一个残疾发生需要治疗的患者数为:NNT=1/11%=9,即 A 药治疗

9个患者可减少一个人发生残疾；B 药防止一个残疾发生需要治疗的患者数为：$NNT=1/0.00011\%=909\ 090$，B 药需要治疗 909 090 个患者才能减少一个人发生残疾。

NNT 能充分显示不同防治措施的效果的大小和临床意义，NNT 是一个易于理解、便于比较的很好的疗效判断指标。NNT 数量越小，治疗措施的实际意义越大。

8. 患者报告的结局指标 患者报告的结局指标（Patient Reported Outcomes，PRO）是一组由患者对治疗效果评价的软指标。它包括患者描述的功能状况、症状和与健康相关生存质量。美国食品药品监督管理局对 PRO 的定义为"一种由患者直接报告的未经修改或临床医生解释的有关健康状况的结局。这类结局指标由患者本人报告或由调查者记录患者本人回答。"

PRO 以心理学理论和方法为基础，以可靠、正确及能得到认同的经验为支撑，是评估临床结局变化的科学手段，可以用于评估患者的主观感受、自觉症状及与治疗措施的选择密切相关的患者满意度。对 PRO 的评价是通过一系列的量表来实现的，主要包括生存质量和健康状况两方面的内容。现阶段已经过信度、效度、反应度等科学性考核，已得到世人广泛认可的量表主要有：侧重健康状况的量表测评有 Nottingham 健康调查表（Nottingham Health Profile，NHP）；生存质量指数（Quality of Wellbeing Index，QWI）；疾病影响量表（Sickness impact profile，SIP）；侧重生存质量测评的量表有 WHOQOL-100，WHOQOL-BREF 等，这些指标在国外已被广泛接受并应用于现代临床研究和新药研究的临床试验中。在药品临床试验中，对于只能通过患者的自觉症状进行诊断的疾病，如果用于临床试验的药物对患者的自觉症状有改善，并保证治疗安全，那么患者的感受即 PRO 可以作为评估药物治疗效果的终点指标。

绝大多数慢性疾病如癌症对患者生存质量的影响是因为相关的疼痛、疲乏和情绪改变等。然而，这些症状不能用现有的测量方法进行客观评价，如何对这些临床重要症状和结局进行量化是非常紧迫的需求。PRO 量表是一种敏感、有效的测量工具，可以使这些患者最痛苦和最希望改善的症状标准化。可以说 PRO 测量是一种新技术，是提高临床结局评价的途径之一。

四、临床疗效研究中常见的问题及其处理

（一）不依从和失访

依从性是指纳入观察的患者遵循研究设计的依从程度。在理想情况下，所有进入临床试验的对象都应按规定的治疗程序接受治疗，通过比较试验各组的结果，提供疗效的真实信息。但实际上，由于许多主客观原因，造成研究对象的不依从。例如，欲比较 A 和 B 治疗方案的疗效，资料可能出现下列四种情况，见表 13-2。

表 13-2 两种治疗的依从情况

分组结果	实际情况	依从情况
① A 治疗	未完成 A 治疗或改为 B 治疗	不依从
② A 治疗	完成 A 治疗	依从
③ B 治疗	完成 B 治疗	依从
④ B 治疗	未完成 B 治疗或改为 A 治疗	不依从

对上述资料，有以下三种分析方法可供选择：

1. 意向治疗分析 意向治疗分析(intention-to treat analysis)比较①+②与③+④。这种分析方法不考虑患者在临床试验过程中治疗内容的改变，所有的结果事件都归因于原先规定的治疗方案。这种分析方法所回答的问题是，开始这样一种治疗方案有多大的相对效益。这种分析方法的优点是，所回答的问题更符合临床实际。由于是在随机分配的两组中进行结果比较，两组的可比性得以保持，有利于临床试验结果的可靠性。其缺点是，如果有许多患者实际上并没有接受所指定的治疗，则治疗组和对照组之间的差别将趋于缩小，增加治疗效果假阴性的机会。如果分析结果显示各组间不良结果事件的发生率无显著性差别，则不能确定待评价的治疗措施是真的无效，还是由于不依从者太多所致。ADCANCE研究的资料分析采用的是该分析方法。

2. 效力分析 效力分析(efficacy analysis)比较②与③，不考虑①和④。这种分析方法在比较各组的疗效时已经去除那些实际上已经改变了原先指定的治疗内容的患者，只在各组完成了指定治疗的患者中进行比较，确定治疗的效果。它所回答的问题是，所评价的新的治疗措施本身是否优于被比较的对照组的治疗措施。

3. 实际治疗分析 实际治疗分析(treatment received analysis)比较②+④中改为A治疗者与③+①中改为B治疗者的结果。这种比较方法改变了研究开始时随机化分组所提供的两组的可比性。

(二)沾染和干扰

沾染(contamination)是指对照组的实验对象接受实验组的处理措施，提高了对照组的有效率，其结果是造成了实验组和对照组之间差异缩小的假象。例如，本应是试验组采用的防治措施而误用于对照组，或对照组自己私下用了试验组所用的防治措施，这样都会使两组间应有的疗效差异减少或者显示不出来，从而影响研究结果。干扰(intervention)是指实验组从实验外接受了对实验因素有效的药物或措施，提高了实验组的有效率，其结果是扩大了实验组和对照组之间的差异。干扰同样影响研究结论的真实性。沾染和干扰都是在研究观察过程中产生的问题，所以应在研究过程中认真注意管理并防止其发生。

(三)向均数回归

一些极端的临床症状或体征有向正常回归的现象称为向均数回归(regression to the mean)。例如，血压水平处于特别高的患者中有5%的人即使不治疗，过一段时间再测量血压时，也可能会降低一些。这种现象主要取决于患者代偿能力和疾病的自然史，因此，也可以理解为疾病或临床表现的自行缓解现象。例如，上呼吸道感染、急性胃肠炎，患者常常在症状明显时前来就诊，接受干预措施后病情的改善，很可能就是病情自行缓解的结果，而不是干预措施的效应。还有一些慢性迁延性疾病病程较长，病情常有起伏，可自行缓解，如果给予干预措施之后，恰好赶上疾病病情的缓解期，那么所表现出来的病情好转也同样不是干预措施的效应。对照组的设立可以有效地避免此类偏倚的发生。

(四)霍桑效应

霍桑效应(Hawthorne effect)是指某些患者因喜欢、迷信、讨好或厌恶某医师或医院而产生的正负两方面的影响。例如，在观察比较某种新药的疗效时，如果不采用盲法，患者知道自己用的是新药，从而对新药能治好他的病产生极大的期望，医师平时给予他的关照可能也较多，这样医师在询问患者病情改善情况时，患者可能会因此而向医师报告好的结果，因此，往往会夸大治疗效果。

(五) 安慰剂效应

安慰剂是指与所评价的药物在外形、颜色和气味等方面相同但不含已知有效成分的制剂。有研究表明，在患者信任的情况下给予安慰剂，可以使30%的患者某些严重不适的症状得到减轻。

疗效评价中盲法的使用可减少霍桑效应和安慰剂效应所产生的偏倚。

五、如何评价一个临床疗效研究

(1) 研究对象是否真正的随机分组：在各种临床疗效研究的方案中，随机对照试验(RCT)最具说服力，论证强度最高，其结果也最具重复性和合理性。采用 RCT 方案时，对预后有重要影响的因素最好采取分层随机的方法。如果研究的设计方案不是 RCT，则要看它的对照组是如何选择的，对照组与试验组可比性如何。

一般来说，非随机对照试验和历史对照研究因其组间变异较大，难以保证组间均衡可比，易产生各种偏倚，有时甚至得出错误的结论。所以，在评价长期有争议的治疗措施时，一般不采用这两种设计方案。在研究设计时采用限制和匹配的方法来选择和分配研究对象，在资料分析时采用分层和多因素分析等方法处理资料，可提高非随机对照试验结论的正确性。

(2) 研究对象是否有严格的入选标准和排除标准：所有的研究对象是否都按公认的诊断方法和标准得到确诊。如果诊断标准不一，或诊断不准确，疗效的评定就不可能正确。同时，研究对象要有一定的纳入标准和排除标准，一般老人、儿童、妊娠期妇女等特殊人群应除外(以这类特殊人群为研究对象者例外)，以免因这些特殊人群的特殊生理病理因素对疗效产生影响或对这些研究对象产生潜在的危害。

(3) 对照组设计是否合理：对临床治疗性研究来讲，最终目的是要评价干预措施对疾病预后的影响。如果不设对照组，最终所得到的疗效可能是诸多因素综合作用的结果，单纯地把这些效应全部归于干预措施，显然是十分不合理的。合理的对照组是比较的基础也是控制某些偏倚的重要手段。

(4) 样本量是否够大：不同的患者间存在着个体差异，无论多么完善的随机抽样技术，都不可能使样本完全反映总体的全貌。所以，在临床科研中，抽样误差总是存在的。根据统计学原理，样本量越小，抽样误差越大，样本也就越不能代表总体。

(5) 是否如实报告了全部临床结果：是否报告了干预措施正、反两方面的结局，是否存在为了达到自身和局部利益，自觉不自觉地报喜不报忧，这不仅背离了临床疗效研究的初衷，也是职业道德所不允许的。

(6) 分析是否包括了全部纳入的病例：在临床疗效研究中由于各种原因不可避免地会有失访等情况。一般要求失访病例不应超过总观察数的10%，如超过20%，则结果的真实性就值得怀疑了。在资料收集和分析时，应考虑两组失访率的差异。对不依从或丢失、退出的病例，在分析资料时，均需纳入统计处理。可以将试验组的丢失病例全部作无效计算，对照组的丢失病例全部作有效计算，然后，再将两组结果进行比较。如果结果仍有统计学意义，则可下肯定阳性结论，否则要进一步探讨。目前，国外对随机后不依从者，一般采用意向治疗分析的方法进行分析。

(7) 统计学意义和临床意义的重要性是否都进行了分析和处理：疗效差异有统计学意

义只是说明两组间疗效的差异是因治疗措施不同所致,而不是因抽样误差所致。当 $P<0.05$ 时,说明因抽样误差引起的可能性小于 5%,95%的可能是由于治疗措施的不同所致。但这种统计学上的差异并不能说明两组疗效差异的程度,更不能说明这种疗效差异有无临床意义。临床意义主要是考察两组疗效差异的大小,两组疗效差异愈大,说明临床意义愈大。此外,考虑临床意义时还要考虑药品的价格及副作用等。在对一项临床疗效研究的结果进行评价时,要将疗效的统计学意义和临床意义联系起来。有时两组间的疗效差异虽然没有统计学意义,但却有临床实际意义。这种情况要考虑是否为样本量不够,不足以显示出统计学的差异。同时,在疗效分析中应根据研究目的合理选用统计学检验方法如差异性假设检验、优效性假设检验、非劣效性假设检验、等效性假设检验等。

(8)是否述及混杂、偏倚、干扰和沾染等其他问题及预防和处理方法

第三节　疾病预后研究

疾病预后研究是关于疾病各种结局发生概率、生存质量的改变及其影响因素的研究,即通过研究可以得到以下 4 个方面的答案:①定性的答案,会发生哪些结局? ②定量的答案,发生这些结局的可能性有多大? ③定时的答案,这些结局会在什么时候发生? ④定因的答案,哪些因素会影响这些结局的发生? 通过分析疾病的自然史(natural history of disease)和临床过程(clinical course)可以评价疾病的预后。疾病的自然史是指无任何干预状态下,疾病从发生、发展、到结局的整个过程。不同疾病的自然史可有很大差别,如急性感染性疾病的进展较快,短期内可出现结局。而冠心病、糖尿病等慢性疾病的自然史可长达数十年,过程也比较复杂。疾病发生后经过医学干预后的发展过程称为临床过程,是指疾病开始出现症状、体征直到最后结局所经历的全过程。如患者由于发热、全身不适、疼痛、或者神经精神异常等到医院诊治,这就是临床过程的起点。医学干预措施通常是在患者出现明显的症状和体征后给予的,这使疾病随后的发展过程和结局发生了改变。疾病预后研究具有极其重要的临床意义,它有助于临床医师了解某疾病的发展进程和后果,帮助做出科学的治疗决策(如采用何种治疗方案? 治疗迫切性如何等),克服凭临床经验判断预后的局限性;有助于研究疾病对人类的危害性;有助于采取针对不良预后因素的干预措施以改善疾病预后;有助于正确评价某项治疗措施的效果。

一、疾病预后研究的常用设计方法

根据研究目的和可行性原则选用合适的临床流行病学研究方法。描述疾病的预后可采用描述性研究方法(如病例分析和随访研究等),如研究急性心肌梗死住院的病死率可用病例分析。研究疾病预后因素可以采用分析性研究方法(如病例对照研究和队列研究)或实验性研究方法(临床试验)。如研究某种治疗对预后的影响,则随机对照试验(RCT)是最佳的设计。疾病预后因素和疾病危险因素的研究设计流程相似。一般先进行描述性研究描述疾病预后的分布,提出疾病预后因素的假设,然后通过病例对照研究、前瞻性队列研究及实验性研究加以验证。疾病危险因素的研究方法都可用于对疾病预后因素的研究。

病例对照研究是根据疾病的不同结局而将全部研究病例分为病例组和对照组(如死亡者为病例组,痊愈者为对照组),回顾性调查各种因素,比较分析其在两组间的差异,推断产生该种结局的有关影响因素。病例对照研究的优点在于:节省时间、人力、物力、财

力，不需要随访。但病例对照研究难以避免回忆偏倚的局限性。

队列研究是将合格的研究对象按是否暴露于可疑预后因素，分别进入一个或多个队列，随访一段时间后，比较疾病结局事件的差异，从而得出结论。队列研究设计应用于预后研究有以下优点：①可以追踪一个或多个队列；② 随访过程中可观察同一种疾病多种转归；③记录客观，论证力强。但队列研究也有其局限性：①要有足够长的随访时间；②失访难以避免；③一个队列研究通常只能观察一种预后因素。

二、疾病预后研究的设计要点

(一) 明确研究目的

疾病预后研究包括对疾病预后的评价(即描述疾病的预后)及影响预后的因素的研究(即预后因素研究)两个方面。

(二) 研究对象的选择

1. 研究对象的来源 研究人群应与目标患者人群一致。同一种疾病来自不同级别医院的患者，在病情、病程、接受的治疗等方面都可能有较大的差别，这些因素均可能影响疾病的预后。因此对不同来源的病例所进行的预后研究得到的结果很可能不同。在研究设计中应明确研究对象的来源，对研究对象是住院患者或门诊患者，是哪一级医疗机构的患者等应有明确的规定。通常从多家医院选择病例比只在一家医院的代表性要好，如果能调查某地区所有医院的患者或按医院级别进行分层抽样，则样本的代表性更好，结论的外推性更强。研究对象的分组原则上也必须遵循：非研究因素在两组间分布应相同，这样才有可比性。

2. 研究对象的纳入 所有研究对象应经统一的诊断标准确诊，应根据研究的目的制定明确的纳入标准和排除标准，如研究消化性溃疡急性出血的预后因素，诊断标准是胃镜证实的胃、十二指肠溃疡，加上大便隐血(++)以上。为了使研究对象的内部真实性较好，需要制定排除标准，排除合并肝硬化(易发生食管下段静脉曲张出血)，凝血障碍性疾病等。但从另一角度来说，如果排除标准过多，将难以保证足够的研究样本，并且推广性亦差，外部真实性将受到影响。另外要防止和减少不依从者的出现，对研究对象要进行宣传和教育，讲清研究的目的、意义和依从性的重要性。应注意设计的合理性，研究期限不宜过长，可在规定的研究期内逐渐纳入合格患者。

3. 样本量 为保证研究质量，在设计中应对研究所需样本量适当估计，保证研究具有足够的样本量。样本量过小会降低研究的把握度，影响对总体推断的精度；样本量过大，造成人力、物力、财力和时间的浪费，且给研究的质量控制带来更多困难。样本大小的确定可根据研究所运用的流行病学研究设计类型采用相应的计算公式进行估计。

(三) 研究内容

1. 结局变量 结局变量(outcome variables)是指用于评价患者预后的指标，反映所研究疾病对健康的影响程度，包含整个疾病过程中的各种重要的表现，不只是死亡和疾病，还包括疾病所致的各种后果。疾病所致的各种后果都可作为研究的结局变量，但在具体研究中常常选择一种与该病的研究目的和特征相符合的、最重要的结果作为预后的主要评价指标。当患者被随访到出现预期的结果时即达到观察终点，就无须对该对象继续观察了，所以有时也称该结局为终点事件。一项研究可以有一个以上的结局变量，但其中必须有一个主要的结局变量作为评价预后的主要指标，其余为次要结局变量，作为研究的补充。例如，急性白血病的预后研究中，死亡是主要的终点指标，但缓解和复发可同时作为该研究的结局变量进行调查和分析。在研究开始之初应确定结局指标及其判定标准，研究实施后就不再更改，以免产生偏倚。非致死性慢性疾病的有效治疗往往表现为症状体征改善、各种活动功能增强，以致生存质量提高及主观感受改善。因此越来越多的疾病预后研究中采用与健康相关的生存质量(health related quality of life，HRQL)作为结局变量，甚至在一些致死性疾病的研究中，用治愈率或生存率作为结局变量的同时，增加了生存质量评价指标。

2. 时间变量　很多疾病的结局都与时间变量有密切的关系，从起点到出现各种结局的时间是疾病预后研究的重要内容之一；在生存分析中的时序检验等，都应有与结局变量相应的时间变量才能分析。因此在研究中不仅要观察患者是否出现各种结局，还需详细调查出现各种结局相应的时间。

3. 研究变量　研究变量(Study variables)是指所要研究的影响预后的因素和可能存在的混杂因素。大多数预后研究不是随机化分组的对照研究，比较组间除研究的预后因素不同外，其他各方面有可能存在较大的差异，设计中应充分考虑到可能的混杂因素并进行调查，以便在资料分析阶段能够充分运用统计方法加以控制并估计偏倚的大小。

(四)随访观察

　　研究对象应在病程的同一点开始随访观察，根据研究目的明确研究起点，即在疾病病程中从什么时点开始对疾病进行追踪。一般可以用某一症状出现的时间、确诊的时间、某治疗开始的时间等作为起始点，以保证研究对象在病程上的大致相同。疾病病程是影响预后的一个重要因素，疾病病程的早、中、晚期的预后差异悬殊。预后研究的研究对象最好是处于临床疾病的早期阶段，但至少应该选择在同一病程阶段的患者，预后研究的结果才具有真实性。如果仅想了解疾病的晚期预后，应收集同一时期阶段的患者。

　　随访期限的长短可根据所研究疾病的病程和研究目的来确定，随访期要足够长，以便观察到研究者感兴趣的结局，如果随访期太短，不足以出现结局或发生例数很少，就无法得出研究的结论。同时还要注意随访的间隔，以便能及时发现各种结局和一些动态变化的过程，还能减少失访的人数。预后研究中随访的质量直接关系到整个研究的结果。

　　研究目的不同，所关心的疾病结局也不同。不论何种疾病结局，对它的判断标准要有明确的定义。通常疾病结局的两个极端(痊愈、死亡)很容易判断，不易发生偏倚。但要注意，死亡虽然客观，对死因的判断却可能存在主观性，尤其是患者在家中死亡，直接死亡原因可能是研究疾病以外的原因或其他病因。而两极结局之间的任何结果(如心绞痛、心肌梗死、残疾等)的判断都容易发生测量偏倚，要求建立统一、公认的判断标准。

　　疾病结局的判定最好采用盲法，由不了解患者分组情况的医务人员根据预先确定的结局判断标准，对患者的预后进行评价，以避免疑诊偏倚和期望偏倚。如果由多人参加结局判定，应事先进行统一的培训，以减少观察者间的变异。

三、预后评价指标

　　疾病预后的评价包括对疾病发生后各种结局的发生概率和健康相关生存质量的改变情况的评价两个方面。

(一)常用指标及评价

常用的疾病预后评价指标有生存率、病死率、治愈率、缓解率、复发率和致残率等,其中生存率、病死率和治愈率在疗效指标中进行了介绍(详见本章第二节)。

1. 缓解率 缓解率(remission rate)是指给予某种治疗后,疾病的某些临床症状或体征得到缓解或消失的病例数占总治疗例数的百分比。

2. 复发率 复发率(recurrence rate)是指疾病经过一定的缓解或痊愈后又重复发作的患者占接受观察患者总数的百分比。

3. 致残率 致残率(disability rate)是指发生肢体或器官功能丧失占观察患者总数的百分比。

缓解率、复发率和致残率常用于病程较长病死率较低的疾病。

生存率常用于病程长的致死性疾病如各种癌症等。在随访完整、失访率较低时,可用直接法计算生存率。对于大样本、随访时间长的预后研究常采用寿命表法计算生存率,具体计算方法见有关统计学教材。

在预后研究中往往因为各种原因而出现失访(如研究对象死于其他疾病、因移居而无法随访、拒绝参加研究或已失去联系等情况)或刚进入研究队列的新病例,在研究结束时无法了解这些研究对象是否已经出现或在什么时候可能会出现终点事件,这在预后研究中称之为不完全随访,在统计学上称为截尾值(censored value)。此类资料的生存率估计可采用生存分析方法,如 kaplan-Meier 曲线分析法。kaplan-Meier 曲线是以生存时间为横轴,生存率为纵轴绘制的生存曲线(图 13-5),可用来描述疾病的预后(生存过程),即病程中各时刻患者死亡或生存的情况。随访过程中任一观察点上的生存率称为累积生存率,是该点之前每个时间间隔的生存概率的乘积。计算生存率的时间间隔可根据需要进行分割,样本量较小时通常可按每出现一例死亡即可计算该点上的生存率,因此 Kaplan-Meier 曲线通常表现为阶梯形(图 13-5),当随访例数较多时,生存曲线由阶梯形变为光滑的曲线(图 13-6)。生存曲线右部即随访尾部估计的正确性相对较差,因随访的时间越长,队列中死亡和失访的例数也就越多,另外有刚进入队列尚未达到足够长时间研究就已结束的病例,这样曲线的左部相对尾部样本量大且随访率高,而右部则因样本量小且失访比例高。另外大多数生存曲线到后期都表现为较平坦的直线(图 13-5),造成的印象似乎是随着病程的延长,引起死亡的危险性减小甚至不存在,而实际上是因为在此阶段观察对象减少所致。

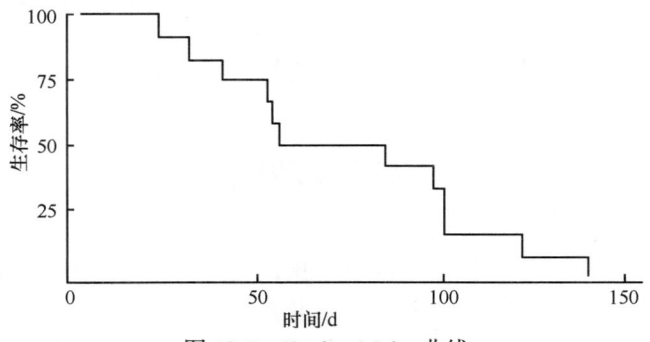

图 13-5 Kaplan-Meier 曲线

资料来源:黄民主,刘爱忠,临床流行病学,2004

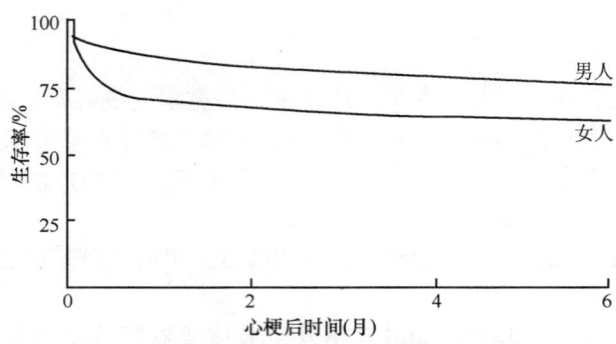

图 13-6　不同性别的急性心肌梗死患者的生存曲线

生存曲线还可结合预后因素进行分层分析，可根据所研究的预后因素将研究对象分组，并分别作生存曲线，能直观地比较不同预后因素患者生存率的差别，还可用时序检验（Log-rank test）进行统计学检验。例如图 13-6 为不同性别的急性心肌梗死患者的生存曲线，从图中能看出男性患者的生存率较高。

(二) 生存质量评价

生存质量一词源于英文 quality of life（QOL），也常译成生命质量或生活质量。生存质量是指个人处于自己的生存环境中，对本身生存的一种自我感受，它涉及人们在生存中的文化和价值体系所反映出的与其生存目的、期望、标准及其关注的关系，它强调的是个体对生存的幸福感和满足感。生存质量评价包括对患者的总体健康状态、生理功能、身体的症状、情感功能、认知功能、角色功能、社会功能、性功能及其他与疾病和健康相关的临床特征、与治疗相关的不良反应等的综合评价。

生存质量的评价是通过量表测量来完成的，量表应根据研究目的和研究对象来选用。可以选择国内外现成的量表，也可以自己制订量表。但量表必须具有符合要求的效度、信度、灵敏度和反应度。生存质量量表根据其适用范围可分为普适性量表和疾病特异性量表。普适性量表适用于评价所有患者和普通人群的总体健康状态。由于普适性量表不可能涉及众多特定疾病的特异性问题，它在评价特定疾病时不足以敏感地反应特定疾病带来的后果。例如，食管癌的重要后果是吞咽困难，其他疾病鲜有涉及，在普适性量表中大多就不会设计对吞咽困难及其影响的评价。为了解决量表敏感性问题，众多疾病、症状或治疗特异性量表应运而生。如艾滋病患者生存质量量表、癌症患者生存质量量表、糖尿病患者生存质量量表等。

生存质量评价的设计和资料收集、统计分析与一般临床研究设计的原则是一致的，请参阅相关章节。

四、疾病预后因素研究

所有可能影响疾病预后的因素都称为预后因素（prognostic factors）。预后因素的研究有助于临床医师采取针对不良预后因素的医学干预，从而更好地改善患者的疾病预后。预后因素是作用于患者使疾病的病程和结局发生变化的因素，而危险因素（risk factors）是作用于健康人能增加其患病危险性的因素。有些危险因素也可能同是预后因素，但大多数是不相同的。例如，年龄对于急性心肌梗死是一个危险因素，同时也是一个预后因素，随着年龄增大，患病危险性增加，疾病预后越差。而有些因素却相反，如男性发生急性心肌梗死的危险性比女性高,而发生心肌梗死后男性的预后比女性好;高血压是发生急性心肌梗死的危险因素,而发生心肌梗死后高血压者的预后比低血压者好。

(一)寻找疾病预后因素的清单

影响疾病预后的因素复杂多样,可以从以下几个方面来寻找某一疾病的预后因素。

1. 疾病方面 疾病的性质、病程、临床类型与疾病的严重程度。不同性质的疾病其预后可以有很大的差别,即便是同一种疾病其预后也可因病程、疾病严重程度的差异而不同。例如,急性白血病的预后可因白血病分型而相差很大;肿瘤的预后与产生的部位、病理分型及是否有转移等均有很大的关系。

2. 患者方面 年龄、性别、营养状况、免疫功能及精神状况均关系到疾病的预后。同一种疾病,患者身体素质不同,预后差别可很大。例如,相同病理类型的非霍奇金淋巴瘤,若患者身体素质差、年龄大、营养状况又不好,不能耐受强烈化疗,可能导致病情加重,预后差,生存期短。相反,身体素质好的患者,经正规化疗后,不但能长期存活,有的还可以治愈。

3. 医学干预的方式和程度 是否早期诊断并给予及时治疗,是影响预后的重要因素。此外医疗条件、医疗水平、医疗环境、治疗的依从性等都与预后有关。

4. 社会与环境因素 如医疗保险制度、社会保障制度、家庭经济条件及家庭文化教养等都能影响疾病的预后,这些因素可通过对医学干预措施和患者身体素质的影响而影响疾病的预后。

(二)预后因素的分析方法

在疾病预后因素研究中可以采用单因素分析或多因素分析方法。

1. 单因素分析 可以采用限制、匹配和分层分析等方法减少混杂偏倚的影响。

(1) 限制:指在研究设计时针对某些潜在的混杂因素,通过纳入标准对研究对象予以限制。例如,研究性别对急性心肌梗死的预后,规定研究对象是确诊为急性心肌梗死、年龄 60~70 岁、无并发症的患者,这就减少了两组患者年龄和各种并发症分布不均所致的影响,当然,得到这种比较均一的研究组的代价是降低了研究结果的临床推广价值。

(2) 匹配:使两组在匹配因素的分布上保持一致。常用于匹配的因素有:年龄、性别、病程长短、病情轻重程度和接受过的干预措施等。

(3) 分层分析:随访工作完成后,如果发现结果与临床不符,或两组病例中一些其他的预后因素分布不均,可能掩盖所研究因素的真正作用,可以按某种其他预后因素分层进行结果差别的进一步分析,即为分层分析。

2. 多因素分析 因为疾病的预后往往与多种因素有关,各种因素间可能存在相互影响,为了找出主要的预后因素,可采用多因素分析方法,如多元回归、逐步回归、Logistic 回归及 Cox 回归等。多因素分析可以进一步筛选出与疾病预后相关的主要因素,以及这些因素在决定预后中的相对比重,建立该研究疾病预后的函数方程式或预后指数,对疾病的预后进行预测。疾病预后因素研究中常用的多因素分析方法是 Cox 比例风险模型。这种分析方法允许存在失访的病例,能分析研究因素与预后和时间之间的关系,还可估计研究因素间的混杂和交互作用。

五、如何评价一个疾病预后研究

怎样科学的做好疾病预后研究的设计及对有关疾病预后研究论文的结论是否真实可靠进行评定,其评价的标准和原则可以参照以下六条标准。

(一)研究对象是否在疾病病程的同一点

研究对象是否在该疾病病程的同一点(零点时间)开始随访,即研究对象均为起始队列,不存在杂乱的零点时间?若随访的起点不同,有可能过高或过低估计预后因素的作用。例如,研究肺癌预后,将确诊的、符合研究标准的肺癌患者纳入队列,追踪若干年,直到疾病结局发生,如果没有一个相对一致的纳入研究的始点,研究样本包括了筛选出的早期病例、已经有症状的病例、住院病例、手术后、化疗或放疗的病例等,若完全不清楚队列中研究对象的疾病病程,对预后研究结果将难以进行正确解释,也不可能用于指导临床实践。

(二)研究对象的来源是否明确说明

研究对象的来源是否进行了详细的描述?研究对象是来自于一般人群还是来自于医疗单位?是哪一级医疗单位?是否为综合性医疗单位。因为,不同来源收集的病例,即使所患疾病相同,随访起点相同,其预后因素及预后仍可有很大区别。例如,一般基层医院根据其医疗条件,往往将重症、难治患者转至上级医院诊治,致使上级医院的危重患者较多,病死率和病残率显著高于基层医院。如果在基层医疗单位进行预后研究,最好将该地区内某疾病的全部患者作为研究对象,若在专科医院或上级医院进行预后研究,亦应叙述患者来源的方式,包括从区、县、市等医疗单位逐级转科的情况,以便了解研究对象的代表性。

(三)是否采用客观的预后指标

预后研究中应尽量采用明确、客观的预后判断指标,以便获得一致的真实、可靠的判断结果。除了采用那些客观的、可以测量的指标外,还应该考虑患者能感知的如疼痛、痛苦、生活能力或对日常活动的追求等的主观指标,可以采用合适量表对这些指标进行测量。预后结局变量的确定必须有严格的客观指标,否则会导致结论的模棱两可,不利于研究结果的临床应用及推广。

(四)结果分析中是否纳入了全部的病例

是否对每一位研究对象进行了全程随访,直到他们都痊愈或产生疾病的某一结局为止?是否有足够长的随访时间?如果随访时间太短,仅有部分患者产生有关结局,在回答有关这类患者的预后问题时,就缺乏足够的证据。失访率是多少?失访的原因及处理方式是否予以说明?

(五)结局判定时是否采用了盲法

一般来说,对非常客观的疾病结局如死亡,因为容易判断,而不需要采用盲法。但是对需要通过一定的临床分析才能判断的疾病结局(如不稳定性心绞痛、暂时性脑缺血发作、心肌梗死)和难以判断的疾病结果需要采用盲法。

(六)影响预后的其他因素是否进行了调整

疾病的预后可受多种因素的影响,在研究疾病的某一预后因素时,必须排除影响疾病预后的其他因素,即比较两组患者的预后时,除研究因素外,其他临床特征应在两组中相似,若发现任何差异,均应进行调整,这样才能确定所要研究的因素是否为真正的预后因素及其作用大小。采用分层分析或多因素分析方法可以有效地避免有关混杂因素的影响,提高结论的论证强度。

(刘爱忠)

思 考 题

1. 什么是临床疗效研究?临床疗效研究的方法有哪些?如何进行临床疗效研究?
2. 什么是疾病预后研究?疾病预后研究的方法有哪些?如何进行疾病预后研究?
3. 如何评价一个临床疗效研究?
4. 如何评价一个疾病预后研究?
5. 临床疗效研究与疾病预后研究的联系与区别?

第十四章 传染病流行病学

传染病(infectious disease)是指由传染性病原体(如细菌、病毒、寄生虫等)或它们的毒性产物所导致的、能在人与人之间或人与动物之间传播的疾病。传染病流行病学(infectious disease epidemiology)是研究传染病在人群中发生、流行过程及影响流行过程的因素,探索传染病的临床识别标志,并制定预防、控制和消灭传染病的策略与措施的科学。传染病流行病学是现代流行病学产生的来源和基础,也是现代流行病学的一个重要组成部分。

案例 14-1 严重急性呼吸综合征(SARS)疫情

2002 年 11 月在中国广东省部分地区陆续出现一些不明原因肺炎病例,最初称为传染性非典型肺炎。2003 年 1 月起疫情加速扩散,2 月已呈全球流行态势。3 月 15 日,世界卫生组织(WHO)将其命名为严重急性呼吸综合征(severe acute respiratory syndrome,SARS)。2003 年 4 月 8 日,经国务院批准,我国《传染病防治法》将 SARS 列入法定传染病进行管理。4 月 16 日,WHO 宣布 SARS 是由一种新型冠状病毒所引起的急性呼吸道传染病。

SARS 发病主要集中在 2003 年 3 月中旬至 5 月中旬。6 月份疫情得到有效控制。截止到 2003 年 8 月 7 日,全球共报告 SARS 临床诊断病例 8422 例,死亡 916 例,发病波及 32 个国家和地区。中国内地总发病数达 5327 例,死亡 349 例。其中北京与广东共发病 4033 例,占全国总病例数的 75.7%。

病例以青壮年为主。根据中国内地 5327 例资料统计,主要发病年龄为 20～60 岁,占总发病数的 85%,其中 20～29 岁病例所占比例最高,达 30%;15 岁以下青少年病例所占比例较低,9 岁以下儿童病例所占比例更低。

人群发病无明显性别差异,职业分布呈医务人员明显高发的特点。医务人员病例占总病例的比例高达 20%左右(个别省份可高达 50%左右)。

[本文摘自《传染性非典型肺炎(SARS)诊疗方案》,2003。有一定的文字修改。]

讨论题

(1)应该如何描述 SARS 的流行特征?

(2)什么是 SARS 的传染过程?请课外查阅 SARS 的有关资料后,结合本章学习内容,阐述 SARS 传染过程的影响因素及 SARS 感染谱的主要特征。

(3)什么是 SARS 的流行过程?构成 SARS 流行过程的基本条件是什么?请课外查阅 SARS 的有关资料后,结合本章学习内容,阐述 SARS 流行过程的具体情况。

(4)为什么 SARS 能够在短时间内导致全球传播和流行?作为一种新的传染病疫情,又为什么能够在短时间内得到了控制?

(5)假设某个地区发生了类似 SARS 疫情,应该如何做好疫情的处理和控制工作?

第一节 概 述

一、传染病流行史简介

人类和疾病斗争的历史,主要是和传染病斗争的历史。历史上天花、鼠疫、霍乱的流行曾经给人类造成重大的灾难,严重影响了人类的健康水平。直到近一个世纪以来,随着科学技术的进步,生活条件的改善和计划免疫的实施,很多传染病得到了有效的控制。但至今,传染病仍是一类威胁人类健康的重要疾病,尤其是在发展中国家。

(一)传染病的发病率和死亡率变迁

1. 全球 在人类早期历史上,传染病曾留下了无数肆虐的证据。即使是在 20 世纪初,传染病仍是导致人类死亡的主要死因。1347~1351 年,黑死病在欧洲流行。该病最初由商船上感染有黑死病的老鼠和跳蚤带入埃及和意大利,在其后的 5 年内,流行蔓延至整个欧洲。5 年内导致欧洲人口的 1/3 约 2400 万人死亡。另一个致死性传染病——天花(smallpox),在长达数世纪的反复流行中,杀死了无数的感染者,在 18 世纪的欧洲,死于天花的人数占所有死亡的 10%。1900 年美国传染病总死亡率为 797/10 万,其中流感和肺炎死亡率高达 202.2/10 万,结核病死亡率达 194.4/10 万。

20 世纪以来,随着经济和社会的发展,人类的生活条件和卫生条件日益改善,健康状况也有了显著提高。至 1980 年,人类已成功地消灭了天花,正朝着消灭脊髓灰质炎(poliomyelitis)的目标努力,并有效地控制了麻风(leprosis)、白喉(diphtheria)、鼠疫(plague)等多种传染病,全球传染病死亡人数占总死亡人数的百分比也由 19 世纪的 50%~60%下降至 20 世纪中、后期的 10%以下。1980 年美国的传染病总死亡率已降至 36/10 万。但 20 世纪 70 年代以来,由于某些传染病的复燃和一些新传染病如艾滋病等的出现,使传染病的发病和死亡有了明显的回升,传染病死亡对人群健康的威胁再次引起了人们的关注。1995 年全球死于传染病的人数占总死亡人数的百分比回升至 30%左右。

纵观 20 世纪传染病控制的成效,可以认为无论是在发展中国家,还是发达国家,安全的饮用水供应、抗生素的发明和使用、免疫疫苗的诞生和计划免疫的实施、卫生宣教和教育事业的发展、医疗卫生服务的普及和改善等,对传染病的控制起了重要的作用。

2. 中国 新中国成立以来,我国在传染病流行的控制方面取得了举世瞩目的成就。急性传染病死亡在 20 世纪 50 年代初,位居死因第二位,而从 20 世纪 70 年代起,已退出前十位死因。我国已在五十年代消灭了古典型霍乱,20 世纪 60 年代初消灭了天花、人间鼠疫等。2000 年我国被世界卫生组织(WHO)正式确认为无脊髓灰质炎野毒株的国家,麻疹(measles)、白喉、百日咳(pertusis)、破伤风(tetanus)等传染病的发病率也明显下降,传染病基本得到了有效的控制。中国的传染病控制离不开"预防为主"的方针指引,离不开大规模的人群健康教育工作。同时,经济社会的发展,促进了人民生活条件和卫生条件的改善;初级卫生保健网络和各级卫生防疫机构的建立和完善,确保了儿童计划免疫的高覆盖率。农村改水、粪便无害化处理等具体措施的执行,有效地阻止了传染病发生、传播和流行。

但是,近年来传染病的全球化流行和蔓延趋势,再次给我国公共卫生工作敲响了警钟。性病死灰复燃,其发病率逐年上升;艾滋病和艾滋病病毒感染人数大幅上升;感染性腹泻依旧普遍。所有种种,均提示传染病防治在今后相当长时间内仍是我国卫生防疫工作的重点。

(二)当前的传染病流行趋势

自 20 世纪 70 年代以来,传染病再度肆虐人类,其主要表现有二:一是一些被认为早已得到控制的传染病卷土重来,如结核病(tuberculosis)、白喉、登革热(dengue fever)、霍乱、鼠疫、流行性脑脊髓膜炎(epidemic cerebrospinal meningitis)和疟疾(malaria)等。二是新发传染病不断涌现，新发现近 40 种传染病，如艾滋病、军团病(legionnaires disease)、丙型肝炎(hepatitis C)、戊型肝炎(hepatitis E)、出血性结肠炎(hemorrhagic colitis)、SARS、人感染高致病性禽流感等。

1. 再现传染病的流行趋势

(1)结核病：在再度肆虐人类的传染病中，结核病是一个突出的例子。1990 年全球新发结核病患者 750 万例，到 1994 年上升为 880 万例。目前，全球约有 1/3 人口感染结核分枝杆菌，每年约有 200 万结核病新发病例出现。2000 年，全球结核病死亡人数达到 200 万。结核病在世界众多的国家和地区流行，其中被世界卫生组织列为结核病高负担的国家有 22 个，遍布亚洲、东欧、非洲和拉丁美洲等地区，其中印度和中国位列第一、第二位。

我国目前有 5 亿人曾感染过结核杆菌，2000 年第四次全国结核病流行病学抽样调查发现，我国的活动性肺结核患病率为 367/10 万，其中菌阳患病率为 160/10 万，痰涂片阳性患病率为 122/10 万，估计我国现有活动性肺结核患者 451 万。2010 年第五次全国流行病学抽样调查结果显示：活动性肺结核患病率反而上升到 459/10 万，痰涂片阳性患病率降到 66/10 万。如何解释这样的结果？请同学们根据第二章讲述的影响患病率升高或降低的因素做出分析和判断。可以提示的是痰涂片阳性患者具有较强的传染性，新老患者都可能存在，但是目前的治疗方法(简称化疗，即化学药物治疗)除外多耐药患者，可在 2 个月内使得痰涂片转为阴性，从而控制其传染性；2010 年流调对所有对象一律采用胸部 X 线检查，而 2000 年流调是对调查对象先采用胸透检查，结果异常者再摄胸部 X 线片，因此，2010 年流调的检查方法提高了患者检出的敏感度；此外，2010 年流调采用 2008 年颁布的肺结核新诊断标准，与 2000 年流调不同的是，新诊断标准中将结核性胸膜炎也列入肺结核范畴。

(2)霍乱：在 20 世纪初沉寂了 40 余年后，1961 年埃尔托霍乱在亚洲发生了一次历史上前所未有的大流行，随后又进入非洲、欧洲、北美洲、大洋洲和拉丁美洲。至此，全球五大洲 140 个以上国家和地区皆被波及。从 1961 年至今，全球已报告病例 350 万例以上。90 年代开始出现了 O_{139} 新型霍乱。

我国自 1961 年在广东省出现埃尔托霍乱病例以来，霍乱在中国的流行时起时落，有的年份病例可超过万例，但至 1990 年前后，疫情得到了有效的控制，每年只有数百例病例发生。1992~1996 年，疫情又出现反弹，并有局部地区的 O_{139} 新型霍乱暴发。目前疫情回落明显。值得注意的是，无论疫情是起是伏，霍乱在中国迄今并无止息的迹象。

(3)疟疾：1955 年 WHO 发起了全球消灭疟疾运动，取得了辉煌的成绩。但自 20 世纪 70 年代以来，在亚洲及其他许多地方，疟疾又再度悲剧性地流行。至 1994 年，全球有 100 个国家和地区不同程度地受到疟疾威胁。近年来，除非洲外，报告的病例主要集中在印度、巴西、斯里兰卡等 19 个国家。据 WHO 估计，疟疾的实际病例数可能高达 3 亿~5 亿，全球每年因患疟疾死亡的人数达到 150 万~300 万人，其中热带非洲地区每年有 140 万~280 万疟疾患者死亡，其中 5 岁以下儿童约为 100 万。

(4)性传播疾病：简称性病，是一组古老而且流行广泛、传播迅速的疾病。据 WHO 估计，1990 年全球每年约有 2.5 亿新病例，1995 年上升到 3.3 亿，2005 年则上升为 4.5 亿例。WHO 估计，全球由于存在严重的漏查和漏报，性病报告的病例数仅为实际发病数的 20%~25%。

性病在新中国成立前流行猖獗,新中国成立后,党和政府十分重视性病的防治工作,性病发病率迅速下降,20世纪70年代末,性病在我国大陆又死灰复燃,到2000年年底,全国疫情一直呈上升趋势。从2001年开始,疫情出现了下降趋势。

再现的传染病种类远远不只上述几种,而一些长期未能控制的传染病如流感、病毒性肝炎等也仍保持着流行态势,因此对人类老的传染病的控制,已再次成为传染病防制所面临的一个严峻问题。

2. 新发传染病的流行趋势

(1)艾滋病:正在全球范围迅速蔓延,尤其以非洲和亚洲地区最为严重。据WHO估计,自1980年首例艾滋病被发现以来至2000年底,全球约有3610万HIV感染者和艾滋病患者,2180万人死亡。至2010年,全球HIV携带者约为3400万人。

我国自1985年发现首例艾滋病患者以来,艾滋病感染人数逐年上升。据我国卫生部与WHO、UNAIDS联合估计,截至2009年年底,我国现存活的艾滋病病毒感染者和艾滋病患者有74万人,估计全国累计艾滋病相关死亡人数达22万人。中国2014年新报告感染者和患者10.4万例,比上一年增加了近15%。

(2)疯牛病:疯牛病(新型克雅氏病)的发病已日益引起人们的关注。2000年,法国疯牛病发病率显著上升,至2000年11月,一年内新发现病例20例,累计发现99例,其中前9年(1991～1999年)的总和为79例。至2000年9月,英国已至少发现94例。我国自1984～1994年的10年间,共报告了43例克雅氏-海绵状脑病。疯牛病的最主要威胁在于迄今为止它的不可治疗性和致死性。

(3)人感染高致病性禽流感:近年来H5N1型禽流感病毒在全球蔓延,不断引起人类发病,因此成为全球关注的焦点。1997年,我国香港特别行政区发生H5N1型人禽流感,12人感染,其中6人死亡;2003年,荷兰发生H7N7型人禽流感,人类感染者达80人;到2006年,全球已有27个国家发现H5N1型人禽流感病例161例,病死率接近50%。

影响新发传染病发生的主要因素有:①自然生态环境的变化,如全球气候变暖;②社会条件的变化,如战争、移民、贫困、不良性行为和吸毒等;③人和物的世界性交流增多;④技术和工业的发展,包括抗生素的广泛使用,食品供应全球化,组织器官移植等;⑤微生物变异;⑥公共卫生措施的失效等。

综上所述,人类传染病防制工作虽然成绩显著,但任重而道远。在相当长一段时间内,传染病的防治仍将是我国疾病预防与控制工作的重要内容,传染病流行病学仍将有丰富的内容值得研究和应用,也会面临更多的机遇和挑战。

二、传染病发生与传播的基本条件

任何一种传染病的发生、发展和传播都是病原体与宿主、病原体与外环境相互联系、相互作用和相互斗争的结果。传染病是由其特异的病原体所致,其反应特征在不同的宿主表现各异(感染谱),如隐性感染、显性感染和再激活感染等。

(一)病原体

病原体(pathogen)指的是能够引起宿主致病的各类微生物,包括:细菌、病毒、立克次体、支原体、衣原体、螺旋体、真菌和寄生虫等。病原体侵入宿主机体后能否致病,取决于病原体的特性、数量、侵入的门户及在集体内的定位,其中病原体的特性对病原体的致病性及其表达方式具有重要意义。

1. 病原体特性

(1) 传染力(infectivity)：指病原体引起易感宿主发生感染的能力。传染力大小可通过引发感染所需的最小病原微生物量来衡量。在人群中，可通过易感者在暴露于病原体后发生感染的比例(续发率)来测量病原体的传染力。有些传染病的病原体具有非常强的传染力，如天花；而有些相对较弱，如麻风。

(2) 致病力(pathogenicity)：指病原体侵入宿主后引起临床疾病的能力。一般认为，致病力的大小取决于病原体在体内的繁殖速度、组织损伤的程度及病原体能否产生特异性毒素。

(3) 毒力(virulence)：指病原体感染机体后引起严重病变的能力。毒力和致病力的差别在于毒力强调的是疾病的严重程度，可用病死率和重症病例比例来表示。

(4) 抗原性(antigenicity)或免疫原性(immunogenicity)：是指病原体的抗原作用通过宿主机体的免疫系统产生特异性免疫反应。

值得注意的是病原体特性并不是固定不变的，在不同的条件下，病原体的传染力、致病力和毒力都可能发生变化。

2. 变异性 病原体可因环境条件或遗传因素的变化而发生变异。病原体变异对传染病的流行、预防和治疗具有重要意义。

(1) 耐药性变异：指原来对某种抗菌药物敏感的细菌变成对该种药物不敏感或耐受的菌株。耐药性变异可通过耐药质粒或基因突变传给后代，也可通过微生物共生而转移给其他微生物。耐药性变异是多种传染病流行不能控制或复燃的重要原因。例如，结核病，据WHO估计，目前全球感染耐药结核分枝杆菌的结核病患者约有1亿，其中至少对利福平和异烟肼这两种重要抗结核药物耐药者称为耐多药结核，在东欧等耐多药结核流行地区，可占所有结核病患者的7%～22%。

(2) 抗原性变异：病原体的基因突变导致了病原体的抗原性变异，从而使疾病发生暴发或流行。例如，甲型流感病毒表面抗原变异频繁，每发生一次大的变异，即形成一个流感病毒新亚型。人群因缺乏相应的免疫抗体而发生流感流行。

(3) 毒力变异：在长期的自然进化过程或者经过人工改造，病原体的毒力可以发生改变，出现毒力增强或毒力减弱。病原体的毒力增强，可以使其致病能力增强，或造成机体更为严重的损害效应；而病原体的毒力减弱形成的减毒株可制成疫苗，用于传染病预防，如卡介苗、脊髓灰质炎疫苗、麻疹疫苗等均是采用毒力减弱但抗原完整的变异株制备而成的。

3. 病原体在宿主体外的生存力 病原体在宿主体外的生存能力可对传染病的流行产生影响。外环境中的诸多因素如光、热、干燥、氧、放射性、声波、化学物质等都对病原体的生长不利，大部分病原体在体外的生存力较弱。但也有少数病原体在外界生存力较强，如能形成芽孢的细菌、乙肝病毒等。

(二) 宿主

宿主(host)是指在自然条件下被传染性病原体寄生的人或其他动物。宿主不仅能接受损害，也能抵御、中和外来侵入。当机体具有充分的免疫能力时，则病原体难以侵入，或难以在宿主体内生存、繁殖、导致感染和发病。

1. 免疫力 是指宿主机体针对某种病原微生物或其毒素产生的特异性抵抗力，常伴具有特异性活性的抗体或细胞的参与。这种抵抗力通常反映了宿主不易感染或发病的状态。

对保护性抗体的研究已经并将进一步促进传染病疫苗的开发和应用。

2. 免疫反应 宿主机体对病原体的免疫反应包括非特异性免疫反应和特异性免疫反应两种类型。

非特异性免疫反应主要包括皮肤黏膜屏障、血脑屏障、胎盘屏障、体液屏障和吞噬作用等。

(1)皮肤黏膜屏障：皮肤黏膜是机体第一道防线，包括：皮肤粘膜的机械阻挡作用和附属物(如纤毛)的清除作用；皮肤黏膜分泌物(如汗腺分泌的乳酸、胃粘膜分泌的胃酸等)的杀菌作用；体表和与外界相通的腔道中寄居的正常微生物丛对入侵微生物的拮抗作用等。

(2)吞噬作用：淋巴和单核吞噬细胞系统是机体的第二道防线。微生物进入机体组织以后，多数沿组织细胞间隙的淋巴液经淋巴管到达淋巴结，但淋巴结内的巨噬细胞会消灭它们，阻止它们在机体内扩散，这就是淋巴屏障作用。如果微生物数量大，毒力强，就有可能冲破淋巴屏障，进入血液循环，扩散到组织器官中去。这时，它们会受到单核吞噬细胞系统屏障的阻挡。这是一类大的吞噬细胞。机体内还有一类较小的吞噬细胞，其中主要的是中性粒细胞和嗜酸性粒细胞。它们不属于单核吞噬细胞系统，但与单核吞噬细胞系统一样，分布于全身，对入侵的微生物和大分子物质有吞噬、消化和消除的作用。

(3)体液屏障：在正常体液中的一些非特异性杀菌物质，如补体、调理素、溶菌酶、干扰素、乙型溶素、吞噬细胞杀菌素等，也与淋巴和单核吞噬细胞系统屏障一样，是机体的第二道防线，有助于消灭入侵的微生物。

(4)血脑屏障：主要是由软脑膜、脉络膜和脑毛细管组成，可以阻止微生物等侵入脑脊髓和脑膜内，从而保护中枢神经系统不受损害。血脑屏障随个体发育而逐渐成熟，婴幼儿容易发生脑脊髓膜炎和脑炎，就是血脑屏障发育不完善的缘故。

(5)胎盘屏障：由母体子宫内膜的基蜕膜和胎儿绒毛膜滋养层细胞共同组成的。这个屏障既不妨碍母子间的物质交换，又能防止母体内的病原微生物入侵胎儿，从而保护胎儿的正常发育。

特异性免疫反应主要包括细胞免疫和体液免疫。

(1)B 淋巴细胞介导的体液免疫：通过产生针对外来抗原的免疫球蛋白抗体实施体液免疫。这些抗体包括 IgM、IgD、IgG、IgE 和 IgA 五种。一般说来，感染早期先产生 IgM，然后出现 IgG，这一时间顺序有助于区别近期感染和既往感染。例如，可以推测甲肝病毒或乙肝病毒核心抗原 IgM 抗体阳性者的感染发生在 6 个月以内。IgA 抗体可对黏膜表面的病原体产生中和作用，而 IgE 常常涉及过敏反应和对寄生虫感染的免疫。

(2)T 淋巴细胞介导的细胞免疫：T 淋巴细胞是免疫系统中不可或缺的调节细胞。细胞表面具有 $CD4^+$ 标记的 T 淋巴细胞可通过与细胞的直接结合，或分泌能促进细胞增殖的细胞素(cytokine)来激活 B 淋巴细胞、单核细胞和其他 T 细胞，从而促进免疫反应。表面具有 $CD8^+$ 的细胞毒性 T 细胞可溶解带有外来蛋白质的细胞或病毒，同样，这类细胞也能通过抑制效应细胞的活性来调控免疫。

3. 宿主的遗传易感性 病原体和宿主之间的相互作用是一个非常复杂的过程，感染与否及感染后临床的不同转归受多种因素影响，包括对病原体的暴露机会、病原体的毒力差异、个体的健康状态和宿主的遗传因素等。这其中个体的遗传因素有着重要的作用。近年来随着生命学新技术的不断涌现，遗传学研究也日新月异，国内外很多学者开始关注传染病的遗传学问题。

以麻风病为例，作为传染病，其致病源麻风分枝杆菌的基因组序列已经测定，研究人员比较了来自印度、巴西、泰国和美国四个不同地域的麻风菌的基因组序列，尽管四种麻风分枝杆菌分别来自地理位置相距遥远的地方，但对这种四个基因组序列的对比分析显示，它们之间的相同程度高达 99.995%，这充分证明麻风分枝杆菌变异性极低。早在上个世纪 70 年代，就有学者提出至少有两组基因控制人体对麻风分枝杆菌的免疫反应。目前已有 7 个麻风病的易感基因被证实。麻风分枝杆菌感染个体后发病与否，个体发病后的临床型别都与基因相关。同样，其他传染病也具有类似的模式。例如，结核病，结核是我国单一感染因素引起死亡人数最多的疾病，但是在感染人群中仅 1/10 发病，提示个体差异可能与结核病易感性相关。

在过去的 10 多年间，遗传易感性是国内外传染病研究领域的热点所在。进入 21 世纪后随着基因组计划、基因作图、单体型图的完成及基因芯片的应用，为传染病的遗传学研究提供了更多工具和方法。随着研究的深入，包括麻风病、艾滋病、肝炎、结核、脑膜炎等越来越多的传染病的易感基因被发现，发现这些易感基因对于传染病的防治意义重大，为传染病的防治提供了新的思路，未来我们能针对遗传易感性而制定新的防控措施。

(三) 传染过程及感染谱

传染过程 (infection process) 是指病原体侵入机体后，病原体与机体相互作用的过程，亦即传染发生、发展、直至结束的整个过程。它是在个体生物体内所发生的一种纯生物学现象 (图 14-1)。

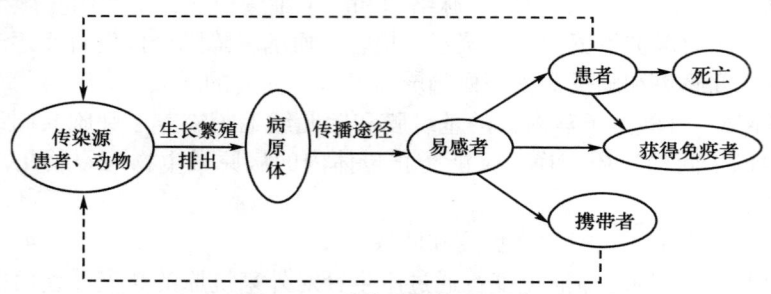

图 14-1 传染病传染过程图

当病原体侵入机体之后，经过传染过程，最终主要有两种结局：一方面，如果机体具有充分的抵抗力和免疫力，则病原体难以侵入或侵入后迅速地被排除或消灭，宿主仍然可以保持健康的状态；反之，如果机体的抵抗力和免疫力不够，是一个易感者，那么就可能成为症状轻重不一的患者或病原携带者。

宿主感染病原体后，可以呈现为程度不同的反应，其范围可以从隐性感染到严重的临床症状或死亡。宿主机体对病原体传染过程反应的轻重程度的频率称为感染谱 (spectrum of infection)，又称感染梯度 (gradient of infection) (图 14-2)。

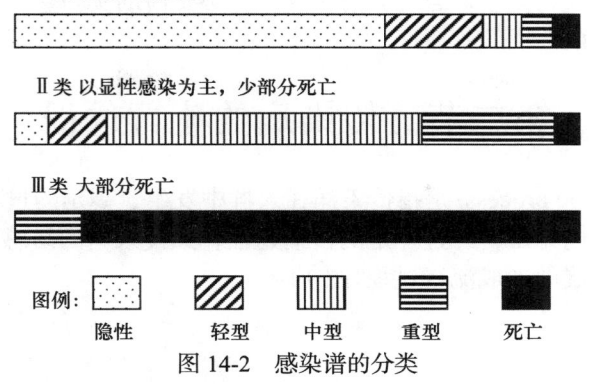

Ⅰ类 以隐性感染为主

Ⅱ类 以显性感染为主，少部分死亡

Ⅲ类 大部分死亡

图例：隐性　轻型　中型　重型　死亡

图 14-2　感染谱的分类

1. 以隐性感染为主　这类传染病隐性感染者所占比例很大，换言之，只有一小部分感染者在感染后有明显的临床征象出现，严重的和致死性病例更属罕见。此种感染状态在流行病学上称为"冰山"现象（iceberg phenomenon，iceberg concept）。人们之所以把此种感染状态比喻为冰山，是由于所能观察到有明显症状与体征的患者如同冰山外露于海面上的尖顶部分，而感染的绝大部分因没有症状和体征而在临床上无法观察到，如同隐于海平面之下庞大的山体。许多传染病是以隐性感染为主，如结核菌素试验阳性者（结核杆菌感染）的人数远远超过有临床症状的结核病患者。此外，流行性脑脊髓膜炎、脊髓灰质炎等传染病也属于以隐性感染为主的疾病。根据近年全世界资料分析，确诊为典型艾滋病病例者，仅仅是 HIV 感染者中的一小部分，也即"冰山"的尖顶。艾滋病病例：艾滋病相关综合征（ARC）：HIV 感染者的比例大致为 1：10：100（图 14-3）。

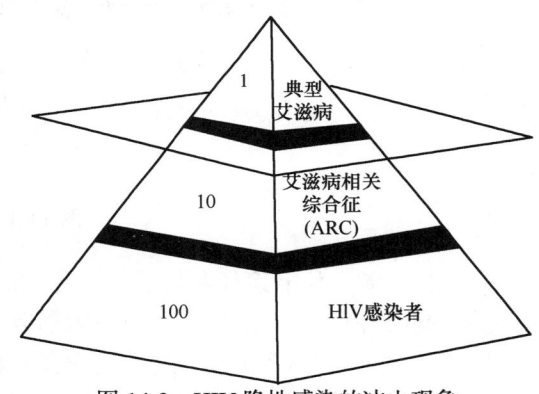

图 14-3　HIV 隐性感染的冰山现象

2. 以显性感染为主　这类传染过程中绝大多数呈显性感染，隐性感染者只有一小部分。多数感染者有明显临床症状，极少数患者有严重症状或导致死亡，如麻疹、水痘等。

3. 大部分感染者以死亡为结局　在这类传染过程中，绝大部分感染者呈现严重临床症状，以死亡为结局，狂犬病为此类感染中最突出的例子。以死亡为结局的传染病，其病死率高，对患者个体危害性大。

就某一人群看，即使传染过程很轻的传染病，若其发病率很高（如流感大流行），在流行期间也会出现较大的超额死亡率，对人群会带来意想不到的危害，因而也不可忽视。

就上述三种感染类型来看，可概括为显性与隐性感染两大类型。从发现传染源来说，显性感染往往只凭临床表现便可确诊；反之，隐性感染必须借助实验室方法才能发现。从预防措施的实施而言，许多传染病隐性感者能向外界排出病原体，具有传染性。因此，对传染源采取隔离措施，只能对那些以显性感染为主的疾病才有效，而对隐性感染者，往往难以查清，因而不可能将隐性感染者全部进行隔离。所以，对隐性感染为主的疾病，隔离传染源的预防措施作用甚微。就疫情统计来说，以隐性感染为主的疾病，由于就诊者仅系全部感染者中的一小部分，因而，即使疫情登记和疫情统计做到无一遗漏，也不可能反映这类疾病在人群中的流行全貌。若要弄清全貌，势必要借助实验室方法，主动进行流行病学调查，方能达到目的。

第二节　传染病的流行过程

流行过程（epidemic process）是指传染病在人群中发生、蔓延的过程。具体而言，就是病原体从已感染者体内排出，经过一定的传播途径，又侵入新的易感者而形成新的感染，此过程不断发生、发展即形成流行过程（图14-4）。

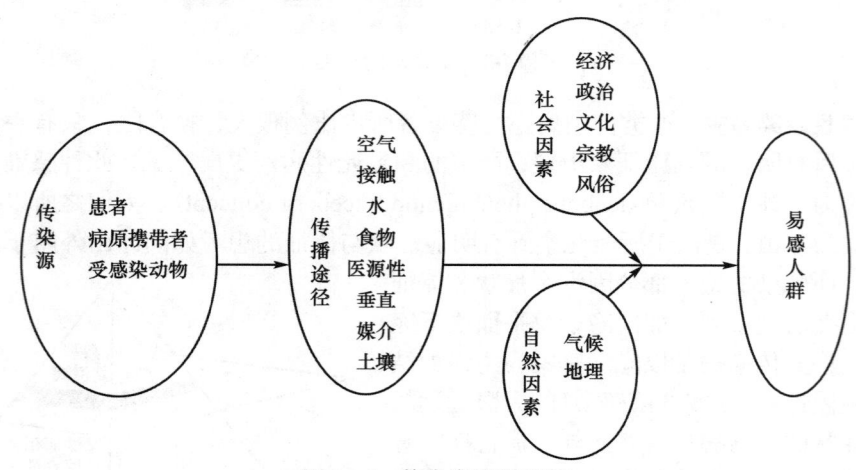

图14-4　传染病流行环节

传染源、传播途径和易感人群是构成流行过程的三个基本环节，缺一不可。三个环节必须同时并存，相互联系，才能构成传染病在人群中的流行，少了其中的任何一个环节，新的传染就不可能发生。流行过程在人群中无论在时间上和空间上的表现都是错综复杂的，并非只是一个单纯的生物学现象。流行过程常常会受到社会因素和自然因素的影响。我们通常把三个基本环节和两个影响因素的内容称为"三环节两因素学说"，这个学说是传染病流行病学的核心内容。"三环节"为传染病流行提供了可能性，而"两因素"则是决定传染病流行能否形成的动因。

如果能够正确认识各种传染病流行过程的规律性，及时采取有效措施，切断其中任意一个环节，即可阻止传染病在人群中的传播和流行，从而达到预防和控制传染病的目的。

一、传　染　源

传染源（source of infection 或 reservoir of infection）是指体内有病原体生长、繁殖并且能排出病原体的人和动物。包括传染病患者、病原携带者和受感染的动物。

（一）受感染的人作为传染源

1. 患者　传染病患者（patient）是传播危险性极高的传染源，在传染病的流行过程中起到极其重要的作用。因为患者体内通常存在大量病原体，又具有利于病原体排出的临床症状如咳嗽、腹泻等。另外，对于某些传染病，如麻疹、水痘等属于以显性感染为主的疾病，极少有病原健康携带者或隐性感染，因此，患者是其唯一的传染源。

患者作为传染源的意义在其病程的不同阶段有所不同，取决于各阶段排出的病原体数量和频度。

(1) 潜伏期(incubation period)：自病原体侵入机体到最早临床症状出现这一段时间称为潜伏期。各种传染病都有相对固定的潜伏期，不同的传染病其潜伏期的长短各不相同，潜伏期短的只有数小时，如食物中毒；潜伏期长的可达数月甚至数年，如狂犬病的最长潜伏期可达二三十年，艾滋病的潜伏期可达7～10年之久。同一传染病其潜伏期的长短也有差异，如狂犬病潜伏期短到10日，最长达二三十年，一般为31～60日。为什么会有这样的差异呢？主要与病原体在机体内繁殖的速度有关，同时也受到病原体数量、毒力、定位部位、侵入途径及机体状态等因素的影响。例如，狂犬病，它的潜伏期视被狂犬咬伤部位距离中枢神经系统的远近和咬伤程度，或感染病毒的剂量而异。

潜伏期在流行病学调查研究及传染病防制工作中具有重要意义和用途。①根据潜伏期可以判断患者受感染时间，用于追踪传染源，查找传播途径。②根据潜伏期来确定接触者的留验、检疫和医学观察期限。一般为平均潜伏期加1～2日，危害严重者按该病的最长潜伏期予以留验和检疫。③根据潜伏期确定免疫接种时间，如麻疹的易感接触者只有在潜伏期最初5日内施行被动免疫才有效。④根据潜伏期可以评价预防措施效果。一项预防措施实施后经过一个最长潜伏期，如果发病数明显下降，则可认为该措施有效。⑤潜伏期长短还可影响疾病的流行特征。一般潜伏期短的疾病，常呈暴发的形式，且疫势凶猛，而潜伏期长的传染病其流行持续时间则较久，主要以散发的形式出现。

(2) 临床症状期：为出现疾病特异性症状和体征的时期。这个时期具有重要的流行病学意义。因为这个时期病原体在体内的繁殖量最大，排出量也最大，而且有有利于病原体排出的临床症状和体征，如腹泻、打喷嚏、咳嗽等，所以，患者的传染性在临床症状期最强。另外这个时期的患者需要他人的护理，很容易导致疾病的传播。

(3) 恢复期：这个时期患者的临床症状已经消失，机体处于受损后的恢复时期，主要表现为机体的免疫力开始出现，体内的病原体逐渐被清除，一般不再起传染源作用。但有些传染病在恢复期仍能排出病原体并继续充当传染源，如乙型肝炎、痢疾、伤寒、白喉等，有些疾病排出病原体的时间可能很长，像部分伤寒的患者，甚至可终身作为传染源，成为慢性带菌者。

流行病学上将患者排出病原体的整个时期，称为传染期(communicable period)。传染期的流行病学意义在于它是决定传染病患者隔离期限的重要依据。同时，传染期的长短也可影响疾病的流行特征，如传染期短的疾病，继发病例常成蔟出现，传染期长的疾病，继发病例陆续出现，持续时间可能较长。

2. 病原携带者 是指没有任何临床症状而能排出病原体的人。带菌者、带毒者和带虫者统称为病原携带者(carrier)。病原携带者往往缺乏明显临床症状而不易被发现，有时可成为重要的传染源，甚至引起疾病的暴发。病原携带者按其携带状态和临床分期的关系，分为三类。

(1) 潜伏期病原携带者：即在潜伏期内携带病原体者。可在潜伏期内携带病原体的疾病较少，如霍乱、痢疾等。这类携带者多数在潜伏期末排出病原体。

(2) 恢复期病原携带者：指临床症状消失后继续排出病原体者。相关的疾病包括痢疾、伤寒、白喉、流行性脑脊髓膜炎和乙型肝炎等。一般恢复期病原携带状态持续时间较短，凡临床症状消失后病原携带时间在三个月以内者，称为暂时性病原携带者；超过三个月者，称为慢性病原携带者。少数人甚至可携带终身。慢性病原携带者因其携带病原时间长，具有重要的流行病学意义。

(3) 健康病原携带者：指整个感染过程中均无明显临床症状与体征而排出病原体者。如白喉、脊髓灰质炎等。

病原携带者作为传染源的意义取决于其排出的病原体数量、携带病原体的时间长短、携带者的职业、社会活动范围、个人卫生习惯、环境卫生条件及防疫措施等。在饮食服务行业、供水企业、托幼机构等单位工作的病原携带者对人群的威胁非常严重。一个典型的事例发生在1900年的纽约。爱尔兰女厨师Mary Mallon是一个非常健康的女性，她为纽约许多家庭做饭。在她被雇佣后，她服务的家庭陆续出现了53例伤寒。经过追踪调查，Mary被查出粪便伤寒杆菌持续阳性。在1907~1910年间，她被监禁，并禁止从事厨师工作，人们把她称为"伤寒玛丽"。出狱后，她改名换姓，从人们的视线中消失了。但两年后，纽约和新泽西地区暴发了伤寒，共发现200余病例，流行病学追踪调查再次发现传染源就是当年的"伤寒玛丽"。因此，对饮食、供水、托幼服务人员的定期病原学检查和病后随访具有极其重要的流行病学意义。

(二) 受感染的动物作为传染源

人类的某些传染病是由动物传播所致，这些疾病的病原体在自然界中的动物间传播，在一定条件下可以传给人，所致疾病称为自然疫源性疾病。如鼠疫、森林脑炎等。也有些疾病是在动物和人之间传播的，并由共同的病原体引起，称为人畜共患疾病(zoonosis)，如血吸虫病、布鲁氏菌病、狂犬病等。

人兽共患疾病的病原体是动物的寄生物，人只是偶然受到感染。因为人和动物处于不同的进化阶段，所以当人感染后，其传染过程、传播方式及流行过程与动物并不完全相同。

动物作为传染源的意义主要取决于人与受感染的动物接触的机会和密切程度，动物传染源的种类和密度，以及环境中是否有适宜该疾病传播的条件等。

二、传播途径

传播途径(route of transmission)是指病原体从传染源排出后，侵入新的易感宿主前，在外环境中所经历的全部过程。每一种传染病的病原体在外环境中停留和转移时，必须要依附于一定的媒介物，才能侵入到新的易感者体内，我们把这种能够参与病原体传播的媒介物(如空气、食物、水、苍蝇、蚊子、日常生活用品等)，叫做传播媒介或叫做传播因素。各种疾病在传播过程中所借助的传播因素可以是单一的，也可以是多样的。

传播途径一般可以包括以下几种。

(一) 经空气传播

1. 传播方式 经空气传播(air-borne infection)主要是一些呼吸道传染病。传播方式主要包括以下几种。

(1) 经飞沫传播：含有大量病原体的飞沫在患者呼气、打喷嚏、咳嗽时经口鼻排出。大的飞沫迅速降落地面，小的飞沫在空气中短暂停留，局限于传染源周围。因此，经飞沫传播只能累及传染源周围的密切接触者。这种传播在一些拥挤的公共场所如车站、临时工棚、监狱等较易发生。对环境抵抗力较弱的流感病毒、百日咳杆菌和脑膜炎双球菌常经此方式传播。

(2) 经飞沫核传播：飞沫在空气悬浮过程中由于失去水分而剩下的蛋白质和病原体组成的核称为飞沫核。飞沫核可以气溶胶的形式漂流至远处。结核杆菌等耐干燥的病原体可经飞沫核传播。

(3) 经尘埃传播：含有病原体的飞沫或分泌物落在地面，干燥后形成尘埃，易感者吸入后即可感染。凡对外界抵抗力较强的病原体如结核杆菌和炭疽杆菌芽孢均可通过尘埃传播。

2. 流行特征

(1) 传播广泛，传播途径易实现，发病率高，病例常连续发生，且多为传染源周围的易感人群。如果易感者较为集中，则容易出现暴发或流行。

(2) 疾病的流行多有周期性特点或表现为季节性升高。在未免疫预防人群中疾病的流行可有周期性特点，而季节性升高，一般冬春季高发。这种高发的原因也是比较复杂的，一方面，低温的条件有利于病原体的生存，另外一个方面在低温的条件下呼吸道黏膜的抵抗力下降，容易导致病原体侵入机体而致病。

(3) 少年儿童多见。如麻疹，因此常被称为"儿童传染病"。但是，在进行了规范免疫预防的人群中，这种现象则不会存在。

(4) 疾病的流行强度受居住条件、人口密度、人群中易感人口的比例和卫生条件等的影响。

(二) 经水传播

1. 传播方式　经水传播(water-borne infection)主要有两种方式。

(1) 经饮水传播：一般肠道传染病经此途径传播，如伤寒、霍乱、疟疾、甲肝等。饮用水源被污染的情况可由自来水管网破损污水渗入所致，也可因粪便、污物污染水源所致，生物恐怖主义对饮用水源的故意污染同样值得警惕。

(2) 经疫水传播：指易感者接触含有病原体的疫水所引起的传播。病原体是经过皮肤、黏膜侵入机体的。危害性大小主要取决于：人体与疫水接触面积、接触次数及时间长短等。常见的经疫水传播的传染病有：钩端螺旋体病、血吸虫病等。

2. 流行特征

(1) 经饮水传播传染病的流行特征：①病例分布与供水范围一致，有饮用同一水源史；②除哺乳婴儿外，发病无年龄、性别、职业差别；③在水源经常受到污染的地方病例终年不断；④停用污染水源或采取消毒、净化措施后，暴发或流行即可平息。

(2) 经疫水传播传染病的流行特征：①患者有疫水接触史，接触方式以游泳、捕鱼及收割多见；②发病有季节性、职业性和地区性，多见于疫水接触机会较多的职业人群，多发生于水网地区、雨季或收获季节；③大量易感者进入疫区接触疫水时可致暴发或流行；④加强疫水处理和个人防护，可控制病例发生。

(三) 经食物传播

经食物传播(food-borne infection)方式和特点如下。

1. 传播方式　所有肠道传染病、某些寄生虫病、个别呼吸道传染病(如结核病)及少数人畜共患病(如炭疽病)等均可经食物进行传播。

(1) 食物本身含有病原体：如感染绦虫病的牛、猪，被沙门菌感染的家畜及家禽所产的蛋等。当人们吃了这些不熟或半熟的肉、蛋就能引起感染。例如，1988年1月至3月，上海市发生大规模甲肝流行,调查表明是由于人们食用了含有甲肝病毒污染的毛蚶所导致的。疯牛病、猪链球菌病等传染病也是通过此类途径传播的。

(2) 食物在各种条件下被病原体污染:食物在生产、加工、运输、储存及销售等环节中可以受到污染,如食物受到患者、病原携带者或者鼠类、蝇类的排泄物等的污染。人们食用了这些被污染的食品会发生传染病。

2. 流行特征

(1) 发病者有共同吃被污染食物的经历,不吃者不发病;
(2) 易形成暴发,这与吃污染食物的人数有关;
(3) 停止供应污染食物后,暴发或流行即可平息。

(四) 经接触传播

经接触传播(contact infection)的方式和特征如下。

1. 传播方式

(1) 经直接接触传播(direct contact infection):指易感者与传染源直接接触而导致的传播,如狂犬病由于被狂犬咬伤、性病由于直接的性接触等。

(2) 经间接接触传播(indirect contact infection):又叫做日常生活接触传播。它是指易感者接触了被传染源排泄物或分泌物污染的日常生活用品而造成的传播。被污染的手在间接接触传播中起着特别重要的作用。常见于一些肠道传染病、皮肤传染病及某些对外环境抵抗力较强的呼吸道传染病。

2. 流行特征

(1) 经直接接触传播传染病一般只形成个别病例,以散发为特点。

(2) 经间接接触传播传染病:①病例多呈散发、亦可形成家庭或同室内传播;②无明显季节性,流行过程比较缓慢;③通常多见于个人卫生习惯不良、卫生条件不佳者;④加强传染源管理,切实改善公共卫生条件及个人卫生习惯后,可以减少或终止发病。

(五) 经节肢动物传播

1. 传播方式 经节肢动物传播(arthropod-borne infection)是指通过苍蝇、蚊子、虱子、跳蚤、螨、蜱等节肢动物作为媒介引起的传播,因此又称为虫媒传播。主要通过机械性传播和生物性传播。

(1) 机械性传播:某些节肢动物可携带病原体(但病原体在他们体内或体表并不繁殖或发育),仅在觅食时通过接触、反吐或随粪便排出病原体而污染食物或食具。人们可因为食入被污染的食物或使用不干净的食具而被感染。

(2) 生物性传播:指病原体进入节肢动物机体后,在其肠道或体腔内经过发育、繁殖,才能感染易感者。这种病原体与宿主之间有一种生物学上的依存关系,并且具有一定的特异性。例如,疟原虫只能在按蚊的体内进行有性生殖,森林脑炎病毒仅能在蜱的体内繁殖,并进入其卵巢,经卵传给下一代。病原体在节肢动物体内必须经过一段时间繁殖或完成其生活周期的某一阶段才具有传染性,所需要的这段时间称为外潜伏期(extrinsic incubation period)。

2. 流行特征

(1) 具有地区性分布的特点,病例的分布与传播该疾病的节肢动物的分布一致。
(2) 有一定的季节性分布,发病率的高低与特定的节肢动物的活动季节相一致。

(3) 有明显的职业特点，发病有年龄差别，如森林脑炎多见于伐木工人；青壮年发病较多，这都跟接触机会有关。

(4) 一般没有人与人之间的相互传播。

(六) 经土壤传播

有些传染病可通过被污染的土壤传播（soil-borne infection）。土壤在传播蛔虫、钩虫等肠道寄生虫病中具有非常重要的意义。一些能形成芽孢的病原体（如炭疽、破伤风）等污染土壤后可保持传染性达数十年之久。有些寄生虫卵从宿主排出后，需在土壤中发育一段时间，才具有感染新易感者的能力。

经土壤传播的传染病往往与病原体在土壤中的存活时间、个体与土壤接触的机会和个人卫生习惯有关，如赤脚下地劳动与钩虫病，皮肤破损与破伤风等。

(七) 医源性传播

医源性传播（iatrogenic infection）是指在医疗、预防工作中，由于未能严格执行规章制度和操作规程，而人为地造成某些传染病的传播。例如，医疗器械消毒不严、药品或生物制剂被污染，患者在输血时感染艾滋病、丙型肝炎等。

医源性传播有两种类型，一类是在进行医疗预防措施时，未严格执行必要的规章制度，由于所用器械、针筒、针头、刺针、采血器、导尿管等被污染，传播某些传染病；另一类是由于药品或生物制品受污染而引起的传播，或器官移植引起的传播，这类情况较少见，但一旦发生，往往波及人群数量较多，故危害也较大。

以上 7 种传播途径均是病原体在外环境中借助于传播因素而实现人与人之间的相互传播，故可将其统称为水平传播（horizontal transmission），与之相对应的是垂直传播（vertical transmission）。

(八) 垂直传播

垂直传播（vertical transmission）即母婴传播，指病原体由母体传给胎儿。主要包括三种方式。

1. 经胎盘传播　指感染是通过孕妇胎盘血液将病原体传给胎儿而实现的，称为经胎盘传播。经胎盘传播的有风疹、乙型肝炎、艾滋病、梅毒等。

2. 上行性传播　病原体经孕妇阴道通过子宫颈口到达绒毛膜或胎盘引起胎儿感染，称为上行性传播，如葡萄球菌、链球菌、大肠杆菌等。

3. 分娩引起的传播　如果孕妇产道感染严重，分娩时胎儿的皮肤、呼吸道、肠道均存在受病原体感染的机会，如淋球菌、疱疹病毒感染等。

目前，儿童艾滋病病例主要就是通过垂直传播方式感染艾滋病病毒的。

传播途径是病原体实现不同宿主间转移所必须经历的中间环节，当某种传染病发生流行时，为控制传染病在人群中的传播蔓延，必须通过深入的流行病学调查了解其传播途径，并采取有针对性的防制措施，才能控制传染病的继续传播和流行。要注意的是传染病的传播途径可能比较复杂，一种传染病可通过一种以上途径传播，以哪一种途径传播取决于病原体所处环境的流行病学特征和病原体自身的生物学特征。例如，甲型肝炎既可经水、食物传播，还可经媒介节肢动物、日常生活接触等多途径进行传播。

三、人群易感性

人群作为一个整体对传染病的易感程度称为人群易感性(herd susceptibility)。人群易感性的高低取决于该人群中易感个体所占的比例。与之相对应的是群体免疫力(herd immunity)，即人群对于传染病的侵入和传播的抵抗力，可以用群体中有免疫力的人口占全人口的比例来反映。当人群中的免疫个体足够多时，则可以使传染病的发病率大大降低，当人群中免疫人口达到一定(较高)比例时，便可以阻止传染病的流行。原因是具有免疫力的人不但自身不会被感染而发病，而且还能对易感者起到屏障作用。尽管此时尚有一定(较低)比例的易感者存在，但易感个体"接触"具有传染性的感染个体的机会很少，进而获得感染的概率下降，从而阻断了传染病的流行。群体免疫的获得受到病原体特征和人工免疫方案及其覆盖程度的影响。那些传播易于实现的疾病通常要求较高的群体免疫水平来阻断其流行。

(一)影响人群易感性升高的主要因素

1. 新生儿增加 出生后6个月以上的婴儿，其源自母体的抗体逐渐消失，而获得性免疫尚未形成，缺乏特异性免疫，因此对许多传染病易感。新生儿对某些传染病的免疫力还受到来自其母亲体内的抗体数量影响。例如，近年来麻疹发病有月龄提前的现象，这是因为现在的孕妇多数没有麻疹病史，其免疫力是通过麻疹预防接种获得的，体内麻疹免疫抗体的浓度远远低于患病后的浓度，因此，胎儿从母体获得的抗体数量偏低，出生后随着月龄增长，体内抗体浓度的衰减较快。

2. 易感人口迁入 流行区的居民因隐性或显性感染而获得免疫力。但一旦大量缺乏相应免疫力的非流行区居民进入，则会使流行区人群的易感性增高。

3. 免疫人口免疫力自然消退 当人群的病后免疫或人工免疫水平随时间逐渐消退时，人群的易感性升高。

4. 免疫人口死亡 免疫人口的死亡可相对地使人群易感性增高。

(二)影响人群易感性降低的主要因素

1. 免疫接种 预防接种可提高人群对传染病的特异性免疫力，是降低人群易感性的重要措施。预防接种必须按程序规范实施，又称计划免疫。

2. 传染病流行 一次传染病流行后，总有相当部分人因发病或隐性感染而获得免疫，这种免疫力可以是持续较短时间，也可以是终身免疫，因病种而定。

3. 隐性感染 易感者通过隐性感染后，产生特异性免疫力，降低人群易感性。

四、疫 源 地

(一)疫源地

疫源地(infectious focus)是指传染源向四周传播病原体所能波及的范围，也就是，可能发生新的感染或新病例的范围。

疫源地的范围有大有小，通常将范围较小的疫源地或者单个传染源构成的疫源地称为疫点。一般以同一门户出入的住户或是与病家，可疑患者及病原携带者在生活上密切相关的若干户为疫点。较大范围的疫源地或者若干疫源地连接成片时称为疫区。例如，在农村可以是一个村，一个乡，在城市可以是一条街道，一个居委会等。

(二) 影响疫源地范围大小的因素

疫源地的范围大小随病种及时间而异,主要取决于四个方面:传染源的存在时间长短、传染源的活动范围、传播途径的特点,以及周围人群的免疫状况。

例如,一个卧床的传染病患者和一个可以自由活动的病原携带者,两者所形成的疫源地范围完全不同;就传播途径来说,麻疹和疟疾的疫源地范围相差很大,前者属于飞沫传播,故疫源地的范围只限于患者周围很近的范围内;后者通过蚊媒传播,疫源地的范围大小取决于蚊虫的活动半径。疫源地的范围与传染源周围接触者的免疫状况也有关系,如果传染源的周围易感者比例较高时,疫源地的范围相应较大。

(三) 确认疫源地消灭的基本条件

疫源地消灭必须具备下述条件。
(1) 传染源已被移走(住院或死亡)或不再排除病原体(治愈)。
(2) 通过各种措施消灭了传染源排于外环境的病原体。
(3) 所有易感接触者,经过该病最长潜伏期未出现新病例或证明未受感染。
具备这三个条件时,针对疫源地的相关处理措施即可停止。

(四) 疫源地与流行过程

每个疫源地都是由它前面的疫源地引发的,同时又是其后发生新疫源地的基础。即一系列相互联系的、相继发生的新旧疫源地就构成了传染病的流行过程(epidemic process)。疫源地是流行过程的基本单位,疫源地一旦被消灭,流行过程就宣告中止了。现在全世界的天花的疫源地都已经消灭,因此天花的流行过程也就完全中断了。

五、影响流行过程的因素

传染病的流行依赖于传染源、传播途径和易感人群三个环节的连接和延续,任何一个环节的变化都可能影响传染病的消长。这三个环节的连接往往受到自然因素和社会因素的影响。20世纪80年代后期人类部分传染病之所以能死灰复燃,再度肆虐人类,是诸多自然因素和社会因素共同作用的结果。

(一) 自然因素对流行过程的影响

自然因素包括气候、地理、土壤、动植物等,这些因素对传染病流行过程的影响是十分复杂的,其中以气候因素和地理因素对传染病流行过程影响最为明显,因此称为最主要的自然因素。

近年来全球气候变暖已使地球表面温度在100年内上升了近一度,同时"厄尔尼诺"现象还可在今后100年内提高海面温度3~7度。温度的变化带来了新的降雨格局,造成大量水洼,为蚊蝇提供了理想的孳生场所。温度的上升也促进了媒介昆虫的生长繁殖,增强了其体内病原体的致病力,促进了疟疾、登革热、乙型脑炎等暴发和流行。同时,气候变暖也使媒介昆虫和动物宿主的迁徙方式发生了改变。使原属温带、亚热带的部分地区变成了亚热带和热带,使局限于热带、亚热带的传染病蔓延至温带。例如,伊蚊历来只能生活在海拔1000m以下地区,但由于气候变暖,现在南美的一些国家,可在海拔1350~2200m高度发现伊蚊。

媒介昆虫和动物宿主的特异性栖息习性也影响到相应传染病的流行。例如,野鼠鼠疫的传染源旱獭，只栖息在高山、草原；而肾综合征出血热传染源黑线姬鼠则栖息在潮湿、多草地区。

(二) 社会因素对流行过程的影响

社会因素广泛而复杂，包括人类的一切活动，如人们的卫生习惯、卫生条件、医疗卫生状况、生活条件、居住环境、人口流动、风俗习惯、宗教信仰、社会动荡等。近年来新发、再发传染病的流行，很大程度上受到了社会因素的影响。

(1) 抗生素和杀虫剂的滥用使病原体和传播媒介耐药性日益增强。以结核病为例，目前全球约有耐药结核分枝杆菌感染者一亿。1981～1995 年，美国对抗生素出现抗药性的病例从 2%上升到 25%。而蚊媒对杀虫剂的普遍抗药，严重影响了灭蚊，从而引起了疟疾、登革热、黄热病等的流行。

(2) 城市化和人口爆炸使人类传染病有增无减。城市化造成大量贫民窟的形成，贫穷、营养不良、居住环境拥挤、卫生条件恶劣、缺乏安全的饮水和食物，是传染病滋生与发展的温床。

(3) 战争、动乱、难民潮和饥荒促进了传染病的传播和蔓延。例如，苏联的解体和东欧的动荡局势使这一地区 20 世纪 90 年代白喉严重流行。

(4) 全球旅游业的急剧发展，航运速度的不断增快也有助于传染病的全球性蔓延。

(5) 环境污染和环境破坏造成生态环境的恶化，森林砍伐改变了媒介昆虫和动物宿主的栖息习性，导致传染病的蔓延和传播。

综上所述，自然因素和社会因素通过作用于三个环节而发挥其抑制或促进传染病流行的双向作用，其中社会因素更为重要。在实际工作中，应该认真分析传染病流行因素，从生物学防制和社会学防制两方面开展传染病的防制工作。

第三节 传染病预防控制的策略与措施

WHO 总干事在《1996 年世界卫生报告》中振聋发聩地提出："我们正处于一场传染性疾病全球危机的边缘，没有一个国家可以躲避这场危机。"因此，传染病的预防和控制仍是世界各国乃至全球的一个突出重点。

一、传染病的预防和控制策略

对于传染病的预防和控制，如果不考虑措施可行性而制定的策略无法落实而达不到目的；而缺乏策略思想指导下的措施，在实施后往往事倍功半，收效甚微。因此，只有在正确、合理的策略指导下，采取有效、可行的措施，才能以最少的投入取得最大的预防控制效果。

(一) 预防为主

预防为主是我国的基本卫生工作方针。多年来，我国的传染病预防策略可概括为：以预防为主，群策群力，因地制宜，发展三级保健网，采取综合性防治措施。传染病的预防就是要在疫情尚未出现前，针对可能暴露于病原体并发生传染病的易感人群采取措施。主要包括以下几点。

1. 加强健康教育 健康教育可通过改变人们的不良卫生习惯和行为切断传染病的传播

途径。健康教育的形式多种多样，可通过大众媒体、专业讲座和各种针对性手段来使不同教育背景的人群获得有关传染病预防的知识，其效果取决于宣传方式与受教育群众的匹配性。健康教育对传染病预防的成效卓著，如安全性行为知识与艾滋病预防；饭前便后洗手与肠道传染病预防等，是一种低成本高效果的传染病防治方法。

2. 加强人群免疫 免疫预防是控制具有有效疫苗免疫的传染病发生的重要策略。全球消灭天花、脊髓灰质炎活动的基础是开展全面、有效的人群免疫。实践证明，许多传染病如麻疹、白喉、百日咳、破伤风、乙型肝炎等都可通过人群大规模免疫接种来控制流行，或将发病率降至相当低的水平。

3. 改善卫生条件 保护水源、提供安全的饮用水，改善居民的居住条件，加强粪便管理和无害化处理，加强食品卫生监督和管理等，都有助于从根本上杜绝传染病的发生和传播。

(二)加强传染病监测

传染病监测是疾病监测的一种，其监测内容包括传染病发病、死亡；病原体型别、特性；媒介昆虫和动物宿主种类、分布和病原体携带状况；人群免疫水平及人口资料等。必要时还开展对流行因素和流行规律的研究，并评价防疫措施效果。

我国的传染病监测包括常规报告和哨点监测。常规报告覆盖了甲、乙、丙三类共 39 种法定报告传染病。国家还在全国各地设立了上百个艾滋病监测哨点。

(三)传染病的全球化控制

传染病的全球化流行趋势日益体现了传染病的全球化控制策略的重要性。继 1980 年全球宣布消灭天花后，1988 年 WHO 启动了全球消灭脊髓灰质炎行动。经过 14 年的努力，全球脊髓灰质炎病例下降了 99.8%，病例数从 1988 年估计的 35 万例减至 2001 年的 483 例；有脊髓灰质炎发病的国家由 125 个降至 10 个。中国在 2000 年也正式被 WHO 列入无脊髓灰质炎野毒株感染国家。

为了有效遏制全球结核病流行，2001 年 WHO 发起了全球"终止结核病"合作伙伴的一系列活动，其设立的目标为：2005 年，全球结核病感染者中的 75%得到诊断，其中 85%被治愈。2010 年，全球结核病负担(死亡和患病)下降 50%。2050 年，使全球结核病发病率降至1/百万。此外，针对艾滋病、疟疾和麻风的全球性策略也在世界各国不同程度地展开。全球化预防传染病策略的效果正日益凸现。

二、传染病的预防和控制措施

(一)一般性(经常性)预防措施

1. 健康教育 健康教育可以提高人们预防传染病的知识水平，促使人们改变不良的行为习惯，减少受感染机会。这是预防传染病最为经济、高效的重要措施。例如，艾滋病的健康教育就是当前艾滋病防制切实有效的方法。

2. 改善卫生条件 除通过直接接触传播的少数疾病外，大多数传染病的病原体都需要借助于外环境中某种特定的媒介因素进行传播，因此，大力改善卫生条件有利于减少或消除存在于各种传播媒介上的病原体以阻断其传播。具体措施包括：改善用水条件，保证用水安全；加强食品卫生监督；对污水、污物、粪便进行无害化处理；有计划地改建和建设城乡公共卫生设施；公共卫生场所严格消毒和管理；定期开展灭鼠、灭蝇工作等。

3. 制定法律法规　我国已经相继颁布了《传染病防治法》、《食品卫生法》、《生活饮用水卫生标准》等相关法律法规，它们是做好卫生监督、保障人民群众生命健康的有力武器。另外，各单位也制定了一些相关的规章制度，如医疗卫生机构制定消毒隔离制度、托幼机构制定预防传染病传播的卫生保健制度等。

4. 加强卫生检疫　卫生检疫简称检疫（quarantine），分为国境卫生检疫和国内卫生检疫。

(1) 国境卫生检疫：指在一个国家国际通航的港口、机场、陆地边境和国界江河口岸设立国境卫生检疫机关，对出国境人员、货物、行李及交通工具等实施医学检查和必要的卫生处理，以防止传染病经由过境通关口岸输入或输出。为加强和做好国境卫生检疫工作，1986年我国颁布了《中华人民共和国国境卫生检疫法》，1989年卫生部又发布了实施细则。《中华人民共和国国境卫生检疫法》规定的传染病包括检疫传染病和监测传染病。国际检疫传染病是指鼠疫、霍乱、黄热病（其检疫期限分为6日、5日、6日）及国务院确定和公布的其他传染病，如2003年的SARS和2004年的禽流感等新发传染病。监测传染病由国务院卫生行政部门确定和公布，世界卫生组织规定流行性感冒、疟疾、脊髓灰质炎、流行性斑疹伤寒和流行性回归热为国际间监测传染病。我国将登革热、艾滋病、性病、麻风病、精神病、开放性肺结核等疾病也列为监测传染病。国境卫生检疫的内容按检疫地区可以分为海港检疫、航空检疫和陆地边境检疫三类，按照检疫性质不同可以分为出入境检疫、传染病监测和卫生监督三种。

(2) 国内卫生检疫：当国内某地区发生传染病疫情时，可由卫生部批准实行疫区检疫。其目的是防止传染病由疫区传播至非疫区。具体内容包括：进行疫区封锁，限制疫区与非疫区交往；查出疫区中的所有患者及传染源，并实施隔离和治疗；进行疫区消毒、杀虫及动物传染源的处理；对接触者进行医学观察；对易感者进行紧急预防接种或药物预防等。

(二) 传染病疫情的控制和管理

1. 传染病报告　传染病报告是传染病监测的手段之一，也是控制和消除传染病的重要措施。

(1) 报告病种和类别：目前，法定报告传染病分为甲、乙、丙三类共39种。国务院可以根据情况，增加或者减少甲类传染病病种，并予公布；国务院卫生行政部门可以根据情况，增加或者减少乙类、丙类传染病病种，并予公布。

甲类（2种）：鼠疫、霍乱。

乙类（26种）：传染性非典型肺炎、艾滋病、病毒性肝炎、脊髓灰质炎、人感染高致病性禽流感、麻疹、流行性出血热、狂犬病、流行性乙型脑炎、登革热、炭疽、细菌性和阿米巴性痢疾、肺结核、伤寒和副伤寒、流行性脑脊髓膜炎、百日咳、白喉、新生儿破伤风、猩红热、布鲁氏菌病、淋病、梅毒、钩端螺旋体病、血吸虫病、疟疾、甲型H1N1流感。

丙类（11种）：流行性感冒、流行性腮腺炎、风疹、急性出血性结膜炎、麻风病、流行性和地方性斑疹伤寒、黑热病、包虫病、丝虫病、除霍乱、细菌性和阿米巴性痢疾、伤寒和副伤寒以外的感染性腹泻病、手足口病。

(2) 责任报告人及报告时限：凡执行职务的医疗保健人员、卫生防疫人员包括个体开业医生皆为疫情责任报告人。责任报告人发现传染病患者、病原携带者、疑似传染病患者，应依法填写疫情报告卡，向卫生防疫机构报告疫情。

甲类传染病和乙类中的非典型肺炎、炭疽中的肺炭疽和人感染高致病性禽流感、甲型

H1N1 流感的报告时限为城镇 2h 以内、农村 6h 以内，应以最快的通讯方式向发病地区的卫生防疫机构报告，并及时报出传染病报告卡。乙类传染病的报告时限为城镇 6h 以内、农村 12h 以内向发病地区的卫生防疫机构报出传染病报告卡。在监测区内发现丙类传染病的报告时限为 24h 内向发病地区的卫生防疫机构报出传染病报告卡。发现传染病暴发、流行，应以最快的通讯方式向发病地区的卫生防疫机构报告疫情。省级政府卫生行政部门接到发现甲类传染病和发生传染病暴发、流行的报告后，应于 2h 内将传染病报告卡通过网络直报。

2. 针对传染源的措施

（1）患者：应做到"五早"即早发现、早诊断、早报告、早隔离、早治疗。患者一经诊断为传染病或可疑传染病，就应按传染病防治法规定实行分级管理。只有尽快管理传染源，才能防止传染病在人群中的传播蔓延。

甲类传染病患者和乙类传染病中的非典型肺炎、炭疽中的肺炭疽和人感染高致病性禽流感、甲型 H1N1 流感患者必须实施隔离治疗。必要时可请公安部门协助。

乙类传染病患者，根据病情可在医院或家中隔离，隔离通常应至临床或实验室证明患者已痊愈为止。对传染源作用不大的肾综合征出血热、钩端螺旋体病、布鲁杆菌病患者可不必隔离。

丙类传染病中的瘤型麻风患者必须经临床和微生物学检查证实痊愈才可恢复工作、学习。

传染病疑似患者必须接受医学检查、随访和隔离措施，不得拒绝。甲类传染病疑似患者必须在指定场所进行隔离观察、治疗。乙类传染病疑似患者可在医疗机构指导下治疗或隔离治疗。

（2）病原携带者：对病原携带者应做好登记、管理和随访至其病原体检查 2~3 次阴性后。在饮食、托幼和服务行业工作的病原携带者须暂时离开工作岗位，久治不愈的伤寒或病毒性肝炎病原携带者不得从事威胁性职业。艾滋病、乙型和丙型病毒性肝炎、疟疾病原携带者严禁做献血员。

（3）接触者：凡与传染源有过接触并有受感染可能者都应接受检疫。检疫期为最后接触日至该病的最长潜伏期。

留验：即隔离观察。甲类传染病接触者应留验，即在指定场所进行观察，限制活动范围，实施诊察、检验和治疗。

医学观察：乙类和丙类传染病接触者可正常工作、学习，但需接受体检、测量体温、病原学检查和必要的卫生处理等医学观察。

应急接种和药物预防：对潜伏期较长的传染病如麻疹可对接触者施行预防接种。此外还可采用药物预防，如服用青霉素预防猩红热，服用乙胺嘧啶或氯喹预防疟疾等。

（4）动物传染源：对危害大且经济价值不大的动物传染源应予彻底消灭。对危害大的病畜或野生动物应予捕杀、焚烧或深埋。对危害不大且有经济价值的病畜可予以隔离治疗。此外还要做好家畜和宠物的预防接种和检疫。

3. 针对传播途径的措施　对传染源污染的环境，必须采取有效的措施，去除和杀灭病原体。肠道传染病通过粪便等污染环境，因此应加强被污染物品和周围环境的消毒；呼吸道传染病通过痰和呼出的空气污染环境，通风和空气消毒至关重要；艾滋病可通过注射器和性活动传播，因此应大力推荐使用避孕套，杜绝吸毒和共用注射器；而杀虫是防止虫媒传染病传播的有效措施。

消毒(disinfection)是用化学、物理、生物的方法杀灭或消除环境中致病性微生物的一种措施,包括预防性消毒(preventive disinfection)和疫源地消毒(disinfection of epidemic focus)两大类。

(1)预防性消毒：对可能受到病原微生物污染的场所和物品施行消毒,如乳制品消毒、饮水消毒等。

(2)疫源地消毒：对现有或曾经有传染源存在的场所进行消毒。其目的是消灭传染源排出的致病性微生物。疫源地消毒分为随时消毒和终末消毒。

随时消毒(current disinfection)是当传染源还存在于疫源地时所进行的消毒；终末消毒(terminal disinfection)是当传染源痊愈、死亡或离开后所作的一次性彻底消毒,从而完全清除传染源所播散、留下的病原微生物。只有对外界抵抗力较强的致病性病原微生物才需要进行终末消毒,如霍乱、鼠疫、伤寒、病毒性肝炎、结核、炭疽、白喉等。对外界抵抗力较弱的疾病如水痘、流感、麻疹等一般不需要进行终末消毒。

(3)杀虫和灭鼠：杀虫是使用杀虫剂(insecticide)杀灭有害昆虫,特别是外环境中传递病原体的媒介节肢动物。灭鼠则是利用高效低毒或对人体和牲畜无毒的药剂或其他方法杀灭室内及外环境的鼠类。

4. 针对易感者的措施

(1)免疫预防：传染病的免疫预防包括主动免疫和被动免疫。其中计划免疫是预防传染病流行的重要措施(详见第四节)。此外,当传染病流行时,被动免疫可以为易感者提供及时的保护抗体,如注射胎盘球蛋白和丙种球蛋白预防麻疹、流行性腮腺炎、甲型肝炎等。高危人群应急接种可以通过提高群体免疫力来及时制止传染病大面积流行,如麻疹疫苗在感染麻疹3日后或潜伏期早期接种均可控制发病。

(2)药物预防：也可以作为一种应急措施来预防传染病的传播。但药物预防作用时间短、效果不巩固,易产生耐药性,因此其应用具有较大的局限性。

(3)个人防护：接触传染病的医务人员和实验室工作人员应严格遵守操作规程,配置和使用必要的个人防护用品。有可能暴露于传染病生物传播媒介的个人需穿戴防护用品如口罩、手套、护腿、鞋套等。疟疾流行区可使用个人防护蚊帐。安全的性生活应使用安全套。

5. 传染病暴发、流行时的紧急措施 根据传染病防治法规定,在有传染病暴发、流行时,当地政府需立即组织力量防治,报经上一级政府决定后,可采取下列紧急措施。

(1)限制或停止集市、集会、影剧院演出或者其他人群聚集活动。
(2)停工、停业、停课。
(3)临时征用房屋、交通工具。
(4)封闭被传染病病原体污染的公共饮用水源、食品及相关物品。
(5)控制或者扑杀染疫野生动物、家畜家禽。
(6)封闭可能造成传染病扩散的场所。

在采用紧急措施防止传染病传播的同时,政府卫生部门、科研院所的流行病学、传染病学和微生物学家、各级卫生防疫机构的防疫检疫人员、各级医院的临床医务人员和社会各相关部门应立即组织开展传染病暴发调查,并实施有效的措施控制疫情,包括隔离传染源,治疗患者尤其是抢救危重患者,检验和分离病原体,采取措施消除在暴发调查过程中发现的传播途径和危险因素。现场调查的步骤和方法见公共卫生监测和疾病暴发调查一章。

第四节 主要传染病的流行病学特征

一、主要传统传染病流行病学特征

(一) 流行性感冒

流行性感冒(简称流感)是流感病毒引起的急性呼吸道感染,是一种传染性强、传播速度快的疾病。其主要通过空气中的飞沫、人与人之间的接触或与被污染物品的接触传播。典型的临床症状是:急起高热、全身疼痛、显著乏力和轻度呼吸道症状。一般秋冬季节是其高发期,所引起的并发症和死亡现象非常严重。该病是由流感病毒引起,可分为甲(A)、乙(B)、丙(C)三型,甲型病毒经常发生抗原变异,传染性大,传播迅速,极易发生大范围流行。甲型H1N1就是甲型一种。本病具有自限性,但在婴幼儿、老年人和存在心肺基础疾病的患者容易并发肺炎等严重并发症而导致死亡。

(二) 感染性腹泻

感染性腹泻(也称急性胃肠炎)系指各种病原体肠道感染而引起的腹泻。根据腹泻的持续时间长短,可将其分为急性(<14日),持续性(14~29日)或慢性(≥30日)。病原体主要包括细菌、病毒、寄生虫和真菌等。其染病途径大致相同,主要"病从口入"即粪-口传播,少数由个体接触传播和(或)呼吸道飞沫传播(诸如病毒等),但是仍然有些病例病原体的实际传播途径不明了。不同感染接种剂量直接影响疾病的传播方式和易感性。发病机制为毒素和(或)病原体直接侵犯胃肠道黏膜而致病。其临床表现均可有腹痛、腹泻,并可有发热、恶心、呕吐等症状。最后确诊须依赖病原学检查。各种腹泻处理原则亦相似,但不同病原体引起的腹泻,在流行病学、发病机制、临床表现及治疗上又有不同特点。《中华人民共和国传染病防治法》中将霍乱定为甲类传染病,将细菌性和阿米巴性痢疾、伤寒和副伤寒定为乙类传染病,除上述以外的感染性腹泻定为丙类传染病。

(三) 病毒性肝炎

病毒性肝炎是由多种肝炎病毒引起的以肝病变为主的一种传染病。临床上以食欲减退、恶心、上腹部不适、肝区痛、乏力为主要表现。部分患者可有黄疸发热和肝大伴有肝功能损害。有些患者可慢性化,甚至发展成肝硬化,少数可发展为肝癌。病毒性肝炎的病原学分型,目前已被公认的有甲、乙、丙、丁、戊五种肝炎病毒,分别写作HAV、HBV、HCV、HDV、HEV,除乙型肝炎病毒为DNA病毒外,其余均为RNA病毒。

(四) 疟疾

疟疾是经按蚊叮咬或输入带疟原虫者的血液而感染疟原虫所引起的虫媒传染病。寄生于人体的疟原虫共有四种,即间日疟原虫,三日疟原虫,恶性疟原虫和卵形疟原虫。在我国主要是间日疟原虫和恶性疟原虫;其他两种少见,近年偶见国外输入的一些病例。不同的疟原虫分别引起间日疟、三日疟、恶性疟及卵形疟。本病主要表现为周期性规律发作,全身发冷、发热、多汗,长期多次发作后,可引起贫血和脾大。

(五) 肾综合征出血热

肾综合征出血热又称流行性出血热、朝鲜出血热，是一种源于动物的急性病毒性传染病，病原体是汉坦病毒。汉坦病毒主要存在于鼠类，但不会令鼠发病，而当病毒传染给人时，却可令人发病。疾病广泛在世界各地流行，包括俄罗斯（远东地区）、中国、日本、朝鲜半岛、北欧、巴尔干半岛等地方。在国内，主要分布在东北、华东、中南、西南等区域；近年常暴发家鼠型出血热，主要在春夏季出现；而野鼠型出血热则主要在秋季丰收时出现。

(六) 结核病

结核病是由结核杆菌感染引起的慢性传染病。结核菌可能侵入人体全身各种器官，但主要侵犯肺，称为肺结核病。结核病是青年人容易发生的一种慢性和缓发的传染病。一年四季都可以发病，15～35 岁的青少年是结核病的高发年龄。潜伏期 4～8 周。其中 80% 发生在肺部，其他部位（颈淋巴、脑膜、腹膜、肠、皮肤、骨骼）也可继发感染。人与人之间呼吸道传播是本病传染的主要方式。传染源是接触排菌的肺结核患者。随着环境污染和艾滋病的传播，结核病发病率越发强烈。除少数发病急促外，临床上多呈慢性过程。常有低热、乏力等全身症状和咳嗽、咯血等呼吸系统表现。

(七) 麻疹

麻疹是儿童最常见的急性呼吸道传染病之一，其传染性很强，在人口密集而未普种疫苗的地区易发生流行，2～3 年一次大流行。麻疹病毒属副黏液病毒，通过呼吸道分泌物飞沫传播。临床上以发热、上呼吸道炎症、眼结膜炎及皮肤出现红色斑丘疹和颊黏膜上有麻疹黏膜斑，疹退后遗留色素沉着伴糠麸样脱屑为特征。常并发呼吸道疾病如中耳炎、喉-气管炎、肺炎等，麻疹脑炎、亚急性硬化性全脑炎等严重并发症。目前尚无特效药物治疗。我国自 1965 年，开始普种麻疹减毒活疫苗后发病显著下降。

(八) 鼠疫

鼠疫别称黑死病，是鼠疫杆菌借鼠蚤传播为主的烈性传染病，系广泛流行于野生啮齿动物间的一种自然疫源性疾病。经鼠蚤传播，鼠蚤叮咬是主要的传播途径，啮齿动物→蚤→人的传播是腺鼠疫的主要传播方式。亦可通过呼吸、谈话、咳嗽等，借飞沫形成"人→人"的方式传播，并可造成人间鼠疫的大流行。其也可经皮肤传播，如剥食患病啮齿动物的皮、肉或直接接触患者的脓血或痰，经皮肤伤口而感染。临床上表现为发热、严重毒血症症状、淋巴结肿大、肺炎、出血倾向等。鼠疫在世界历史上曾有多次大流行，死者以千万计，我国在新中国成立前也曾发生多次流行，病死率极高。

(九) 霍乱

霍乱是一种急性腹泻疾病，病发高峰期在夏秋季，能在数小时内造成腹泻脱水甚至死亡。霍乱是由霍乱弧菌所引起的，通常是血清型 O1 的霍乱弧菌所致，但是在 1992 年曾经有 O139 的新血清型造成流行。霍乱弧菌存在于水中，最常见的感染原因是食用被患者粪便污染过的水。霍乱弧菌能产生霍乱毒素，造成分泌性腹泻，即使不再进食也会不断腹泻，洗米水状的粪便是霍乱的特征。

(十) 性传播疾病

性传播疾病，亦称"性病"，传统观念是指通过性交行为传染的疾病，主要病变发生在生殖器部位。包括梅毒、淋病、软下疳、性病性淋巴肉芽肿和腹股沟肉芽肿五种，曾被称为"花柳病"。目前在国外列入性传播疾病的病种多达 20 余种，其中包括传统的五种性病及非淋菌性尿道炎、尖锐湿疣、生殖器疱疹、艾滋病、细菌性阴道病、外阴阴道念珠菌病、阴道毛滴虫病、疥疮、阴虱和乙型肝炎等。我国目前要求重点防治的八种性传播疾病是梅毒、淋病、软下疳、性病性淋巴肉芽肿、生殖道沙眼衣原体感染、尖锐湿疣、生殖器疱疹、艾滋病。由于性病是一组疾病的总称，其症状因病而异，感染了性病病原体后，有的人有明显的临床表现，但是，也有的人没有任何表现。

二、主要新发传染病流行病学特征

(一) 艾滋病

艾滋病是一种危害性极大的传染病，由感染艾滋病病毒(HIV 病毒)引起。HIV 是一种能攻击人体免疫系统的病毒。它把人体免疫系统中最重要的 T 淋巴细胞作为主要攻击目标，大量破坏该细胞，使人体丧失免疫功能。因此，人体易于感染各种疾病，并可发生恶性肿瘤，病死率较高。HIV 在人体内的潜伏期平均为 8～9 年，患艾滋病以前，可以没有任何症状地生活和工作多年。目前尚无预防艾滋病的有效疫苗，因此最重要的是采取预防措施。艾滋病已被我国列入乙类法定传染病，并被列为国境卫生监测传染病之一。

(二) SARS

SARS 为一种由 SARS 冠状病毒(SARS-CoV)引起的急性呼吸道传染病，世界卫生组织(WHO)将其命名为 SARS。本病为呼吸道传染性疾病，主要传播方式为近距离飞沫传播或接触患者呼吸道分泌物。其潜伏期 1～16 日，常见为 3～5 日。我国已将 SARS 列入法定传染病乙类，并规定按甲类传染病进行报告、隔离治疗和管理。

(三) 人感染高致病禽流感

人感染禽流感，是由禽流感病毒引起的人类疾病。禽流感病毒，属于甲型流感病毒，根据禽流感病毒对鸡和火鸡的致病性的不同，分为高、中、低/非致病性三级。由于禽流感病毒的血凝素结构等特点，一般感染禽类，当病毒在复制过程中发生基因重配，致使结构发生改变，获得感染人的能力，才可能造成人感染禽流感疾病的发生。至今发现能直接感染人的禽流感病毒亚型有：H5N1、H7N1、H7N2、H7N3、H7N7、H9N2 和 H7N9 亚型。其中，高致病性 H5N1 亚型和 2013 年 3 月在人体上首次发现的新禽流感 H7N9 亚型尤为引人关注，不仅造成了人类的伤亡，同时重创了家禽养殖业。

(四) 疯牛病

疯牛病，即牛脑海绵状病，简称 BSE，是一种侵犯牛中枢神经系统的慢性的致命性疾病，是由一种非常规的病毒——朊病毒引起的一种亚急性海绵状脑病。1986 年 11 月将该病定名为 BSE，首次在英国报刊上报道。这种病波及世界很多国家，如法国、爱尔兰、加拿大、丹麦、葡萄牙、瑞士、阿曼和德国。BSE 的病程一般为 14～90 日，潜伏期长达 4～6 年。

(五) 埃博拉出血热

埃博拉病毒(Ebola virus)又译作伊波拉病毒。是一种十分罕见的病毒，1976 年在苏丹南部和刚果(金)(旧称扎伊尔)的埃博拉河地区发现它的存在后，引起医学界的广泛关注和重视,"埃博拉"由此而得名。其是一种能引起人类和灵长类动物产生埃博拉出血热的烈性传染病病毒,病毒潜伏期可达2~21日,通常为5~10日。其引起的埃博拉出血热(EBHF)是当今世界上最致命的病毒性出血热,这种传染病有很高的死亡率,为50%~90%,致死原因主要为中风、心肌梗死、低血容量休克或多发性器官衰竭。

(六)蜱传疾病

蜱属于寄螨目、蜱总科,是许多种脊椎动物体表的暂时性寄生虫,是一些人兽共患病的传播媒介和贮存宿主。蜱传疾病主要是蜱叮咬携带病原体的宿主动物后,再叮咬人时,病原体可随之进入人体引起的发病。因此,接触蜱等传播媒介的人群为该疾病的高危人群,包括疫源地居民、劳动者和旅游者等。

第五节 计划免疫及其评价

20世纪70年代以来,WHO根据消灭天花和不同国家控制麻疹、脊髓灰质炎的经验,开展了全球扩大免疫规划(expanded program on immunization,EPI)活动。EPI要求坚持免疫方法与流行病学监督相结合,防治白喉、百日咳、破伤风、麻疹、脊髓灰质炎、结核病等传染病。EPI从启动至20世纪80年代,重点放在提高免疫覆盖率,使每一个儿童在出生后都能按计划获得免疫接种。进入20世纪90年代后,计划免疫的目标逐步过渡为疫苗可预防疾病的控制、消除和消灭。EPI是全球的一项重要的公共卫生行动。1997年,全球的麻疹接种率已达87%,相对于1990年,病例数下降了48%。1990、1997年育龄妇女破伤风类毒素接种率分别为57%和64%,新生儿破伤风的发病例数下降了30%,死亡数下降了39%。

我国1980年起正式加入EPI活动。《九十年代中国儿童发展规划纲要》提出:到1995年消灭野毒株引起的麻痹型脊髓灰质炎(这一目标已经达到),消除新生儿破伤风。进入21世纪后,《中国儿童发展纲要(2001-2010年)》要求全国儿童免疫接种率以乡(镇)为单位达到90%以上,将乙型肝炎疫苗接种纳入计划免疫,并逐渐将新的疫苗接种纳入计划免疫管理。

一、预防接种

前面提到的一般性预防措施是针对各种传染病的非特异性措施,而免疫预防则是针对特定传染病的特异性措施。预防接种(vaccination)又称人工免疫,是利用生物制品将抗原或抗体注入机体,使人体获得对某些疾病的特异性抵抗力,从而保护易感人群,预防传染病发生与流行。预防接种的种类包括人工自动免疫、人工被动免疫和被动自动免疫三种。

(一)人工自动免疫

人工自动免疫(active immunization)是指通过人工免疫方法,使宿主自身的免疫系统产生对于相关传染病的保护作用,其作用的大小取决于宿主所产生的免疫反应强度。影响宿主免疫反应的因素包括疫苗所含的抗原量、免疫途径(如肌内注射、口服等)、宿主相应抗体的存在与否、年龄、免疫抑制、遗传易感性和疫苗的自身特点等。免疫时间也是一个重要的因素,大多数疫苗要求在自然感染发生前数周接种,从而使机体有足够的时间产生免疫应答反应。

1. 减毒活疫苗　减毒活疫苗(attenuated live vaccine)由无毒或弱毒菌株或病毒株所制成，如麻疹疫苗、卡介苗、脊髓灰质炎疫苗。减毒活疫苗进入机体后，减毒株在宿主体内复制和增殖，引导宿主产生免疫，此时免疫应答反应往往强于灭活疫苗，且往往由于免疫记忆而维持终身。减毒活疫苗的作用类似于自然感染，可同时导致体液免疫和细胞免疫，在全身和局部产生免疫效果。减毒活疫苗的潜在优势在于它还可导致减毒株在易感者之间的水平传播，这种传播可能会增加人群的实际免疫覆盖率，但问题是水平传播同样可能增加了减毒株恢复毒力的可能性。因此，对于有可能产生水平传播的疫苗减毒株，必须实施严格监测。

减毒活疫苗接种剂量小，接种次数少，免疫效果好，维持时间长，但不易保存，通常需要"冷链"。所谓"冷链"是指从疫苗生产厂家到实施疫苗接种现场所需的一系列冷藏、运输、管理系统，是保证计划免疫实施的基础条件。

2. 灭活疫苗　灭活疫苗(inactived vaccine)用加热、化学等方法杀死的病原微生物或提取、纯化的病原微生物组分，如复合亚单位、类毒素、多糖聚合物制成。灭活疫苗易保存，有效期长。灭活疫苗所致的免疫通常为体液免疫，产生的免疫力较低，免疫持续时间较短，需反复接种来达到所需的保护性抗体水平。由全菌或病毒制成的灭活疫苗因其组分复杂而副作用较大，但其中的纯化组分疫苗，如类毒素副反应小、持续时间长，且免疫效果较好，是一种理想的自动免疫制剂。

3. 重组疫苗　随着过去二十年来遗传学的飞速发展，通过基因重组机制来生产疫苗已受到了越来越多的关注。目前研制的重组疫苗主要有三大类。

一是DNA重组疫苗，以这一方式面世的第一种疫苗是乙型肝炎疫苗。该疫苗通过对乙型肝炎表面抗原HBsAg进行克隆扩增，应用重组DNA技术从酵母菌生产。

二是通过消除和修饰病原微生物上已知的致病性基因来制备疫苗。以此方法研制的针对轮状病毒的第一代重组疫苗已在美国和芬兰进行临床试验，目前的研究结果提示该疫苗对由轮状病毒所致的儿童腹泻具有很好的保护性。

三是通过在病毒体内插入病原微生物的某个基因，然后被修饰的病毒作为一个携带者或载体来表达该外来基因，从而诱导免疫反应。目前这一技术正被应用于HIV疫苗的研制。

4. DNA疫苗　不同于传统的疫苗，DNA疫苗旨在将病原微生物的某种专门组分的裸露DNA编码直接注入机体内。尽管此类疫苗尚未面世，但其在技术上的飞速发展有可能开创免疫学的新纪元。目前正在研制的此类疫苗包括疟疾、流感、轮状病毒、HIV等。

(二)人工被动免疫

人工被动免疫(passive immunity)是将含有抗体的血清或其制剂注入机体，使机体立即获得抗体而受到保护。

1. 免疫血清　指抗毒素、抗菌和抗病毒血清的总称。这种血清含大量抗体，进入机体后可及时产生保护作用。但其在体内停留时间短，作用时间短。由于免疫血清为动物血清，含大量异体蛋白，易致过敏反应，只有免疫血清过敏试验阴性者方可使用。

2. 丙种球蛋白　是由健康产妇的胎盘与脐带血或健康人血分离制成的。可用于预防甲型肝炎、麻疹等。

(三)被动自动免疫

被动自动免疫(passive and active immunity)是指在注射破伤风或白喉抗毒素的同时，

接种破伤风或白喉类毒素疫苗,使机体在迅速获得特异性抗体的同时,产生持久的免疫力。乙型肝炎和狂犬病的预防也采用该免疫策略。

二、计 划 免 疫

计划免疫(planning immunity)是根据疫情监测和人群免疫状况的分析,按照规定的免疫程序,有计划地利用疫苗进行预防接种,以提高人群免疫水平,达到控制或最终消灭针对性疾病的目的。计划免疫强调科学的有计划地开展预防接种。

(一)扩大免疫计划

不同国家传染病的流行特征和疾病负担各异,获得有效的疫苗的方式不一,加之经济社会发展水平各不相同,其计划免疫方案也有所不同。

中国早在20世纪50年代就在部分地区开展了有计划的免疫接种,70年代明确提出了计划免疫概念,制定了《全国计划免疫工作条例》,80年代加入EPI活动,计划免疫工作在全国取得了极大的成就。

我国的计划免疫工作的主要内容是适龄儿童的计划免疫,另外就是针对重点地区、重点人群开展免疫预防。儿童计划免疫即对7周岁及7周岁以下儿童进行卡介苗、脊髓灰质炎三价糖丸疫苗、百白破混合制剂和麻疹疫苗免疫接种,以及以后的适时加强免疫,使儿童获得对结核、脊髓灰质炎、百日咳、白喉、破伤风和麻疹的免疫力,概括为"接种四苗,预防六病"。最新的计划免疫还要求添加乙型肝炎疫苗免疫,并在部分地区增加对乙型脑炎、流行性脑脊髓膜炎等的免疫接种工作。

(二)计划免疫程序

免疫程序是指对需要接种的疫苗种类、接种先后次序、接种时间、接种要求等做出的具体规定。免疫程序是根据传染病流行特征、疫苗生物学特点、人群免疫应答能力、免疫水平的变化及实施免疫预防的条件等多方面因素综合考虑后制定的。我国现行的儿童计划免疫程序见 表14-1。

表14-1 我国儿童计划免疫程序

疫苗名称	卡介苗	脊髓灰质炎活疫苗	百白破混合制剂	麻疹疫苗	乙型肝炎疫苗
新生儿	初种				1次
1个月龄					2次
2个月龄		1次			
3个月龄		2次	1次		
4个月龄		3次	2次		
5个月龄			3次		
6个月龄					3次
8个月龄				初种	
1.5~2周岁		*	加强		
4岁		复服			
7岁	复种		白类加强	加强	加强
12岁	复种(农村)				

* 部分地区对18~24个月龄儿童进行第一次复服,4岁第二次复服。

(三)预防接种注意事项

1. 接种的准备工作 接种场所应光线明亮，空气流通，冬季室内应温暖。接种用品及急救用品要摆放有序。严格遵守消毒制度，要做到每人用一支注射器、一个针头，以免交叉感染。

2. 受种者的准备 做好解释、宣传工作，消除紧张、恐惧心理，争取家长和儿童的合作。注射部位的局部皮肤应清洁，防止感染。接种最好在儿童饭后进行，以免晕针。

3. 严格掌握禁忌证 接种前认真询问病史及传染病接触史，先做体检。

(1)一般禁忌证：急性传染病，包括有急性传染病接触史而未过检疫期者；活动性肺结核、风湿病、较重的心脏病、高血压、肝肾疾病；哮喘、荨麻疹等过敏史者；严重的湿疹或化脓性皮肤病者；有癫痫病或惊厥史的小儿；慢性疾病急性发作者，以及孕妇及哺乳期妇女等。

(2)特殊禁忌证：有过敏史者慎用动物血清制品；体温高于37.5℃，或一周内每日腹泻4次以上的儿童，严禁服用脊髓灰质炎活疫苗糖丸；正在接受免疫抑制剂治疗，如放射治疗、糖皮质激素、抗代谢药物和细胞毒药物均能降低对疫苗的免疫反应，应尽量推迟常规的预防接种；近1个月内注射过丙种球蛋白者，不能接种活疫苗；各种制品的特殊禁忌证应严格按照使用说明执行。

4. 操作要点

(1)严格查对：仔细核对儿童姓名和年龄；严格按照规定的接种剂量接种；注意预防接种的次数，按使用说明完成全程和加强免疫；按各种制品要求的间隔时间接种，一般接种活疫苗后需隔4周，接种死疫苗后需隔2周，再接种其他活或死疫苗。

(2)生物制品的准备：检查制品标签，包括名称、批号、有效期及生产单位，并做好登记；检查安瓿有无裂痕，药液有无发霉、异物、凝块、变色或冻结等；按照规定方法稀释、溶解、摇匀后使用；严格无菌操作；抽吸后如有剩余药液，需用无菌干纱布覆盖安瓿口；在空气中放置不能超过2h；接种后剩余药液应废弃，活菌苗应烧毁。

(3)局部消毒：用2%碘伏及75%乙醇消毒皮肤，待干后注射；接种活疫苗、菌苗时，只用75%乙醇消毒，因活疫苗、菌苗易被碘伏杀死，影响接种效果。

5. 预防接种的反应及处理

(1)一般反应

1)局部反应：接种后24h左右局部会出现红、肿、热、痛，有时伴有淋巴结肿大，红肿直径在2.5cm以下为弱反应，2.6～5cm为中等反应，5cm以上为强反应。局部反应持续2～3日不等。接种活菌(疫)苗后局部反应出现晚、持续时间长。个别儿童接种麻疹疫苗后5～7日出现皮疹等反应。局部反应时，可用干净毛巾热敷

2)全身反应：于接种后5～6h体温升高，持续1～2日，但接种活疫苗需经过一定潜伏期才有体温上升。体温37.5℃左右为弱反应，37.5～38.5℃为中等反应，38.6℃以上为强反应。此外，还伴有头晕、恶心、呕吐、腹痛、腹泻、全身不适等反应。全身反应可对症处理，注意休息，多饮水。如红肿继续扩大，高热持续不退，应到医院诊治。

(2)异常反应：只有少数人发生，反应较重。

1)过敏性休克：于注射后数分钟或0.5～2h内出现烦躁不安、面色苍白、口周青紫、四肢湿冷、呼吸困难、脉细速、恶心呕吐、惊厥、大小便失禁以至昏迷。如不及时抢救，可在短期内有生命危险。此时应使患儿平卧，头稍低，注意保暖，并立即皮下或静脉注射(1∶1000)

肾上腺素 0.5~1ml，必要时可重复注射，有条件时给氧气吸入，病情稍稳定后，应尽快转至医院抢救。

2）晕针：儿童常由于空腹、疲劳、室内闷热、紧张或恐惧等原因，在接种时或几分钟内出现头晕、心慌、面色苍白、出冷汗、手足冰凉、心跳加快等症状，重者知觉丧失。晕针是由于各种刺激引起反射性周围血管扩张所致的一过性脑缺血。此时应立即使患儿平卧，头稍低，保持安静，饮少量热开水或糖水，短时间内即可恢复正常。数分钟后不恢复正常者，可针刺人中穴，也可皮下注射 1：1000 肾上腺素，每次 0.01~0.03ml/kg。

3）过敏性皮疹：以荨麻疹最为多见，一般于接种后几小时至几日内出现，经服用抗组胺药物后即可痊愈。

4）全身感染：免疫系统有原发性严重缺陷或继发性免疫防御机能遭受破坏（如放射病）者，接种活菌（疫）苗后可扩散为全身感染。

(3) 有六种情形不属于预防接种异常反应：①因疫苗本身特性引起的接种后一般反应；②因疫苗质量不合格给受种者造成的损害；③因接种单位违反预防接种工作规范、免疫程序、疫苗使用指导原则、接种方案给受种者造成的损害；④受种者在接种时正处于某种疾病的潜伏期，接种后偶合发病；⑤受种者有疫苗说明书规定的接种禁忌，在接种前受种者或者其监护人未如实提供受种者的健康状况和接种禁忌等情况，接种后受种者原有疾病急性复发或者病情加重；⑥因心理因素发生的个体或者群体的心因性反应。

6. 注意提高预防接种的完成率　预防接种首先是保护被接种者个人，即提高个体免疫力、当有免疫力的人数达到一定百分比时，则免疫人群就形成一个屏障，此屏障可以保护一些未经免疫的人不受感染。一般人群免疫水平达 80%以上，才能取得控制传染病流行的效果。

三、疫苗及其免疫效果评价

疫苗及其免疫效果评价，具有严格科学的评价程序，其关键是评价疫苗的安全性和有效性。

(一)评价程序

任何一种新疫苗的面世，都需要经过多阶段的评价，在开展人体评价前，所有有关新疫苗制剂的制备、稳定性和纯正性、动物实验结果都必须上报有关审批机构。只有在动物实验有充分证据证明该疫苗的效力、安全性和有效性后，才有可能开展人体试验。人体试验通常包括：Ⅰ期，剂量设定和安全性评价，重点观察安全性；Ⅱ期，安全性和免疫性试验，观察或者评价疫苗在目标人群中是否能获得预期效果（通常指免疫原性）和一般安全性信息；Ⅲ期，疫苗效果比较试验，全面评价疫苗的保护效果和安全性，该期是获得注册批准的基础；Ⅳ期，是疫苗注册上市后，对疫苗实际应用人群的安全性和有效性进行综合评价。疫苗上市前的三期试验的目标和基本要求详见表 14-2。

表 14-2　疫苗临床试验程序

内容	Ⅰ期： 剂量设定和安全性	Ⅱ期： 安全性和免疫性	Ⅲ期： 疫苗效果比较试验
目的	确定能够达到有效的免疫反应而又不产生严重副作用的有益剂量(beneficial dose, BD)	测量和(或)比较副作用发生比例；评价疫苗有效性。免疫反应的评价可测量抗体滴度的上升倍数（如 2~4 倍）	比较接种组和对照组的感染率；进一步评价疫苗的副作用发生情况；研究将新疫苗纳入计划免疫项目的可行性

续表

内容	Ⅰ期：剂量设定和安全性	Ⅱ期：安全性和免疫性	Ⅲ期：疫苗效果比较试验
人群	健康成年人，无禁忌证	健康成人、儿童或婴儿，无禁忌证	有可能发生所研究疾病的成人、儿童或婴儿，无禁忌证
研究设计	单个或系列样本，可识别的开放性试验	可识别的开放性的前瞻性队列研究或小型随机对照试验	随机、对照、双盲试验。对照组可以是标准疫苗或安慰剂
样本大小	几项小规模试验，每项5～10人	根据预期的有效比例和副作用水平计算。20～200人	根据所比较组可能的干预效果差别来计算。100～10 000人
研究终点	-BD剂量已识别 -可获得发生预期和非预期的局部和全身副作用的比例 -生物效应：可测量保护性免疫反应者比例	-安全性：可计算发生预期和非预期的局部和全身副作用的比例 -免疫性：可测量获得保护性免疫者比例	-效果：不同组和不同亚组的新感染率 -临床或生物学效果：各组达到保护性免疫水平者的比例（如中和抗体上升4倍者比例） -可行性：如随访率，接受率，完成率和所遇到的各种障碍
结果测量	构成比等	构成比、均数及不同组构成比均数的差别	不同比较组相应指标的差别疫苗效果指标

资料来源：Nelson KE, et al. Infectious Disease Epideimiology- Theory and Practice. 2001, p: 266

值得注意的是，在进行疫苗人体评价前，必须获得试验的伦理学许可，对象必须知情认可。在评价过程中，必须全程监测，尤其是安全性问题，要事先建立监测指标和应对措施，以防任何意外的出现。

在疫苗获得生产许可后，还可以对疫苗在不同年龄、性别、不同暴露程度和医疗卫生服务可及性的人群中进行进一步的流行病学观察性研究。

（二）免疫效果评价指标

1. 免疫效果评价指标 通过测定接种后人群抗体阳转率、抗体平均滴度和抗体持续时间来评价。例如，脊髓灰质炎中和抗体≥1∶4或有4倍及以上增高；麻疹血凝抑制抗体≥1∶2或有4倍及以上增高等。

2. 流行病学效果评价指标 可用随机对照双盲的现场试验结果来计算疫苗保护率和效果指数。

$$疫苗保护率 = \frac{对照组发病率 - 接种组发病率}{对照组发病率} \times 100\% \qquad (14-1)$$

$$疫苗效果指数 = \frac{对照组发病率}{接种组发病率} \qquad (14-2)$$

四、计划免疫管理评价

计划免疫工作考核内容包括：组织设置和人员配备；免疫规划和工作计划；计划免疫实施的管理和各项规章制度；冷链装备及运转情况；人员能力建设及宣传动员；监测及疫情暴发控制等。具体考核指标如下。

1. 建卡率 以WHO推荐的群组抽样法，调查12～18个月龄儿童建卡情况，要求达到98%以上。

$$建卡率 = \frac{已建立免疫接种卡人数}{调查的适龄儿童数} \times 100\% \qquad (14-3)$$

2. 接种率 对象为满 12 个月龄儿童。

$$某疫苗接种率 = \frac{按免疫程序完成接种人数}{某疫苗的应接种人数} \times 100\% \tag{14-4}$$

3. 五苗基础免疫率 即五种基础免疫疫苗的全程规范接种率。

$$五苗基础免疫率 = \frac{五苗均按免疫程序完成接种人数}{调查的适龄儿童数} \times 100\% \tag{14-5}$$

4. 冷链设备完好率 疫苗是由病原微生物及其代谢产物所制备的，对温度很敏感，只能在一定温度范围内才具有活性。因此，疫苗在保存、运输和使用的各个环节都要持续保冷，这一过程所配备的冷藏、冷运设备称为冷链（cold chain）。

$$冷链设备完好率 = \frac{冷链设备正常的运转数量}{冷链设备总数量} \times 100\% \tag{14-6}$$

(刘成凤)

思 考 题

1. 试述传染病流行病学的研究意义？
2. 试述"三环节"和"两因素"在流行过程中的作用及意义？
3. 简述潜伏期的流行病学意义？
4. 试述人群易感性与群体免疫力的关系及其在防疫工作中的意义？
5. 试述社会因素对流行过程的影响及其作用？
6. 常见的传播途径有哪些各有何特点？
7. 影响人群易感性高低的因素有哪些？
8. 试述传染病预防和控制的策略和主要措施。

第十五章　突发公共卫生事件流行病学

突发公共卫生事件的频发对社会稳定、经济发展及人群健康的危害越来越严重。突发公共卫生事件流行病学研究突发公共卫生事件发生、发展的规律及其影响因素，判定事件性质，识别高危人群，并研究应急反应机制，为突发公共卫生事件的预防和应对提供科学依据。本章介绍了突发公共卫生事件的定义、分类、特征、分期、分级、危害及突发公共卫生事件的流行病学调查和应急处置。

案例15-1　一起人感染猪链球菌病暴发

1. 案例概况　2005年6~8月，我国西部某省出现人感染猪链球菌病暴发疫情，共发病204例，死亡38例，病死率18.63%，疫情波及省内12个地市、37个县（市、区）。在国家与省市政府和有关部门积极干预下，疫情得到较快控制。

2. 事件经过　2005年7月11日，某省某市某区疾病预防控制中心（Centers for Disease Control and Prevention，以下简称CDC）接到该市某医院报告："收治1例疑似流行性出血热患者，流行病学不支持，请指导调查、核实。"该区CDC当日派专业人员赶往医院调查并采集血样标本，并于12日将患者血样标本送该省CDC检测。12日下午，该区CDC又接到该院报告："再次收治1例疑似流行性出血热患者，病情危重。"经调查，近半个月来该院共收治4例类似病例，其中2例已死亡、1例自动离院结局不详、1例正在治疗中。病例均有进食不明原因死亡的病死猪（羊）肉史；首发症状为高热、乏力等"感冒"样症状，伴恶心、呕吐，进而出现晕厥、低血压、休克、白细胞进行性增加、血小板进行性减少、蛋白尿等，面部、上臂、胸部等处出现瘀斑。报告的第2例患者于当日死亡。7月12日19:00，该区CDC向市CDC报告了这起疫情，该市CDC立即介入调查。

7月14日，该省CDC检测结果：出血热抗体IgG、IgM阴性。7月15日12:00，该市卫生局向省卫生厅电话报告：本市发生不明原因疾病，共计发病5人，4人死亡。患者急性起病、高热、伴头痛等全身中毒症状，严重者出现中毒性休克、脑膜炎症状。省卫生厅组织疾控、临床专家赴该市调查，排除出血热诊断，确定为"不明原因死亡"病例。

7月15日晚，省卫生厅将该起疫情传真报告卫生部应急办。

7月16日0:45，该区CDC通过"突发公共卫生事件报告管理系统"首次网络直报"不明原因疾病"疫情。

7月18日，卫生部组成专家组赶赴该市协助调查处置疫情。首批工作组成员包括：中国CDC流行病学与病原微生物学专家、北京地坛医院临床专家等。随着疫情的扩大，北京协和医院、南京东大医院、四川大学华西医院等也派出临床专家协助诊疗工作。

3. 调查结论　7月23日，通过对陆续发病及发现的55例患者进行调查分析，结合实验室检测结果，初步认定：本起疫情为"人感染猪链球菌病"暴发，病原体为猪链球菌Ⅱ型，感染来源为病、死猪，感染方式主要为宰杀病、死猪等直接接触。

4. 应急处置　根据调查结论开始推行"禁宰病、死猪"等针对性措施。7月25日，卫生部通过媒体公布了该起疾病暴发事件的主要感染方式与病原学病因，向公众通报了本起疫情的发展情况及调查处置工作。各级政府高度重视对本起疫情的调查处理，卫生部部长、该省省长亲临现场视察、指导处置工作。省政府在全省发文推行"禁止屠宰病、死猪"针对性控制策略，基层政府工作人员在农村驻点督导落实防控措施，有力推动了疫情的控制。

5. 总结报告 本起疫情首例病例发生于6月24日，最后1例患者发生于8月6日，疫情持续42日；国家工作组于7月18日介入调查处理，采取综合性措施，包括开展宣传教育、控制传染源、切断传播途径等，其中切断传播途径（禁宰病、死猪）起到主导作用。经2周左右时间不再有新病例发生，疫情被控制。

讨论题

(1) 该起疾病疫情是否属于突发公共卫生事件，目前关于突发公共卫生事件应对的法律法规有哪些？

(2) 该起暴发疫情的原因是什么，为什么不能更早地被发现和采取相应措施？

(3) 请列举哪些部门可能参与了这一起事件的平息，并说说部门之间紧密合作对事件处理的重要性。

(4) 媒体、政府部门等在应对突发公共卫生事件过程中的作用有哪些？

第一节 概 述

一、定 义

突发事件（emergency events），是指突然发生，造成或者可能造成严重社会危害，需要采取应急处置措施予以应对的自然灾害、事故灾难、公共卫生事件和社会安全事件。因为具有高度不确定性和严重危害性，自然和人为因素交织，事件演变迅速，公共危机问题可能被迅速的集中和放大，蕴含着各类不可忽视的风险，突发事件也可引起严重的公共卫生问题，特别是发生自然灾害时（如地震、洪涝灾害），会导致生态环境破坏、水源和食品污染、媒介生物滋生、传染病流行等公共卫生问题。

突发公共卫生事件（public health emergency），是指突然发生，造成或者可能造成社会公众健康严重损害的重大传染病疫情、群体不明原因疾病、重大食物和职业中毒及其他严重影响公众健康的事件。在实际工作中如何界定突发公共卫生事件？多数学者认为符合下列情况越多界定的依据越充分。

(1) 范围为一个社区（城市的居委会、农村的自然村）或以上。

(2) 伤亡人数较多或可能危及居民生命和财产安全。

(3) 如不采取有效控制措施，事态可能进一步扩大。

(4) 需要政府协调多个部门参与，统一调配社会整体资源。

(5) 必须动员公众群策、群防、群控，需要启动应急措施或预案。

二、分 类

（一）突发事件的分类

根据《中华人民共和国突发事件应对法》，突发事件主要分为以下四类。

1. 自然灾害 如水旱灾害、气象灾害、地震灾害、地质灾害、海洋灾害、生物灾害和森林草原火灾等。

2. 事故灾难 如危险化学品事故、矿山事故、特种设备事故、轨道交通运营突发事件、道路损害抢险、桥梁突发事故、人防工程事故灾难、道路交通事故、火灾事故、建筑施工突发事故、城市公共供水突发事件、城市排水突发事件、重大和特大电力突发事件、燃气事故、供热事故、环境污染与生态破坏突发事件、核事件与放射性污染、通信线路和通信设施事故、地下管线事故、信息安全事件与高技术犯罪、超高层建筑综合事故、旅游场所突发事件。

3. 社会安全事件 如经济安全事件（经济危机、金融危机、粮食危机等）；重大群体事件（重大群体上访、公共场所滋事、民族宗教群体性事件、校园安全事件等）；重大刑事案件（重大恐怖事件和刑事案件等）；涉外突发事件（外交事件、使馆周边事件等）；重大社会活动（奥运会、世博会、亚太石油商贸大会等）。

4. 公共卫生事件 如重大传染病疫情（SARS、流感、霍乱、炭疽等）；重大动植物疫情（口蹄疫、禽流感等）；食品安全与职业危害（食物中毒等）；群体性不明原因疾病；其他严重影响公众健康和生命安全的事件。

（二）突发公共卫生事件的分类

1. 重大传染病疫情 是指某种传染病在短时间内发生、波及范围广泛，出现大量的患者或死亡病例，其发病率远远超过常年的发病率水平的情况。例如，2009年4月在墨西哥、美国等地暴发的甲型H1N1流感，在全球大规模流行，至2010年8月才宣布结束。

2. 群体不明原因疾病 是指在短时间内，某个相对集中的区域内同时或者相继出现具有共同临床表现的患者，且病例不断增加，范围不断扩大，又暂时不能明确诊断的疾病。例如，2005年6月在四川省发生的人感染猪链球菌病，首先对媒体公布的为不明原因疾病疫情。

3. 重大食物和职业中毒 是指由于食品污染和职业危害的原因而造成的人数众多或者伤亡较重的中毒事件。例如，2002年9月在南京发生的毒鼠强食物中毒事件，395人发生中毒，42人死亡。2002年河北保定市一箱包企业发生的苯中毒事件，导致6名工人死亡。

4. 其他严重影响公众健康的事件 包括自然灾害、事故灾难、突发社会安全事件引发的健康问题（如严重威胁或危害公众健康的突发性环境污染事件等）；三恐事件（如生物、化学、核辐射等恐怖袭击事件）；动物疫情（如有潜在威胁的传染病动物宿主，媒介生物发生异常等）；其他严重影响公众健康和生命安全的事件（如预防接种、预防性服药后出现群体性异常反应，传染病菌种、毒种丢失等）。

三、突发公共卫生事件的主要特征

1. 发生难以预测——突发性 突发公共卫生事件常突然发生难以预测，有的甚至不可预测。但随着公共卫生体制和预警机制的逐步完善和健全，更多的突发公共卫生事件是有可能预见的，使我们可以有计划地应对。

2. 成因的多样性——多因性 引起突发公共卫生事件的因素多种多样，如生物因素、自然灾害、食品药品安全事件、各种事故灾难等。各种烈性传染病都会引起突发公共卫生事件，如2014年非洲几个国家发生的埃博拉出血热疫情。许多自然灾害也是突发公共卫生事件的重要原因，如地震、水灾、火灾等，像汶川大地震，最重要的就是地震之后会不会引起新的、大的疫情，要做到大灾之后无大疫是很困难的，所以党中央高度重视，各级政府部门非常关注，积极采取应对措施，从而避免"大灾之后必有大疫"的发生。突发公共卫生事件与事故灾难也密切相关，如环境污染、生态破坏、交通事故等。社会安全事件也是形成突发公共卫生事件的一个重要原因，如生物恐怖等。另外，还有动物疫情、致病微生物、药品危险、食物中毒和职业危害等。

  3. "三间"分布各异——多样性 在时间分布上，不同的季节，传染病的发病率不同，比如 SARS 往往发生在冬、春季，肠道传染病则多发生在夏、秋季。在空间分布上，传染病的区域分布不一样，像我们国家南方和北方的传染病就不一样。此外还有人群的分布差异等。

  4. 影响整个人群——群体性 同时波及许多人以至整个社会群体，对妇女、儿童、老人和体弱多病者等特殊人群的影响更加明显。

  5. 涉及多个方面——复杂性 突发公共卫生事件往往导致大量人员伤亡和妨害人群的身心健康，主要表现为发病或罹患人数多或病死率高，对人们产生心理影响；同时也破坏交通、通讯、卫生等基础设施，造成巨大的财产损失等，还影响社会的稳定和经济的发展。例如 2003 年 SARS 疫情的流行，对我国乃至世界许多国家和地区造成了严重的经济损失和社会稳定。

  6. 传播的快速度——流行性 尤其是当前我们正处于全球化的时代，某一种疾病可以通过现代交通工具迅速蔓延，而一旦跨越国界、州界，就会成为全球性的传播。另外，传染病一旦具备了三个基本环节，即传染源、传播途径及易感人群，它就可能广泛流行。

  7. 事件频繁发生——频发性 与公共卫生的建设及投入有关系，公共卫生事业经费投入不足，忽视生态的保护及有毒有害物质滥用和管理不善，都会使突发公共卫生事件频繁发生。例如，1985 年以来，艾滋病的发病率不断增加，严重危害人们的健康；2003 年，SARS 疫情引起人们的恐慌；近年来，人禽流感疫情使人们谈禽色变；以及埃博拉出血热、人感染猪链球菌病、甲型流感、手足口病等都威胁着人们的健康。

  8. 食品问题普遍——食源性 如 1988 年上海甲肝暴发，1999 年宁夏沙门氏菌污染食物中毒，2001 年苏皖地区肠出血性大肠杆菌食物中毒，2002 年南京毒鼠强中毒事件，2004 年劣质奶粉事件等。这些都属于食源性疾病和食物中毒引起的突发公共卫生事件。

  9. 干预的综合性——协调性 干预必须由政府统一指挥、综合协调来完成。突发公共卫生事件需要多部门，乃至全社会成员的共同参与，方能妥善处置，把危害降到最低程度。干预需要四个方面的结合，第一是技术层面和价值层面的结合，我们不但要有一定的先进技术还要有一定的投入；第二是直接任务和间接任务相结合，它即是直接的愿望也是间接的社会任务，所以要结合起来；第三是责任部门和其他部门结合起来；第四是国际和国内结合起来。只有通过综合的处理，才能使突发公共卫生事件得到较快较好的解决。另外，在处理突发公共卫生事件时，还要注意解决一些深层次的问题，如社会体制、机制的问题，工作效能问题及人群素质的问题，所以要通过综合性的干预来解决突发公共卫生事件。

  10. 界定的时空性——相对性 随着时代的变迁，人们的健康观也在不断改变，对健康的要求越来越高。因此，50 年前发现 1 例天花不会造成多大的恐慌，也不算突发公共卫生事件，而今天发现 1 例甲型流感则是突发公共卫生事件。另一方面，不同的地区、不同的医疗机构发现相同的疾病也不一样，如某三级医院1日收治数例呼吸道传染病患者不算突发公共卫生事件，同样情况若发生在社区医院便成为突发公共卫生事件。还有越来越频发的群体反应事件，多数由于早期处置不当最后酿成突发公共卫生事件。

四、突发公共卫生事件的分期与分级

(一) 分期

突发公共卫生事件因具有突发性的特点，对其进行明确的时段划分往往是困难的，但为了研究和管理的方便，按事件进展的过程，我们可以人为地把它分为以下4个阶段。

1. 潜伏期 指事件的酝酿期和前兆期。此期应立刻采取紧急应对措施，将可能受到影响的居民疏散到安全地方，保护即将被波及的设施，紧急动员救援人员待命，并实时发布预警信息，协助群众作好应对准备。

2. 暴发期 指事件的作用和危害期。不同性质的突发公共卫生事件，其持续时间长短不一，如地震和建筑物倒塌可能只有数秒，旋风和球场暴乱可能会持续几个小时，而传染病暴发和洪涝灾害则能持续达数月之久。

3. 处理期 指事件控制期。此期的主要任务包括：救治伤患者，展开紧急公共卫生监测，预防或处理次生灾害；封锁疫源地(epidemic focus)，对可能被污染的物品和场所进行消毒，紧急展开疫苗接种和个人防护；调查事故原因，终止危害的扩大，清除环境中残存的隐患，稳定社会情绪等等。

4. 恢复期 指事件平息期。这个时期的工作重点是尽快让事发地区恢复正常秩序，包括搞好受害人群躯体伤害的康复工作，评估受害人群的心理健康状况；针对可能产生的心理问题进行预防和处理；修建和复原卫生设施，提供正常的医疗卫生服务。

(二) 分级

根据突发公共卫生事件的性质、危害程度和影响范围，突发公共卫生事件可划分为特别重大(Ⅰ级)、重大(Ⅱ级)、较大(Ⅲ级)和一般(Ⅳ级)4个级别。

1. Ⅰ级(特别重大事件) 指在很大的区域内，已经发生很大范围的扩散或传播，或者可能发生大范围扩散或传播，原因不清或原因虽然清楚但影响人数巨大且已影响社会稳定，甚至发生大量死亡的突发公共卫生事件。

(1) 肺鼠疫、肺炭疽在大、中城市发生，并有扩散趋势，或肺鼠疫、肺炭疽疫情波及两个以上的省份，并有进一步扩散的趋势。

(2) 发生传染性非典型肺炎、人感染高致病性禽流感病例，并有扩散趋势。

(3) 涉及多个省份的群体性不明原因疾病，并有扩散趋势。

(4) 发生新传染病，或我国尚未发现的传染病的发生或传入，并有扩散趋势，或发现我国已消灭的传染病的重新流行。

(5) 发生烈性病菌株、毒株、致病因子等丢失事件。

(6) 周边及与我国通航的国家或地区发生特大传染病疫情，并出现输入性病例，严重危及我国公共卫生安全的事件。

(7) 国务院卫生行政部门认定的其他特别重大突发公共卫生事件。

2. Ⅱ级(重大事件) 指在较大区域内，已经发生大范围扩散或传播，或者可能发生大范围扩散或传播，原因不清或原因虽然清楚但影响人数很多，甚至发生较多死亡的突发公共卫生事件。

(1) 在一个县(市)行政区域内,一个平均潜伏期内(6日)发生5例以上肺鼠疫、肺炭疽病例,或者相关联的疫情波及2个以上的县(市)。

(2) 发生传染性非典型肺炎、人感染高致病性禽流感疑似病例。

(3) 腺鼠疫发生流行,在一个市(地)行政区域内,一个平均潜伏期(6日)内多点连续发病20例以上,或流行范围波及2个以上市(地)。

(4) 霍乱在一个市(地)行政区域内流行,1周内发病30例以上,或波及2个以上市(地),有扩散趋势。

(5) 乙类、丙类传染病波及2个以上县(市),1周内发病水平超过前5年同期平均发病水平2倍以上。

(6) 我国尚未发现的传染病发生或传入,尚未造成扩散。

(7) 发生群体性不明原因疾病,扩散到县(市)以外的地区。

(8) 发生重大医源性感染事件。

(9) 预防接种或群体预防性服药出现人员死亡。

(10) 一次食物中毒人数超过100人并出现死亡病例,或出现10例以上死亡病例。

(11) 一次发生急性职业中毒50人以上,或死亡5人以上。

(12) 境内外隐匿运输、邮寄烈性生物病原体、生物毒素造成我境内人员感染或死亡的。

(13) 省级以上人民政府卫生行政部门认定的其他重大突发公共卫生事件。

3. Ⅲ级(较大事件) 指在较大区域内,已经发生较大范围扩散或传播,或者有可能发生较大范围扩散或传播,原因不清或原因虽然清楚但影响人数较多,甚至发生少数死亡的突发公共卫生事件。

(1) 发生肺鼠疫、肺炭疽病例,一个平均潜伏期内病例数不超过5例,流行范围在一个县(市)行政区域以内。

(2) 腺鼠疫发生流行,在一个县(市)行政区域内,一个平均潜伏期内连续发病10例以上,或波及2个以上县(市)。

(3) 霍乱在一个县(市)行政区域内发生,1周内发病10~29例,或波及2个以上县(市),或市(地)级以上城市的市区首次发生。

(4) 一周内在一个县(市)行政区域内,乙、丙类传染病发病水平超过前5年同期平均发病水平1倍以上。

(5) 在一个县(市)行政区域内发现群体性不明原因疾病。

(6) 一次食物中毒人数超过100人,或出现死亡病例。

(7) 预防接种或群体预防性服药出现群体心因性反应或不良反应。

(8) 一次发生急性职业中毒10~49人,或死亡4人以下。

(9) 市(地)级以上人民政府卫生行政部门认定的其他较大突发公共卫生事件。

4. Ⅳ级(一般事件) 指在局部地区,尚未发生大范围扩散或传播,或者不可能发生大范围扩散或传播,原因清楚且未发生死亡的突发公共卫生事件。

(1) 腺鼠疫在一个县(市)行政区域内发生,一个平均潜伏期内病例数未超过10例。

(2) 霍乱在一个县(市)行政区域内发生,1周内发病9例以下。

(3) 一次食物中毒人数30~99人,未出现死亡病例。

(4) 一次发生急性职业中毒9人以下,未出现死亡病例。

(5)县级以上人民政府卫生行政部门认定的其他一般突发公共卫生事件。

五、突发公共卫生事件的危害

突发公共卫生事件对公众健康造成或者可能造成严重的损害，效应具有复杂性和广泛性。

1. 威胁生命安全 据不完全统计，由自然灾害和人为事故所造成的死亡人数，列居死因顺位的前5位，加上由疾病暴发引起的死亡，突发公共卫生事件导致的总死亡数，可列居死因顺位的前3位。

2. 造成心理伤害 严重的突发公共卫生事件，特别是各种灾难过后，必然会有许多人产生焦虑、神经症和抑郁等精神神经症状，甚至会促成精神疾病的发生。

3. 扰乱生活秩序 突发公共卫生事件可以彻底毁坏居民的房屋，破坏基础设施，妨碍正常的医疗健康服务，扰乱正常的生活秩序，影响社会的稳定和发展。

4. 影响经济发展 突发公共卫生事件的处理需要高昂的医疗费用，伤亡和病患所造成的劳动力损失导致的间接经济损失，传染病暴发地区的畜牧业、林业、水产业、旅游业、运输业等行业有可能受到剧烈冲击等，最终可能导致经济瘫痪。

5. 造成环境危害 地震后大量有害物质散落在外环境中，火灾产生污染空气的烟尘，人为事故导致有毒物质的释放，传染病暴发后，病原体污染环境等。

第二节 突发公共卫生事件的预警与风险评估

突发公共卫生事件具有突发性和危害的复杂性，要建立和完善早期的监测预警系统以便及时有效地采取应对措施。突发公共卫生事件发生后，要及时组织流行病学、临床医学、生物学、微生物学、化学、心理学和管理学等相关的专业人员，进行多种形式的风险评估，建立综合评价模型，根据风险因素的权重采取相应的措施，以便高效应对突发公共卫生事件。

一、风险评估的种类

突发公共卫生事件风险评估主要包括：重大传染病、食物中毒、急性化学性暴露和大型活动风险评估。

1. 重大传染病 重大传染病的风险评估是从生物学、社会学和经济学等多方面的综合评价。在以往相关传染病重大疫情资料和实地调查基础上，通过德尔菲法、头脑风暴法、专家评分法等建立风险评估指标体系，确定指标权重，采用综合评分法或层次分析法建立疾病发生风险综合评价模型。

2. 食物中毒 食物中毒的风险评估多通过流行病学研究、毒理学研究、体外实验等收集充足信息，建立暴露剂量与不良反应的模型，对暴露于某特定风险源的人群可能出现的不良影响进行估算，提出相应的风险应对策略。定量微生物风险评估是食物中毒风险评估的主要方法，其主要通过模拟食物链中因食品消费引起致病菌感染的可能性，确定食物链中可采取的应对措施，并评估其效果。

3. 急性化学性暴露 突发化学中毒事件的风险评估涉及危险品的种类、理化性质及其存在形态、暴露时间和暴露浓度，多采用定性与定量分析相结合方式进行风险评估。定性分析主要用于原因不明、国家没有规定报告的突发化学中毒事件，依照报告者的经验或者业界的标准和惯例，为风险评估诸要素进行定性分级。定量分析则是对构成风险的各个要素和潜在危害水平赋予数值，从而对事件进行定量分析。

4. 大型活动 大型活动的风险评估主要是识别一定时期、一定区域内可能存在的所有风险及其特征。风险矩阵法为其常采用的方法。例如，2005年日本世博会的风险评估，从环境因素等背景评估作了阐述，涉及政策、标准、方法、恢复措施，考虑了人与自然环境、本地居民与外来参观者等诸多因素。我国的大型活动风险评估，如青岛市奥帆赛期间鼠类危害风险评估，2008年北京奥运会突发化学中毒事件风险评估等。

二、风险评估的内容

突发公共卫生事件风险评估应包括：识别评估对象面临的各种突发公共卫生事件的风险，评估突发公共卫生事件发生的风险概率和可能带来的危害，确定当地政府、社会和群众承受风险的能力，确定突发公共卫生事件预防和控制的优先等级，提出突发公共卫生事件的应对策略等方面的内容。

1. 事件的类型和性质 首先要明确事件的类型和性质，是重大传染病暴发疫情，还是群体不明原因疾病，或是食物和职业中毒事件，每一类事件的性质又是什么等。

2. 发展趋势分析 要及时、全面地对突发公共卫生事件的趋势进行预测和分析。例如，实时统计分析病例的三间分布，掌握事件时间和空间上变化趋势以及高危人群等重要信息；调查疫情可能波及的范围；掌握事件发生地的地理特点、交通、人口流动情况；分析病例间的流行病学联系，调查病例的职业和行为接触史，初步分析危险因素；调查分析患者隔离治疗、密切接触者(共同暴露者)追踪、医护人员发病及防护情况等。一定要充分利用当地突发公共卫生事件的基线资料和监测资料来进行趋势分析。

3. 影响范围及严重程度 包括当前影响、后续影响和潜在危害。分析突发公共卫生事件的影响和危害一定要综合考虑生理的、心理的和社会的因素，即事件对人体生理健康的危害、对公众心理和精神造成的影响和危害，以及对社会层面的影响。

4. 防控措施效果评价 在突发公共卫生事件调查处置过程中，要评价防控措施的有效性。可从社会效益、经济效益，以及具体措施的实施效果等方面进行评价。例如，当前已采取的措施是否全面；是否按照规范要求实施；分析采取措施前后罹患率、病死率和续发率降低或升高情况；当前还存在哪些困难等。

5. 事件分级和启动应急响应 根据突发公共卫生事件的分级标准，将当前发生的事件进行分级，并根据事件分级决定是否启动相应的应急响应。启动应急响应时，必须考虑反应适度的问题。如果不启动应急响应，也要建议有关部门进行相关处理，如建议当地继续调查核实、建议派出专家协助调查处理、建议采取或完善某些对策措施等。

三、风险评估的程序

根据国家标准化管理委员会发布的风险管理标准，风险评估包括风险识别、风险分析和风险评价三个过程。

1. 风险识别 是发现、列举和描述风险要素的过程，其要素包括来源或危险源、事件、后果和概率。它是风险分析的前提，其目的是通过各种方法来确定风险的来源及风险发生的可能性。由于风险存在不确定性，风险识别不是一次性行为，而是要有规律的贯穿于整个公共卫生保障实施的过程中。风险识别的过程包括筛选、监测和诊断3个环节。在识别过程中，不仅要收集整理分析相关历史资料，而且要评估现有公共卫生的防控能力，结合当地特点进行预测和识别。常用的风险识别方法包括：现场调查法，风险损失清单法，分析流程图法，因果图法，事故树法和幕景分析法等。

2. 风险分析 是在风险识别的基础上，对损失概率和损失程度进行量化分析的过程。风险分析的内容包括风险发生的可能性和风险发生的后果。风险发生的可能性即风险可能发生的概率，风险发生的后果即风险产生的危害及影响，可以将风险发生的可能性和风险发生的后果都分为5级，分别为风险可能性：A 几乎确定发生；B 很可能发生；C 可能发生；D 不太可能发生；E 几乎不可能发生。风险后果：1 级可忽略的；2 级较小的危害；3 级中等危害；4 级较大危害；5 级灾难性危害。根据风险分析的目的和事件类型不同，风险分析的方法有：定性分析、半定量分析、定量分析或以上方法的组合分析。

3. 风险评价 是在风险识别和风险分析的基础上，将现有风险与给定的风险准则进行比较，以确定风险的严重程度并作出决策。风险评价有时要综合考虑风险发生概率和风险危害程度两个因素的相对大小来做出决策。常用的风险评价方法包括：风险矩阵法、风险度评价、优良可劣评价、核查表评价和直方图评价等。

四、突发公共卫生事件预警与风险评估展望

突发公共卫生事件是导致社会危机产生的重要原因之一，预警与风险评估是控制、降低及减少其危害的关键所在。2003 年 SARS 在中国暴发，引发了我国乃至全球公共卫生危机，同时暴露出我国突发公共卫生事件应急体系存在的缺陷。经过多年的努力，我国不断完善公共卫生应急的相关法律法规，加大了公共卫生应急设施的投入，公共卫生应急管理能力明显提升。

预警和风险评估作为卫生应急管理的重要环节，越来越受到政府的重视，因为及早预警、识别和评估突发公共卫生事件风险，对有效防范和应对突发公共卫生事件具有重要的意义。目前国内关于突发公共卫生事件风险评估方法的研究较少，且多借鉴管理科学中相对成熟的风险管理理论，尚缺乏专门针对突发公共卫生事件的风险评估方法体系。2012 年 2 月卫生部出台了《突发事件风险评估管理办法》，完善了我国的风险评估体系，对突发公共卫生事件应急管理能力的提高也起到重要的促进作用。为了落实《中华人民共和国突发事件应对法》中建立重大突发事件风险评估体系和完善监测预警系统的要求，各级政府机构应结合全球突发公共卫生事件的发展趋势和我国国情，尽快开展和完善各种重大事件的监测预警和风险评估工作，并与突发公共卫生事件的日常工作和应急工作紧密结合起来，真正做到有备无患、高效应对。

第三节 突发公共卫生事件的流行病学调查

流行病学调查是处理好某一具体突发公共卫生事件的关键，决定着整个工作的成效。突发公共卫生事件发生时，只有规范地应用流行病学方法，才能获得及时、真实和足够的信息，以便有针对性地采取应对措施，防止危害的进一步扩大。

一、流行病学研究的意义

加强对突发公共卫生事件的流行病学研究，查找原因和探索发生的规律，对于突发公共卫生事件的预防和应急处理有重要意义。具体表现在两个方面。①利用流行病学监测技术，建立突发公共卫生事件的监测网，有助于获得各类突发公共卫生事件的基线资料，了解流行状况和把握流行态势。②运用流行病学的调查方法及分析思维，对突发公共卫生事件进行调查研究，分析突发公共卫生事件的分布特点及影响因素，有助于尽快查明突发公共卫生事件发生的原因，评估突发公共卫生事件造成的危害及引发的需求，从而选择合适的预防策略和应对措施，提高对突发公共卫生事件的预防和应急处理能力。

二、流行病学调查的程序和注意事项

(一)调查的一般程序

突发公共卫生事件常以疾病暴发或聚集性疫情的形式出现，其现场流行病学调查的一般程序同疾病暴发调查(见本书第十一章第五节)，主要包括以下步骤：①准备和组织；②核实诊断；③确定突发公共卫生事件的发生；④建立病例定义；⑤病例发现与核实；⑥描述性分析；⑦建立及验证假设；⑧完善现场调查；⑨采取控制措施；⑩总结报告。突发公共卫生事件现场复杂多样，流行病学调查人员应根据现场的具体情况，参照以上所述步骤进行有针对性的调查，提出特异的控制措施。但并不是每一次现场调查都必须具备这些步骤，而且执行的顺序可以有所变化。可以同时进行，也可以根据现场实际情况进行适当调整。

(二)调查注意事项

1. 调查与控制同步进行　随着调查不断获得新的发现，应及时调整控制措施，直至事件平息。

2. 充分运用法律武器　法律赋予了流行病学工作者调查的权利和公众履行合作的义务。对于不配合调查者，可强制其接受调查和提供必要的资料。

3. 注意伦理道德　流行病学调查应尊重当地文化习俗、做好信息保密、及时沟通调查结果和做到知情同意等。例如，患者的病案记录和个人资料，未经授权不得披露；流行病学调查不得耽误患者的救治；对密切接触者医学(隔离)观察时不得损害其权益。

4. 广泛合作　调查应注意工作方法，争取多部门的协作和群众的支持，消除有关人员的顾虑，才能保证调查工作的顺利完成。

5. 疫情发布　在突发公共卫生事件应对中，应客观、及时、真实地发布疫情，解答群众的疑虑，防止群众的过激反应和造成不必要的混乱与恐慌。

6. 媒体沟通　突发公共卫生事件发生时，通常引起媒体的高度关注。要提高专业人员与媒体交流的能力，加强相关培训和模拟演练，以便在突发公共卫生事件处置中从容应对媒体。

第四节　突发公共卫生事件的应急处置

近年来，我国突发公共卫生事件发生的频率和危害程度日益增加，原有的应急反应机制与队伍建设已经满足不了目前的需要，政府已意识到加快建设和完善突发公共卫生事件应急反应机制的重要性。

一、应急的基本原则和特点

我国政府已出台了突发公共卫生事件应急反应应该遵循的四原则：①中央统一指挥，地方分级负责；②依法规范管理，保证快速反应；③完善监测体系，提高预警能力；④改善基础条件，保障持续运行。同时，突发公共卫生事件的应急处理应体现如下几个特点：①尽快做出回应——"时效性"；②应对各种局面——"复杂性"；③调查控制相结合——"双管性"；④面对公众及媒体——"社会性"；⑤执法与守法——"合法性"；⑥实验室支持——"证据性"；⑦紧密的合作——"合作性"。

二、应急准备

突发公共卫生事件应急准备是制定突发公共卫生事件管理计划的一个重要组成部分，是一项经常性、涉及多部门的工作。

1. 制定相关的政策和法律 2003年5月12日，国务院公布施行《突发公共卫生事件应急条例》，标志着我国突发公共卫生事件应急处理工作纳入法制化轨道，突发公共卫生事件应急处理机制得到进一步完善。2007年8月全国人大常委会通过《中华人民共和国突发事件应对法》，其适用范围定位于对突发事件的预防和应急准备、监测和预警、应急处置和救援、事后恢复和重建等应对活动。这将使我国应对突发公共卫生事件更加有法可依。

2. 建立信息和预警系统 建立突发公共卫生事件信息系统(public health emergency information system，PHEIS)和预警系统，完善信息网络，规范突发公共卫生事件的信息报告和信息发布，早期发现潜在隐患并及时报告。通过政府牵头，多学科合作，收集有关住房状况、生活条件、居住拥挤程度、基本卫生情况及地方病、自然疫源性疾病的信息等，分析和预测发生灾害、事故和疾病暴发的可能性和危险性。

3. 储备物资 作好重要物资特别是医疗器械、特效药物和疫苗的储备，才能保证在发生大规模中毒、疾病暴发或生物恐怖袭击时不出现慌乱。目前，我国已建立了包括8个中央级物资储备库的救灾物资储备网络，存储了大量应急物资，民政部还计划进一步扩充中央库数量，并适当增加储备物资总量和品种。

4. 培训演练和机构建设 组建专业救援队伍，对他们进行培训和定期演练。成立由国务院和军队有关部门组成的全国突发公共卫生事件应急处理指挥部，领导和指挥全国突发公共卫生事件的应急处理工作。地方政府应成立本辖区内的突发公共卫生事件应急处理指挥部，其他各部门在各自的职责范围内作好突发公共卫生事件应急处理的有关工作。

5. 制订应急预案 制定突发公共卫生事件应急预案，对于及时、有序处理突发公共卫生事件至关重要。2003年4月国家出台了《应急反应机制规划》，作为我国应对诸如疾病暴发等突发公共卫生事件的总预案。2006年2月出台了《国家突发公共卫生事件应急预案》，适用于所有突发公共卫生事件的应急处理工作。

6. 加强科学研究 要提高突发公共卫生事件的预防和处理水平，还有赖于加强突发公共卫生事件相关学科的建设和研究，如加强预测、预警、风险评估研究和各种病伤的治疗研究，特别要加强突发公共卫生事件的流行病学研究，摸清事件发生、发展的规律，为有针对性地进行预防和处理提供科学依据。

7. 建立评估体系 评价应急方案的落实情况和存在的问题，应急工作的成效，突发公共卫生事件对社区居民健康的影响，以及突发公共卫生事件所引发次生灾害出现的可能性等都应有比较完备的评估体系，方能做出正确的评价。

三、应急处置

(一) 及时处置病伤

突发公共卫生事件可能会造成大量患者或伤员，因此在突发公共卫生事件发生之初，最重要的任务就是对患者进行及时的救治。对于传染性疾病的暴发，应组织专门的救护力量，设置定点医院集中收治患者。

(二) 搞好公共卫生管理

在救治病伤的同时，做好公共卫生管理工作，有助于防止疫情的扩散。常规的公共卫生管理工作包括如下几点。

(1) 保证饮用水的安全：增加管网末梢水的余氯量和水压，保证供水安全。当水源可能被污染时，应积极寻找备用水源。

(2) 积极做好消杀灭：使用杀虫剂消灭蚊、蝇、鼠等传媒介质，对公共场所进行预防性消毒。

(3) 搞好食品卫生：监督检查食品加工企业和个人，搞好个人卫生，做好防鼠、防虫、防霉变工作，检测餐具和厨具，防止食物中毒事件发生。

(4) 修建临时公共卫生设施：修建临时厕所，提供洗手、沐浴等基本卫生设施；设立临时垃圾处理场，清理各种垃圾和有毒物质，焚烧或掩埋动物尸体；

(5) 加强疫苗接种，发放预防性药物、防护用品，保护脆弱人群。

(6) 临时停止集会、游行、上课等公共集会活动，控制人员流动，切断传播途径。

(7) 加强检疫，封锁疫区，以及执行隔离、留验、医学观察制度等。

(三) 稳定群众情绪

突发公共卫生事件发生后，尤其是病死率较高疾病的暴发会造成群众心理恐慌。因此，要及时发布疫情信息和防止谣言，同时解释群众疑问，指导群众作好个体防范，稳定群众情绪，为救援或防制工作创造良好氛围。

(四) 寻求外界援助

所有地区和国家发生突发公共卫生事件时必须尽量依靠自己的力量来完成救援工作，但当本地力量和技术有限时，积极争取周边地区和国家的援助十分必要。

(五) 做好恢复和重建工作

突发公共卫生事件的发生，可能带来巨大的生命和财产损失。因此，必须认识恢复和重建工作的重要性。事件平息后，卫生部门应该迅速恢复和重建遭受破坏的卫生设施，为群众提供正常的医疗卫生服务，搞好全人群的身心健康工作。

(奉水东)

思 考 题

1. 什么是突发公共卫生事件，它的主要特征是什么？
2. 开展突发公共卫生事件的流行病学研究有何意义？
3. 突发公共卫生事件风险评估的程序是什么，目前有哪些方法？
4. 突发公共卫生事件应急的基本原则是什么，应急措施有哪些？
5. 目前国家关于突发公共卫生事件的法律、法规有哪些？

第十六章　慢性非传染性疾病预防与管理

随着人口期望寿命的延长、传染病的有效控制，自20世纪50年代以来，慢性非传染性疾病占人口全死因的比例越来越高，20世纪末，在我国已经成为前三位的死亡原因，已经成为我国主要的公共卫生问题，加强对慢性非传染性疾病的预防控制与管理，已经成为当前和今后一个相当长的时期流行病学的主要任务之一。

> **案例16-1　上海市1951~1998年慢性非传染性疾病流行病学趋势研究**
>
> 2001年林松柏等对上海市死因登记系统1951~1998年收集到的人口学资料和死亡资料采用线性回归统计模型对上海市的主要慢性病的死亡率进行了长期趋势分析。结果显示：1998年上海市平均期望寿命增长到77.03岁，居民调整死亡率呈持续下降趋势，前三位死因分别为循环系统疾病、肿瘤、呼吸系统疾病，已占总死亡的75.42%。慢病的死亡顺位在不断提高。慢病的粗死亡率呈逐年上升趋势，但是，上海市慢病的调整死亡率趋势不尽相同。慢性阻塞性肺病的调整死亡率持续下降，糖尿病则持续上升；肿瘤、脑血管病、心血管病调整死亡率则先升后降，与粗死亡率趋势形成明显的剪刀差，转折点分别发生于20世纪70年代中期、80年代末期和90年代初期。分部位的肿瘤中，仅直肠肿瘤和乳腺癌未见明显下降。人口的老龄趋势是上海市慢病粗死亡率出现上升趋势的主要影响因素。上海市主要慢病的死亡率在经历了近30年的上升趋势后，已出现下降。提示在近20年主要慢病预防控制已取得成效，但并不提示与膳食和行为习惯有关的危险因素正在减少。
>
> **讨论题**
> (1) 为什么上海市慢性病会出现三个转折点？
> (2) 上海市慢性病死亡率为什么会出现先上升后下降的趋势？

第一节　概　　述

一、慢性非传染性疾病的定义

慢性非传染性疾病(non-communicable chronic disease，NCDs)以下简称慢性病，是指以生活方式、环境危险因素为主引起的肿瘤、心脑血管疾病、糖尿病、慢性阻塞性肺疾患等为代表的一组疾病。不是特指某种疾病，是对一类起病隐匿、病程长且病情迁延不愈、缺乏确切的传染性生物病因证据、病因复杂、且有些尚未完全被确认的疾病的概括性的总称。该类疾病一般无传染性，但某些慢性非传染性疾病的发生可能与传染性的微生物有关或是由慢性传染性疾病演变而来，如人乳头瘤病毒(human papillomavirus)感染是宫颈癌的主要致病原因之一。

二、慢性病流行病学的主要研究领域

随着经济、社会、文化的发展，尤其是工业化进程的加快、城市化、人类的期望寿命的显著延长和生活方式的改变，全球慢性非传染性疾病日趋流行。从历史发展的进程来看，

人类的疾病流行模式发生了深刻的变化。直到 19 世纪末，导致人类发病和死亡的主要原因是传染性疾病的流行，包括伤寒、霍乱、天花、白喉、流感等。工业化和现代化的社会使人类生活和居住环境（如住房、卫生、水供应和营养等）发生了明显的改善，并且伴随着抗生素的使用和免疫接种计划的实施，传染病死亡率急剧下降。工业化和现代化的发展改变了人类过去以狩猎、耕种为主的生活方式，取而代之的是以久坐和高能量摄入为特征的现代生活方式，致使恶性肿瘤、非胰岛素依赖型糖尿病、高血压和心血管疾病的流行，已成为发达国家或地区及许多发展中国家人民的主要发病和死亡病因。在今后的相当长的时间里，慢性病将仍然是发达国家及许多发展中国家的重要公共卫生问题。

慢性病流行病学的研究范围涉及慢性病的各个领域。然而，根据不同时代特点和经济社会发展状况不同，不同的国家对慢性病的研究范围有较大变化。但总的趋势是研究的范围越来越广泛、研究的内容越来越深入、研究的层次逐渐从宏观转向宏观与微观相结合。目前，我国对慢性病的主要研究领域如下。

（一）肿瘤流行病学

在此主要指恶性肿瘤，主要为肺癌、胃癌、肝癌、食管癌、宫颈癌、乳腺癌等常见恶性肿瘤。近年来的调查发现多数地区恶性肿瘤导致的死亡已经由 20 世纪的第二、三位上升到第一、二位次，成为慢性病防治的优先位置。分子生物学和基因工程理论和技术的快速发展为肿瘤流行病学的研究插上了翅膀，形成了肿瘤分子流行病学这一新的重要分支。借助于新兴的分子生物学技术来探测早期的肿瘤标志物和效应标志，大大增强了应用传统流行病学方法开展肿瘤危险性评价、筛查和诊治手段选择、预后评估、预防策略制定的能力。

（二）心脑血管病流行病学

广义的心脑血管疾病包括心脏和血管疾病、肺循环疾病和脑血管疾病的一组循环系统疾病。其中，对人类健康和生命危害严重的有肺心病、风心病、高血压、脑卒中（stroke）和冠心病。肺心病和风心病在发达国家和地区已经很少见，主要分布在经济欠发达地区尤其是农村地区，对人类健康的危害逐渐减弱。而高血压、脑卒中和冠心病的发病率和死亡率在发达国家和地区处于平缓下降的趋势，但仍然维持在较高水平；发展中国家则呈逐年上升趋势，尤其在我国上升速度较快。从全世界范围来看，高血压、脑卒中和冠心病对人类健康的危害日趋严重，是当今重点预防和监测的疾病。

（三）糖尿病流行病学

糖尿病（diabetes mellitus，DM）古称消渴病，医史记载已逾两千年。但近几十年来，随着生活水平的提高、生活方式的改变和人口的老龄化，糖尿病患病率呈现出世界性的上升趋势，成为继心脑血管疾病、肿瘤之后的第三位严重危害大众健康的慢性非传染性疾病。WHO 资料表明，1998 年全球有糖尿病患者 1.35 亿，预测到 2025 年将猛增至 3 亿，新增病例将主要集中在中国、印支次大陆及非洲等发展中国家。根据 1997 年中国 11 省市的调查结果估计，我国有糖尿病患者约 3000 万人，且每年以新增病例近 100 万的速度增长。因此，糖尿病是全球性重大公共卫生问题。

（四）慢性阻塞性肺疾病流行病学

慢性阻塞性肺疾病（chronic obstructive pulmonary diseases，COPD）是以气流受限且不

完全可逆为特征的疾病，气流受限通常是进行性发展，并伴有肺对有害颗粒或气体的异常炎症反应。患者可有气促、咳嗽、咳痰等症状。多于中年时起病，病情缓慢进展。吸烟是引起 COPD 最重要的危险因素，接触职业性粉尘和化合物、室内空气污染、户外大气污染、被动吸烟、幼儿期呼吸道感染等因素，都是诱发 COPD 发生的重要危险因素。由 COPD 引起的社会经济负担沉重，已成为重要的公共卫生问题。预计到 2020 年，COPD 将是世界第 5 位的经济负担。我国尚无准确的有关 COPD 住院率的资料。总之，COPD 严重影响了世界经济的增长速度。

(五) 精神疾病流行病学

精神疾病流行病学是研究精神疾病及精神健康有关的状态在人群中发生、发展的原因和分布规律，同时探讨保障、促进人群心理健康的策略与措施，以预防和减少各类心理与行为问题的发生。从而制定预防、控制精神疾病及促进精神健康的策略和措施，并评价其效果。精神疾病流行病学是传统流行病学和精神病学、行为科学、社会学、心理学等学科交叉融合而成的一个新分支。

(六) 出生缺陷流行病学

出生缺陷 (birth defects, BD) 是指出生时就存在的人类胚胎 (或胎儿) 在外形或体内有可识别的结构或功能方面的异常，包括先天畸形、智力障碍、代谢性疾病等。出生缺陷可造成胎、婴儿的死亡，人类寿命的损失，并可导致大量的儿童患病和长期残疾，因此成为当今世界各国十分重视的卫生问题。

(七) 伤害流行病学

虽然根据 WHO 定义的三组疾病中伤害不在慢性病一组，但是由于伤害的威胁越来越引起人们的广泛关注，伤害已经成为城市第四位、农村第五位的死亡原因，是青壮年人群第一位的死亡原因。伤害造成的疾病负担占所有疾病死因的首位，我国也是全球伤害高负担国家之一。20 世纪末开始，许多省市逐渐把伤害纳入主要的公共卫生问题开展监测和预防控制，且多数划归慢性病控制机构。虽然我国伤害研究起步较晚，但是在全国科学界的共同努力下已经取得了显著成绩。20 世纪 80 年代安徽医科大学吴系科教授首开道路交通事故流行病学研究的先河；1987 年暨南大学开始了长达 15 年的伤害流行病学系列研究；1999 年"第一届全国伤害预防控制学术会议"的召开推动了伤害研究的热潮；河北石家庄、广东深圳、浙江和山东先后开展了大样本的现况调查；2002 年，王声湧教授主编了《伤害流行病学》；2003 年，李志华等在黄河三角洲地区专门开展了农村居民的伤害调查等。目前，伤害流行病学研究正在向更广泛的领域和更深层次发展。

三、慢性病的研究方法

(一) 描述性研究

描述性研究主要利用常规监测记录或通过专门调查获得的数据资料按照不同地区、不同时间及不同人群特征分组，描述人群中疾病或健康状态或暴露因素的分布情况，在此基础上进行比较分析，获得疾病三间分布的特征，进而提出病因假设和线索，是揭示病因和疾病因果关系最基础的步骤。描述性研究主要包括历史常规资料的分析、现况研究、生态学研究和随访研究。

(二)分析性研究

分析性研究包括病例对照研究和队列研究。病例对照研究以患有所研究疾病的患者作为病例组，以不患有该病但具有可比性的个体作为对照，通过询问、实验室检查或复查病史，搜集研究对象既往各种可能的危险因素的暴露史，测量并比较病例组与对照组中各因素的暴露情况，来判断暴露和疾病关联。该方法是检验病因假设的初步方法，是一种回顾性的，是在疾病发生之后去追溯假定的病因因素的方法，其结果只能验证危险因素和疾病之间有无关联，但不能说明是否具有真正的因果关系。而前瞻性队列研究是选定暴露及未暴露于某因素的两种人群，追踪其各自的发病结局，比较两者发病结局的差异，从而判定暴露因子与发病有无因果联系的一种观察性研究方法，因此验证病因的强度高于病例对照研究。

(三)实验性研究

实验性研究是指在研究者控制下，对研究对象施加或消除某种因素或措施，以观察这些因素或措施对研究对象的影响。实验性研究可分为临床试验、现场试验和社区试验三种主要类型。

(四)行为流行病学研究

行为流行病学是指应用流行病学方法研究行为和疾病与健康的关系及其在人群中的分布和影响分布的因素，并进行行为干预，以减少疾病发生、增进健康的学科。行为因素是慢性病的主要危险因素，因此行为流行病学研究正方兴未艾，也成为社区诊断(community diagnosis)的重要内容。

(五)卫生经济学研究

卫生经济学研究是研究卫生服务、人民健康与社会经济发展之间的相互制约关系、卫生领域内的经济关系和经济资源的合理使用，以揭示卫生领域内经济规律发生作用的范围、形式和特点的学科。

(六)人类基因组流行病学研究

人类基因组流行病学是应用流行病学与基因组信息相结合的研究方法，开展以人群为基础的研究，评价基因组信息对人群健康和疾病的流行病学意义，是流行病学与分子生物病学交叉的前沿领域。

人类基因组测序已经完成，正迈入后基因组时代，人类基因组计划的完成将给整个医学界带来空前的机遇和挑战，流行病学也不例外，他们的结合将为多因子病(肿瘤、心血管病等)的预测、预防和治疗起到重大推动作用。

四、流行病学研究的重要性和意义

(一)慢性病已经成为重要的公共卫生问题之一

随着城市化和工业化的快速发展，以及由此带来的环境污染、人口老化和生活方式的改变，恶性肿瘤、心脑血管疾病等慢性非传染性疾病发病率和死亡率逐步上升，代替传染性疾病已成为威胁人类健康的主要疾病，成为各个国家的主要死亡原因和疾病负担。据《2002年世界卫生报告》显示，2001年慢性非传染性疾病死亡占所有死亡的60%，占全球疾病负担的47%。预计到2020年，慢性病死亡占所有死亡的比例将上升至73%，疾病负担的比例将上升至60%。慢性病已经是威胁人类健康的首要疾病，成为各国重要的公共卫生问题。

(二)慢性病造成严重的经济社会负担

心脑血管疾病、恶性肿瘤和糖尿病等慢性非传染性疾病不仅具有高死亡率、高致残率特点，还具有病程长、治疗费用高等特点，耗费大量的医疗费用，给家庭、社会造成了沉重的经济负担。慢性非传染性疾病医疗费用的上涨是卫生总费用迅速攀升的主要原因。2003年慢性非传染性疾病总经济负担合计为8580.54亿元，占全部疾病总经济负担的71.45%。其中，恶性肿瘤的总经济负担最多，为868.49亿元，占全部疾病总经济负担的7.23%；其次分别为脑血管疾病(723.14亿元)、高血压(622.51亿元)、其他类型心脏病(602.50亿元)、冠心病(576.89亿元)。

(三)慢性病严重影响人民群众的生活质量

慢性病是一种潜伏期很长的渐变的疾病，症状不很明显，但致死率、致残率高，严重影响了人民群众的生活质量。慢性非传染性疾病不仅是老年人群的主要死亡原因，也是中壮年人群的主要死亡原因。目前，慢性病发病呈现低龄化的趋势，在早卒的人群中，除伤害与中毒外，肿瘤、心脑血管疾病已经上升主要死因，严重威胁了劳动力人口。

(四)慢性病的上升趋势难以遏制

总的来说，慢性病的发病率和死亡率呈现逐步上升的趋势，在不同国家和地区，不同疾病有着不同的趋势。对恶性肿瘤来说，全世界恶性肿瘤的发病率和死亡率日趋增高。而心脑血管疾病不同国家和地区流行趋势不尽相同，与20世纪60年代及以前相比，西欧、美国、澳大利亚等发达国家和地区心脑血管疾病发病率与死亡率呈现明显的下降趋势，而在拉丁美洲、亚洲、非洲的发达地区，呈现明显的上升趋势。我国正面临人口迅速老龄化问题，由此带来了心脑血管病的发病和死亡高峰。据WHO报道，如果不采取措施，在未来十年中，全球将有3.88亿人死于慢性病，其中约8千万发生在中国。在此期间，仅心脏病、中风和糖尿病就将给中国带来至少5500亿美元的经济损失。采取行动减慢和遏制慢性病的上升趋势已成为全球公共卫生的当务之急。

(五)慢性病的研究具有良好的效益

大量的病因研究证实，慢性病是一组以社会生活方式致病为主的疾病。绝大部分慢性病病例是数量不多的已知和可预防的危险因素造成的。其中最主要的三个因素是不健康饮食，不锻炼身体和使用烟草。在全球，随着人们的饮食习惯转向高脂和高糖的食物，而且随着人们的工作和生活情况包含更少的体力活动，这些危险因素正在加大。在低收入和中等收入国家更大力度的烟草制品市场营销和销售意味着更有可能遭受烟草的危害。

全球有10亿人超重或肥胖，而且据世界卫生组织预测，如不立即采取行动，到2015年这一人数将上升至15亿以上。实践证明，慢性病是可以早期预防的。随着社会对该类疾病的认识，对其危险因素的认识水平不断提高，改变不良的生活习惯，使其向着更加健康的方向发展。对危险因素的干预具有成本效益好、花费低、见效快的优点，如在加工食品中减少盐量、改善学校膳食和征收烟草制品税等。

第二节 慢性病的流行特征及其影响因素

一、流行特征

(一)时间分布特征

慢性病的时间分布特征表现为发病率和死亡率总体呈逐渐上升的趋势，但不同的国家、地区及不同疾病有不同的趋势。首先，从癌症的时间趋势来看，过去十年间，全球癌症的发病及死亡增长了约22%。WHO估计，到2050年，发达国家和发展中国家的恶性肿瘤新发病例将分别达679万人和1704万人，死亡分别达407万和1193万人。不同种类的恶性肿瘤的时间变化趋势也有所不同。肺癌发病率和死亡率的增高最为明显，已成为全球最主要的癌症，年发病达120万人，死亡110万人。乳腺癌的发病也呈现逐年上升的趋势，正以每年 0.2%～0.8%的速度上升。结直肠癌的发病率也在加速工业化发展的东欧、拉美和中国逐年增长。而宫颈癌和食管癌的发病率呈现下降的趋势。在许多发达国家，胃癌发病率也呈下降趋势。目前全球癌症发病顺位依次为肺癌、乳腺癌、结直肠癌及胃癌。死亡顺位依次为肺癌、胃癌、肝癌及结直肠癌。其次，从心脑血管病的时间趋势来看，在全球不同国家和地区时间分布不一致，与经济和工业化水平有关。在发达国家，心脑血管病的发病率和死亡率变化大致经历四个阶段。

第一阶段(低发期)，工业化之前，这一时期，危害人类健康和生命最主要的疾病是传染性疾病，而慢性病仅占人群全部死亡的5%～10%。

第二阶段(上升期)，随着经济、社会、工业化和城市化不断地发展进步，传染病得到了有效控制，人们生活水平的提高，生活方式发生了改变，营养过剩，加之机械化代替了传统的体力劳动，人群中的心血管疾病的发病率呈上升趋势，死亡占10%～30%。

第三阶段(高峰期)，高脂肪、高蛋白、高热量的饮食，加上运动量的减少，心脑血管疾病尤其是冠心病和缺血性脑卒中的发病率大幅度上升，而且发病和死亡均出现年轻化的趋势，死亡构成达35%～65%。

第四阶段(下降期)，各国政府和社会普遍采取健康教育和社区干预等公共卫生措施，加上医疗技术和药品的不断进步，使得心血管疾病的发病率和死亡率逐年下降，死亡构成降至50%以下。

全球大多数国家和地区的心血管疾病的时间分布趋势基本是按上述四个阶段进行演变，但不同国家和地区进入各阶段的年代、各阶段持续时间和危害程度是不同的。目前，工业化程度高的发达国家和地区(如西欧、美洲、澳大利亚、新西兰等国家)，心血管疾病处在下降期，部分国家保持稳定；东欧、俄罗斯等国家正处于上升期，亚洲、拉美、中东和非洲等经济较不发达地区，传染病仍是主要的死亡原因，而心血管疾病的流行也处于上升期。

(二)慢性病的地区分布特征

1. 全球流行特征 慢性病的地区分布特征表现为世界各地普遍存在，但不同的疾病种类在不同国家或地区的发病率和死亡率明显不同，存在明显的低发区和高发区。

据WHO报道，肺癌标化发病率在北美高达73.6/10万，而西非仅为2.5/10万；胃癌在日本、智利、芬兰、奥地利、冰岛等地区发病率高,移居夏威夷的日侨胃癌发病率仍较当地人高,随移居时间延长,他们及其后裔的胃癌发病率下降。食管癌在伊朗东北部、南非(班图族)、肯尼亚、中亚地区、智利(北部)、瑞士、法国较多见。结直肠癌在胃肠道恶性肿瘤发病率中仅次于胃癌。美国结直肠癌发病率高达 51.8/10 万,西欧、加拿大次之,日本随着战后饮食习惯的欧美化,其发病率已逐年上升。肝癌在欧美罕见,日本、马来西亚、印度尼西亚、新加坡和我国沿海地区长江以南诸省(江苏启东县、广西扶绥县)高发。莫桑比克某地区肝癌发病率为美国或西欧的 500～1000 倍。乳腺癌在发达国家中占女性恶性肿瘤的首位。近年来乳腺癌死亡率上升 30%～50%。我国乳腺癌发病率也呈上升趋势。鼻咽癌在东南亚及我国华南等地区(广东、广西、云南、江西、湖北等)高发,新加坡、日本、美国和泰国的华侨中鼻咽癌发病率也高于当地人,在日本的华人与日本人发病率之比为 14.04∶0.23;美国加利福尼亚的 15 岁以上男性华人鼻咽癌死亡率与美国白人之比为 15.4∶0.57。

高血压的患病率在不同国家、地区或种族之间有较大差别,工业化国家一般较发展中国家高,尚未开发的山区和岛屿的人群患病率一般较低。脑卒中表现为发展中国家高于发达国家,高纬度寒冷地区高于低纬度温暖地区,高海拔地区高于低海拔地区,在同一国家或地区中与高血压的分布保持一致。

糖尿病中 90% 为 2 型糖尿病,1 型糖尿病仅占 4%～6%。不同类型糖尿病地区分布明显不同。1 型糖尿病发病率在不同地区、不同种族中差异较大。有随着越远离赤道发病率越高的现象。据 WHO DiaMond 项目调查和监测全球儿童 1 型糖尿病的发病率,以意大利撒丁岛(每年 36.8/10 万)和北欧的芬兰(36.5/10 万)发病率最高,其他欧美国家发病率中等(每年 5.0/10 万～19/10 万),亚洲国家如中国、日本和朝鲜,美国印第安人、墨西哥人、智利人、秘鲁人的发病率在世界最低(年发病率为 0.1/10 万～5.0/10 万),非洲和拉丁美洲发病率也较低。2 型糖尿病广泛分布于世界各地,在工业化国家其发病率居高不下,某些发展中国家发病率也呈上升趋势。一般来说,保持传统生活方式的地方患病率低,而生活方式不断西化的发展中国家,糖尿病患病率高于欧洲人群,2 型糖尿病在北美本土及西太平洋地区最高,成年有 1/3～1/2 患有糖尿病。

2. 我国流行特征 随着我国经济的发展,人民生活水平的提高,行为生活方式的改变及人口老龄化等原因,我国人口的疾病死亡谱发生了变化,慢性非传染性疾病已经成为危害人类健康的主要疾病。我国慢性非传染性疾病的地区分布也表现地区差别及城乡差别的特征。

我国男性恶性肿瘤发生率顺位依次是肺癌、胃癌、肝癌、食管癌和鼻咽癌,男性恶性肿瘤死亡率顺位依次为肺癌、食管癌、肝癌、胃癌和鼻咽癌;女性恶性肿瘤发生率顺位依次为乳腺癌、食管癌、胃癌、肺癌、肝癌、鼻咽癌和子宫癌,死亡率顺位依次为肺癌、食管癌、肝癌、胃癌、鼻咽癌、乳腺癌和子宫癌。

肺癌发病率呈现明显的城乡差别,表现为城市和工业发达地区肺癌发病率一般高于农村。肺癌发病率和病死率有明显的区域性,一般城市地区高于农村地区。我国大规模的癌死亡及发病调查数字表明,各地的肺癌发病率不完全一致,有地理分布特征。以华东沿海、华北以及东北三省等较高,西北、西南、中南地区较低。1975 年北京市城区肺癌死亡率为每 10 万人口 19.5 例,近郊为每 10 万人口 10.8 例,远郊为每 10 万人口 10.3 例。上海地区肺癌的发病率以市区最高,市区周围的近郊县次之,而远郊县最低。形成上海肺癌死亡率市区大于市郊,近郊大于远郊的分布特点。但某些地区的肺癌呈点状或线状性高发的原因与工矿区内职业接触有关。例如，我国云南省为肺癌低发区，但云南个旧市的肺癌发病率却居全国首位，也属世界高发区之一，这与当地的大型锡矿工业有关。发病者多为井下工人，经调查发现矿内有放射性的氡子气，有可能为致癌原因，但和吸烟存在联合因素现象。云南省宣武县某些地区肺癌的发病率也较高，而且女性的肺癌发病率明显较高，经调查发现与该地的房屋无窗，而且老百姓喜烧火炉取暖以致污染室内环境有关。

肝癌列位我国城市恶性肿瘤死亡的第二位，农村恶性肿瘤死亡的第一位，每年约 11 万人死于肝癌，其中男性 8 万，女性 3 万，约占全世界肝癌死亡人数的 45%。我国肝癌地理分布特点为：沿海高于内地，东南和东北高于西北、华北和西南，沿海江河海口或岛屿高于沿海其他地区。我国肝癌高发区的气候特点表现为温暖、潮湿、多雨。江苏、上海、广东、广西、福建、四川等地为肝癌发病较高的地区，而江苏启东、广西抚绥、福建同安等为市县级高发区。

我国胃癌死亡率居全球较高水平，是我国三大肿瘤之一。据我国 1973～1975 年恶性肿瘤死亡调查，我国胃癌分布广泛，各地区死亡率差异明显，且有地理相对集中趋势。高死亡率地区在西北，如青海、宁夏、甘肃，较高死亡率在东北地区的辽宁、吉林、黑龙江和东南沿海地区的江苏、上海、福建、浙江等。低死亡率地区在四川、云南、贵州、广东及广西等省。以省份统计死亡率最高的青海，调整死亡率为 52.63/10 万(男性)和 27.80/10 万(女性)，最低的广西，为 7.02/10 万(男性)和 3.41/10 万(女性)，两地相差 7.5 倍和 8.2 倍。我国胃癌死亡率形成以东部、西北部为最高，往东经由甘肃河西走廊、陕北、宁夏、内蒙古、辽宁，然后沿海南下到胶东半岛及江浙一带，形成胃癌的高发地带，广东、广西等华南地区及云南、贵州的云贵高原为胃癌低发区。

食道癌在我国有明显的地理聚集现象，高发病率及高死亡率地区相当集中。其发病率在河北、河南、江苏、山西、陕西、安徽、湖北、四川等省在各种肿瘤中高居首位，其中河南省死亡率最高，以下依次为江苏、山西、河北、陕西、福建、安徽、湖北等省。年平均死亡率在 100/10 万以上的县市有 19 个，最高的是河北省邯郸市(303.37/10 万)和磁县(149.19/10 万)，山西省的阳城(169.22/10 万)和晋城(143.89/10 万)，河南省的鹤壁市(169.22/10 万)和林州市(131.79/10 万)。对流行地区分布的深入分析发现，同一省的不同地区可以存在迥然不同的发病情况，高、低水平地区相距很近，而病死率水平却可相差几十倍到二、三百倍。由高死亡率水平到低死亡率水平常形成明显梯度，呈不规则同心圆状分布。主要的高死亡率水平地区分布在：河南、河北、山西三省交界(太行山)地区；四川北部地区；鄂豫皖交界(大别山)地区；闽南和广东东北部地区；苏北以及新疆哈萨克族聚居地区。

乳腺癌已成为女性最常见的恶性肿瘤之一。我国虽属乳腺癌的低发国家，但乳腺癌发病率存在明显的城乡差异，高发地区主要集中在沿海的大城市，其中以上海、北京为最高。尤其是近 20 年来，城市妇女乳腺癌的发病率呈逐年上升趋势，以上海为例，1999 年比 1974 年的发病率高出一倍多。在我国某些沿海城市，乳腺癌已是女性第一大常见的恶性肿瘤。

我国鼻咽癌分布呈明显的地区差异。在中国北方省份，鼻咽癌发病率约为 1/10 万，属罕见恶性肿瘤，而中国东南部地区如福建、江西、湖南、广东、广西和海南发病率较高，特别是广东省和香港地区年发病率约在 10/10 万以上。据全国死因回顾抽样调查资料显示，广东省鼻咽癌死亡率最高(男性 12.46/10 万，女性 5/10 万)，甘肃最低(男性 0.56/10 万，女性 0.5/10 万)，相差 10 倍以上。广东省鼻咽癌发病也有明显地区聚集性，珠江三角洲(包括香港)和西江区形成了鼻咽癌高发带。例如,位于珠江三角洲的中山市,男性鼻咽癌世界标化率为 27.5/10 万,女性为 9.4/10 万。位于西江流域的四会市,男性鼻咽癌世界标化率为 28.6/10 万,女性为 8.1/10 万。这些地区均为世界鼻咽癌最高发地区。

我国心脑血管疾病的地区分布存在较大差异。北方人群发病率、死亡率以及心脑血管病死亡占总死亡的百分比均明显高于南方。心脑血管死亡构成比最高的是河南的郑州,其中男性为 50%,女性为 63%;最低的是广东的湛江,男女各为 23%。我国高血压总的趋势是北方高于南方,有自东北向西南递减的趋势。高血压患病率以西藏及北京为最高,分别为 19.54%和 16.93%;海南最低,为 6.75%。城市和农村高血压患病率分别为 16.30%和 11.12%。急性冠心病发病率表现为北方高于南方,城市高于农村的特征。发病率最高的是青岛,男性为 203.3/10 万,女性为 96.3/10 万;最低的是安徽滁县,男性为 12.2/10 万,女性为 5.1/10 万。脑卒中的发病率也表现为北方高于南方,东部高于西部,城市高于农村。

我国 1 型糖尿病发病率为世界低水平,但有纬度越高发病率越高的特点,表现为以长江为界明显北高(0.65/10 万人年)南低(0.50/10 万人年)的特征。城乡差别分布趋势表现为城市市区儿童的发病率显著高于郊县和农村。2 型糖尿病标化患病率最高的是北京,达 4.56%,最低的为浙江,为 1.99%。城乡差别明显,患病率沿省会城市、中小城市、富裕县镇、贫困县镇、贫困县农村依次下降的顺位。

(三)人群分布特征

慢性病的人群分布特征表现为不同的慢性病在不同的年龄、性别、种族和职业分布具有明显的差别。

1. 年龄分布特征 从总体趋势来看,慢性非传染性疾病都有随着年龄的增长其发病率和死亡率逐渐上升的趋势。癌症可以发生在任何年龄,但不同的癌症有不同的高发年龄。儿童时期,死亡率最高的恶性肿瘤是白血病、脑瘤和恶性淋巴瘤。青壮年时期高发的肿瘤为肝癌和白血病。壮年和老年高发的恶性肿瘤主要为肺癌、胃癌、食管癌和宫颈癌。儿童期的心血管疾病主要为先天性心脏病为主,青少年期是以风湿性心脏病为主,青壮年期主要是心肌炎,老年人群中以高血压、冠心病、肺心病、脑卒中高发。但近些年来,这些慢性病的发病呈现年轻化的现象,严重影响了劳动力人口的健康,给社会和家庭带来了沉重的负担。

2. 性别分布特征 慢性病的性别分布特点通常表现为除了女性所特有的肿瘤外,一般男性恶性肿瘤的发病率高于女性。但不同恶性肿瘤男女性别发病率的差异有所不同,发病率男性高于女性的恶性肿瘤主要包括肺癌、肝癌、食管癌、胃癌、膀胱癌、鼻咽癌和白血病等。女性发病率高于男性的恶性肿瘤有甲状腺癌和胆囊癌等。风湿性心脏病多见于女性,冠心病、心肌炎以男性多见,高血压患病率男女两性无明显差异。随着年龄的增长,男女两性心血管疾病的性别差异逐渐缩小。

3. 种族分布特征 慢性病的种族和民族的分布差异的主要原因来自于不同的遗传背景、生活环境及不同的风俗习惯。例如,中国是鼻咽癌的高发国家,在我国又以讲广东方言的人群高发,口腔癌主要在印度人群中高发,非洲班图族原发性肝癌发病率较高,白色人种皮肤癌的发病率明显高于黑色人种。美国黑色人种心血管疾病的发病率明显高于当地的白色人种。

4. 职业分布特征 职业因素也是影响慢性病分布的一个重要因素。不同职业,高发的恶性肿瘤的种类不同。从事染料、橡胶、印刷等职业的人群,膀胱癌高发;接触煤焦油、石油等含有多环芳烃化合物的职业人群,皮肤癌和肺癌高发。脑力劳动者心血管病发病率明显高于体力劳动者,职业的紧张程度影响心血管病的发病率,紧张程度高的职业其心血管病的发病率明显增加。

二、影响慢性病流行的因素

大多数慢性病的发病过程是多因素、多效应、多阶段的过程,潜伏期长,多数是由数量不多的已知和可预防的危险因素造成的,自身的遗传易感因素在病因作用中所占的比例较环境因素小得多。其中最主要的三个因素是不健康饮食,缺乏体力活动和吸烟,此外还包括疾病因素、社会心理因素以及遗传因素等。

1. 不健康饮食习惯 不良饮食习惯与许多恶性肿瘤发病危险性相关联。许多研究表明,过量饮酒与口腔癌、咽喉癌、食管癌、胃癌及直肠癌的发病危险性相关联。食物过于精细、纤维素含量少而脂肪含量过高时,发生结肠和直肠癌的危险性升高。而当食物过于粗糙且营养素不足时,发生食管癌和胃癌的危险性升高。经常进食霉变食物的人群,发生肝癌、食管癌和胃癌的机会增加。

长期大量饮酒与高血压、冠心病、脑卒中的发病较为密切。研究表明,每周饮酒 300~499ml 的男性,其收缩压和舒张压水平比不饮酒者高 2.7mmHg 和 1.6mmHg;如每周饮酒多于 500ml,收缩压和舒张压水平比不饮酒者比不饮酒者高 4.6mmHg 和 3.0mmHg。持续饮酒者比不饮酒者,4 年内发生高血压的危险增高 40%。相对于不饮酒者,每日饮酒超过 60g 者发生脑卒中的相对危险明显增加,而每日饮酒少于 24g 者发生脑卒中的相对危险则明显下降。大量饮酒可增加心脏负担,乙醇又会直接损害心肌,还可使血中甘油三酯增高,促进冠心病的形成。但适量饮酒,特别是饮用少量葡萄酒,可抑制血小板聚集,防止凝血,而起到预防急性心肌梗死的作用。

高脂、高胆固醇饮食可诱发冠心病的发生,经常食用动物脂肪、动物内脏等富含胆固醇和饱和脂肪酸的动物性食物,可使血脂增高,促进动脉硬化的形成和发展;高盐低钾饮食与高血压发病有明显的相关性。食入过多的食盐可以导致高血压。流行病学研究表明,一些地区和种族的高血压患病率与平均每日盐摄入量有关。膳食中的钾可对抗钠的升血压作用。钾的来源主要是蔬菜和水果,高盐而蔬菜水果少的膳食不仅高钠低钾,而且含钙及优质蛋白也少,更加重了高钠的升压作用。

2. 缺乏体力活动 由于生活方式和工作条件的改善,人们的运动量越来越少,同时,人们的饮食习惯造成的热量摄入过高,而由于缺少体力支出(劳动或运动),每日消耗的热量低于摄取的热量,进而导致人们超重和肥胖的发生率明显上升。超重和肥胖症在一些发达国家和地区人群中的患病情况已达到流行程度。据估计,1999 年有 61% 的美国成年人达到超重和肥胖程度。WHO 预测,到 2015 年将有约 23 亿成人为超重,7 亿多成人为肥胖。超重和肥胖是许多慢性病的重要的高危险因素,与心血管病(主要为心脏病和中风)、糖尿病、肌肉骨骼疾患(尤其是骨关节炎)、某些癌症(如子宫内膜、乳腺和大肠癌)。儿童期肥胖与成年期过早死亡和残疾的更高可能性相关联。许多研究发现体力活动不足增加糖尿病的发病危险,活动最少的人与最爱活动的人相比,2 型糖尿病的患病率相差 2~6 倍。而有规律的体育锻炼能增加胰岛素的敏感性和改善糖耐量。

3. 吸烟 是许多慢性非传染性疾病的高危险因素之一。许多研究表明,吸烟者发生多种恶性肿瘤的危险性显著高于不吸烟者。与吸烟关联最强的恶性肿瘤是肺癌,此外还与唇癌、口腔癌、咽喉癌及食道癌的危险性相关联。吸烟与脑卒中类型有关，并存在剂量反应关系。吸烟是各类脑卒中的独立危险因素，尤其是缺血性脑卒中。脑卒中发生的危险随着吸烟量的增加而增加，每日吸烟超过 40 支者发生脑卒中的危险是每日低于 10 支者的 2 倍。吸烟还是冠心病的独立危险因素，而且与其他危险因素有相加协同作用。研究表明，开始吸烟的年龄越早、每日吸烟量越大、吸烟年数越长，患冠心病的危险越大，冠状动脉病变越严重。吸烟为慢性阻塞性肺病最主要的危险因子，而在吸烟的人群中有 15% 会得慢性阻塞性肺病。不仅是吸烟者容易引发慢性阻塞性肺病，吸"二手烟"也被证实和吸烟一样都有可能引发慢性阻塞性肺病。

4. 疾病因素 恶性肿瘤的发病不仅与不良生活习惯有关，还与环境污染，以及病毒传播有关。已有确实的证据证明乙型肝炎病毒和丙型肝炎病毒感染是原发性肝细胞癌的致病因子。幽门螺杆菌是胃癌的致病因子，埃及血吸虫感染是膀胱癌的致病因子，人乳头状瘤病毒 16 型和 18 型是宫颈癌的致病因子。高血压是脑卒中、冠心病的高危险因素。各种原因所致的心脏病是脑卒中的第二位的危险因素，糖尿病是脑卒中、冠心病的高危险因素。高胆固醇血症是脑卒中和冠心病的危险因素。

5. 社会心理因素 独特的感情生活史、个体的性格特征及精神心理因素等与慢性病的发病有一定的关系。研究表明，长期持续的紧张、绝望等，是引起癌症的重要精神心理因素。我国学者研究发现具有以下性格特点者易患癌症：①多愁善感，精神抑郁者；②易躁易怒，忍耐性差者；③沉默寡言，对事物态度冷淡者；④性格孤僻、脾气古怪者，长期处于孤独、矛盾、失望、压抑状态，是恶性肿瘤发生的最重要的原因。A 型性格是冠心病发生的危险因素之一，目前认为 A 型行为中过度敌意（愤怒）是主要的危险因子，它导致心血管高反应性，引起高血压或冠心病。

6. 遗传因素 慢性病是多基因遗传病，其发病有明显的家族聚集性，种族差异。

第三节 慢性病的防制策略与措施

大多数的慢性非传染性疾病是可预防的。WHO 指出，"1/3 的恶性肿瘤是可以预防的，1/3 的恶性肿瘤如能早期诊断是可以治愈的，1/3 的恶性肿瘤可以通过有效的康复治疗减轻痛苦，延长寿命""应用已有的、有前途的医学知识开展防治，比期待中的基础研究的突破将获得更大的实效"。国内外心血管病预防控制的实践证明，预防和控制高血压等心血管病最有效的方法是开展社区防治。这些战略认识已被国内外医学界普遍接受。目前，世界各国针对恶性肿瘤和心脑血管病所采取的防控策略为"全人群策略"(strategy for general population)和"高危人群策略"(strategy for population with high risk)。全人群策略是指在全人群中实施的预防计划，包括开展积极有效的全民健康教育，倡导健康生活方式和行为，控制环境污染，营造一个促进健康的社会和自然环境。高危人群策略是指有针对性地对高危人群进行筛检，针对高危人群实施积极的干预措施，降低和推迟发病的可能。

慢性病的预防措施主要是根据对疾病自然史的认识、病因的认识和机体的功能及代偿状况的了解进行的。疾病自然史可分为三个阶段：易感期、潜伏期和临床及临床后期。慢性病的预防可以在疾病发展的不同阶段采用不同的有针对性的措施来阻止疾病的发生、发展或恶化，即三级预防措施。

一、一级预防

一级预防(primary prevention)又称病因预防,是在疾病尚未发生时针对致病因素(或危险因素)采取措施,也是预防疾病和消灭疾病的根本措施。根据现有的证据,对一些已得到公认的危险因素采取针对性的预防措施,将有效降低恶性肿瘤和心脑血管病的发病率和死亡率。

1. 健康教育 采取各种形式的健康知识的宣传、普及和行为干预,促使人们自愿采取有益于健康的行为和生活方式,避免影响健康的危险因素,达到促进健康的目的。广播和电视等现代传媒是开展健康教育的有力手段,提高公众对恶性肿瘤和高血压等心脑血管病危害的认识及其防控知识的水平,是预防和控制恶性肿瘤和心脑血管疾病的关键环节。

2. 人员培训 对基层和社区卫生服务站的卫生专业人员开展经常性的业务培训,使他们不断更新知识,及时掌握最新的研究进展、预防控制和治疗疾病的新方法。

3. 自我保健 是个人在发病前就进行干预以促进健康,增强机体的生理、心理素质和社会适应能力。改善生活和工作环境,倡导健康的生活方式。提倡"戒烟限酒、平衡膳食、适量运动和心理平衡"四大健康基石。

4. 环境保护和监测 保证人们生活和生产环境的空气、水、土壤不受"工业三废"即废气、废水、废渣和"生活三废"即粪便、污水、垃圾及农药、化肥等的污染,避免环境污染和职业暴露对健康造成的危害,做好环境监测,保护人民不受致病因子危害。

5. 健康保护 对有明确病因(危险因素)或具备特异预防手段的疾病所采取的措施,在预防和消除病因上起主要作用。

开展一级预防常采用双向策略(two pronged strategy),即把对整个人群的普遍预防和对高危人群的重点预防结合起来,两者相互补充,提高工作效率。

二、二级预防

二级预防(secondary prevention)又称"三早"预防,即早发现、早诊断、早治疗,是防止或减缓疾病发展而采取的措施。

大多数慢性病的病因不完全清楚,完全做到一级预防是不可能的。但是慢性病的潜伏期很长,我们完全可以做到对疾病的早发现、早诊断、早治疗。所以根据人力、物力、财力的情况,参照费用效益或效果分析结果,选择普查、筛检、定期健康检查及设立专门的防治机构等不同方法来实现。筛检是通过特定的检测方法定期对健康人群进行检查,将外表健康可能患有疾病和处于亚临床状态的人鉴别出来,并通过进一步的诊断程序早期发现患者,以便及时对患者进行早期治疗达到预防疾病进一步发展或减缓疾病造成的残疾和死亡,使患者获得较好的预后和生存质量。

三、三级预防

三级预防(tertiary prevention)又称临床预防,主要是对症治疗和康复治疗措施。通过三级预防可以防止伤残和促进功能恢复,提高生存质量,延长寿命,降低病死率。对症治疗可以改善症状,减少疾病的不良反应,防止复发转移,预防并发症和伤残等。康复治疗的措施包括功能康复,心理康复,社会康复和职业康复等。

四、慢性病的管理和预防医学诊疗服务

慢性病已成为我国人群最主要的死亡原因,并消耗着大量的医疗资源,在给国家和个人带来沉重负担的同时,也产生了一系列的社会问题。因此,慢病社区综合防治工作作为一项关系到广大普通民众身体健康,社会安定的民心工程,正逐渐引起各级政府和相关部门的重视和关注。

(一)疾病管理的概念

疾病管理是一种国际通行的医疗干预和沟通辅助系统,通过改善医生和患者之间的关系,建立详细的医疗保健计划,以循证医学方法为基础,对于疾病相关服务(含诊疗)提出各种针对性的建议、策略来改善病情或预防病情加重,并在临床和经济结果评价的基础上力争达到不断改善目标人群健康的目的。

通过对慢病患者的早期发现、随访管理和规范化治疗,控制其病情稳定,预防和延缓并发症的发生,提高其生命质量;对高危重点人群进行干预和筛选;对普通人群实施以健康促进为主要策略的干预活动,从而降低人群中慢病发生的危险因素,控制慢病发病率和死亡率。最终达到慢病社区综合防治这一总体目标。原卫生部 2014 年推出的"健康中国 2020"是政府第一次推出包括慢性病防控的中远期健康战略规划。

(二)慢性病的自我管理

慢性疾病管理,可理解为慢性疾病的自我管理,是在应对慢性疾病的过程中发展起来的一种管理症状、治疗、生理和心理社会变化,以及作出生活方式改变的能力。其宗旨是通过医护人员的教育、培训,让患者通过学习,掌握自我管理疾病的知识,掌握改变生活方式的技巧,促进和提高患者的自我管理能力,将患者培训成"内行"。

自我管理是指患者在卫生保健专业人员的协助下,个人承担一些预防性或治疗性卫生保健活动,是基于患者应该是治疗过程中的积极参与者提出的一个概念。通过承担起所患疾病的医疗和行为管理、角色管理和情绪管理任务,从而达到:掌握疾病的治疗管理知识,改变不良的生活方式、掌握正确的服药方法、熟悉自我监测病情的技巧;经过一段时间的治疗调理,在生理上适应疾病,可以回归社会、家庭,做力所能及的工作;在心理上适应疾病,能处理和应对疾病所带来的各种消极情绪,适应患病后在单位、家庭和朋友中的新角色。

慢病管理的最终目标不是治愈疾病(因为很多慢性疾病是无法治愈的),而是努力将慢性疾病患者的健康状况、健康功能维持在一个满意的状态,过上独立的生活,康复回归社会;同时,因为强调改变不良的生活方式,可有效减少疾病危险因素,减少用药,控制医疗保健成本,节约社会卫生资源。

虽然这种疾病管理模式来自于西方国家,但事实上中医学在几千年前便已提出了"治未病"的观念,其基本理念是"未病先防,既病防变,瘥后防复",强调对于处理疾病关键不在于"治疗",而在于"治理",慢性疾病的防治重在"养病",而非"求医治病",应当"三分治七分养"。

(三)我国慢性病管理的"十二五"规划目标

为应对严峻的慢性病防治形势,积极做好慢性病预防控制工作,遏制我国慢性病快速上升的势头,保护和增进人民群众身体健康,2012 年 5 月,卫生部、发改委等 15 个部委

联合制定了《中国慢性病防治工作规划(2012—2015年)》,圈出影响我国人民群众身体健康的常见慢性病主要有心脑血管疾病、糖尿病、恶性肿瘤、慢性呼吸系统疾病等。十二五规划提出了的总目标:进一步完善全国的慢性病防治服务网络和综合防治工作机制,建立慢性病检测与信息管理制度,提高慢性病防治能力,努力构建社会支持环境,落实部门职责,降低人群慢性病危险因素水平,减少过早死亡和致残,控制由慢性病造成的社会经济负担水平。

具体目标如下。

(1)慢性病防控核心信息人群知晓率达50%以上,35岁以上成人血压和血糖知晓率分别达到70%和50%。

(2)全民健康生活方式行动覆盖全国50%的县(市、区),国家级慢性病综合防控示范区覆盖全国10%以上县(市、区)。

(3)全国人均每日食盐摄入量下降到9g以下;成年人吸烟率降低到25%以下;经常参加体育锻炼的人数比例达到32%以上;成人肥胖率控制在12%以内,儿童青少年不超过8%。

(4)高血压和糖尿病患者规范管理率达到40%,管理人群血压、血糖控制率达到60%;脑卒中发病率上升幅度控制在5%以内,死亡率下降5%。

(5)30%癌症高发地区开展重点癌症早诊早治工作。

(6)40岁以上慢性阻塞性肺病患病率控制在8%以内。

(7)适龄儿童窝沟封闭覆盖率达到20%以上,12岁儿童患龋率控制在25%以内。

(8)全人群死因监测覆盖全国90%县(市、区),慢性病及危险因素监测覆盖全国50%的县(市、区),营养状况监测覆盖全国15%的县(市、区)。

(9)慢性病防控专业人员占各级疾控机构专业人员的比例达5%以上。

为实现和达到以上9个目标,"十二五"规划制定了7项策略与措施来做保障。

——关口前移,深入推进全民健康生活方式。

——拓展服务,及时发现高风险人群。

——规范防治,提高慢性病诊治康复的效果。

——明确职责,加强慢性病防治有效协同。

——抓好示范,提高慢性病综合防控能力。

——共享资源,完善慢性病监测信息管理。

——加强科研,促进技术合作和国际交流。

(四)慢性病管理的主要内容

由于慢性病无法根治,而且病程漫长,超过80%的患者症状比较平稳,除了定期检查和随访外,大部分时间都要靠自己管理自己的疾病,这些人就是慢性病自我管理的合适人群。管理的主要内容包括如下内容。

1. 如何对付慢性病本身的问题　患任何慢性病都要求做些新的事情,如服药、使用空气过滤器、吸氧等。它还意味着更频繁地与医生和医院打交道。有时还需增加新的锻炼活动和改变饮食。

2. 如何继续自己的正常生活　为了维持原有的日常活动和享受生活的乐趣,自我管理者需要学习一些新的技能。

3. 如何应付慢性病带来的情感变化　穿越慢性病这条道路,掌握技能,克服负性情感。

4. 需要掌握哪些技巧 慢性病患者为了解决日常生活中因患病所致的各种问题，必须超越过去解决问题的思维方式，学习新的解决问题的技巧。社区医生应让患者掌握如下技巧。

(1) 解决问题的技巧：慢性病所致的问题因为日常生活中各种因素的不断变化，不存在唯一正确的解决方法和答案，只有解决得好、更好、最好之分。因此，要让患者明确慢性病所致问题的解决，不可能一下就能够解决掉，必须分阶段地以短期能实现的任务为目标，一步步解决，逐渐达到最好。学会从别人那里寻求帮助及尽量帮助其他病友走出困境的技巧。解决问题的基本步骤概括如下。

找出问题（最困难和最重要的步骤）→列出解决问题的办法→选一种方法尝试→评价结果→用另一种方法代替第一个无效的方法，继续尝试→利用其他资源，如请求朋友、家人、卫生专业人员的帮助→接受现实，此问题可能无法立即解决。

(2) 设定目标和制订行动计划的技巧：这是自我管理最为重要的技能之一。所谓目标，是我们在未来 3~6 个月中想要完成的事情，如将血压控制在 140/90mmHg 以下，学会打太极拳，养成每日喝水 6~8 杯水的习惯。该方法的基本过程如下。

决定想要做的事情及拟达到的目标→分解目标，寻找可行的方法和途径→着手制订一些短期行动计划，并与自己签订合约或协议→执行行动计划→检验行动计划执行结果→必要时做些改变→给自己一些奖励。

行动计划一定要非常具体，不能泛泛而谈。要具体到做什么、做多少、什么时候做、一周做几次、完成这个计划的自信心有多少。

(3) 寻找社区资源的技巧：另外一项慢性病自我管理者的主要任务是患者自己知道什么时候需要帮助和如何得到帮助。要告诉患者，需要别人的帮助来完成日常事务、协助做家务或完成生活中的其他活动，并不意味着他已经是疾病的牺牲者。相反，知道在生活的哪些方面需要特定的帮助，可对自己的身体状况和能力更加了解。

(4) 学会与人交流的技巧：当患有慢性病后，良好的交流变得更为重要。对于患者本身而言，要让医生、护士真正了解自己；让家人、朋友理解和帮助他；需要尽可能地从别人那里获取资源，寻求帮助。因此，自我管理者需学习和掌握必要的交流技巧。另外，还必须记住一点：交流是相互的，若在表达自己的感觉或请求帮助时感到不舒服，别人也会有这样的感觉。因此，每次与人交谈时，需要以理解对方、真诚相待作为交流的基础。

(5) 管理自我行为的技巧：除了我们经常讲的如何戒烟限酒、合理膳食和适度锻炼以外，慢性病患者还要学会：①如何管好一些躯体症状，包括学会放松身体、减轻压力和焦虑，减少由躯体和情绪方面的症状所引起的不舒适；②如何改善呼吸，通过呼吸练习锻炼自己控制好身体与心思，舒缓焦虑、消沉、易怒、肌肉紧张、疲劳等；③如何管理服用的药物，包括按医嘱服药（特别是服用多种药物时）、正确理解药物的副作用、如何与医生有效沟通等。

(五) 预防医学诊疗服务

目前，以社区为基础的干预行动作为预防和控制疾病的重要手段，得到了各国政府、非政府组织及有关医学、社会学和预防医学工作者的重视。大量社区干预项目的实施有效地控制了当地威胁健康和生命的主要疾病。中共中央国务院《关于卫生改革与发展的决定》指出，要积极发展社区卫生服务和积极开展对心脑血管疾病、肿瘤等慢性非传染性疾病的防治工作，努力推动以社区为基础，以健康教育和健康促进为主要手段的慢性非传染性疾病的综合防治，提高社区居民的健康水平和生活质量。目前，慢性非传染性疾病的预防策略是以社区为基础，三级预防相结合，运用健康促进策略，开展综合防治。

1. 预防医学诊疗服务的概念　　慢性病预防医学诊疗服务是应用预防医学、临床医学、循证医学、生物信息学、心理学、行为学、教育学和传播学等的理论和技术，一、二、三级预防相结合，向具有危险因素的、亚健康状态的、无明显自觉症状的人群及其他个体和轻型患者提供健康咨询、周期性健康检查、健康危险因素评价、健康生活行为指导和健康促进诊疗管理服务，以早预防、早发现、早诊疗，控制危险因素，防止亚健康状态演变成疾病；使患者减轻症状、控制病情、提高生活质量，预防并发症和减轻疾病负担的一类服务，是目前慢性病预防控制的主要方式。其依据《全国疾病预防控制机构工作规范》(2001版)17.9 规定的各类项目的具体内容、采用方法、使用标准、质量控制、操作程序、过程评价和效果评价，以及管理的等做出具体的技术规定和说明，来开展服务工作。

2. 预防医学诊疗服务的特点　　预防医学诊疗服务具有如下特点。

(1)从群体防治着眼，从个体服务入手，使个体服务融入群体防治策略。

(2)以预防为导向，防治结合的服务。

(3)强调把疾病预防与控制落实到社区卫生服务之中。

(4)以具有危险因素的、亚健康状态的和有健康需求的人群为主要服务对象。

(5)服务的对象大多需要通过健康教育、入户调查、周期性健康检查、或对具有高危因素的人群筛查等主动去发现。

(6)服务采用的是预防性的、综合性的健康促进诊疗管理方法。

(7)不仅是治病救人和治好病，还要追求提高服务对象的自身防治意识和能力。

(8)旨在降低社会和受服务者的健康投资，提高生命质量。

(9)人群对预防医学诊疗服务的需求是大量的、长期的和发展的，但在人们不知晓的情况下，其需求是隐匿的，需要通过健康教育开发和引导才会形成现实的需求。

3. 预防医学诊疗服务的基本过程与内容　　预防医学诊疗服务的基本过程如下。

通过周期性健康检查 → 发现健康危险因素、亚健康者和患者 → 进行健康危险因素综合评价，拟订健康维护计划 → 进行健康生活方式行为指导 → 对亚健康状态的对象或患者进行健康促进诊疗管理。

(1)周期性健康检查：通过定期体检可以为个体积累健康基础信息，为再次进行同类检查时作为基础对照，发现高危人群、亚健康状态者和早期患者，为进行健康危险因素评价和制订健康维护计划提供依据。具体内容包括：知识传播、建立健康档案、根据检查的结果进行危险因素评价和制定健康维护计划及定期复检与随访。

(2)健康危险因素评价：通过健康危险因素评价，收集和评价服务对象可能患病的危险程度，确定高危个体和亚健康者的主要可控制危险因素，制定有效预防和控制慢性病发生、发展的健康维护计划。具体内容包括：收集信息、评价危险度、制定健康计划。

(3)健康生活方式行为指导：通过健康咨询、营养指导、运动技能指导、戒烟限酒等生活方式和行为的指导，提高服务对象的健康知识水平，增强健康信念，养成健康行为习惯，帮助解决健康问题。

案例 16-2　某社区慢病管理的内容和办法

(1)建立个人及家庭健康档案。内容包括主要健康问题、长期用药、主要疾病及目前健康状况(并发症、伴发症)各项化验检查(逐步完善)、生活方式，进行综合评估，提出诊断、治疗、健康指导计划。

(2) 按照《社区高血压、糖尿病等慢性病例管理流程》管理。

(3) 实施健康教育。

(4) 对慢性病相关知识的宣传，如高血压的标准，高血压的危害，高血压需终身服药，定期监测血压。

(5) 对不良生活方式的干预，低盐饮食、平衡膳食、适量运动、保持适宜体重、戒烟限酒、心理平衡。

(6) 制定个体化治疗方案。进入家庭也是一个对患者全面了解的过程，了解其家庭环境及承受能力，明确患者的需求，有利于个体方案的实施，提高患者的遵医行为。

(7) 强调遵医行为。坚持服药、定时服药、定期复诊。

(8) 周期性的体检。慢性病是多因多果的疾病，周期性体检有助于发现其他潜在病变。

(9) 每次访视后完善患者信息，完善健康档案。

(10) 预约下次访问时间。详细记录患者住址、通信方式，同时留给患者社区卫生中心、责任医生的通信方式。

(11) 告知患者特殊情况随时复诊。掌握转诊指征，社区卫生服务设备简陋，提供的是适宜技术，解决的是基本健康问题，急、危、重症患者及时转诊。

慢性病家庭管理的最终目的是医生走出去患者参与进来，通过医生的健康宣传和医疗干预，使患者达到知、信、行的统一，明确患者的责任和义务，最终的实施和执行者是患者，提高遵医行为，维护患者健康，以家庭为单位，以社区为基础，将个体保健与群体健康结合起来，实施全人群三级预防策略，减少并发症，降低致残率，提高人民生活质量。

（杨　洁　李志华）

思 考 题

1. 慢性非传染性疾病的主要研究范畴是什么？
2. 慢性非传染性疾病的主要研究方法有哪些？
3. 试述慢性非传染性疾病的主要流行特征及危险因素。
4. 试述慢性非传染性疾病的三级预防措施。
5. 慢性病自我管理的意义有哪些？如何实施社区慢性病管理？

第十七章　分子流行病学

分子流行病学(molecular epidemiology)是现代流行病学(modern epidemiology)的重要组成部分之一，是传统流行病学和分子生物学融合的产物，或者说是流行病学吸收基础医学和生物学科技新成果的产物。分子流行病学是在分子水平上揭示群体疾病和健康相关状态的病因机制，揭示暴露因素与疾病间关联的"黑箱原理"，研究疾病和健康状态的生物标志物，追踪传染源、传播途径和易感人群，研制生物药品包括疫苗等的重要手段。因此，分子流行病学即是基础性研究(机制)又是应用性研究(疫苗开发)。代表了后现代流行病学的一个重要的发展方向。关于分子生物学的理论和技术尤其是基本理论和常用技术方法，请参考有关教材和著作。本章只是用流行病学的基本观点和经典方法，介绍其研究内容、研究方法和主要用途。

案例 17-1　PLCε1 基因多态性与食管癌遗传易感性的关联研究

目的　探讨 PLCε1 基因 rs2274223 A/G 单核苷酸多态性(single nucleotide polymorphism, SNP)和 rs11599672 T/G SNP 与河北省磁县高发区人群食管鳞状细胞癌(esophageal squamous cell carcinoma, ESCC)遗传易感性之间的关系。

方法　采用聚合酶链反应-连接酶检测反应(polymerase chain reaction-ligase detection reaction PCR-LDR)方法对 527 例 ESCC 患者和 527 例健康对照 PLCε1 基因 rs2274223 A/G SNP 和 rs11599672 T/G SNP 进行基因分型。

结果　ESCC 患者组上消化道肿瘤(upper gastrointestinal cancer, UGIC)家族史阳性个体比例为 48.6%，显著高于健康对照组(39.3%, $\chi^2=9.25$, $P=0.002$)。ESCC 患者组及健康对照组 PLCε1 基因 rs2274223 A/G SNP AA、AG、GG 基因型频率分别为 48.0%、43.9%、8.1%和 57.1%、37.5%、5.4%。与 AA 基因型相比，携带 AG、GG、AG/GG 基因型可能增加 ESCC 的发病风险，经年龄、性别、吸烟状况、UGIC 家族史校正后的 OR 分别为 1.41(95%CI=1.09～1.83)、1.71(95%CI=1.03～2.86)、1.45(95%CI=1.13～1.85)。PLCε1 基因 rs11599672 T/G SNP 等位基因频率和基因型频率总体分布在 ESCC 患者组及健康对照组之间无显著性差异($P>0.05$)。应用 2LD 软件对 PLCε1 基因 rs2274223 A/G SNP 和 rs11599672 T/GSNP 进行联合分析显示，两个多态性位点间不存在连锁不平衡现象(D'=0.11)。与最常见的 AT 单体型相比，GT 单体型增加了 ESCC 的发病风险(OR=1.36, 95%CI=1.08～1.71)。

结论　PLCε1 基因 rs2274223 A/G SNP 可以作为高发区人群 ESCC 遗传易感性的标志物。UGIC 家族史阳性个体、携带 PLCε1 基因 rs2274223 A/G SNP AG、GG 基因型的个体罹患 ESCC 的风险较高，应定期接受食管内镜检查，以便真正实现 ESCC 的早期诊断、早期治疗。

摘自《中国肿瘤临床》, 2014. 41(22): 1437.

讨论题
(1)本案例采用的方法与以往的流行病学研究有什么相同之处和不同之处？
(2)根据本研究结果所得出的结论是否正确？该结论对于指导食管癌的防治有何意义？

第一节 概　　述

自 20 世纪 70 年代以来，人们对生命的认识逐渐深入到核酸、蛋白质水平，生命科学进入"分子"时代，与"分子生物学"交叉的新型学科不断涌现，分子流行病学就是其中之一。纵观分子流行病学的发展历程和医学、生命科学的发展趋势，其对流行病学学科本身的发展和疾病预防控制事业都将产生重大而深远的影响。目前，虽然在生命科学领域分子生物学理论发展迅速技术更趋完善，尤其是人类基因谱的完成和基因工程的商业化运作，流行病学基本原理、基本观点、基本方法和与之紧密联系的大数据统计学分析，必将通过协同创新实现各自的价值。

一、定　　义

分子流行病学中的"分子"强调的是应用分子生物学理论和技术，而"流行病学"则是强调流行病学的特征和方法。因此，根据分子流行病学发展现状和防治疾病、促进健康的要求，结合传统流行病学的内涵，将分子流行病学定义为：分子流行病学是研究人群和生物群体中医学相关生物标志的分布和影响因素及其与人类疾病或健康的关系，并研究防治疾病、促进健康的策略与措施的科学。

上述生物标志(biological markers 或 biomarkers，简称 M 或 BM)是指能代表生物结构和功能的可识别(即可检测)的分子水平的物质。由于生命现象极其复杂，而且任何生命现象又都具有物质基础，所以生物标志的范围非常广泛，包括细胞的、生化与分子生物学的、免疫学的、遗传的、甚至生理功能的等等。但就目前来说，分子流行病学中应用较多的生物标志主要是分子生物标志(molecular biomarker)，如生物大分子(biological macromolecule)物质——核酸、蛋白质、脂类、多糖等。这些与疾病或健康状态相关的生物标志(即可识别的物质特征)就构成了分子流行病学测量指标，它们的类型可以是数值变量，也可以是分类变量。所谓医学相关生物群体是指与人类健康和疾病具有较密切关系的生物群体，如细菌、病毒、支原体、衣原体等。

由定义可以看出分子流行病学具有以下特点。
(1) 研究对象是人群、医学相关生物群体等。
(2) 研究内容主要是解决人群和生物群体中医学相关生物标志的分布情况、原因和调控方法等一系列课题。分子流行病学鲜明的特征是生物标志和群体分布。
(3) 研究任务包括制定和评价基于宏观和微观相结合的防治疾病、促进健康的策略和措施。

可以说在分子流行病学研究中充分体现了宏观和微观的结合，宏观的群体现场研究是基础，微观的分子生物学标志检测是手段，因此，其被认为是流行病学的一个分支学科。

二、与传统流行病学的关系

由定义可以看出，分子流行病学是流行病学的一个分支学科，与传统流行病学具有非常密切的联系，因为它是应用群体调查研究和分子生物学检测方法，阐明疾病和健康状态相关生物标志的分布及影响因素，怎样调节控制这种分布等一系列流行病学课题。但它和传统流行病学也有很多不同，主要表现在传统流行病学测量的暴露、效应、易感性指标是大体的、应用一般的观察方法就可以测量的，如发病、死亡等。在研究暴露与疾病关系时，常使用黑箱理论，使暴露与疾病关系的判断显得缺乏直接证据；我们把暴露到疾病发生的连续过程的暴露、效应和易感性标志所构成的连续体，称为暴露-发病连续带（exposure-disease continuum，EDC），从暴露到健康的连续过程的暴露、效应和易感性标志所构成的连续体，成为暴露-健康连续带（exposure-health continuum，EHC）。传统流行病学对于疾病易感性的研究也无法判断暴露-发病连续带进程中不同阶段的易感性情况，仅仅限于对整个发病过程中的粗略估计。而分子流行病学需要应用分子生物学方法测量暴露、效应和易感性的生物标志；而且分子流行病学根据疾病的自然史，在疾病和健康状态的不同阶段选择生物标志进行群体测量和分析研究，不仅可以阐明暴露-发病连续带/暴露-健康状态连续带进程中不同阶段的暴露-效应关系（即因果关联），也可以研究在疾病与健康状态的不同阶段机体易感性的具体特征和意义，揭示传统流行病学中的"黑箱"秘密，即影响因素的作用机制问题，真正解决疾病预防控制和健康促进的问题（图17-1）。因此要深刻理解生物标志的含义，及其在分子流行病学研究中的应用价值，尤其要深刻理解暴露-发病连续带/暴露-健康状态连续带模型研究的意义。这些知识对于理解分子流行病学和疾病三级预防理论都是极其重要的。

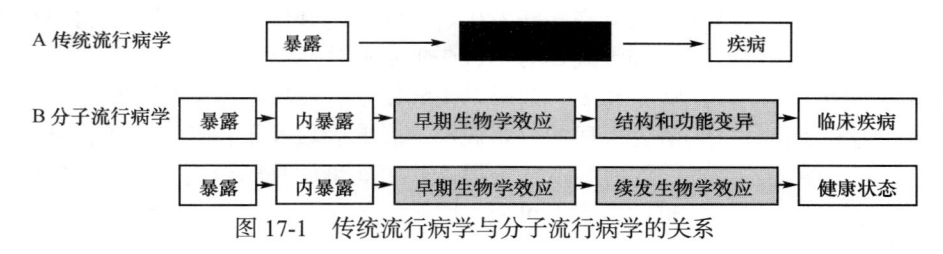

图 17-1 传统流行病学与分子流行病学的关系

三、发 展 简 史

流行病学是一门既古老又年轻的学科，在学科萌芽阶段曾经遭遇有神论、妖魔和瘴气主流学说的挑战，之后是朴素的唯物论、单病因学说，甚至科学无用论等挑战。但是，流行病学从观察、实践到理论的升华，在疾病预防控制中发挥了重要作用，尤其是在传染病的预防控制中曾做出的巨大贡献，无论与自然科学还是社会科学各学科都可相媲美。分子流行病学是流行病学应对疾病预防控制的新挑战，满足人类健康新的迫切需要，吸收科学技术的新突破，尤其是分子生物学理论和技术发展成果，谋求学科发展应运而生的产物。

（一）应对疾病防制中出现的新问题

自20世纪后期以来，随着疾病防制和健康促进工作的深入和人们对健康需求的提高，使流行病学在实际应用中遇到了一些新的挑战。

1. 传染病防制面临新课题 主要表现在：①病原体的多样性和变异性，如2003年SARS病毒、2013年H7N9禽流感病毒，都是病原体变异的结果；②新发传染病不断出现，如埃博拉出血热、艾滋病、发热伴血小板减少综合征、新型克雅氏病、O_{139}霍乱、O_{157}：H_7出血性肠炎、甲型H1N1流感等，使得传染病流行规律和传播机制更为复杂；③抗生素广泛应用，各种耐药性病原体不断出现，如耐药结核杆菌、痢疾杆菌等，甚至出现了对多种抗菌药物有耐药性的"超级细菌"；④一些已经控制得很好的传染病如结核病死灰复燃，重新对人类构成危胁。中国在1949年后结核病的发病率及死亡率明显下降，但是据第四次中国结核病流行病学抽样调查结果，近年中国结核病的发病率和死亡率开始回升，全国有1/3的人口已感染了结核菌，受感染人数超过4亿。加上人们对传染病控制需求的提高等方面，应用传统流行病学方法在追踪传染源、确定传播途径、阐明流行规律及制定传染病预防控制策略和措施等已不能很好地适应时代要求。

2. 慢性非传染性疾病防制遇到挑战 基于暴露与发病率或死亡率的传统流行病学研究方法与新时期疾病病因探讨和疾病预防控制的要求很不适应。传统流行病学在疾病病因研究中，主要是判断某个(些)暴露因素与某个(些)疾病的发生是否存在关联，并不关心中间具体发展过程。慢性非传染性疾病，如恶性肿瘤、心脑血管疾病、糖尿病等大多具有多病因、多阶段、多基因、长潜隐期等特征。从暴露到发病直至死亡的时间一般需要几年甚至几十年，常给因果判断带来困难。例如，PM2.5、吸烟、饮酒等暴露因素是如何导致疾病发生的？这些暴露因素作用于人体后，最早的生物学效应是什么？续发的效应又是什么？它们与疾病发生、发展的关系如何？基于暴露(干预)与发病率或死亡率关联的传统流行病学不能很好地解答上述问题。

3. 不同个体、群体之间的差异性 生物个体及群体之间环境的不同和遗传变异如基因多态等造成不同个体或不同群体之间对疾病易感性或对治疗的反应程度差别很大，而传统流行病学方法在确定这些差异及其在疾病发生、发展和防制中的意义等方面常显得无能为力，流行病学需要新的技术更加准确、有的放矢的去解决这些问题。

根据上述问题，结合疾病自然史，如果以疾病发生、发展的中间事件而不是仅以发病或死亡结局为测量指标，来研究疾病的分布规律、影响因素及干预效果评价，将极大提高流行病学研究的效能。当然，如何测量并获得这些中间事件是问题的关键。分子生物学理论和技术的发展为解决这一难题带来了可能。

(二)分子生物学的发展

20世纪后半期分子生物学理论和技术得到了飞速发展。首先是分子生物学理论，1953年，Watson和Crick发现了DNA双螺旋结构，开启了分子生物学时代，使遗传的研究深入到分子层次，"生命之谜"被打开，人们清楚地了解遗传信息的构成和传递的途径。1958年Crick提出生物遗传中心法则，即遗传信息流的传递方向是DNA→RNA→蛋白质。Matthaei与Nirenberg于1961年成功的利用多聚尿嘧啶合成了苯丙氨酸肽链——第一个遗传密码子，到1966年所有的密码子全部被鉴定清楚。随后RNA逆转录、操纵子学说、基因突变、微小RNA、基因表达调控等理论的发展，使许多生物和医学难题得以阐明。其次，20世纪70年代以来，各种分子生物学技术如雨后春笋迅速崛起，各种凝胶电泳、聚合酶链反应(polymerase chain reaction, PCR)、DNA测序、蛋白质测序、分子杂交、基因克隆、色谱分析等技术，使人们对核酸、蛋白质等生物大分子的检测鉴定水平大大提高，如测定不同核酸序列中一个碱基、蛋白质中一个氨基酸的差异变得轻而易举。此外，随着人类基因组计划而发展起来的生物芯片技术，近年来应用范围不断扩大，为基因和蛋白质的高通量检测及结构和功能的深入解析提供了更加有效的手段。

分子生物学理论和技术的发展与成熟为流行病学研究开辟了新的方向，许多流行病学工作者应用这些理论和技术来解决流行病学研究中关于疾病发展过程中的事件和易感性的测量问题，并探讨其影响因素和最佳防制策略与措施，一门新的学科——分子流行病学也就应运而生。

(三) 分子流行病学发展历程

1. 概念的演变　20 世纪 70 年代分子流行病学的概念被提出并逐渐被应用到慢性非传染性疾病的研究中。1993 年美国 Schulte 等首次提出分子流行病学的功能定义：在流行病学研究中应用生物标志或生物学测量。1996 年 Saracci 提出：分子流行病学研究狭义上讲是测量作为暴露或效应的生物标志——信息大分子，即 DNA、RNA 和蛋白质，广义上讲则包括任何实验的、生化的测量，也包括血清流行病学甚至遗传流行病学等内容。这些概念的发展都极大地丰富了分子流行病学的内涵，扩大了其研究领域。

2. 人类基因组流行病学　1998 年 Khoury 和 Dorman 提出来人类基因组流行病学 (human genome epidemiology，HuGE)，并定义为：应用流行病学与基因组信息相结合的研究方法，开展以人群为基础的研究，评价基因组信息 (基因或基因变异及其相应编码的产物) 对人群健康和疾病的流行病学意义，是遗传流行病学与分子流行病学交叉的前沿领域。HuGE 的产生是人类基因组计划 (human genome project，HGP) 发展的产物。随着 HGP 的顺利进行，世界各国又启动了人类基因组多态性计划 (human genome diversity project，HGDP)、环境基因组计划 (environmental genome project，EGP) 等，并且产生了基因组学 (genomics)、蛋白质组学 (proteomics) 等。HuGE 从其本质上说，是基于核酸生物标志 (基因组特征) 的分子流行病学研究。近几年来，伴随基因组学检测平台的快速发展，全基因组关联研究 (GWAS) 应运而生，这种研究方法是指在全基因组范围内选择上百万个单核苷酸多态性 (single nucleotide polymorphisms，SNPs)，快速筛查这些遗传标志物与特定疾病的相关性，研究设计的样本量大，且通常辅以多个独立研究进行后期的验证和筛选。GWAS 特别适合研究复杂性疾病如恶性肿瘤、心血管疾病、糖尿病等的易感基因，至今世界范围内已有近两千个 GWAS 研究发表，发现了 1.4 万个表型相关位点。

第二节　分子流行病学研究内容

一、生 物 标 志

(一) 生物标志的种类

生物标志种类繁多，大体上可分三类：暴露生物标志 (exposure biomarker)，简称暴露标志 (exposure marker，M_{exp})；效应生物标志 (effect biomarker)，简称效应标志 (effect marker，M_{eff})；易感性生物标志 (susceptibility biomarker)，简称易感标志 (susceptibility marker，M_{sus})。这种分类是相对而言的，随具体情况发生变化的。例如，某一基因突变，当研究突变的影响因素时，它是因变量，应归类为效应标志；而当研究其与疾病关系时，该突变又变成了暴露标志。因此，在分子流行病学的学习和实践中，要领会其基本思想，灵活应用。

1. 暴露标志　与疾病或健康状态有关的暴露因素的生物标志称为暴露标志，包括外暴露标志 (external exposure marker)、内暴露剂量标志 (internal dose marker) 和生物有效剂量标志 (biologically effective dose marker) 等。外暴露标志是指暴露因素进入机体之前的标志和剂量，包括生物性的如细菌、病毒、寄生虫、生物毒素等，和非生物性的即外在的理化因素如吸烟烟雾、铅、汞、农药等。可以为内暴露和早期效应研究提供证据。

内暴露剂量标志是指暴露因素进入机体之后被吸收的标志和剂量。对于生物性病原因子来说，内暴露剂量标志可以是生物病原因子本身、其代谢产物或与宿主体内生物大分子结合产物，如病毒整合基因、生物毒素-DNA 加合物等；对于非生物性病原因子，内暴露剂量标志可以是体内转运分子、代谢产物或与宿主靶体结合物等。生物有效剂量标志是指暴露因素进入机体以后，经过一系列转运、转化而最终起生物活性作用的暴露标志。

2. 效应标志　指宿主暴露后产生功能或结构性改变的生物标志，如突变的基因、畸变的染色体、变异蛋白质等。根据疾病发生的自然史，又可分为早期生物效应标志(early biological response)、结构和功能改变标志(altered structure and function marker)、病理标志(pathological marker)、临床疾病标志(clinical disease marker)等。

3. 易感标志　指在暴露因素作用下，宿主对疾病发生、发展易感程度的生物标志。研究显示，人类白细胞抗原 HLA-DQB1-non-Asp-57 和 DQA1-Arg-52 基因携带者为胰岛素依赖型糖尿病的易感基因。易感性主要与宿主的遗传特征，以及生长发育、营养、免疫、机体活动状态等多方面有关。不同宿主及宿主在不同疾病阶段，可以具有不同的易感性标志。

(二)生物标志的筛选

1. 生物标志的选定　宿主从暴露到疾病或健康状态结局，发生很多生物特征的变化，但具有代表性且能够作为生物标志的可能只是其中很小一部分。因此暴露到疾病不同阶段的候选生物标志的特性、意义、检测方法等都需要进行深入研究，然后根据研究目的和生物标志与所要代表疾病进程中特定阶段的关联程度进行筛选。

(1)暴露指标：可以是危险因子也可是保护性因子。选择何种生物标志作为暴露指标应考虑：最好能代表接触剂量或生物作用剂量；前者便于以后进行大样本人群研究和制定疾病防治策略措施，后者对进一步研究早期生物效应等具有意义。

(2)效应指标：一般以最早期生物效应标志作为探索暴露因素的致病作用或干预措施的短期效果评价指标，如基因表达异常、代谢异常、抗体产生等；选择结构和功能改变作为确定暴露的致病作用和早期诊断、早期预防的指标；应用临床诊断标志作为干预措施长期效果评价或预后的指标。

(3)易感性指标：传染病易感性指标一般选择抗体水平，而易感基因及其表达产物等作为心脑血管病、恶性肿瘤、糖尿病、遗传病等慢性非传染性疾病的易感性标志。近年来也有进行机体易感基因与传染病发生、流行关系的研究。

2. 生物标志的特性　主要包括如下几种。

(1)分子特性：即生物标志的理化特性、稳定性等。

(2)时相特性：即生物标志在不同疾病阶段的表现和意义。

(3)个体内变异：由于生物标本采集时间、部位、检测条件等不同，致使同一个体生物标本检测的结果的差异性。

(4)个体间变异：不同生物体之间检测结果的差异。

(5)群体间变异：不同生物群体(如年龄、性别、种族、民族等)检测结果的差异。

(6)储存变异：生物标志的生物特性、储存条件、储存时间等都会影响其检测结果。

研究中需要考虑这些特性和变异的来源，正确分析结果的差异性。

3. 检测方法的实用性　在选定生物标志后，需要对其检测方法的实用性进行探讨。由于生物标志检测花费较高，流行病学研究样本一般较大，因此，应探讨成熟稳定、操作简便、标本容易采集的"最佳"生物标志检测方法，而不是盲目追求所谓的"最新""最贵"

方法。

4. 检测方法的有效性　在生物标志检测方法广泛应用之前，需要进行有效性研究，即灵敏度和特异度。此处要区分流行病学筛检试验的灵敏度和实验室检测中所谓的敏感性的不同，后者指某实验方法检出的标本中最小物质含量。

5. 生物标志选择的一般原则
（1）生物标志应特异、稳定。
（2）标本采集、储存方便。
（3）检测方法比较简单、实用，而且操作规范，便于与同类研究结果比较。
（4）检测方法灵敏度和特异度高。

二、探索疾病病因及其致病机制

疾病的发生是病因、宿主和环境因素共同作用的结果。一方面病原体本身的基因结构特点在疾病的发生中起着非常重要的作用；另一方面环境中的致病因子可以通过宿主基因突变引起疾病。不同疾病的遗传因素和环境因素所起作用的大小不同，只有通过分子流行病学研究才能深入地从分子水平揭示疾病的病因和致病机制。

(一)病原体的分离和检测

传染病防制的首要任务之一是准确查明病原体，因此研究病原生物的分子分型分类和鉴定是传染病分子流行病学的重要使命。细菌学、血清学、生物化学等常规方法是一般病原生物检测鉴定的重要手段，但是随着人类对病原体认识的不断深入，上述检测方法的不足也暴露出来，需要遗传标志检测这种新的分型鉴定方法。发热伴血小板减少综合征布尼亚病毒（severe fever with thrombocytopenia syndrome bunyavirus，SFTSV）正是2010年中国CDC通过病毒基因分型检测确认的一种新型布尼亚科病毒。

(二)慢性非传染性疾病发病危险因素及其机制

传统流行病学在研究慢性非传染性病因方面往往是只能提供病因或危险因素的暴露与疾病发生或死亡结局之间的关系，缺乏具体的致病机制研究。分子流行病学将分子生物学技术与传统流行病学方法相结合，通过生物标志检测，在分子水平上阐明疾病发生的机制，揭示疾病发生的全过程中各事件之间的内在联系，更清晰地确定暴露与疾病之间的因果关联。例如，传统流行病学已经早已证明一定的暴露因素与某种肿瘤有关，但是具体作用机制并不明确。分子流行病学通过多种生物标志检测，确定烟草中的致癌物进入人体后，经代谢活化或生物转化，形成DNA加合物，引起癌基因激活和抑癌基因失活，并最终导致细胞癌变的一系列过程，从而具体阐明了烟草导致肺癌发生的内在机制。胃癌与饮水和食物中硝酸盐、亚硝酸盐、胺类化合物摄入量有关，后者在体内形成亚硝基化合物，这些化合物可与细胞内的DNA形成加合物，继之引起一系列癌发效应。

三、疾病在人群中流行规律、传播机制

(一)病原生物进化变异规律研究

虽然目前多种传染病和寄生虫病得到了有效的控制，甚至个别被消灭。但也应看到，近30年来新发传染病超过30种，如H7N9禽流感、艾滋病、SARS、O_{139}霍乱、O_{157}大肠杆菌肠炎等，严重危害人类的健康和生命；而且许多老的传染病又卷土重来，如结核、性

病等。究其原因，一是生物在不断进化变异中，环境改变、人类活动等加速了它们的进化变异；二是对人类来说病原生物和非病原生物是相对的，有时是可以互相转变的，如病原生物丢失致病基因、非病原生物获得致病基因、条件致病菌等；三是自然界中许多微生物以前人类并没有接触，随着人类活动范围不断扩大，这些微生物可能会成为病原体。有鉴于此，新病原生物的出现也就不足为怪了，人类与传染病的斗争也将继续进行下去。因此，研究病原生物群体遗传关系和进化变异规律已成为分子流行病学的重要研究内容。例如，2003年我国暴发的SARS正是通过分子流行病学研究阐明了病原体的进化变异规律。作者完成了来自广东和香港SARS不同发展阶段的24个患者18株SARS冠状病毒分离株及11份含病毒样品的病毒基因组全序测定，并结合已公开发表的人类和果子狸SARS冠状病毒全基因组序列进行比对，发现早期患者体内分离的SARS病毒与从果子狸体内分离出的SARS病毒相差仅27个碱基对，中期SARS病毒分子结构稳定，传染力强；后期病毒碱基短缺可达数百个，传染力急剧下降。从而提出SARS是一种动物来源的传染病，并对其流行过程中病毒分子的变异规律有了清楚的认识，为预测SARS流行趋势及预防再次暴发流行都起着非常重要的作用。

(二) 追踪传染源、确定传播途径

分子流行病学采用新的分子生物学技术如病原体的基因型或其他分子生物学特征检测，可以判断它们之间的遗传关系，从而更准确地确定传染源或传播途径。例如，1981年美国俄亥俄、佐治亚、密西根等州发生Salmonella muenchen菌感染的急性肠炎暴发，最初调查未能确立传播途径。进一步调查研究发现，在密西根地区，76%的患者有大麻暴露史，而对照仅为21%，从患者家获得的大麻标本中分离出S.muenchen菌株，每克高达10^7；但这些菌株与从其他来源的菌株在表型上无法区分，既往也没有大麻作为病原菌传播途径的报道，因此无法作出结论。然而，通过质粒谱分析发现，所有与暴露大麻有关的菌株都含有两个质粒（3.1和7.4MD），而在对照菌株中却没有这两个质粒，从而确认含有这两个质粒的S.muenchen菌株是本次暴发的病原体，传播途径是大麻；根据大麻去向预测其他地区的流行情况，也与后来的事实情况完全相符。

四、评估个体易感性和确定高危人群

易感性评估不仅表现在传染性疾病，对于遗传性疾病和慢性非传染性疾病的发生、发展和预后都具有重要意义；而且在疾病不同阶段，易感性标志也不相同。

(一) 传染性疾病

宿主对传染病和寄生虫病的易感性水平高低可以从两个方面评判，一是特异性免疫水平；二是对该病原体致病的遗传易感性。前一方面常用血清中特异性抗体的有无与水平高低进行评判，后一方面则需要用基因标志进行评判。研究表明：不同基因特征的人群对HIV的易感性也具有很大差异；西部非洲人群HLA特定抗原基因的分布与疟疾发病的严重程度有密切关系。

(二) 遗传性疾病

全世界仅单基因遗传病已发现有近7000种，此外还有染色体异常及多基因遗传病，人群中有25%~30%的人受到各种遗传病的危害。除少数已经查明原因以外，大多遗传病病因尚不明确。因此，探明遗传病易感（致病）基因及其分布规律、影响因素和防治手段，

将是一项长期而艰巨的任务。例如，Huntington 病(HD)是一种遗传性舞蹈病，中年发病，而后逐渐加重，因无有效治疗方法，10～20 年后死亡；人群患病率约为 5/10 万，但对患病家族危害甚大；20 世纪 80 年代以前生化、病理、临床各方面多年研究均无突破性进展，80 年代初应用分子流行病学方法对不同家族群体进行研究，很快确定了 HD 基因紧密连锁遗传位点 D4S10 及其 DNA 标志，并在十余年后克隆了该病易感(致病)基因，为该病的早期诊断和防治提供了可能。同时，发展灵敏度和特异度高、快速方便的基因诊断方法用于遗传病基因分布研究、高危人群筛检等也是分子流行病学的重要研究内容。这对减少出生缺陷，提高全民族人口素质具有重大而深远的意义。

(三)慢性非传染性疾病

虽然环境因素在慢性非传染性疾病发病中具有重要作用，但机体易感因素也不可忽视。研究表明：恶性肿瘤、心脑血管疾病、糖尿病等慢性非传染性疾病都有易感性相关基因标志存在。目前，相关的研究主要集中在致癌物代谢、DNA 修复和细胞周期调控等生物学通路上等位基因频率、遗传多态性(尤其是单核苷酸多态性，SNP)与慢性非传染性疾病的相互关系，以及基因-环境交互作用等方面。如Ⅲ型高脂蛋白血症是动脉粥样硬化、冠心病的重要原因，而载脂蛋白 E(apoE)与Ⅲ型高脂蛋白血症有密切关系；apoE 表型决定于 apoE 的三个等位基因 $\varepsilon_4 \varepsilon_3 \varepsilon_2$，人群中频率分别为 74%～78%、14%～15%、8%～12%，其产生的蛋白质分别为 E_4、E_3、E_2；人群中有三种纯合子和三种杂合子，即 E4/4、E3/3、E2/2、E4/3、E4/2、E3/2；研究表明，在Ⅲ型高脂血症患者中 90%是 E2/2 型，而在正常人群中 E2/2 型仅为 1%，充分说明 apoE 不同基因型在动脉粥样硬化和冠心病发病中的易感性是不同的。尤其值得一提的是，全基因组关联研究(GWAS)已成为研究复杂性疾病基因及其遗传易感性的最主要方法，目前，中国科学家广泛运用 GWAS 对共 89 种疾病进行了疾病遗传易感性的研究，包括肿瘤类疾病、代谢类疾病、心血管疾病、精神类疾病等，已报道了超过 730 个疾病的易感位点或基因。

五、疾病防制措施及效果评价

(一)传染病

分子流行病学对传染病预防控制措施效果的评价主要体现在以下两个方面。

1. 预防接种措施及效果评价 分子流行病学的应用使得传染病的病原体分离与检测、传染源追踪，传播途径、传播媒介和易感人群确立及传播机制更为精确，据此提出的防制措施更有针对性，更为直接和有效。例如，防制传染病最有效的手段是疫苗接种，以往应用较多的是灭活或减毒活疫苗，这些疫苗存在免疫原性差、毒力回复等缺点。分子生物学可通过 DNA 重组技术，把天然或人工合成的遗传物质定向植入细菌、酵母菌或哺乳动物细胞中，使其充分表达，经纯化后，即可制出不含感染性物质的亚单位疫苗、稳定的减毒疫苗，从而克服了传统疫苗的一些固有缺陷。

2. 预防接种相关发病研究 在预防接种过程中，有时会发生疫苗相关病例或逃逸病例，前者是疫苗接种后，在该病的最短最长潜伏期内发生的病例；后者是疫苗接种以后在有效保护期内发生了该病的病例。第一种情况可能是疫苗株发生突变而具有致病性或是偶合的野生株感染；第二种情况可能是野生株或疫苗株发生了突变，使疫苗株的预防接种不能保护野生株的感染。此时，只有应用分子流行病学方法对患者分离菌株或病毒株与疫苗株和野生株进行研究,如核酸序列分析等,方可得出明确结论。例如,Forsey 报告英国自 1988 年 10 月开始使用麻疹腮腺炎风疹三联疫苗,之后出现 3 例腮腺炎病毒性脑膜炎;同时在加拿大和前西德也发现类似病例 9 人。作者收集 8 名 Urabe 疫苗接种株者的发病株、6 名未接种者的临床病例的病毒株及 2 种疫苗株(分别为 Urabe 疫苗株与 Jeryl),结果发现,8 名疫苗接种者的发病株序列与 Urabe 疫苗株完全相同,而不同于 Jeryl 疫苗株,也不同于临床病例的野毒株,从而有力地证实了 Urabe 疫苗株引起的发病。

3. 提高传染病监测的准确性 通过病原体基因检测、分型和序列测定等技术的应用,分子流行病学使得传染病的监测更为准确。例如,通过检测发现,麻疹病毒各基因型别有独特的全球地理分布,A 型主要分布于英国、美国、南非和俄罗斯;B 型主要分布于赤道附近的非洲国家;C 型主要分布于欧洲和日本;D 型主要分布于南非、英国和尼泊尔;E 型和 F 型已被消灭;G 型主要分布于印度尼西亚和马来西亚;H 型主要分布于中国大陆。根据此分布特点有学者报道,1999 年美国有 100 例麻疹病例,66 例是从国外输入的,24 例为 4 起本地局部暴发流行病例。

(二)慢性非传染性疾病

分子流行病学研究可以揭示从暴露到疾病发生过程中的一系列事件,因此可以为慢性病的三级预防尤其是第一、二级预防提供更科学的依据。分子生物学技术可以检出病变相关的生物学改变,从而作为慢性病早期诊断的辅助指标。例如,检测 p53 抑癌基因、K-ras 癌基因突变及染色体畸变等可提高早期肺癌的诊断率。此外,一些生物标志可作为评价预后的指标,如 CerbB-2 基因的扩增和过度表达提示乳腺癌预后不良,EGFR 基因的突变可影响肺癌患者对化疗药物的敏感性等,这些发现将有助于制定更合理的治疗方案,防止复发,提高患者的生存质量。

在进行慢性非传染性疾病的预防控制效果评价中,传统流行病学效能低下。分子流行病学采用最早期的生物效应标志为结局进行测量,大大缩短了效果评价的时间,也使预防措施的效果评价更加客观和准确。例如,在食管癌防治研究中,如果降低亚硝胺摄入量或应用亚硝胺阻断剂,进而研究人群中亚硝胺 DNA 加合物的水平或以细胞癌基因激活、抑癌基因突变作为测量指标,可极大地提高预防措施效果评价的效能。

第三节 分子流行病学研究方法

分子流行病学是现场流行病学调查研究与分子生物学先进的检测技术的结合,作为宏观与微观相结合的方法学,其研究方法包括流行病学现场研究方法和实验室技术两方面。

一、现场调查研究方法

分子流行病学设计,应是在传统流行病学研究设计的原理、方法或模式的基础上,一般来说,流行病学的描述性、分析性、实验性研究方法都可以应用于分子流行病学研究,可以根据不同的研究目的和内容采用不同的研究设计。由于分子流行病学研究可以使体外和体内的暴露剂量能被准确测量、机体内微细的形态结构和功能变化能早期察觉、错误分组和错误诊断的现象大大减少等,从而大大提高了研究的效能。鉴于检测标志物的分子生物学实验相当昂贵,病例对照研究及其衍生类型,如巢式病例对照研究、病例-队列研究、病例-病例研究是行之有效的方法。参见第三章,不再赘述。

二、实验室技术

(一)实验室检测技术

1. 核酸技术

(1)核酸凝胶电泳:核酸凝胶电泳是核酸分离、纯化最基本和最常用的方法,一般指琼脂糖凝胶电泳和聚丙烯酰胺凝胶电泳,前者一般分析大片段核酸,如几千碱基(kilobase,kb)至几十、甚至上百 kb 的 DNA 片段;后者用于小片段核酸的分离和分析,如小片段 DNA、RNA 等。

(2)聚合酶链反应(polymerase chain reaction,PCR):PCR 技术是 1985 年美国科学家 Kary B Mullis 建立的。是根据体内 DNA 在引物和 DNA 聚合酶的作用下,以一条链为模板合成互补链的原理,逐步发展起来的一种体外 DNA 扩增方法。该方法因具有特异、灵敏、快速、简便、重复性好、产率高、易自动化等突出优点,迅速成为分子生物学研究中应用最为广泛的方法,并在其基础上产生了多种衍生的 PCR 技术。利用 PCR 技术可以在一个试管内将所要研究的目的基因或某一 DNA 片段于数小时内扩增至十万乃至百万倍,因此可以从一根毛发、一滴血、一个细胞中扩增出足量的 DNA 供分析研究和检测鉴定,甚至可以从地下数千年的样品中获得目的基因。过去几天几星期才能做到的事情,用 PCR 几小时便可完成。PCR 技术是生物医学领域中的一项革命性创举和里程碑,是 DNA 微量分析的最好方法,这项技术一经问世,迅速在分子克隆、DNA 重组、法医学及考古学等方面得到广泛应用,并且成为基因诊断方面的主要和首选技术,具有极广阔的应用前景。

(3)核酸杂交(nucleic acid hybridization):也称分子杂交(molecular hybridization),是根据 DNA 双链分子变性和复性两大特征而发展起来的。将一条已知序列的特定 DNA 片段标记为基因探针(gene probe),检测被测标本中是否具有基因探针的互补序列。常用核酸分子杂交方法有:原位杂交、斑点杂交、转印杂交(包括 Southern blot 检测 DNA 和 Northern blot 检测 RNA)等。各类型杂交的基本原理和步骤是基本相同的,只是选用的杂交原材料、点样方法有所不同。核酸分子杂交是用已知序列检定 DNA 或 RNA 未知序列最常用的方法。

(4)核酸测序:核酸序列也称 DNA 测序,目前用于测序的技术主要有 Sanger 等(1977)发明的双脱氧链末端终止法及 Maxam 和 Gilbert(1977)发明的化学降解法。这两种方法在原理上差异很大,但都是根据核苷酸在某一固定的点开始,随机在某一个特定的碱基处终止,产生 A,T,C,G 四组不同长度的一系列核苷酸,然后在尿素变性的 PAGE 胶上电泳进行检测,从而获得 DNA 序列。20 世纪 80 年代中期,出现自动测序仪(应用双脱氧终止法原理)、荧光代替同位素,计算机图像识别。90 年代中期,测序仪重大改进、集束化的毛细管电泳代替凝胶电泳。HGP 的顺利完成就是 DNA 测序技术的完美应用。通过核酸测序可以分析所要比较的任何 DNA 片段(或基因)之间碱基序列的异同。单核苷酸多态性(single nucleotide polymorphism,SNP)研究被认为是揭示人类发病及其易感性极具美好前景的领域,SNP 分析可以应用 PCR 技术,也可以应用核酸测序技术。

2. 蛋白质技术 几乎所有的生物体内都含有蛋白质,包括结构蛋白和功能蛋白。蛋白质分离检定技术主要有凝胶(介质为琼脂糖或聚丙烯酰胺)电泳、蛋白转印杂交(Western blot)、高速离心、色谱分析、蛋白质测序(质谱分析)等。这些技术主要用于分析蛋白质分子量大小、表达量高低及其表达谱,确定蛋白质的性质,确定蛋白质的氨基酸组成及氨基酸序列。

3. 酶学技术 蛋白酶是生物体内重要的功能分子，其分离检定技术与蛋白质相似，但要求一定的条件（如温度4~6℃、特定缓冲液等）。蛋白酶可以进行功能检定和结构检定，如用组织化学的方法定性检测细胞、组织内某种酶的存在与否，定量测定某种酶的活性等；生物标本内的蛋白酶经过凝胶电泳分离再进行特异染色可以确定其分子量，并进行不同生物体间的异同比较，如近年来分子流行病学中应用的多位点酶电泳法。

4. 生物芯片技术 生物芯片（biochip）或称微阵列（microarray）技术是近年来发展起来的一种基于分子杂交原理的新型生物标本检测技术，可以检测核酸、蛋白质等生物大分子，测定核酸的芯片有时也称为基因芯片（gene chip）。生物芯片技术的主要特点：一是信息量大，一块芯片一次可以检测数百上千、甚至数万个生物特征（如基因、蛋白质、特定抗原等）；二是快速，短的几十分钟就可以获得结果。生物芯片技术的应用将为分子流行病学的发展带来新的发展机遇。

5. 其他技术 分子流行病学应用的实验室技术很多，除上述介绍的以外，还有免疫学技术、色谱技术、质谱技术等。

(二) 实验中的质量控制

1. 一般实验质量控制

(1) 标本采集和储存：生物标本一般包括病原生物的和人体的生物标本。通常将储存有一种或多种类型生物标本，并能保持它们的生物活性以供研究之用的系统称为生物标本库（biological specimen bank，BSB），如血清库、组织库、病原生物库等。常用的生物标本有：病原生物标本、血液（血清、白细胞）标本、组织标本、其他生物标本（如唾液、胃液、尿液、精液、头发、媒介生物等），其采集和储存要保证标本内各种生物大分子、细胞结构等不被破坏，是分子流行病学研究是否成功的关键之一。一般要求：①在采集和储存过程中不能受到"污染"，包括外界生物的、化学的和其他标本的"交叉污染"；②储存的生物标本在任何时候进行检测都可以获得一致的结果；③所有的生物标本都应有详细的背景材料和鉴别标识。生物标本的储存方法视生物标本的性质而定，一般应低温保存（-20℃短期或-80℃、液氮长期 储存）。

(2) 试剂和材料：同一测定指标最好使用同一批次的试剂材料；确需使用两批以上试剂材料，则不同批次要进行对比分析和标准化。除另有规定外，所有实验使用的试剂等级应为不含DNA和DNase的分析纯或生化试剂。试剂的选购、验收、储存应符合ISO/IEC 17025：1999规定。实验用水应符合GB 6682-92中一级水的规格。去离子水的电阻应达到18.2Ω。商品试剂盒应注明到货日期，对所收到的试剂盒应按规定的贮存条件存放。对菌种、质粒、动植物细胞组织的贮存与保管应符合ASTME 1342-97的规定。实验室配制的试剂应在容器上标明试剂名称、浓度、配制时间、保存条件、失效日期及配制者姓名。所用试剂溶液宜大体积配制、小体积分装后高压灭菌保存，不宜高压灭菌的试剂应过滤(0.22μm)除菌；PCR主混液、引物、探针应避免反复冻融。实验室应确定关键试剂，并在使用前进行质量检测。关键试剂包括：核酸提取试剂、RNase、蛋白酶K、阴性对照标准物质、阳性对照标准物质、Taq酶、各种限制性内切酶、引物、探针、菌种、阳性质粒。试剂质检包括：①有无污染，是否存在假阳性；②使用弱阳性对照标准物质检测试剂的扩增效果。

(3) 仪器调校：仪器原则上使用前统一调校，不要随意更换，特别是有量度的仪器设备。

(4)实验方法：一项研究中，对于一种生物标志测量方法要统一。

(5)操作规范：每一步骤都要制定操作规范，要保证操作者内（即同一操作者）和操作者间（即不同操作者）的可重复性。工作人员应具备良好的分子生物学专业技术操作规范。

(6)防止污染：①严格实验室分区，对实验室进行功能分区，各区的工作服、实验用具和实验记录本应区分标记，不能混用。②样品管理，送检样品的包装应完好并有明确的标识；在对实验室样品进行混样、测试样品的制备和称量过程中应避免交叉污染。

2. 设立多重对照 为保证检测质量，可以设立多种对照，而且可以采取"盲法"。

(1)标准对照：含有某种生物标志，并已知其含量的生物标本。

(2)空白对照：不含某生物标志（或生物分子）的生物标本。

(3)重复对照：来源于同一份待测生物标本具有不同编号的多份生物标本。在实验中可以利用盲法加入实验样本中一定量的阳性对照、阴性对照和重复对照，以监督和控制检测质量。

3. 重复试验

(1)实验室内重复试验：为控制实验室内操作偏倚，在同一实验室内不定期进行实验室内不同操作者之间的交叉重复试验。

(2)实验室间重复试验：为控制实验室间测量偏倚或检验实验室内结果可靠性，可在不同实验室进行同一批标本的检测，核查其一致性。

第四节 分子流行病学进展与前景

分子流行病学作为一门新兴的交叉学科，将传统的宏观研究与现代的微观研究有机结合，既从整体水平又从细胞与分子水平阐明疾病的病因与发生机制、三间分布的影响因素、流行的规律等，从而将进一步提高疾病监测的准确性，干预和预防措施的针对性、有效性和可靠性。因此，分子流行病学将使流行病学研究提高到一个崭新阶段，为人类健康做出更大贡献。

随着先进的分子研究技术和统计学方法的不断发展和引入，分子流行病学研究将会有更大发展。例如，近年来由于人类基因组学和高通量基因分型技术的发展，在未来会有更多地决定着一些传染病和非传染病的易感基因被发现，会有越来越多的疾病的病因、发病机制、转归的规律在分子、基因微观水平上得到阐明。当然分子流行病学在面临许多新的发展机遇的同时也面临着一些新的挑战。

(1)后 GWAS 时代如何发现更多的与疾病相关的遗传变异？遗传易感性位点的生物学功能是什么？这些年来发现的遗传易感位点到底有什么应用价值？如何评价这些应用？这些都是亟待解决的问题。多中心 GWAS 整合有利于发现高频微效位点，大样本低频芯片可以帮助发现低频高效位点，随着技术的不断进步（NGS、高密度 SNP 芯片）和样本量的扩大（GWAS Meta analysis），被发现的低频位点还会继续增加，这些低频位点对于癌症生物学（发病机制）的意义大于流行病学（疾病预防）意义。在未来，多中心合作、数据与样本整合是趋势。

(2)在强调分子生物标志时不能忽略环境因素的影响，基因-环境交互作用在疾病发生中的意义需综合评价。随着分子生物学技术的发展，大量的生物标志物及环境因素与疾病的关系被发现，但是如何对庞大的生物医学数据进行分析和综合运用，并对结果进行合理解释，还有待于进一步探讨。

(3) 许多暴露因子尚未发现可靠的生物标志物，无法通过实验室检测来估计它们的暴露剂量；而且致癌作用是一个漫长的过程，对过去的许多暴露情况只能通过回忆来估计，容易产生偏倚。因此，分子流行病学研究还需在现有方法的基础上进一步作出改进。大型人群队列研究是理想的设计类型。目前国内外超大规模（研究对象数量在 50 万以上）队列研究有 8 个，随着研究的进展，数据的标准化和规范化、储存、管理及共享、挖掘等问题都对未来提出了挑战。

(4) 许多生物标志虽然可用来评估暴露、剂量和对被检人群的潜在危险性，但还不足以预测疾病及定量估计个体危险性。如何进行生物标志物的临床转化将是未来分子流行病学研究的重点之一。

（郭立燕）

思 考 题

1. 分子流行病学与传统流行病学有哪些关系？
2. 生物标志的种类有哪些？如何筛选？
3. 分子流行病学的主要技术方法有哪些？
4. 分子流行病学有哪些主要用途？

第十八章 医院感染

医院是一个患者聚集的公共场所,有大量的传染源和易感人群存在,随着现代医学科学技术的发展,各种新的诊断、治疗方法和抗菌药物、激素类药物的广泛应用,医院感染已成为当今世界普遍关注的重要公共卫生问题之一。医院感染不仅造成患者住院时间延长,增加患者痛苦,还给患者的生命和健康带来巨大的威胁,给患者和医院造成直接和间接的经济损失。因此,应充分认识医院感染的种类、特点及其危害性,强化医院的规范化管理,预防和控制医院感染。

案例 18-1 一起手术后切口医院感染的暴发

1998 年某医院发生一起手术后切口医院感染的暴发。首例病例发病于 4 月 1 日,末例病例 6 月 28 日发病,共持续了 2 个多月,造成 168 例手术后切口感染,感染发生率 57.5%。事件发生后,除该院自查外,市政府、卫生、防疫部门及国家卫生部也派出专家组到该院进行调查,调查后认定这是一起严重的医院感染事件,一方面组织医护人员积极救治患者,另一方面积极开展流行病学调查,查找原因。

经过调查发现,这次医院感染存在以下几个特点。

1. 临床症状和体征 ①从手术到发生切口感染的潜伏期长;②局部及全身症状轻,即使局部形成红肿,也无明显的红肿热痛等炎性症状;③切口反复溃破,不易愈合;临床分为:单纯硬结性、混合溃疡型、淋巴结炎型和皮下脓肿四个类型。

2. 不同手术地点的病例感染情况 168 例感染患者的手术地点均在手术室,第一手术室为产科和妇科手术室,在这期间,共进行了 221 例手术,139 例感染,感染发生率为 62.9%;第二手术室为其他外科手术(包皮环切、疝气等)室,在这期间共开展的 71 例手术有 29 例感染,感染发生率为 40.8%,而产科自然分娩 416 例,所有做会阴侧切手术的患者中,无一例感染,剖宫产术后的新生儿脐带也无一例感染。

3. 实验室检查结果 168 例切口感染病例中,先后对 73 例患者的切口分泌物进行了病原学检测,均分离出了分枝杆菌。

4. 感染原因 现场调查显示,感染源是浸泡手术刀剪的消毒液浓度过低严重不达标所致。

讨论题
(1) 该医院感染暴发的流行病学特征是什么?
(2) 该医院感染暴发的可能的传染源是什么?
(3) 可采取哪些防治措施?

分析

1. 暴发特点 ①患者群为各手术室的手术患者;②发病时间为 4 月 1 日~6 月 28 日,流行期 2 个多月,感染发生率 57.5%(168/292);大部分病例具有典型的切口部位的反复化脓性感染症状;③所有病例发生在手术室;④实验室检测结果显示在患者的切口分泌物均分离出了分枝杆菌。

2. 传染源 患者的切口分泌物分离出的分枝杆菌。

3. 可采取的防治措施 ①采取了强有力的行政干预措施，积极进行调查和处理；②对病例进行及时诊断和治疗；③及时报告：严格按照《医院感染管理办法》的要求上报相应的管理部门。

第一节 概 述

一、医院感染的定义

医院感染(nosocomial infection 或 hospital infection)又称医院获得性感染(hospital acquired infection，HAI)，是指住院患者在医院内获得的感染，包括在住院期间发生的感染和在医院内获得出院后发生的感染，但不包括入院前已开始或入院时已存在的感染。医院工作人员在医院内获得的感染也属医院感染。上述医院所发生的手术切口感染为典型的医院感染。

(一)医院感染定义的内涵

1. 发生地点 定义中明确规定了感染发生(获得感染)的地点必须是发生在医院内。不包括在医院外受到感染而在住院期间发病的患者。

2. 受感染时间 必须是在医院内获得的感染，如何判断患者受感染的时间是在入院前还是入院后？不同的疾病判断方法有所不同，对于无明确潜伏期的疾病，一般规定入院48h后发生的感染为医院感染；对于有明确潜伏期的疾病，自入院时起超过平均潜伏期后发生的感染为医院感染，但由于潜伏期变动幅度较大，还应参照病原学及流行病学资料来确定。

3. 医院感染的对象 医院感染的对象广义上应包括在医院特定时间内的所有人员，涵盖门诊患者、住院患者、探视者、陪护者、患者家属、医院工作人员等，但是门诊患者、探视者、陪护者、患者家属流动性大，发生医院感染不易发现和判断，所以除明显者外，一般不是医院感染研究的对象。而医院感染的主要研究对象为住院患者和医院职工。

(二)医院感染的特性

医院感染的特性主要包括：
(1)医院感染病原体的种类繁多，来源广泛。
(2)医院感染的菌株大多数是耐药菌株，甚至是多重耐药菌株，感染后的治疗往往比较困难。
(3)医院感染环节较多，控制难度较大。
(4)由于医院易感人群集中，抗病能力差，病死率高。

二、医院感染的分类

医院感染可按病原体来源、感染途径、感染部位、感染的微生物种类等分类，一般采用前一种分类方法。

(一)按病原体来源分类

医院感染按病原体来源可分为内源性感染和外源性感染两大类。

1. 内源性感染 内源性感染(endogenous infection)，又称自身感染(autogenous

infection)，指病原体来自患者体内的贮菌库（皮肤、口咽、泌尿生殖道、肠道）的正常菌群或外来的已定植菌。一般情况下这些菌群对人体无感染力且不致病，但在一定条件下，如患者长期使用抗生素、免疫抑制剂和激素等，可使机体自身免疫力下降，即可引起自身感染。另外由于长期使用抗生素等造成菌群失调症，使一些部位的耐药菌异常增殖而发展成为一种新的感染。再次是由于诊断治疗措施的损伤，导致细菌易位时，为非条件致病菌提供了侵入门户而发生的感染。如做支气管纤维镜检查可将上呼吸道细菌带至下呼吸道引起感染。目前而言，内源性感染是难以预防的。

2. 外源性感染 外源性感染(exogenous infection)病原体来自患者体外，即来自其他住院患者、医务人员、陪护家属和医院环境。医务人员和陪护家属中的慢性或暂时病原携带者可以直接或通过污染环境间接引起外源性感染；诊疗器材和制剂的污染造成的医源性感染也属外源性感染；不同传染病患者、同一种传染病患者病原体型别不同如病毒性肝炎、细菌性痢疾等病患者，收治于同一病区，因消毒隔离不严等所致的医院感染；被误诊的传染病患者被收治于非传染病房所致的医院感染。外源性感染可以通过加强消毒、灭菌、隔离措施和健康教育工作得到预防和控制。

(二) 按感染途径分类

医院感染还可按感染途径不同分为以下几类。

1. 自身感染 自身感染(self infection)又称内源性感染(endogenous infection)，即由条件致病菌所致的医院感染。在人体的皮肤、口咽、泌尿生殖道、肠道等部位，存在许多条件致病菌，如表皮葡萄球菌、大肠杆菌和变形杆菌等，当患者抵抗力下降时，造成的自身感染。

2. 医源性感染 医源性感染(iatrogenic infection)指患者在医疗和预防过程中，由于使用的医疗器械、设备、药物、制剂和卫生材料污染或消毒不严，以及院内场所消毒不严所造成的感染。其包括不合理使用抗生素和抗菌化学药物引起的，医院管理不当（探视制度不严，消毒、隔离制度执行不严等）引起的医院感染。

3. 交叉感染 交叉感染(exogenous infection, cross infection)即患者与患者、患者与工作人员间通过直接或间接传播引起的感染。

4. 带入感染 指患者入院时已经处于另一种传染病的潜伏期，住院后发病导致其他患者和医院职工发生的医源性感染，如非典流行期间，导致医院的部分职工发生的感染。

(三) 按感染部位不同分类

临床上经常按感染部位不同进行分类，如尿路感染、呼吸道感染、创伤感染、皮肤感染、胃肠道感染、其他部位感染（菌血症）等。

三、医院感染常见病原体

医院感染的病原体种类繁多，细菌、真菌、病毒、衣原体、支原体、螺旋体、立克次体、寄生虫等都可引起感染，而病原体是否引起疾病取决于病原体本身的致病力、毒力及宿主抑制或消除感染的免疫力之间的相互作用。引发医院感染的微生物有如下特点。

(一) 医院感染的微生物以条件致病菌和革兰阴性杆菌为主

传染病的病原体不是医院感染病原体的主流，70%的医院感染病原体为条件致病菌和革兰阴性杆菌，如表皮葡萄球菌、大肠杆菌、变形杆菌、白色念珠菌、绿脓杆菌等。我国

1999~2007年监测数据发现医院感染病原体以革兰阴性菌为主，占48.86%，其次为革兰阳性菌和真菌分别占26.21%、24.21%（表18-1）。

表18-1 1999~2007年医院感染病原体变化趋势及分布情况（%）

病原菌	1999~2001年 株数	1999~2001年 构成比	2002~2004年 株数	2002~2004年 构成比	2005~2007年 株数	2005~2007年 构成比	合计 株数	合计 构成比
革兰阳性菌	6 416	26.83	5 036	27.90	4 271	23.70	15 723	26.21
金黄色葡萄球菌	2 108	8.82	1 742	9.65	1 544	8.57	5 394	8.99
表皮葡萄球菌	1 232	5.15	861	4.77	580	3.22	2 673	4.46
其他葡萄球菌	769	3.22	662	3.67	707	3.92	2 138	3.56
其他链球菌	760	3.18	469	2.60	308	1.71	1 537	2.56
肠球菌属	1 130	4.73	1 070	5.93	961	5.33	3 161	5.27
其他革兰阳性菌	417	1.74	232	1.29	171	0.95	820	1.37
革兰阴性菌	11 286	47.21	8 435	46.72	9 587	53.20	29 308	48.86
大肠埃希菌	2 231	9.33	1 674	9.27	2 113	11.72	6 018	10.03
铜绿假单胞菌	2 231	9.33	1 639	9.08	1 803	10.00	5 673	9.46
克雷伯菌属	1 664	6.96	1 368	7.58	1 654	9.18	4 686	7.81
肠杆菌属	1 291	5.40	841	4.66	821	4.56	2 953	4.92
沙雷菌属	322	1.35	191	1.06	158	0.88	671	1.12
其他革兰阴性菌	3 547	14.83	2 722	15.08	3 038	16.86	9 307	15.52
真菌	6 007	25.13	4 488	24.86	4 029	22.36	14 524	24.21
白色假丝酵母菌	2 337	9.77	1 985	11.00	1 970	10.93	6 292	10.49
热带假丝酵母菌	449	1.88	389	2.15	364	2.02	1 202	2.00
其他真菌	3 221	13.47	2 114	11.71	1 695	9.41	7 030	11.72
厌氧菌	106	0.44	55	0.30	91	0.50	252	0.42
病毒	75	0.31	25	0.14	35	0.19	135	0.23
其他病原菌	20	0.08	14	0.08	9	0.05	43	0.07
合计	23 910	100.00	18 053	100.00	18 022	100.00	59 985	100.00

资料来源：文细毛，任南，吴安华，等. 中华医院感染学杂志，2011年，数据有合并

（二）传染病的病原体大多是耐药菌株或多重耐药菌株

由于抗菌药物的不合理使用，一些耐药菌株及多重耐药菌株的出现给临床感染性疾病的治疗带来很大困难。例如，耐甲氧西林金葡萄球菌已占医院金葡萄球菌的40%~60%，还有耐青霉素肺炎链球菌、耐万古霉素肠球菌、耐氨苄西林流感嗜血杆菌等；多重耐药菌如克雷伯菌和铜绿假单胞菌在许多医院流行。我国1999~2007年监测数据发现，耐甲氧西林金黄色葡萄球菌（MRsA）、耐甲氧西林表皮葡萄球菌（MRSE）、耐甲氧西林溶血葡萄球菌（MRSH）的检出率分别为80.18%、77.19%和91.71%，耐青霉素肺炎链球菌（PRSP）的检出率为43.84%；粪肠球菌、屎肠球菌对氨苄西林的耐药率分别为30.15%、81.60%。在革兰阴性（G^-）杆菌中，肠杆菌科常见菌属对抗菌药物的敏感性以美罗培南最高，达89%以上，其次为亚胺培南（88%）。

（三）真菌感染不容忽视

随着各种介入性诊疗措施的增加，免疫抑制剂、放疗、化疗的应用及患者自身免疫力

的下降，医院感染中真菌感染越来越不容忽视，且病死率极高，如台湾学者报道的 5 例高龄、免疫功能低下及严重创伤患者在住院期间发生毛霉菌的皮肤、肺、肠道感染。

(四) 病毒感染也给医院感染带来新的威胁

医院感染的常见病毒有 HBV、HCV、HGV、HEV、HIV 等。

第二节 医院感染的流行特征

一、医院感染的流行过程

不同的医院感染类别，其传播和流行的过程也有所不同。对于外源性感染而言，医院感染的流行过程包括了传染源、传播途径和易感人群三个环节，三个环节缺一不可。而对于内源性感染而言，其传播过程则不同，需从微生态学角度进行描述，它包括传染源（患者自身）、病原体易位途径和易感微生态环境。本节仅讨论外源性感染的流行过程。

(一) 传染源

医院环境中的传染源相对比较复杂，可以是门诊患者、住院患者，也可能是探视者、陪护者、患者家属、医院工作人员等；另外，有些能在环境中生长繁殖的病原微生物也可以成为传染源，这类环境场所称为病原微生物的环境储源，或非生物性储源。医院感染的传染源主要来源于患者和病原携带者。

1. 患者 医院是各种患者的集中地，患者是医院感染最重要的传染源。患者体内有病原体生长繁殖，有利于病原体不断排出的症状或体征，其中感染性疾病患者排出的脓液、分泌物中的病原体致病力较强，常具有耐药性，容易在另一易感者体内存留。例如，患者咳嗽、打喷嚏时，可以促使病原体从呼吸道排出而感染其他的易感宿主。

2. 病原携带者 一些病原体感染人体后虽然没有任何临床症状但能排出病原体，这类人群称为病原携带者。病原携带者按其携带状态和临床分期可分为 3 类，即潜伏期病原携带者、恢复期病原携带者和健康病原携带者。其作为传染源的意义取决于其排出病原体的量、携带病原体时间长短、职业、活动范围、个人卫生习惯等。

3. 环境储源 有些病原体具有腐生菌的性质，能在外环境中生长繁殖，可通过一定的方式感染易感患者。例如，一些革兰阴性杆菌如绿脓杆菌、克雷伯菌、肠杆菌、沙雷菌、不动杆菌等，在医院的"湿环境"或某些液体中可存活很长时间（数月以上），在很少的营养物质存在的情况下也能进行繁殖，这种污染的环境被称为环境储源。

4. 动物 在动物感染源中，以鼠类的意义最大，由其粪便污染器械导致医院感染已有很多报道，如鼠伤寒、鼠疫、流行性出血热等疾病的暴发。

(二) 传播途径

医院感染传播途径呈多种形式，且同一种疾病也有不同的传播途径，以下主要介绍在医院这一特定场所中医院感染的几种主要传播途径。

1. 接触传播 这是医院感染最常见的传播方式之一。根据病原体从传染源排出到侵入易感者之前是否在外界停留，接触传播可分为直接接触传播和间接接触传播两种。

(1) 直接接触传播：指病原体从传染源直接传播给易感者，不需外界环境中的传播因素（如医疗器械、患者的日常用品等）的参与。在一个病床拥挤的室内，患者的日常生活及医疗护理中直接接触是经常发生的，患者与患者之间、医护人员与患者之间、医护人员之间，都可以通过直接接触而传播病原体。例如，病室内如有皮肤或伤口化脓性感染、甲型肝炎、感染性腹泻或鼠伤寒沙门菌感染等，可经直接接触而引起交叉感染。母婴之间也可通过直接接触而传播疱疹病毒、沙眼衣原体、淋球菌及链球菌等病原体。

(2) 间接接触传播：指通过接触被病原体污染的医疗用品、日常生活用品等而造成的传播。在这种传播中，医护人员的手起着重要的媒介作用。

2. 空气传播 病原体可以空气为媒介，微生物气溶胶的形式传播。一般可通过飞沫、飞沫核和尘埃三种方式实现。国内外医院感染调查表明，病原体经空气传播是医院感染的主要途径之一。医院的空气中含有各种病原体，这些病原体可通过呼吸道吸入而导致呼吸道感染，同时空气中的颗粒病原体也可落至手术伤口、皮肤、黏膜的创面上而引起感染。例如，流行性感冒病毒通过空气飞沫可在全病区传播；水痘病毒可使婴儿室或儿科病房发生水痘暴发；绿脓杆菌和金黄色葡萄球菌也可通过尘埃或空气污染伤口。

3. 医源性传播 指在医疗、预防工作中，由于人为的因素造成某些传染病传播。医源性传播可分为下面三种类型。

(1) 经医疗器械和设备传播：是指易感者在接受治疗、预防或检验(检查)措施时，由于所用器械、针筒、针头、穿刺针、采血器、导尿管等消毒不严或被污染而引起的传播。例如，2005年12月11日，宿州市某医院为10名患者做白内障手术，结果均出现感染，其中9人的单眼球被迫摘除。究其原因：①无菌手术室与污染手术室混用，管理混乱；②手术器械可能存在混用情况，没有做到一人一用一灭菌；③连台手术，间隔时间短，不能保证灭菌时间，采用浸泡法消毒，导致手术器械污染；④操作过程中污染；⑤使用的医疗器械被污染。

(2) 经血液或血液制品传播：是指由于血液或血液制品被污染或检测不严，经输血或血液制品引起传播。经此传播的疾病主要有乙型肝炎、丙型肝炎、艾滋病等，其中乙型肝炎和艾滋病是防治重点。

(3) 经药品及药液传播：是药厂所生产的药品在生产过程或使用过程中受到病原微生物的污染，多数微生物能在溶液中生长，从而造成医源性传播。

从广义上说，这三类传播方式均属于间接接触传播，是由于消毒不严、管理不善所造成的。目前，第一种传播方式以乙型肝炎多见，此外，丙型肝炎、艾滋病亦可通过此方式传播；第二、三种传播方式与第一种相比，虽较少见，但一旦发生，往往波及人群数量较多，故危害也更大。例如，1985年3月至9月，法国有1200名血友病患者因使用全国输血中心被感染的污血而染上艾滋病，其中300人已经死亡。1980年，日本一家医药公司出售带有艾滋病毒的血液制品，使得当时约1800名血友症患者在不知不觉中感染了艾滋病，其中估计约有500人现已死亡。

4. 经水或食物传播 医院供水系统的水源或医院中供给患者的食物因各种原因受病原体污染后，可导致医院感染的暴发，其发生发展的过程及流行病学特征与社会人群感染类似。如经水传播而致伤寒、细菌性痢疾、病毒性腹泻，经食物传播而致细菌性食物中毒、菌痢和病毒性肝炎等的医院感染的暴发在国内已有多次报告。

5. 生物媒介传播 生物媒介感染在医院感染中虽非主要，但在一些虫媒传染病流行区内，医院若无灭虫、灭鼠等措施时，一些疾病也可在病房中传播。常见的媒介昆虫有：蚊、虱、蚤、螨、蝇及蟑螂，可导致的医院感染如流行性乙型脑炎、疟疾、流行性出血热、流行性斑疹伤寒等。蝇及蟑螂在病房中可传播肠道传染病。

(三)患者易感性

不同患者,其易感性也不同,受年龄、性别、免疫力、妊娠、健康状况等多种因素的影响,医院感染常见的易感者为具有以下特征的住院患者。

(1)机体免疫功能严重受损者。如尿毒症、造血系统疾病、恶性肿瘤等患者。

(2)婴幼儿及老年人。由于婴幼儿免疫功能尚未成熟,老年人生理防御功能减退,医院感染的危险性更大。

(3)营养不良者。患者如果营养失调,会导致营养不良,机体防御功能、抗体生成能力及免疫细胞的吞噬能力下降。

(4)接受各种免疫抑制剂治疗者。如抗癌药物、皮质激素、放射治疗等均可损伤患者的免疫功能。

(5)长期使用广谱抗菌药物者。可使机体菌群失调和细菌耐药性产生,从而对病原微生物易感。

(6)接受各种侵入性操作的患者。侵入性操作可损伤皮肤与黏膜屏障,给病原微生物的入侵提供有利的途径。

(7)住院时间长者。住院时间越长,病原微生物在患者体内定植的机会越大,患者发生医院感染的危险性就越大。

(8)手术时间长者。手术时间越长,手术切口部位感染的危险性越高。

二、医院感染的流行特征

(一)时间分布

医院感染常以散发为主,发病的季节性变化不明显,而当有共同的感染源和传播途径时可发生暴发,暴发一般持续时间较短,但若未及时采取有力措施,则可持续较长时间。某些类型的医院感染可能存在季节性差异,如某些革兰阴性菌,特别是克雷伯肺炎菌、沙雷菌属、铜绿假单胞菌感染,在夏季和早秋多见;呼吸道感染多发生在冬春季;手术切口部位感染多发生在夏季。近几年大多数国家都越来越重视医院感染,制订了控制医院感染的各种制度,全面采取措施控制医院感染,医院感染率已逐渐下降。例如,我国2001、2003、2005、2008年四次横断面调查医院感染率分别为5.22%、4.81%、4.77%、4.04%。

(二)地区分布

医院感染发病率在不同国家间有一定差别。同一国家的各地报告的也有一定的差异,一般情况是医院级别越高,其医院感染率越高;大医院高于小医院,教学医院高于非教学医院。原因是级别高的医院或教学医院收治的患者病情往往比较严重,危险因素较多,侵入性操作较多;医院感染发病率的差异还与医院对医院感染登记报告制度的重视和制度的健全与否有关。我国2008年全国医院感染横断面调查报

表18-2 不同规模医院医院感染率(%)

医院床位数	所数	监测人数	感染率(%)
<300	79	11 562	2.28
300~599	76	27 655	3.08
600~899	42	30 795	4.36
≥900	72	97 728	4.44

资料来源:任南,文细毛,吴安华.第十六届全国医院感染管理学术年会,2009年

告不同规模医院医院感染率见表18-2。

(三)人群分布

大量研究表明,医院感染的发生与患者年龄有关,婴幼儿和老年人感染发病率较高,可能与其抵抗力弱有关。据报道,老年患者医院感染发生率达 9.05%~19.5%,明显地高于同期非老年住院患者。多数调查认为性别与医院感染发病率无关,但某些部位的感染存在性别差异,如泌尿道感染病例中女性较男性多。此外,患不同疾病的患者医院感染的发病率也有差异。

(四)感染部位分布

表18-3 医院感染部位分布构成比(%)

感染部位	感染例数	构成比
下呼吸道	575	41.67
上呼吸道	285	20.65
泌尿道	174	12.61
胃肠道	102	7.39
手术切口	73	5.29
血液	53	3.84
皮肤和软组织	18	1.30
其他	100	7.25
合计	1380	100.00

资料来源:朱萍儿,黄晓明,蒋桂娟.中华医院感染杂志,2008年

Richards等报道美国医院ICU中以泌尿道感染最多,占31%;其次是肺炎(27%)和原发性血液感染(19%)。在我国疾病监测网1998~1999年资料显示,医院感染以呼吸道感染最常见(30%),其次为泌尿道感染(19%)和切口感染(14%)。2001年、2003年和2005年三次全国医院感染横断面调查结果显示,位于前五位的感染部位依次(感染患病率)为:下呼吸道(1.84%)、上呼吸道(0.92%)、泌尿道(0.62%)、手术部位(0.57%)、皮肤软组织(0.38%)。某医院2006年医院感染的流行病学调查发现,26 424例出院患者中,发生医院感染1380例,感染率为5.22%,感染者的感染部位分布情况见表18-3。

(五)科室分布

医院内各临床科室均可发生医院感染,但各科室的感染率不同。据WHO和一些研究机构调查发现,医院感染发病率最高的科室为重症监护室、急诊外科和整形外科。据2004年4月我国疾病监测网资料报告提示,发病率前三位科室由高到低依次为内科、外科和儿科;内科系统中神经内科(8.22%)和血液病组(7.22%)的感染率较高,外科系统中神经外科(5.51%)和烧伤科的感染率较高(5.12%)。2008年某医院报道不同科室医院感染现患率情况见表18-4。

表18-4 某医院不同科室医院感染现患率情况

科室	应查人数	实查人数	应查率(%)	感染人数	现患率(%)
内科	463	458	98.95	15	3.28
外科	414	413	99.79	18	6.34
妇产科	80	79	98.75	3	3.79
儿科	137	136	99.27	4	2.94
其他	152	151	99.34	19	12.58
合计	1246	1237	99.28	59	4.77

资料来源:蒲亨萍,安文洪,胡淑芳,等.护士进修杂志,2009年

三、造成医院感染的主要因素

(一)医院领导对医院感染预防控制的重要性缺乏足够重视

我国在过去很长时间里缺乏医院感染预防控制的理念。2000年发布了《医院感染管理规范(试行)》，2001年卫生部发布了《医院感染诊断标准》(试行)，2002年卫生部修订了1992年发布的《消毒管理办法》，发布了《医院感染管理办法》。因此，我国对医院感染的认识、研究和预防控制都起步甚晚。另外，许多医院领导缺乏系统培训，不能把医院感染的控制真正列入医院管理的大事来抓。

(二)医院内交叉感染途径多，传播途径难以阻断

2003年在广东省发生的传染性非典型肺炎充分说明医院内交叉感染的途径多，且难以控制。一是医务人员个人防护意识淡薄，导致了医务人员成为最大的危险人群；二是医务人员手消毒意识不强，成为间接接触传播的媒介；三是医院基础设施难以满足阻断传染病传播的功能；四是住院条件不能满足预防交叉感染的要求，越是大型医院病室越是密集、患者越是拥挤，给医院交叉感染提供了便利。

(三)不合理使用皮质激素和抗生素

由于缺乏管制和不良的医疗习惯，激素和抗生素的滥用已经成为重要的公共卫生问题之一。直到今天，这种状况尚未得到有效解决。无敌病菌(超级细菌)的出现可能再次给人们敲醒警钟，规范激素和抗生素的用药已经到了刻不容缓的地步。

(四)医院消毒、隔离和灭菌操作不严格

医院消毒、隔离和灭菌操作不严格是多数医院感染的原因。随着国务院卫生行政部门一系列法规的出台和一次性医疗卫生用品的普遍使用，近年来，这个问题得到一定程度的缓解。但是，由于医院管理者和工作人员医院感染控制意识的不足，此类问题引发的医院感染事件仍然不断出现，应该引起高度重视。

(五)临床治疗方式的改变

主要是由于诊断和治疗手段的改变，介入性操作技术越来越普遍推广使用，因此也带来医院感染问题的增多。

第三节 医院感染的预防与控制

虽然医院感染不能够被消灭，但是，通过控制感染源、切断传播途径、保护易感人群等措施，可以大大降低医院感染发生的危险性。美国医院感染控制效果研究(SENIC)结果表明，通过预防与控制措施的实施，1/3的医院感染是可以预防的。

一、医院感染的诊断标准

参照WHO和美国CDC的标准，我国于1990年制订了《医院感染诊断标准》。医院感染的诊断主要依靠临床资料、实验室检测结果、其他检查和临床医生的判断。诊断时应注意以下几点。

(一)应视为医院内感染的情况

(1) 对于有明确潜伏期的疾病,自入院第一日起,超过平均潜伏期后所发生的感染。无明确潜伏期的感染,规定入院 48h 后发生的感染。

(2) 本次感染直接与上次住院有关。

(3) 在原有感染基础上出现其他部位新的感染(除外脓毒血症迁徙灶),或在原感染已知病原体基础上又分离出新的病原体(排除污染和原来的混合感染)的感染。

(4) 新生儿在分娩过程中和产后获得的感染。

(5) 由于诊疗措施激活的潜在性感染,如疱疹病毒、结核杆菌等的感染。

(6) 医务人员在医院工作期间获得的感染。

(二)不应视为医院内感染的情况

(1) 皮肤黏膜开放性伤口只有细菌定植而无炎症表现。

(2) 由于创伤或非生物性因子刺激而产生的炎症表现。

(3) 患者原有的慢性感染在医院内急性发作。

(4) 新生儿经胎盘获得(出生后 48h 内发病)的感染,如单纯疱疹、弓形体病、水痘等。

二、医院感染的监测

医院感染的监测(nosocomial infection surveillance)是指长期、系统、连续地收集、分析医院感染在一定人群中的发生、分布及其影响因素,并将监测结果报送和反馈给有关部门和科室,为医院感染的预防控制和管理提供科学依据。其目的是加强医院感染的预防和控制,消除医院感染的危险因素,并根据监测过程中发现的问题提出相应的控制措施,以降低或减少医院感染的发生,保护医院环境中特殊人群的健康。监测指标主要包括感染发生率、感染患病率、感染续发率和漏报率等。主要采用全院综合监测和目标监测。在第十一章已经做了讲述。医院感染监测规范见中华人民共和国卫生行业标准 WS/T 312-2009。

三、医院感染的管理组织与职责

为加强医院感染管理,有效预防和控制医院感染,提高医疗质量,保证医疗安全,根据《传染病防治法》、《医疗机构管理条例》和《突发公共卫生事件应急条例》等法律、行政法规的规定,由我国原卫生部部务会议讨论通过的《医院感染管理办法》予以发布,并自 2006 年 9 月 1 日起施行。《医院感染管理办法》中规定了各级卫生行政部门、医疗机构及医务人员的职责与义务。

(一)卫生行政部门

卫生行政部门应当根据相关的法律法规、部门规章和规范性文件的要求,加强辖区内医疗机构的医院感染管理工作,对医疗机构加强监督管理,规范医疗机构的执业行为。

1. 卫生部 成立医院感染预防与控制专家组,成员由医院感染管理、疾病控制、传染病学、临床检验、流行病学、消毒学、临床药学、护理学等专业的专家组成。主要职责是:①研究起草有关医院感染预防与控制、医院感染诊断的技术性标准和规范;②对全国医院感染预防与控制工作进行业务指导;③对全国医院感染发生状况及危险因素进行调查、分析;④对全国重大医院感染事件进行调查和业务指导;⑤完成卫生部交办的其他工作。

2. 省级人民政府卫生行政部门 成立医院感染预防与控制专家组,负责指导本地区医院感染预防与控制的技术性工作。

(二) 医疗机构

医院感染的预防与控制是医疗机构及其所有工作人员共同的职责，医疗机构的各个部门和全体工作人员都应该为降低患者及自身发生医院感染的危险性而通力合作。各级各类医疗机构应当建立医院感染管理责任制，制定并落实医院感染管理的规章制度和工作规范，严格执行有关技术操作规范和工作标准，有效预防和控制医院感染。

1. 医院感染管理委员会 由医院感染管理部门、医务部门、护理部门、临床科室、消毒供应室、手术室、临床检验部门、药事管理部门、设备管理部门、后勤管理部门及其他有关部门的主要负责人组成，主任委员由医院院长或者主管医疗工作的副院长担任。医院感染管理委员会的主要职责是：①根据医院感染管理方面的法律法规，制定全院预防和控制医院感染规划、管理制度，并监督实施；②根据《综合医院建筑标准》中预防医院感染的卫生学要求，对本医院的建筑设计、重点科室建设的基本标准、基本设施和工作流程进行审查并提出意见；③研究并确定本医院的医院感染管理工作计划，并对计划的实施进行考核和评价；④研究并确定本医院的医院感染重点部门、重点环节、重点流程、危险因素及采取的干预措施，明确各有关部门、人员在预防和控制医院感染工作中的责任；⑤研究并制定本院发生医院感染暴发及出现不明原因传染性疾病或者特殊病原体感染病例等事件时的控制预案；⑥建立会议制度，定期研究、协调和解决有关医院感染管理方面的问题；⑦根据本医院病原体特点和耐药现状，配合药事管理委员会提出合理使用抗菌药物的指导意见；⑧其他有关医院感染管理的重要事宜。

2. 医院感染管理机构(专职人员) 住院床位总数在 300 张以上的医院应当设立医院感染管理科，住院床位总数在 300 张以下的医院应当有医院感染管理专职人员。具体负责医院感染预防与控制方面的管理和业务工作。主要职责是：①拟定全院预防医院感染控制规划、工作计划和管理制度，组织制定医院和各科室医院感染规章制度，经批准后具体组织实施、监督、评价和报告；②对医院的各类医务人员进行预防和控制医院感染的培训、指导和考核；③制定合理用药的规章制度，参与抗菌药物临床应用的管理工作，对消毒器械和一次性使用医疗器械、器具的相关证明进行审核；④定期对医院的清洁、消毒灭菌与隔离、无菌操作技术、医疗废物管理等工作进行监督监测，发现问题，制定控制措施，并监督实施；⑤对医院感染发生状况进行调查、统计分析，对医院感染及其相关危险因素进行监测、分析反馈和报告；⑥对医院感染暴发事件进行报告和调查分析，提出控制措施并协调、组织有关部门进行处理，并对控制情况进行分析报告；⑦组织开展医院感染预防与控制方面的科研工作；⑧完成医院感染管理委员会或者医疗机构负责人交办的其他工作。

四、预防与控制措施

(一) 消毒

医疗机构应当建立消毒管理组织，制定消毒管理制度，按照《消毒管理办法》，严格执行医疗器械、器具的消毒工作技术规范。消毒水平可分为高水平、中水平和低水平。高水平消毒可以杀灭各种微生物包括大量细菌芽孢，即能杀灭一切细菌繁殖体(包括结核分枝杆菌)、病毒和真菌。低水平消毒只能杀灭细菌繁殖体(分枝杆菌除外)和亲脂病毒。凡是接触皮肤、黏膜的医疗器械应当根据其危险性分别采用不同消毒方法进行消毒。医疗器械、器具和其他物品根据其危险性分为关键器材、半关键器材和非关键器材。消毒时需要根据其危险性分别采取消毒措施并达到以下要求。

1. 关键器材必须达到灭菌水平 关键器材是指进入人体组织、无菌器官的医疗器械、器具和物品。关键器材在灭菌前应当彻底清洗干净。此类物品的灭菌方法包括热力灭菌、辐射灭菌、环氧乙烷灭菌、低温甲醛蒸气灭菌和过氧化氢等离子体灭菌等方法,以及用各种灭菌剂如戊二醛、二氧化氯、过氧乙酸和过氧化氢等进行灭菌处理的方法。使用的灭菌器械和消毒剂应为国家权威机构批准的产品,使用时应按厂家说明书进行操作。

2. 对半关键器械应当采用高水平或中水平消毒法 直接进入人体腔道接触黏膜的中危器械如胃镜、肠镜、阴道镜等,使用后常常附着大量的、不易清洗干净的黏液,消毒难度大,引起感染的机会较多。间接接触黏膜或皮肤的医疗用品,如呼吸机管道、吸氧管等物品,其结构特殊,不易清洗干净,且主要用于免疫功能低下、易发生感染的患者。对这些半关键性器材的清洗、消毒处理应特别注意每一个环节。

3. 对非关键性器材一般只需清洁处理 由于非关键性器材只直接或间接与患者健康无损的皮肤相接触,因此一般只需清洁处理,需要消毒时常用消毒剂喷雾、浸泡或擦拭消毒。接触皮肤、黏膜的医疗器械、器具和物品必须达到消毒水平。

注:各种用于注射、穿刺、采血等有创操作的医疗器具必须一人一用一灭菌。医疗机构使用的消毒药械、一次性医疗器械和器具应当符合国家有关规定。一次性使用的医疗器械、器具不得重复使用,使用过的一次性医疗器械应按照《医疗废物管理条例》及时进行无害化处理。

(二)隔离

医疗机构应当严格执行隔离技术规范,根据病原体传播途径,采取相应的隔离措施。

1. 隔离技术

(1)建筑布局的隔离与功能流程:医疗机构应进行区域性划分,将建筑分区为低危险区(清洁区)、中等危险区(半污染区)、高危险区(污染区)和极高危险区(重点保护区);隔离病区应分为"三区"、"两通道"和"两缓冲",并有实际屏障并设有隔离标志;病室隔离用于保护性隔离及感染的防扩散隔离,应设在普通病房的尽端。

(2)防护隔离:医务人员应熟练掌握和正确使用防护用品如口罩、护目镜、手套、隔离衣等,了解使用中的注意事项。

(3)隔离技术:①标准预防,针对医院所有患者采用的一种预防,不论患者是否确诊或可疑感染传染病,都要采取标准预防,这是控制医院感染的基本隔离措施;②基于传播方式的隔离,对于确诊或可疑的传染患者在标准预防的基础上,采取的附加基于传播方式的隔离预防,可根据病原体传播途径不同采取相应的隔离措施。

2. 针对感染性疾病传播的"三个环节"

(1)隔离感染源:传染病患者与普通患者严格分开安置;感染病患者与非感染病患者分区/室安置;感染病患者与高度易感患者分别安置;同种病原体感染患者可同住一室;可疑特殊感染病患者(包括可疑传染病患者)应单间隔离;根据疾病种类、患者病情、传染病病期分别安置患者;成人与婴幼儿感染病患者分别安置。

(2)阻断传播途径:不同传播方式需采取不同的隔离措施。以空气传播为例,长期停留在空气中的含有病原微生物的飞沫颗粒(≤5μm)或含有传染因子的尘埃引起的病原微生物在空气当中播散可以被同病房的宿主吸入或播散到更远的距离。如果患者确诊或可疑感染了经空气传播的疾病，如结核、水痘、麻疹等，应在标准预防的基础上还要采用空气传播的隔离预防措施：确诊或可疑感染病患者应单间安置或负压病房；无条件时，相同病原微生物感染病患者可同住一室；尽可能避免转移患者和限制患者活动范围，必须运送时注意医务人员的防护，当患者病情允许时应戴医用防护口罩，尽可能减少病原微生物的传播；加强室内通风和做好空气消毒。

(3)保护易感宿主：对易感宿主实施特殊保护性隔离措施，必要时对易感宿主实施预防性免疫注射；免疫功能低下和危重患者与感染病患者分开安置；必要时根据不同的感染病患者进行分组护理。

(三)合理使用抗菌药物

抗菌药物的不合理应用是导致当今耐药菌产生过快、抗菌药物使用寿命缩短的重要原因，因此，医疗机构应当严格按照《抗菌药物临床应用指导原则》，加强抗菌药物临床使用管理。抗菌药物临床应用是否正确、合理主要基于两个方面：一是有无指征应用抗菌药物，二是选用的品种及给药方案是否正确、合理。

抗菌药物治疗性应用的基本原则如下。

(1)抗菌药物应用必须具有明确适应证：由细菌、真菌、结核分枝杆菌、非结核分枝杆菌、支原体、衣原体、螺旋体、立克次体及部分原虫等所致感染，具备指征时可使用抗菌药物，病毒性感染不能使用抗菌药物。

(2)根据病原种类及药敏试验结果选用抗菌药物：有条件的医疗机构，住院患者必须在开始抗菌治疗前，先留取相应标本，立即送细菌培养；门诊患者根据病情需要开展病原学检查和药敏工作。

(3)根据抗菌药物的药效学(抗菌谱和抗菌活性)和人体药代动力学(吸收、分布、代谢和排出过程)特点不同选择抗菌药物。

(4)根据患者病情、病原菌种类及抗菌药物特点制订抗菌治疗方案，包括品种选择、给药剂量、给药途径、给药次数、疗程和联合用药等。

抗菌药物治疗方案应综合病原菌、感染部位、感染严重程度和患者的生理、病理情况制订抗菌药物治疗方案，包括抗菌药物的选用品种、剂量、给药次数、给药途径、疗程及联合用药等。

(四)加强医院感染监测

医院感染监测既是控制医院感染的眼睛，又是控制医院感染的重要手段之一，也是评价控制医院感染效果的重要工具。主要包括以下内容。

(1)医院要建立医院感染报告制度。

(2)医院要制定切实可行的医院感染监测计划并付诸实施。医院制定的医院感染监测计划包括年度计划，季度计划。在实施监测过程中按计划进行。监测计划内容包括实施监测人员、监测方法、监测工具、监测对象、监测时间、监测资料的原始记录、总结和运用等。合理运用监测资料，控制医院感染。

(3)医院开展目标性监测。针对相关的危险因素及感染率监测是目标性监测的主要内容之一，每年至少进行一次(现患率)周期性监测。但新建医院或未开展过医院感染监测的医院要求首先开展全院性医院感染监测。建立可信的医院感染发病率底线和培养医务人员医院感染监测意识。全院性监测的时间应连续且不少于 2 年。已经开展一定时间(至少 2 年)

全院性医院感染监测的医院和医务人员具有一定的医院感染监测意识时，应集中力量开展目标性监测。同时应该根据监测结果采取干预措施，并通过监测对干预措施的效果进行评价。

(4) 收集资料方法。应当采用前瞻性调查方法收集医院病例资料，尤其是实验室资料和临床资料。

(5) 监测资料要及时向有关部门报告与反馈。

(6) 医院要确保医院感染监测的设施与人员。监测人员配备应按每开放 200～250 张病床配备 1 名医院感染专职护士，同时在科室安排医院感染兼职监测人员[医师和(或)护士]。医院要配备与医院感染监测工作相适应的微机与网络设施，有条件的医院在医院信息系统(HIS)建设中要考虑医院感染监测工作对系统的需要并尽量满足。

(7) 要建立医院感染监测质量评价制度，并将医院感染监测质量纳入医疗质量监测范围中。

(五) 做好医院感染的及时报告

(1) 医疗机构经调查证实发生以下情形时，应当于 12h 内向所在地的县级地方人民政府卫生行政部门报告，并同时向所在地疾病预防控制机构报告。所在地的县级地方人民政府卫生行政部门确认后，应当于 24h 内逐级上报至省级人民政府卫生行政部门。省级人民政府卫生行政部门审核后，应当在 24h 内上报至国务院卫生主管部门：① 5 例以上医院感染暴发；②由于医院感染暴发直接导致患者死亡；③由于医院感染暴发导致 3 人以上人身损害后果。

(2) 医疗机构发生以下情形时，应当按照《国家突发公共卫生事件相关信息报告管理工作规范(试行)》的要求进行报告：①10 例以上的医院感染暴发事件；②发生特殊病原体或者新发病原体的医院感染；③可能造成重大公共影响或者严重后果的医院感染。

(3) 医疗机构发生的医院感染属于法定传染病的，应当按照《中华人民共和国传染病防治法》和《国家突发公共卫生事件应急预案》的规定进行报告和处理。

(六) 医院感染暴发的调查与处理

医院感染暴发(outbreaks of infection in hospital)是指在医疗机构或其科室的患者中，短时间内发生 3 例以上同种同源感染病例的现象。疾病预防控制机构接到当地医疗机构发生符合医院感染暴发特征的事件后，应当及时进行流行病学调查。疾病预防控制机构人员到达现场后，应尽快确定流行病学调查计划并按照计划开展调查。对医院感染暴发在人群中的发病情况、分布特点进行调查分析，分析暴发的原因，及时采取有效的处理措施，并向当地卫生行政部门上级疾病预防控制机构通报情况。具体的步骤如下。

1. 医院感染暴发的证实　对怀疑患有同类感染的病例进行确诊，建立可行的诊断标准。注意避免因诊断标准失误将会夸大疫情或遗漏病例。病例可分为"确诊"、"假定"、"可疑"等不同等级，"原发"和"二代"等不同水平。计算其罹患率，若罹患率显著高于该科室或病房历年医院感染一般发病率水平，则证实有暴发。

2. 准备与组织　包括人员组织和设备组织。调查队必须有相关领域的专业人员组成，配备必要的物资和实验室设备，应注意根据初步拟定的工作实施方案，预计可能发生的危险，配备调查人员的个人安全防护设备。

3. 现场调查

（1）制定疾病的诊断标准：只有疾病的诊断标准确定后，才能确定哪些个体应纳入调查分析的范畴。

（2）查找感染源：对患者、接触者、可疑传染源、环境、物品、医务人员及陪护人员等进行病原学检查。视医院感染疾病的特点，可选择患者、接触者、医务人员和陪护人员的各种分泌物、血液、体液、排泄物和组织为标本，同时还应对有关环境和物品等采样。有时病原体的分离有很大的困难，可以通过 PCR、生物芯片技术和血清学检查方法查找感染源。病原体的分离、鉴定对于确定暴发原因具有重要意义，有助于找到针对性的防治和控制措施。通过各种病原学、血清学检查仍然不能确定感染源时可以采用通过综合性分析初步确定几个可能的感染源。

（3）查找引起感染的因素：拟定调查表，对感染患者及周围相关人群进行详细的流行病学调查。调查应深入现场，通过与患者及其家属的深入交流，详细了解患者发病、诊断和治疗的经过，观察周围环境情况，对感染病患者及周围人群发病情况、分布特点进行分析，为形成感染原因的假设提供依据。

4. 调查资料的整理与分析　根据流行病学调查资料，对病例的科室分布、人群分布和时间分布进行描述，计算各种罹患率，绘制流行曲线，病例分布图，推算潜伏期、暴露时间、找出可疑的致病因素；结合实验室资料分析，初步确定病原类型，计算人群感染率、隐性感染和显性感染所占的比重，预测流行趋势，评价危险人群的免疫水平。

5. 提出假设、验证假设　分析调查资料，结合实验室检查结果，探讨流行和暴发的原因，推测传染源、传播途径或感染途径，采取措施并评价各项措施的效果。

6. 采取控制措施　控制措施包括如下方面：①对患者和疑似患者应积极地进行治疗，必要时进行隔离。②控制感染途径。在确定感染暴发的感染途径如空气传播、经水或食物传播、经接触传播、生物媒介传播、血液及血制品传播、输液制品传播、药品及药液传播、诊疗器械传播和一次性使用无菌医疗用品传播后采取相应的控制措施，对感染源污染的环境必须采取有效的措施，进行正确的消毒处理，去除和杀灭病原体。肠道感染病通过粪便等污染环境，因此应加强被污染物品和周围环境的消毒；呼吸道感染病通过痰和呼出的空气污染环境，通风和空气消毒至关重要；而杀虫是防止虫媒传染病传播的有效途径。③必要时对易感患者隔离治疗，甚至暂停接收新患者。有条件时可以考虑对易感患者采取必要的个人防护技术。

应当注意，医院感染的流行病学调查和医院感染暴发的控制自始至终是同步进行的。随着调查不断获得新的发现，及时调整控制措施，最终通过管理感染源，切断感染途径，保护易感人群达到控制医院感染暴发的目的。对于一些无法及时明确感染源、感染途径和感染因素的医院感染，也应根据暴发的特征当机立断采取可靠的控制措施。

7. 确认暴发终止　不同类型的医院感染暴发终止判断的标准不同。对于人与人之间直接传播的疾病，应当在病原携带者全部治愈，一个最长潜伏期后无新病例产生即可宣布暴发终止；对于共同来源的疾病，则要在污染源被有效控制后，病例不再增加时可宣告暴发终止。

8. 总结报告　在调查处理结束后，应及时总结经验教训，制定该医院今后的防范措施，必要时疾病控制机构要考虑其他医院有无类似情况，全面采取控制措施。调查结束后应尽快将调查处理过程整理成书面材料，记录暴发经过、调查步骤和所采取的控制措施及其效果,并分析此次调查的得失。

9. 信息的交流与发布　应当注意,在医院感染的流行病学调查和感染暴发的控制过程中,应及时对外公开调查结果和采取的相关措施,以消除患者和家属的疑虑,取得他们的配合与支持。

(叶运莉)

思 考 题

1. 试述医院感染的概念和特点。
2. 医院感染监测的常用指标有哪些?
3. 医院感染的预防与控制措施有哪些?

第十九章　药物不良反应流行病学研究

药物能影响机体生理、生化和病理过程，可用于预防、诊断、治疗疾病，也可用于改善生命质量，提高健康水平。然而，药物也有其双重性，一方面能产生正面效应，另一方面也可能出现负面效应，即药物不良反应。许多药物不良反应的发现归功于流行病学调查的成果，20世纪60年代发生的震惊世界的"反应停（Thalidomide）事件"就是最好的例证。药物流行病学（pharmacoepidemiology）是20世纪80年代以来由临床药理学（clinical pharmacology）与流行病学（epidemiology）等学科相互渗透而形成的一门新兴学科，是将流行病学的原理和方法，应用于研究人群中药物的使用情况与使用效果，主要是新药投放市场后，对用药者进行有关疗效和药物不良反应的调查和监测。对药物不良反应进行研究是药物流行病学的主要研究内容之一。

案例 19-1　在江苏省农村妇女中进行的避孕药具上市后监测与评价

研究目的　评价妈富隆和两种元宫型宫内节育器（intrauterine device, IUD）在江苏省基层育龄妇女中使用时的安全性和可接受性，并探讨可能的影响因素，为在中国农村育龄妇女中实行避孕节育知情选择和计划生育优质服务提供技术指导。

研究背景　避孕药具是用于避孕（干扰受孕或阻断妊娠过程）以达到控制生育目的的一类特殊药具，口服避孕药（oral contraceptives, OCs）和IUD是使用最广泛的两类避孕方法。与其他药具相比，具有以下特点：一是健康人使用；二是使用人数多；三是使用时间长。避孕药具既有控制妊娠的正面效应，也有引起不良反应或不良事件的负面效应。由于避孕药具上市前普遍存在研究时间短、样本量小、试验对象面窄、人群选择偏倚等问题，使得避孕药具存在上市前研究的局限性。而一些发生率较低的远期效应只有在产品投入市场、大量人群长期使用后才可能被发现。为了减少避孕药具使用后不良反应或不良事件的发生，国内外学者研制出了多种高效、安全的避孕方法，如第三代口服避孕药——妈富隆复方口服避孕药（combined oral contraceptives, COC），含吲哚美辛的新型元宫药铜220 IUD和元宫药铜365 IUD。妈富隆于1981年在荷兰上市，20世纪80年代初进入中国市场，但至今有关妈富隆的研究多为在城市妇女中进行的临床对照研究，尚无有关妈富隆在中国农村妇女中使用安全性和有效性的报道。元宫药铜220 IUD和元宫药铜365 IUD是我国自主研发的新一代含药含铜宫内节育器，分别于2000年、2002年正式上市，关于这两种IUD的上市后安全性和有效性的报道也很少。避孕方法的可接受性不仅受其安全性和有效性影响，还与其对生活质量的影响有很大的关联。目前尚无从心理角度评价妈富隆和元宫型IUD在中国农村妇女中使用可接受性的报道。

国外有关第三代COC——妈富隆的研究表明，部分妇女服药后会发生恶心、呕吐、头痛、乳房触痛等常见副反应及点滴出血等周期控制问题。有研究表明，对服用COC可能导致体重增加的顾虑会限制妇女选择COC，并且可能导致妇女早期停用COC；一项在美国妇女中进行的全国性研究发现体重增加是发生率最高的停用原因。Egarter等认为服用COC会影响妇女的生活质量。服药后发生的副反应和对生活质量的影响是决定COC可接受性的重要因素。

为解决 IUD 使用后出血和疼痛等副反应问题，我国研究者设计了含吲哚美辛缓释系统的含铜 IUD。有研究报道，使用含吲哚美辛 IUD 妇女月经过多的发生率显著降低，而避孕效果与其他含铜 IUD 相似。上市前研究表明，由于吲哚美辛有抑制前列腺素合成的作用，可减少出血，放置一年时因症取出率在 2% 以下。脱落为影响 IUD 安全性和有效性的重要因素，有关研究表明，含铜含吲哚美辛的元宫型 IUD 一年内脱落率低于 TCu220C。

研究方法 采用前瞻性队列研究的方法，分两个部分进行，第一部分在江苏省农村妇女中进行妈富隆口服避孕药上市后监测与评价。对江苏省经济水平高低不同的 5 个县市的 870 名妈富隆使用者进行上市后监测，收集基线资料，记录服药后副反应的发生情况，测量体重、血压值，记录终止服药的原因和时间，采用自填式生活质量问卷(self-administrated quality of life questionnaire)收集初中及以上文化程度服药者的生活质量变化情况。随访频度：在使用后第 1~3、6、12 个月时进行随访。以同期使用元宫药铜 220 IUD 的育龄妇女为对照，比较不同避孕方法在江苏省农村妇女中使用 12 个月内的安全性和可接受性。对妈富隆 12 个月的依从性、安全性、续用率和自填式生活质量问卷评分情况进行分析。

第二部分在江苏省农村妇女中进行的元宫药铜 220IUD、365IUD 上市后监测与评价。本研究对江苏省经济水平高低不同的 5 个县市的 1119 名元宫药铜 220IUD 使用者进行上市后监测，收集基线资料，记录置器后副反应的发生情况，停用的时间和原因。随访频度：在使用后第 1~3、6、12 个月时进行随访。高邮和建湖地区使用元宫药铜 365 IUD 的 717 名育龄妇女与同期同一地区的 505 名元宫药铜 220 IUD 使用者互相作为参照，比较两种新型 IUD 的副反应和不良事件的发生情况。对两种 IUD 12 个月的副反应、不良事件的发生情况进行分析。

主要结果

1. 第一部分主要结果

(1)妈富隆在江苏省农村妇女中使用时依从性较好，规则服药比例高(97.65%~99.31%)，漏服主要发生在前 3 个月(3 个月 2.35%，6 个月 1.12%，12 个月 0.69%)，漏服比例随服药时间延长逐渐降低(趋势性检验 $P<0.05$)。避孕效果好(12 个月的珍珠指数为 0.26，且发生妊娠的 2 名妇女均有漏服史)。

(2)妈富隆服用者一年内副反应发生比例为 24.02%，副反应主要发生在前 3 个月(3 个月 14.15%，6 个月 8.64%，12 个月 6.83%)，发生率随使用时间延长逐渐下降(趋势性检验 $P<0.05$)。12 个月内发生比例居前 3 位的副反应是类早孕反应(10.00%)、点滴出血/突破性出血(4.02%)、黄褐斑(3.33%)。类早孕反应和点滴出血/突破性出血发生率随使用时间延长逐渐下降(趋势性检验 $P<0.05$)。黄褐斑发生率随使用时间延长逐渐增加(趋势性检验 $P<0.05$)。

(3)与同期平行对照(元宫药铜 220IUD)相比，妈富隆服用者一年内并没有发生体重明显增加(体重增加>5kg)的风险(3 个月调整 $OR=1.22$，95%CI：0.42~3.57；6 个月调整 $OR=1.60$，95%CI：0.64~4.00；12 个月调整 $OR=1.05$，95%CI：0.57~1.91)。前 3 个月内妈富隆服用者发生高血压的风险小于同期平行对照(调整 $OR=0.09$，95%CI：0.03~0.30)。

(4)妈富隆服用者 12 个月续用率为 83.14%，低于同期平行对照(93.22%)，$P<0.05$。类早孕反应为妈富隆服用者最常见的医学终止原因(3.36%)，文化程度较高者停用的风险

率较低(调整 $HR=0.71$，$P=0.02$)。

(5) 与使用前相比，妈富隆使用者服药后自填式生活质量问卷中的身体健康、情绪、劳动/工作/学习、生活状态、想象力、总体身心愉悦状况和总体满意程度评分均有所提高，$P<0.05$；但妈富隆使用者社会关系、家庭关系、日常生活、性生活、生活状态、想象力、总体身心愉悦状况和总体满意程度改善的幅度显著低于同期平行对照($P<0.05$)。

2. 第二部分主要结果

(1) 出血和疼痛是元宫药铜 220 IUD 使用者最常见的副反应。12 个月内点滴出血、经期延长/经量增多、月经周期改变、月经过多和疼痛的发生比例分别为 8.58%、13.40%、1.79%、2.41%、10.72%；脱落和因出血而取出为其最主要的不良事件，一年的累计发生率分别为 2.71%、2.17%。

(2) 元宫药铜 220 IUD 的副反应在置器后的前 3 个月发生率最高(3 个月 18.23%，6 个月 12.82%，12 个月 14.26%)。副反应发生率有随使用时间延长逐渐下降的趋势(趋势性检验 $P<0.05$)。年龄、放置时期等因素不影响元宫药铜 220 IUD 脱落的发生率。

(3) 与元宫药铜 365 IUD 相比，元宫药铜 220 IUD 前 3 个月内总副反应、点滴出血、经期延长/经量增多或疼痛的发生率均较高；12 个月内元宫药铜 220 IUD 使用者不良事件累计发生率较高(220IUD 为 4.75%，365IUD 为 2.23%，$P<0.05$)，特别是部分脱落率较高(220IUD 为 2.38%，365IUD 只有 0.56%，$P<0.001$)。

结论

(1) 妈富隆在江苏省农村妇女中使用 12 个月内，服药依从性好，避孕效果好，副反应发生率低，对体重和血压影响小，可接受性较好，但不及元宫药铜 220 IUD。建议加强对妈富隆使用者的早期服药指导和随访服务，重点做好文化程度较低的妈富隆使用者的知情选择服务工作。

(2) 与元宫药铜 220 IUD 相比，元宫药铜 365 IUD 的副反应较小，不良事件发生率较低。建议推广使用元宫药铜 365 IUD，对元宫药铜 220 IUD 进行工艺改进。加强对元宫药铜 220 IUD 使用者置器后的早期随访服务，及时治疗副反应，减少不良事件发生率。

讨论题

(1) 该研究属于何种类型的研究？研究方法是什么？
(2) 本研究是如何选择研究切入点的？
(3) 本研究对象的选择有何特点？
(4) 如何解释研究结果？结论是否合适？

第一节 概 述

一、药物不良反应的概念

广义的药物不良反应(adverse drug reactions，ADR)是指因用药引起的任何与用药目的不相符的、给患者带来不适或痛苦的不良事件，包括药物的副作用、毒性作用、变态反应、后遗效应、停药反应、继发效应、特异质反应及致癌、致畸、致突变作用等。可见广义的药物不良反应包括由于药品质量问题或用药不当所引起的反应。

按照 WHO 国际药物监测合作中心的规定，药物不良反应是指正常剂量的药物用于预防、诊断、治疗疾病或调节生理机能时出现的有害的和与用药目的无关的反应。该定义排除有意的或意外的过量用药及用药不当引起的反应。因误用和滥用药物及服药自杀等所造成的后果均不属药物不良反应。

有些国家通过药物不良反应的监测报告制度，也收集过药物过量中毒或药物疗效不确切方面的信息，与WHO的定义不完全一致。

我国卫生部对药物不良反应的概念为"在药品的正常用法、用量情况下出现的与治疗目的无关的对人体有害或意外的反应"。药物滥用或误用所引起的药害或药源性疾病，一般不归于药物不良反应的范畴。与WHO的定义基本一致。

药物不良反应及不合理用药所致的药物毒副反应统称为药源性危害（drug misadventures）或药害，轻则引起身体不适，重则可以致命。

药物不良事件（adverse drug event，ADE）与不良反应的含义有所不同。不良事件是指在药物治疗过程中出现的不利的临床事件，但该事件未必与药物有因果关系。不良事件包含临床新出现的偶然事件及不良反应，如在使用某种药物期间出现的病情的恶化，并发症，就诊或住院，化验结果异常，各种原因的死亡，各种事故如骨折、车祸，或导致这些事故的原因——瞌睡、眩晕、晕厥、视力障碍等，以及可疑的药物不良反应。药物不良事件是否确为药物所致须经分析评估。

二、药物不良反应的分类

药物不良反应有多种分类方法，通常按其与药理作用有无关联而分为两类：A型和B型两类。

(一) A型药物不良反应

A型药物不良反应（type A adverse drug reactions）又称剂量相关的不良反应（dose-related adverse reactions），是指由于药物的药理作用增强所引起的不良反应，与剂量有关，一般情况下随剂量的增加药物不良反应加重，如镇静催眠药引起中枢神经抑制的不良反应随剂量增加而加重，可根据患者的治疗需要和耐受程度，调整剂量予以防治。A型药物不良反应是药物药理作用相对增强的结果，或者是由药物或其代谢产物引起的毒性作用。其特点是可预测、发生率高但死亡率低。过度作用、首剂效应、副作用、毒性反应、撤药反应、继发反应、药物依赖性、后遗效应都属于A型不良反应。

(二) B型药物不良反应

B型药物不良反应（type B adverse drug reactions），又称剂量不相关的不良反应（non-dose-related adverse reactions），是指与药物常规药理作用无关的异常反应，可能与药物成分（有效成分分解、杂质、添加剂等）和患者的遗传或免疫因素有关。通常难以预测是否会在具体的患者身上出现，在药物研究阶段的常规毒理学试验中难以发现，一般与用药剂量无关，发生率较低而死亡率较高，如青霉素引起的过敏性休克、红细胞6-磷酸葡萄糖脱氢酶缺乏所致的溶血性贫血。特异质反应、药物变态反应、致癌、致畸、致突变反应等都属于B型不良反应。

另外，由于有些药物不良反应难以简单地归入A型或B型，如由于药物的作用使机体免疫功能和综合抗病能力降低，使人类原有疾病的发生增加，有些学者提出将此类情况定义为C型药物不良反应（Type C adverse drug reactions）。一般在长期用药后出现，难以预测。

新的药物不良反应分类方法把药物不良反应分为9类，A、B、C、D、E、F、G、H、U类，这种分类方法以机制为基础，保留了原来A类的内容，因其实用，易理解，但需要准确定义，而对B类及原先无法分类的反应重新进行定义分类。

A类（扩大反应）：药物对人体呈剂量相关的反应，它可根据药物或赋形剂的药理学和作用模式来预知，停药或减量可以部分或完全改善。

B类（bugs反应）：由促进某些微生物生长引起的药物不良反应，这类反应可以预测，它与A类反应的区别在于B类反应主要针对微生物，但应注意，药物致免疫抑制而产生的感染不属于B类反应，如抗生素引起的腹泻等。

C类（化学反应）：该类反应取决于赋形物或药物的化学性质，化学刺激是其基本形式，这类反应的严重程度主要取决于药物浓度，如静脉炎、注射部位局部疼痛外渗反应等可随已了解药物的化学特性进行预测。

D类（给药反应）：反应由给药方式引起，它不依赖于成分的化学物理性质。给药方式不同会出现不同的药物不良反应，改变给药方式，药物不良反应消失，如注射剂中的微粒引起的血管栓塞。

E类（撤药反应）：它是生理依赖的表现，只发生在停药或剂量减少后，再次用药症状改善。常见的引起撤药反应的药物有阿片类、苯二氮䓬类、二环类抗抑郁药、β-受体拮抗药、可乐定、尼古丁等。

F类（家族性反应）：仅发生在由遗传因子决定的代谢障碍敏感个体中的药物不良反应，此类反应必须与人体对某种药物代谢能力的正常差异而引起的药物不良反应相鉴别，如葡萄糖6-磷酸脱氢酶缺陷引起的镰状细胞性贫血是F类反应，而CYP2D6缺乏引起的反应则为A类反应。

G类（基因毒性反应）：能引起人类基因损伤的药物不良反应，如致畸、致癌等。

H类（过敏反应）：他们不是药理学可预测的，且与剂量无关，必须停药，如光敏反应等。

U类（未分类反应）：指机制不明的反应，如药源性味觉障碍等。

三、药物流行病学

自从1984年首次把药物流行病学作为一门学科提出至今，许多学者对药物流行病学的定义进行了描述。例如，①药物流行病学是研究人群中药物利用、药物效应分布及其决定因素，以及促进合理用药的学科（Last JM，1988）；②药物流行病学是运用流行病学的知识、方法和理论，研究药物在人群中的效应（疗效和不良反应）及其利用的科学（Miquel S.Porta，Abraham G.Hartzema，1991）；③药物流行病学是应用流行病学方法研究人群中药物利用及其作用的应用科学。对药物流行病学定义的表述不尽相同，但研究内容都是人群中药物利用情况及药物效应的分布，研究目的都是为合理用药提供科学依据。

1995年4月在我国首届全国药物流行病学学术会议上，经专家讨论，将药物流行病学定义为：药物流行病学是应用流行病学的原理和方法，研究人群中药物的利用及其效应的一门应用学科。

药物流行病学最初主要关注药物不良反应,但近些年来研究领域不断扩大,如从不良反应监测扩大到不良事件监测,从强调药物利用(drug utility)扩大到研究有益的药物效应及药物疗效的卫生经济学评价等。

第二节 流行特征与影响因素

一、流行特征

(一)全球流行概况

20世纪以来,化学药品问世,特别是磺胺和青霉素的研制成功后,制药工业迅速发展,新药品种大量上市,药物种类急剧增加。但由于经验和防范不足,历史上连续发生过不少的药害事件(表19-1)。

表19-1 国际药物灾害典型事件

序号	时间	国家或地区	药物	治疗用途	引起疾病或后果
1	1897~1934	欧美	氨基比林	退热	白细胞减少症。1931~1934年仅美国死亡1981人,欧洲死亡200余人
2	1935~1937	美国、巴西	二硝基酚	减肥	药物致白内障失明占总用药人数的1%,导致骨髓抑制177人,死亡9人
3	1937年	美国	磺胺酏剂(含二甘醇)	治疗感染性疾病	肾损害。358人肾衰竭,107人死亡
4	1900~1940	欧美	蛋白银	尿道杀菌	银质沉淀
5	1930~1960	各国	醋酸铊	治头癣	近半数慢性中毒,死亡数人
6	1939~1948	英国等	甘汞	泄剂驱虫	肢体疼痛。仅英格兰和威尔士地区儿童死亡585人
7	1939~1950	美国	黄体酮	治疗先兆流产	女婴外生殖器男性化畸形600人
8	1953~1974	欧美	非那西丁	解热镇痛	肾损害。欧洲报告2000例,美国报告100例,加拿大报告45例,其中几百人死于慢性肾衰竭
9	1954年	法国	二碘二乙基锡	抗感染	中毒性脑炎270人,死亡100人
10	20世纪50年代后期	美国	三苯乙醇	降胆固醇	脱发、皮肤干燥、男性乳房增大、阳痿、视力下降、白内障。白内障约千人
11	1957~1962	欧美、日本等	沙利度胺(反应停)	治疗孕妇妊娠呕吐	海豹样畸胎1万余人
12	1960~1966	澳大利亚、英国	异丙肾上腺素气雾剂	止喘	心律不齐、心动过速。死亡3500人
13	20世纪50年代后期~1972	日本	氯碘羟喹	治腹泻	亚急性脊髓视神经病(SMON病)11 000人,死亡数百人
14	1966~1972	美国	己烯雌酚	治疗先兆早产	各地共91例阴道腺癌病例

续表

序号	时间	国家或地区	药物	治疗用途	引起疾病或后果
15	1970~1979	美国	普萘洛尔（心得安）	抗心率失常	眼-皮肤-黏膜综合征
16	1970~2000	各国	苯丙醇胺(PPA)	抗感冒	出血性脑卒中
17	1991~1992	美国、瑞典	替马沙星	抗菌药	溶血性贫血、弥漫性血管内凝血、急性肾衰竭、肝损伤、低血糖。在美国上市仅4个月，报告8例肝损伤、低血糖休克，死亡3人
18	1997~2001	各国	西立伐他汀钠片(拜斯亭)	降血脂	横纹肌溶解症，死亡52人

根据钱之玉，2005 资料改编

在 20 世纪 70 年代，WHO 就指出，全球死亡的患者中有 1/3 不是死于疾病本身，而是死于不合理用药。Lazarou 等对美国 1966~1996 年的 39 项前瞻性研究进行的 Meta 分析表明，住院患者中 6.7%发生严重药物不良反应，0.32%为致死性药物不良反应。据美国 1994 年统计，因药物不良反应致死 76 000 例，是住院患者死因的第六位，仅次于心脏病、肺病、脑卒中、意外。2002 年统计，因药物不良反应致死 106 000 例，是死因的第四位，住院天数延长两倍，每年损失 1360 亿美金。美国 FDA 报告 1997 年 11 月~2000 年 12 月共收到药物不良反应报告>50 万份，其中婴儿、幼儿(<2 岁)药物不良反应有 7111 份，共死亡 769 例，平均每年 243 例，涉及药物 17 种。有 4 种药物占全部药物不良反应的 38%，即帕维单抗(palivizumab)、氧化亚氮、静脉注射吲哚美辛、西沙必利。英国报告由于药物不良反应致死的人数，由 1990 年的 210 例增至 2000 年的 1100 多例，即增加了 5 倍多。来自欧盟统计结果显示 1998 年药物不良反应报告数为 4516 份，2001 年达到 22 000 份，较 2000 年增加 75%。总体不良反应报告数目呈指数增长。初步统计，在住院患者中，11%的人曾有一次不良反应事件，为此平均延长住院 8.5 日，每年因药物不良反应而多花费 11 亿英镑(15 亿美元)。专家认为近 1/2 的药物不良反应是可以预防的。

(二)我国流行概况

根据 WHO 在发展中国家的调查资料，住院患者的药物不良反应发生率为 10%~20%，有 5%的患者是因药物不良反应而住院的。资料显示，我国不合理用药者约占用药者的 11%~26%，每年 5000 万住院者中，其中至少有 250 万人的入院治疗与药物不良反应有关，其中 50 万人属于严重不良反应，死于药物不良反应的近 20 万人。据统计，我国有 5000 万~8000 万残疾人，1/3 为听力残疾，致聋原因 60%~80%与使用氨基苷类抗生素有关。

我国发生过多起严重药物不良反应事件。20 世纪 70 年代，全国各地相继出现一种病因不明脑炎，80 年代，发病数猛增，遍布全国。至 1986 年，全国报告病例 2 万余例，仅福州市 1981 年发病率就达 11.35/10 万，可见实际发病数远超过报告病例数，估计受害人数上百万。后经 10 多年的系列流行病学研究，最终确认是驱虫药左旋咪唑引起脑炎。乙双吗啉用于治疗银屑病，但可诱发白血病。山东大学齐鲁医院肿瘤中心的张茂宏教授联合省内 18 家医院建立协作组，总结了 1984 年到 1992 年 3 月，因乙双吗啉治疗银屑病引起的相关性白血病病例有 140 多例，其中男：女为 9：5，患者以 20~50 岁居多。此外，2002 年发现苯甲醇可能导致儿童臀肌挛缩症；2003 年发现甘露聚糖肽的严重不良反应；2004年，经监测评价后确定了葛根素注射液引起的溶血现象；2005年，根据药品不良反应监测情况，对非甾体类抗炎药等品种采取了修改药品说明书的措施；2006年，通报警惕加替沙星引起的血糖异常，阿昔洛韦与急性肾衰竭有关联，利巴韦林的安全性问题等。

我国从1988年开始建立药物不良反应监测网络，随着网络的不断健全，所能收集到的药害案例不断增加，我国药品不良反应监测中心1989～1999年仅收到病例报告4027份，2000年收到病例报告4708份，2002年共收到药物不良反应报告17 000份，2003年共收到报告表36 852份，到2005年仅当年就收到病例报告达17万余份。2013年全国药品不良反应监测网络收到《药品不良反应/事件报告表》131.7万份。其中新的和严重药品不良反应/事件报告29.1万份，占同期报告总数的22.1%。1999～2013年，全国药品不良反应监测网络累计收到《药品不良反应/事件报告表》近660万份。

我国的大量药物不良反应病例报告中，涉及药物近千种，2013年药品不良反应/事件报告中，按涉及患者年龄统计，14岁以下儿童的报告占10.6%，65岁以上老年人的报告占17.8%。按报告来源统计，医疗机构的报告占78.4%、药品经营企业的报告占19.6%、药品生产企业的报告占1.4%、个人及其他来源的报告占0.6%。按药品类别统计，化学药占81.3%、中药占17.3%、生物制品占1.4%。抗感染药报告数量仍居首位，占化学药的47.6%，较2012年降低1.2个百分点，报告比例已连续4年呈下降趋势。心血管系统用药占化学药的10%，较2013年上升0.4个百分点，且连续4年呈上升趋势。2013年在医疗机构、药品生产企业、经营企业等多方参与和共同努力下，全国药品不良反应/事件报告数量继续保持增长趋势。其中药品生产企业报告比例已连续多年呈上升趋势，报告意识不断增强。老年患者的不良反应报告比例有所升高，且已连续几年出现增高态势，提示应关注老年患者的用药安全；注射剂的比例在连续几年下降或持平后又出现反弹，提示相关部门应建立注射剂风险管理的长效机制。2013年在药品监管部门的努力下，报告质量继续提高，严重不良反应/事件为衡量报告质量的重要指标之一，2013年严重报告数量较2012年增加22.5%，所占比例(4.3%)较2012年增加了0.5%。

二、药物不良反应发生的影响因素

几乎所有的药物都可引起不良反应，只是反应的程度和发生率不同。随着药品种类日益增多，药物不良反应的发生率也逐年增加。药物不良反应有时也可引起药源性疾病。虽然有些药物不良反应较难避免，但相当一部分药物不良反应是由于临床用药不合理所致，如阿司匹林是公认的比较安全的常用药物，但久服可引起胃肠道出血，诱发胃溃疡，使胃溃疡恶化，导致溃疡出血、穿孔，长期服用还可引起缺铁性贫血，少数患者可引起粒细胞及血小板减少。

由于药物种类繁多，用药途径不同，体质又因人而异。因此，药物不良反应发生的原因也是复杂多样的。

(一)药物方面的原因

1. 药理作用 很多药物在应用一段时间后，由于其药理作用可导致一些不良反应，例如，长期大量使用糖皮质激素能使毛细血管变性出血，以致皮肤、黏膜出现瘀点、瘀斑，同时出现类肾上腺皮质功能亢进症等不良反应。

2. 药物的剂量、剂型和给药途径 A型不良反应的发病与剂量有关。例如，一项研究结果显示,当阿司匹林剂量低于600mg时,在312人中未发现耳聋;剂量为600~899mg时,在2273人中有3人耳聋(0.1%);剂量为900~1199mg时,269人中有12人发生耳聋(4.5%),当剂量大于1200mg时,在120人中有18人耳聋(15%)。给药途径不同,关系到药的吸收、分布,也影响药物发挥作用的快慢强弱及持续时间。例如,静脉直接进入血液循环,立即发生效应,较易发生不良反应,口服刺激性药物可引起恶心、呕吐等。

3. 连续用药的时间 一般来说,用药的时间越长,发生不良反应的可能性越大。据报道,在同一剂量下服用螺内酯,8周以内,未发现男性乳房增大,但服药24周以后,男性乳房增大的发生率可达66%。

4. 药物的相互作用 是指两种或两种以上的药物同时应用时所发生的药效变化。合理的药物相互作用可以增强疗效或降低药物不良反应,反之可导致疗效降低或毒性增加,还可能发生一些异常反应,干扰治疗,加重病情。据报告5种药并用的不良反应发生率为4.2%,6~10种为7.4%,11~15种为24.2%,16~20种为40%,21种以上达45%。

5. 药物的质量问题 同一种成分的药物,可因厂家不同制剂技术差别、杂质的除去率不同,而影响其不良反应的发生率。例如,氯贝丁酯中的不纯物对氯苯酚则是发生皮炎的原因。氨苄青霉素中的蛋白质则是发生药疹的原因等。

(二)机体方面的原因

1. 种族和民族 在人类白色人种与有色人种之间对药的感受也有相当的差别。甲基多巴所诱发的溶血性贫血在不同种族间的发生率是不同的。例如,进行直接抗球蛋白试验时,服用此药的高加索人有15%出现阳性,而服用此药的印第安人和非洲人及中国人都未出现阳性。解热消炎剂异丁苯酸在英国则多出现损伤,而在日本则比较少见等。

2. 性别 一般来说,女性对药物的不良反应较男性更为敏感。据Hurtwity报告,男性不良反应发生率为7.3%(50/682),女性则为14.2%(68/478)。保泰松和氯霉素导致的粒细胞缺乏症,女性比男性高3倍,氯霉素引起的再生障碍性贫血则为2倍。而在药物性皮炎中,男性发病率高于女性,约为3∶2。另外,女性在月经期、妊娠期、哺乳期服用药物,也会影响药物不良反应的发生。

3. 年龄 老年人、少年儿童对药物反应与成年人不同。例如,青霉素,成年人的半衰期为0.55h,而老年人则为1h。老年人由于血浆蛋白浓度减少,与药物结合能力也降低,如苯妥英钠与血浆蛋白的结合率较45岁以下的人低26%。据报道,60岁以下使用庆大霉素或卡那霉素时的不良反应发生率分别是4.8%和2.5%,而60岁以上使用时不良反应发生率上升到12.5%。小儿对中枢抑制药、影响水盐代谢及酸碱平衡的药物均较敏感。一般地说,乳幼儿较成人易发生不良反应的原因有:药物代谢速度较成人慢、肾排泄较差、作用点上药物作用的感受性较高、药物易通过血脑屏障进入脑细胞内等。

4. 个体差异 不同个体对同一剂量的相同药物有不同反应,这是正常的"生物学差异"现象。例如,对水杨酸钠的不良反应就有个体差异。300例男性患者用水杨酸钠治疗,约有2/3的患者在总量为6.5~13.0g时发生不良反应,但在总量仅为3.25g时,已有少数患者出现反应,也有个别患者在总量达30.0g左右时才出现反应,引起反应的剂量在不同个体中相差可达10倍。有时,个体差异也影响到药物作用的性质。例如,巴比妥类药物在一般催眠剂量时,对大多数人可产生催眠作用,但对个别人不但不催眠甚至引起焦躁不安、不能入睡。吗啡也有类似情况，对个别人不表现抑制作用，而是兴奋作用。前述之过敏反应和特异质即是个体差异的表现。

5. 血型 据报告，女性口服避孕药引起血栓症，A 型较 O 型者多。

6. 用药者的病理状态 病理状态能影响机体各种功能，因而也能影响药物作用。例如，腹泻时，口服药的吸收差，作用小。肝肾功能减退时，可以显著延长或加强许多药物的作用，甚至引起中毒。

7. 营养状态 饮食的不平衡亦可影响药物的作用。例如，异烟肼引起的神经损伤，当机体处于维生素 B_6 缺乏状态时则较正常情况更严重。对于缺乏烟酸饲养的动物，当用硫喷妥钠麻醉时作用增强。

(三)其他因素

人们在生产、生活环境中许多理化因素不但能直接影响人体生理功能还可以影响药物在人体的吸收、代谢、排泄。例如，许多食品、饮料中加入添加剂，在家畜、家禽的饲养中，有时为了促进生长，改变蛋白质与脂肪的比例等目的，在饲料中加入己烯雌酚、抗生素等，肉类中残留的药物有时也能引起人体的不良反应。

随着对药物不良反应的深入研究，可能还会发现其他因素。

第三节 流行病学研究方法

20 世纪 60 年代以来，上市药物的品种和数量骤增，引起的药物不良反应也日益严重，引起医药界及各级政府的关注，在寻找引起药物不良反应原因的过程中，流行病学这一从人群的角度出发来发现问题、分析问题、解决问题的学科起到了至关重要的作用，20 世纪 80 年代提出了药物流行病学的概念，其工作重点是进行药物上市后不良反应监测及药物与不良反应之间因果关系的研究。对药物不良反应进行研究的方法与病因的研究方法相同，可用描述性研究、分析性研究和实验性研究等各种方法。

一、描述性研究

(一)病例报告

来自临床实践的病例报告是认识药物不良反应或药源性疾病的第一线索。但病例报告没有对照组，不能进行因果关系的确定，而且一旦对某种药物的怀疑被公布，常引起医生和患者的过度报告，导致偏性结论。例如，荷兰的一项研究表明，非镇静类抗组胺药可能引起心律不齐，这在 1998 年以前的药物不良反应自发报告系统中就有报告，但服药与心律不齐之间的关系在统计学上没有关联性。然而，1998 年荷兰政府公布该药可能有不良反应后，报告率明显上升，1998 年后两者的关联在统计学上有显著意义，即使调整年龄、性别、报告者、报告年和合并用药等混杂因素后，这种危险性仍存在(表 19-2)。该结果提示，1998 年之后升高的危险性至少部分归因于报告偏倚。此外，对药物与常见或迟发的药物不良反应的联系，在个体水平上很难探测到，因此病例报告在这方面的作用较小。

表 19-2　1998 年药品调整行动前后非镇静性抗组胺药与心律不齐的 Logistic 回归分析结果

	粗 OR(95%CI)	调整 OR(95%CI)
1998 年之前	1.36 (0.86, 2.15)	1.37 (0.85, 2.23)
1998 年之后	3.83 (2.41, 6.09)	4.19 (2.49, 7.05)
合计	2.10 (1.53, 2.89)	2.05 (1.45, 2.89)

（二）横断面调查

研究在特定时间、特定范围人群中的药物因素与相关事件的分布特征，为进一步的病因研究提供线索，如老年人群镇静催眠类药物滥用情况调查就属于此类研究。

（三）生态学研究

在群体的水平上描述不同人群中某因素或某特征的暴露情况及某疾病的频率，分析某因素或特征与疾病的关系。为进一步确定不良反应的原因提供研究线索。

> **案例 19-2　反应停不良反应的生态学研究**
>
> 在 1960 年 Kosenow 和 Pfeiffer 在卡塞尔的一次德国儿科会议上报道了两例短肢畸形的病例，但是没有引起广泛注意。1959~1961 年间，以西欧，特别是西德与英国新生儿患短肢畸形的病例明显增加，形成一次先天性畸形大流行。估计病例高达数万例，遗留数万余残疾儿童，引起社会极大震动。

有数据表明，各国发生短肢畸形病例数与反应停销售量有相关关系，见表 19-3。

表 19-3　反应停销售量与短肢畸形的关系

国家	反应停销售量(μg)	短肢畸形发病数
西德	30 099	5 000
英国	5 769	349
比利时	258	26
奥地利	207	8
荷兰	140	25
挪威	60	11
瑞士	113	6
葡萄牙	37	2
美国	25	17

反应停的销售量与短肢畸形在时间分布上也有密切联系。如图 19-1 所示，在西德反应停从 1959 年开始在市场上销售，1960 年销售量迅速上升，1960 年年底与 1961 年年初短肢畸形病例也随之上升，两条曲线相隔三个季度，故反应停销售量曲线正与病例的母亲怀孕期相吻合。1961 年 12 月反应停从西德市场撤销，1962 年下半年以后出生的儿童便很少发生这种畸形。

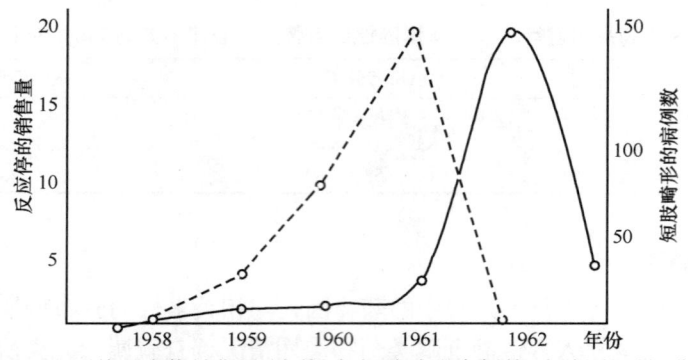

图 19-1　西德反应停销售量(虚线)与短肢畸形病例数(实线)的时间分布

有学者进行了后续的研究，用病例对照研究的方法，对 200 个病例的母亲与 300 个健康婴儿的母亲进行了调查，进行了危险因素的筛选，结果两组之间差异只有服用反应停有统计学意义。之后，一些学者进行了一系列的动物实验研究，利用不同种别品系的动物，研究反应停与致畸作用的关系，实验结果表明反应停有明显的致畸作用，而且有明显的种属特异性。

二、分析性研究

(一)病例对照研究

对药物不良反应进行病例对照研究是用来初步检验假设的方法，以用药后出现药物不良反应者作为病例组，以具有可比的未出现药物不良反应者作为对照组，调查过去暴露于某药物的相关因素，通过比较两组暴露比例的差异来验证药物与不良反应的关系。

药物不良反应由于病例数较少，且常面临必须迅速做出结论的情况，而病例对照研究适合于罕见病的研究，而且所需时间短，因此在对药物不良反应进行研究时常用。例如，孕妇服用反应停与婴儿短肢畸形；早产儿吸入高浓度氧与晶体后纤维组织增生症；经期使用月经棉与中毒性休克综合征；口服避孕药与心肌梗死；母亲早孕期服用己烯雌酚与其女儿阴道腺癌的关系研究等，均是应用病例对照研究的经典范例。

案例 19-3　己烯雌酚不良反应的病例对照研究

美国波士顿 Vincent 纪念医院妇产科医生 Herbst 于 1966~1969 年收治了 7 例 15~22 岁阴道腺癌患者。这是一种罕见的女性生殖系统癌症。通常，阴道癌只占女性生殖系统癌的 2%，阴道腺癌又仅占阴道癌的 5%~10%，且多发生于 50 岁以上的女性中。Herbst 对阴道腺癌危险因素进行探索，7 例患者加上另一个医院的 1 例阴道腺癌患者作为病例组，每个患者配 4 个对照，共 32 个对照，调查员用标准调查表对病例、对照及她们的母亲进行了调查，经统计学分析后，只有三个因素在病例组与对照组之间差异有统计学意义，分别是母亲怀孕期间使用过己烯雌酚激素治疗($P<0.00001$)、母亲以前流产史($P<0.01$)、此次怀孕阴道出血史($P<0.05$)，因有后两个因素存在才使用己烯雌酚治疗，因此得出结论：母亲在妊娠早期服用己烯雌酚使她们在子宫中的女儿以后发生阴道腺癌的危险性增加。

案例 19-4　双黄连不良反应的病例对照研究

　　双黄连注射剂由金银花、黄芩和连翘提取物研制而成，具有广谱抗菌和抗病毒双重功效，广泛用于上呼吸道感染、咽炎、肝炎、泌尿系感染性疾病的治疗，是较早用于静脉滴注的中药复方制剂。该药 1990 年上市，1992 年 12 月被国家中医药管理局指定为全国中医院急诊科室首批急诊必备中成药。但随着此药广泛应用，其不良反应报道也日益增多。一项系统评价结果显示，报告不良反应平均发生率为 2.22%。

　　武汉大学公共卫生学院研究人员为了进一步探讨双黄连不良反应发生的危险因素，采用病例对照研究的方法进行研究。将武汉市某三级甲等医院 2001 年 1 月～2002 年 12 月使用双黄连注射剂的住院患者作为调查对象，以其中 39 例出现不良反应的儿童病例作为病例组，采取 1:2 匹配的方法，选择未出现不良反应者 78 例作为对照组，调查相关因素包括一般情况（民族、职业、性别、年龄、过敏史、既往史、住院诊断等）、医疗行为因素（合并用药、用药总天数、出现时间、剂量、溶媒、滴速等）、药物因素（生产批次、出产厂家、药物剂型等）指标。先进行单因素分析，然后进行多因素分析，结果（表 19-4）显示合并用药总数可能是双黄连不良反应的危险因素，另有文献报道当双黄连注射剂与诺氟沙星、环丙沙星、氧氟沙星、硫酸卡那霉素、庆大霉素、阿米卡星、呋塞米、维生素 C、氢化可的松注射液等合用时，不良反应增加，且合并用药总数越多，越易发生不良反应。用药总天数是"保护因素"，原因可能是使用时若出现不良反应就停药，所以用药时间越长就越安全，越不容易发生不良反应。

表 19-4　双黄连不良反应的多因素条件 Logistic 回归分析结果

因素	β	OR	OR 95%CI	P
合并用药总数	0.985	2.678	1.199～5.979	0.016
用药总天数	−2.423	0.089	0.018～0.431	0.003

（二）队列研究

　　队列研究主要用于检验病因假设。在药物流行病学研究中，可追踪观察服药组与未服药组某种不良反应的发生情况，以判断药物与不良反应之间的关联，如反应停与短肢畸形，左旋咪唑与脑炎综合征等的关联就是通过队列研究确证的。

　　队列研究可以是前瞻性的，也可以是回顾性的。前瞻性队列研究是根据研究对象目前是否服药分为两组，随访观察一段时间后获得不良结局的发生情况并加以比较。例如，对口服避孕药和使用其他避孕措施的两组育龄妇女进行随访，观察静脉血栓的发病率。但对于不常见药物的暴露或罕见、迟发的不良反应，因其需要很长时间的随访、观察很大的人群才能获得结局资料，故前瞻性队列研究不是很适用。此外，如果已经高度怀疑某种药物可能有害，为了研究目的还使用前瞻性队列研究，就违背了伦理学原则。回顾性队列研究是根据已掌握的历史记录确定研究对象是否服药，并从历史资料中获得不良结局的发生情况，这样一来，服药与不良结局虽然跨越时期较长，但资料搜集与分析却可在较短时期内完成，而且不涉及伦理学问题，因此比较适用于药物不良反应研究。需要注意的是服药与不良结局的历史资料必须完整、可靠。随着药物上市后监测系统的完善和大型数据库链接的实现，"计算机化"的队列研究会在药物不良反应研究中发挥日益重要的作用。即使这样，大多数研究通常也需要通过调查补充一些数据库中没有的资料，并对来自各种数据库的信息的真实性加以评价。

队列研究是在知道结局之前确定药物暴露与非暴露组，与病例对照研究相比，减少了偏倚的发生，还可以计算出与药物相关事件的发生率。在对病例对照研究结果争论不休时，无疑队列研究，尤其是大型的队列研究是最具说服力的。从这个角度来看，队列研究是值得的。

案例 19-5 加替沙星不良反应的历史性队列研究

加替沙星(gatinoxacin)是含甲氧基的第四代喹诺酮类合成抗菌药，于1999年12月批准上市。该药品具有良好的药动学和药效学特征，但是随着加替沙星在临床上的推广使用，陆续出现不良反应的报道，最主要的是该药可影响血糖代谢。2006年5月4日，美国百时美施贵宝公司宣布基于商业原因停止生产和销售加替沙星。加替沙星于2003年在我国上市，由于在我国临床应用时间相对较短，有关不良反应的报道多为个案报道。因此，北京药品评价中心在北京市15家三级甲等医院和2家二级甲等医院，对加替沙星和左氧氟沙星注射液的不良反应发生情况进行回顾性队列研究，重点考察其对血糖代谢的影响。结果显示，应用加替沙星和左氧氟沙星的患者均无严重不良反应记录，与左氧氟沙星相比，加替沙星致血糖升高，血糖降低，血糖紊乱的发生率显著增加。

案例 19-6 口服避孕药与脑卒中关系的前瞻性队列研究

脑卒中是口服避孕药(oral contraceptives，OC)罕见但又较为严重的不良反应，在OC上市不久就出现了与OC有关的患静脉血栓栓塞、脑卒中和心肌梗死的危险性增加的报道。为了减少OC的副作用，近30年来，国内外在降低雌激素剂量到降低孕激素剂量及改变剂型方面做了大量研究工作。但一些流行病学研究结果提示低剂量OC亦可能升高脑卒中发病的危险性。在国家"九五"攻关重点科技计划基金资助下，江苏省计划生育科学技术研究所、上海市计划生育科学研究所等单位用前瞻性队列研究的方法，于1997年7月至2000年6月在江苏太仓市和如东县25个乡镇随访比较44 408名使用甾体激素避孕药(hormonal contraceptives，HC)和75 230名使用宫内节育器(intrauterine device，IUD)妇女的脑卒中发病率。

主要研究结果

(1) HC队列出血型脑卒中的调整后发病率为34.74/10万，是IUD队列的2.72倍($P<0.01$)；HC队列45岁以下妇女出血型脑卒中的发病率明显高于IUD队列；停用HC 10年以上者出血型脑卒中发病危险度为2.17(1.16，4.06)，仍显著高于IUD使用者。

(2) 国产低剂量复方口服避孕药(combined oral contraceptives，COC)，当前使用者中出血型脑卒中发病危险性为非使用者的3.60倍(1.73，7.53)，停用5年以内发病危险度达3.09(1.26，7.57)，但停用5年以后发病危险度明显下降。

(3) 在国产COC当前使用者中未发现梗死型脑卒中发病率明显升高现象。

(4) 国产低剂量COC使用者中，高血压可能是出血型脑卒中最重要的危险性因素。

结论 使用国产低剂量COC的妇女出血型脑卒中发病危险性明显升高，其对出血型脑卒中发病的影响可持续到停用以后，应进一步研究口服避孕药与高血压对出血型脑卒中发病的影响。

案例19-7 葛根素注射剂不良反应的前瞻性多中心队列研究

葛根素注射剂(GGS)系从中药葛根中提取的单一成分注射液，该药1993年上市，广泛用于缺血性脑血管病、突发性耳聋等疾病的治疗。随着临床使用病例的不断增多，有关不良反应的报道逐渐增多，主要有发热、皮疹、血管神经性水肿、头胀、头痛等，其中严重药物不良反应有过敏性休克、溶血性贫血(HA)等。为了系统研究GGS引起的药物不良反应发生率、药物不良反应类型等，本研究在国内首次采用前瞻性多中心的研究方法，利用北京市药物不良反应监测网络，选择北京32所医院，以使用GGS的1319例病例作为暴露组，同期使用丹参/复方丹参注射液(DS)的541例病例为对照组，进行研究。结果显示：GGS的药物不良反应发生率为3.34%，与DS(3.14%)相比两组差异无统计学意义($P>0.05$)；暴露组药物不良反应以转氨酶升高、药疹和HA最为多见，对照组药物不良反应以药疹为主，两组药物不良反应表现形式的构成差异显著($P<0.0001$)。

三、实验性研究

实验性研究，尤其是随机化对照试验是评价药物疗效和生物制品预防效果的根本方法，理论上可以用于药物不良反应的确证。但由于受伦理学的制约，实际应用有一定的局限性。

除了上述这些传统的流行病学研究方法外，流行病学的一些新方法如巢式病例对照研究、病例-队列研究、病例交叉设计等也越来越多地用于药物不良反应的研究。

第四节 药物不良反应的预防和控制

药品在上市前虽然已经通过动物试验和临床试验评价，但这些试验还不足以完全保证药物的安全性。其原因之一是动物与人存在种属差异，人体发生的不良反应有些在动物身上不能表现出来；其二是临床试验由于病例少、试验过程短，对试验对象的要求和用药条件控制严格，以及试验目的单纯等，对药物不良反应发生率低（<1%）及在特殊人群中才能发生的不良反应不易被发现。因此，普遍认为，动物试验和临床试验虽然十分重要，但过多的试验无助于进一步了解药物临床安全性，而加强药品上市后的安全性监测有利于及时发现各种类型的不良反应，特别是严重的和罕见的不良反应，及其发生频率。因此，开展药物不良反应的报告和监测工作是预防与控制药物不良反应的主要措施。

药物不良反应的报告和监测是指对上市药品的不良反应的发现、报告、评价和控制的过程。其主要内容有：①收集药物不良反应信息，对药物不良反应的危害情况进行进一步的调查，及时向药品监督管理部门报告，提出有关加强药品监督管理的意见和建议；②及时向药品生产企业、经营企业、医疗机构和社会公众反馈药物不良反应信息，防止药物不良反应事件的重复发生，保障公众的用药安全。

一、药物不良反应报告和监测

(一)药物不良反应报告和监测工作地发展

20世纪60年代初暴发了震惊世界的反应停事件后，WHO于1968年制订了一项有10个国家参加的国际药物监测合作试验计划——收集和交流药物不良反应报告，制定药物不良反应报表,药物不良反应术语,药品目录,发展计算机报告管理系统。1970 年 WHO 大会认为该合作试验计划已取得成功,决定在日内瓦设立永久性的组织,名为 WHO 药物监测中心(WHO Drug Monitoring Centre)。该中心于 1971 年开始全面工作,1978 年迁至瑞典的东部城市乌普沙拉(Uppsala),称之为世界卫生组织国际药物监测合作中心(WHO Collaborating Centre for International Drug Monitoring)。1997 年 WHO 国际药物监测合作中心更名为乌普沙拉监测中心(Uppsala Monitoring Centre,UMC)并调整了内部组织机构。1968~2000 年全世界有 66 个国家先后参加了 WHO 国际药物监测合作计划,其中正式成员国 60 个,非正式成员国 6 个,中国已于 1998 年成为该计划的正式成员国。UMC 已收到来自这 60 个正式成员国的药物不良反应报表 200 余万份。这些报表已成为了解和评价药物安全性的重要依据之一。

近年来,国际药物监测工作的队伍正在日益壮大,一些制药企业和科学研究工作者也参与了药物不良反应监测工作,并通过药物流行病学研究对药物不良反应进行深入的分析和评估。监测范围从狭义的药物不良反应扩大为广义的药物不良反应。

我国的药物不良反应监测工作始于 20 世纪 80 年代。1983 年卫生部起草了《药品毒副反应报告制度》,后改名为《药品不良反应监察报告制度》。1984 年国家颁布了《中华人民共和国药品管理法》,该法规定药品生产、经营、使用单位要经常考察并组织调查药品的质量、疗效和不良反应。这为我国依法进行药品不良反应监测工作提供了法律依据。1988 年在卫生部药政局领导下在京沪两市的 10 所医院进行了药品不良反应监测报告试点工作;1989 年成立了卫生部药物不良反应监察中心;1990 年进行了第二期扩大试点工作,由京沪两市扩大至广东、湖北、黑龙江及解放军共 14 所医院。目前,我国的药品不良反应监测报告系统正在逐步完善,卫生部药品不良反应监察中心组建后,一些省市如北京、天津、辽宁、湖北、湖南、浙江、河北、福建、甘肃、上海等地先后建立了省级中心。1997 年卫生部药政局将药品不良反应监测工作列为当年和今后相当一段时间内的重点工作,并于 1998 年参加 WHO 国际药物监测合作计划,成为该计划的第 68 个成员国,1999 年卫生部药物不良反应监察中心并入国家药品监督管理局药品评价中心更名为国家药品不良反应监测中心。此外,卫生部还组织起草了《药品不良反应监测管理办法》,1999 年 11 月,该《办法》由卫生部和国家药品监督管理局共同发布。2001 年 12 月 1 日正式施行新修订的《中华人民共和国药品管理法》第 71 条明确规定"国家实行药品不良反应报告制度",标志着我国的药物不良反应监测工作正式步入了法制化的轨道。2003 年 9 月 1 日,国家药品不良反应监测中心首次向社会公开发布了《药品不良反应信息通报》。2004 年 3 月 15 日,由中华人民共和国卫生部、国家食品药品监督管理局联合颁布的《药品不良反应报告和监测管理办法》正式实施,该办法对于进一步加强药物不良反应监测执法力度,提高药物不良反应报告和监测工作的效率,规范上市药品不良反应报告和监测工作的管理,确保实现公众用药安全有效的目标将起到积极的推动作用。2007 年,国家食品药品监管局制定发布了《药品安全性紧急事件处理工作程序》,规范了应急处置的相关程序。2007 年 12 月 6 日,《药品召回管理办法》正式发布,充分体现药品安全企业第一责任人意识,标志着我国药品监督管理体系走向成熟。2010 年 12 月 13 日,经卫生部部务会议审议通过《药品不良反应报告和监测管理办法》,自 2011 年 7 月 1 日起施行。

(二)药物不良反应报告和监测方法

目前国际上常用的药物不良反应监测方法有自愿报告系统、处方事件监测、义务性监测、重点医院监测、重点药物监测、轶事报告和自动记录数据库等。(详见本书"第十一章公共卫生监测和疾病暴发调查—第三节药物不良反应监测")。

我国对药物不良反应报告和监测主要依据 2011 年 12 月 13 日颁布的《药品不良反应报告和监测管理办法》执行。药物不良反应报告流程如图 19-2 所示。

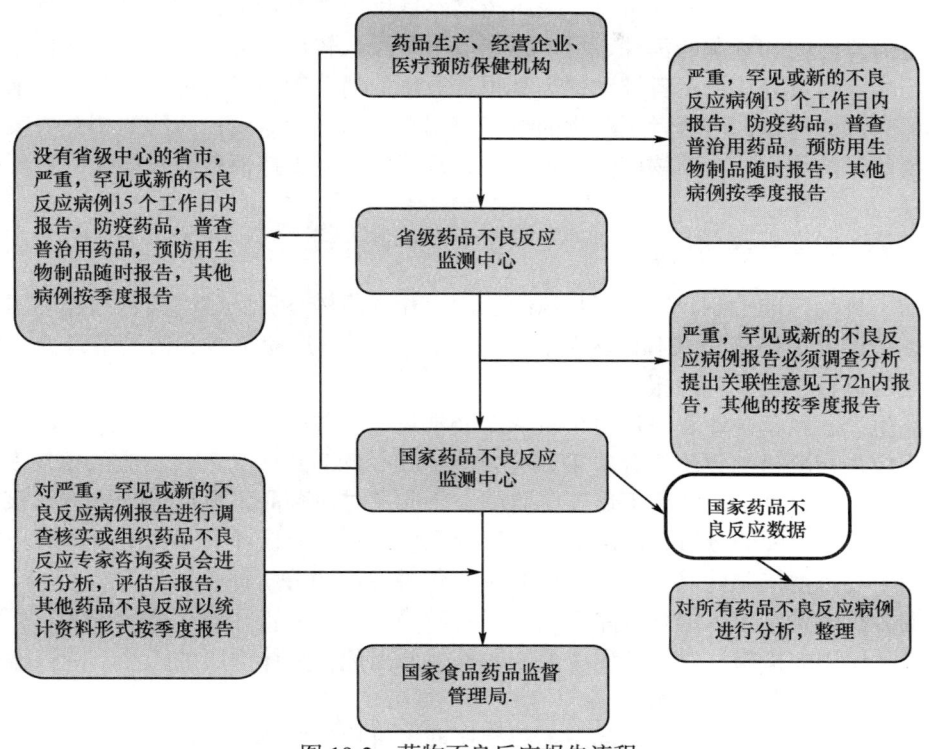

图 19-2 药物不良反应报告流程

二、药物不良反应的预防与控制

(一)药物不良反应的预防

药物不良反应的危害已经越来越引起全社会的重视。药物不良反应有些是很难避免的，有些是可以避免的，需要药品生产、经营企业、医疗卫生保健机构和消费者的共同努力。为此，作为临床医师，应该严格按照药品的适应证及禁忌证进行选择，对于 A 型不良反应应注意药品选择、用法、药物相互作用；对于变态反应要注意用药前询问过敏史、皮试，一旦出现过敏现象，立即停用可疑药物，避免使用与致敏药品同种或类似药品；特殊人群用药应根据患者具体情况，谨慎对待。作为普通药物消费者，要做到不轻信药品广告；严格按照规定的用法、用量使用药品；不盲目相信新药、贵药、进口药；提高自我保护意识，用药后出现异常的感觉或症状，应停药就诊，由临床医师诊断治疗。

开展药物不良反应的报告和监测工作是预防与控制药物不良反应的主要措施。药品生产企业、经营企业、医疗卫生机构是药品不良反应报告制度的实施主体。我国鼓励有关单位和个人报告药品不良反应，尤其消费者报告的方式值得提倡，药物不良反应消费者报告在一些国家已存在几十年了，但是，消费者作为药物不良反应信息来源之一至今未被完全接受。整个欧盟法律要求消费者报告之前，荷兰和瑞典已实现消费者报告，是这方面做得好的国家。消费者报告在这两个国家是自发报告系统的一个组成部分，一些研究已显示消费者报告对药物不良反应监测的贡献，Pandemrix(R)(甲型H1N1流感疫苗)引起的发作性睡病是一个典型的事例。由此可见，提高药物不良反应消费者报告的公众意识是非常重要的，但是需要时间和资源的消耗，可考虑采取一些投入较少的方法，如通过利益相关者的网页，药品宣传页等让消费者被动提高其报告意识。消费者的意见可能会改变目前评价药物利弊的方法，并且，消费者是药物的最终使用者，消费者应该在药物的相关决策过程中起到重要的影响作用。在药物监测过程中，利益相关者应支持消费者报告这一重要的信息来源途径。

(二)药物不良反应的控制

药物不良反应的控制，实际就是风险控制，开展药物不良反应的报告和监测工作是主要措施，按照《中华人民共和国药品管理法》《药品不良反应报告和监测管理办法》等相关法律法规进行不良反应的报告。

药品生产、经营企业和医疗卫生机构应经常对本单位生产、经营、使用的药品所发生的不良反应进行分析、评价，并应采取有效措施减少和防止药品不良反应的重复发生。

省、自治区、直辖市药品不良反应监测中心应及时对药品不良反应报告进行核实，做出客观、科学、全面的分析，提出关联性评价意见，并将分析评价意见上报国家药品不良反应监测中心，由国家药品不良反应监测中心作进一步的分析评价。

根据分析评价结果，国家食品药品监督管理局可以采取责令修改药品说明书，暂停生产、销售和使用的措施；对不良反应大或者其他原因危害人体健康的药品，应当撤销该药品批准证明文件，并予以公布。

已被撤销批准证明文件的药品，不得生产或者进口、销售和使用；已经生产或者进口的，由当地(食品)药品监督管理部门监督销毁或者处理。

对已确认发生严重不良反应的药品，依照《药品管理法》第七十一条的有关规定进行处理。国家食品药品监督管理局定期通报国家药品不良反应报告和监测情况。

(史晓红)

思 考 题

1. 药物不良反应、副作用、药物不良事件有何区别？
2. 进行药物不良反应可以用哪些流行病学方法？
3. 常用的药物不良反应监测方法有哪些？

第二十章 循证医学

循证医学(Evidence-based Medicine，EBM)是20世纪90年代兴起的一门交叉学科。它是临床流行病学理论和方法在临床医疗实践中的具体应用，旨在促进将医学研究的最佳成果，应用于临床医疗实践，推动医疗质量的提高和临床医学的进步。其学术思想、研究方法和研究结果对于指导政府的卫生决策、临床医师的临床实践及教育科研都具有十分重要的意义。

案例20-1 溃疡性结肠炎的循证治疗

1. 病例简介 患者，女，45岁，农民，因"反复左下腹痛伴腹泻5个月"于2008年4月1日入院。患者5个月前开始出现无明显诱因的左下腹疼痛，呈阵发性绞痛，程度较轻，便后腹痛可缓解，伴腹泻，每日大便2~4次，初为黄色黏液稀便，后为少许黏液脓血便，有里急后重感，无发热，症状时轻时重，反复发作。既往有磺胺药物过敏史。医院门诊以"腹痛待查"收入院。

入院体格检查：生命体征稳定，意识清楚，全身皮肤巩膜无黄染，浅表淋巴结未扪及肿大，心肺未见明显异常。腹平软，左下腹压痛，无反跳痛，肝脾肋下未扪及，双肾区无叩痛，肠鸣音正常。双下肢无水肿。

入院后经大便培养、结肠镜检查及病理活检，诊断为"溃疡性直肠、乙状结肠炎"。入院后给予5-氨基水杨酸(5-ASA)1克/次，口服，3次/日；地塞米松10mg，1次/日保留灌肠。治疗1周后患者症状明显缓解。

2. 评估患者情况并提出问题 该患者为中年女性，根据2005年中华医学会制定的溃疡性结肠炎诊断标准，该患者轻度溃疡性直乙状结肠炎诊断明确，初次发病，现处于缓解期。既往有磺胺药物过敏史。经济并不宽裕。目前经5-ASA及糖皮质激素治疗后症状缓解，但由于溃疡性结肠炎容易反复发作，据此，提出该患者的具体临床问题如下：

(1) 临床症状缓解后为预防病情反复发作，5-ASA是否需要长期口服？
(2) 除了5-ASA，还可以用哪些药物以达到维持治疗、预防复发的效果？
(3) 维持治疗的药物采用什么给药途径疗效最佳？

3. 证据检索及检索结果

(1) 文献检索资源：检索Cochrane Library(2008年第4期)、Medline(1998~2008年)、中国学术期刊全文数据库(1998~2008年)。检索主题词：ulcerative colitis; maintenance; remission; human; Meta-analysis; randomized controlled trial; systematic review。检索范围包括关于溃疡性结肠炎缓解期药物维持治疗的系统评价(systematic review, SR)、Meta分析及随机对照试验(randomized controlled trial, RCT)。根据这些系统评价/Meta分析及RCT的近期和远期疗效、并发症，以及治疗的副作用等临床结果，收集临床证据。

(2) 检索结果：检索Cochrane Library(2008年第4期)发现6篇系统评价/Meta分析；检索Medline(1998~2008年)发现25篇RCT及8篇系统评价/Meta分析；检索中国学术期刊全文数据库(1998~2008年)发现3篇RCT。排除重复文献，共获得28篇RCT和8篇系统评价/Meta分析。

(3) 评价证据：通过逐篇阅读所搜集的文献，对所获证据的真实性、重要性和实用性进行评价，主要指标包括是否随机分组、随机分配方案是否隐藏、是否采用盲法及基线情况等，根据CONSORT清单将证据质量分为A、B、C 3级。结果发现所检索到的证据中绝大部分是A级，为高质量的RCT及系统评价，混杂因素少或无，产生偏倚小，因此证据强度高，结论可靠。

4. 适应性评价

(1) 5-ASA：所有证据均显示5-ASA对溃疡性结肠炎缓解期的患者具有良好的维持治疗作用，可以有效降低溃疡性结肠炎的复发率。Sutherland等通过Meta分析比较了口服5-ASA与安慰剂、柳氮磺胺吡啶(SASP)在溃疡性结肠炎缓解期的维持治疗效果和安全性，结果显示口服5-ASA疗效明显优于安慰剂组[95% CI 为(0.36,0.62)]，但并不优于SASP[95% CI 为(1.05,1.57)]。但口服SASP会引起患者恶心、头痛，甚至男性不育，而5-ASA的副作用明显少于SASP。

(2) 必需脂肪酸(鱼油)：Middleton等对63例缓解期溃疡性结肠炎患者进行了12个月的随机双盲对照试验，结果发现必需脂肪酸并不能延长溃疡性结肠炎患者的缓解期。Turner等也对必需脂肪酸(鱼油)在预防溃疡性结肠炎复发方面进行了系统评价，结果发现必需脂肪酸(鱼油)组患者和对照组患者的复发率相似[RR=1.02,95%CI为(0.51,2.03)，P=0.96]，无证据显示必需脂肪酸(鱼油)能够预防溃疡性结肠炎的复发。

(3) 硫唑嘌呤：尽管对硫唑嘌呤维持性治疗溃疡性结肠炎的效果存在争议，但检索后发现Tinmer等对此问题进行了系统评价，发现经硫唑嘌呤治疗后12个月，有56%的患者未复发，而对照组仅35%的患者未复发[OR=0.41,95%CI为(0.24,0.70)]，明显优于对照组。但是硫唑嘌呤有些严重的副作用，如急性胰腺炎、骨髓抑制。Tinmer等研究后认为硫唑嘌呤对溃疡性结肠炎的复发具有预防作用，但不推荐作为一线预防治疗方案。对5-ASA或SASP治疗失败或不能耐受的患者可以考虑使用硫唑嘌呤，对需要反复使用激素治疗的患者也可以考虑使用。

(4) 英夫利昔(Infliximab)：英夫利昔是肿瘤坏死因子的单克隆抗体，价格昂贵，临床主要用于治疗克罗恩病，在溃疡性结肠炎方面的应用很少。有1篇随机对照双盲调查发现：中重度溃疡性结肠炎患者第0、2、6周及以后每8周接受一次英夫利昔治疗后，患者的临床表现较对照组明显缓解(P<0.001)，而且观察9~10个月，英夫利昔组患者复发率也较对照组低(P<0.001)。Armuzzi等进行了类似研究，也得到同样的结论，但他们没采取双盲试验。

(5) 维持治疗的药物采用何种给药途径效果最佳？Yokoyama通过随机对照研究比较5-ASA口服加灌肠治疗与单纯口服5-ASA对预防溃疡性结肠炎复发的差异，结果发现每日口服5-ASA 3g，每周六、周日再用5-ASA 1克/次灌肠，治疗组结肠炎复发率(18.2%)明显低于单纯口服组(76.9%)[95% CI 为(0.04,0.94)]。

2000年Cohen等就5-ASA灌肠治疗直乙状结肠炎和左半结肠炎的Meta分析结果显示，5-ASA灌肠治疗效果优于口服5-ASA及激素灌肠治疗，还显示5-ASA灌肠液的疗效和不良反应无剂量相关性。从卫生经济学角度来看，长期使用5-ASA灌肠液将会降低患者总的医疗费用。

5. 应用证据及后效评价　该患者为中年女性，对磺胺药物过敏，轻度溃疡性直肠、乙状结肠炎诊断明确，初次发病，现处于缓解期，经济并不宽裕，根据以上高质量临床证据，结合医生的经验和患者的愿望，制定出针对该患者最适宜的治疗方案：5-ASA，1 克/次，口服，3 次/日；星期六、星期日各用 5-ASA 1g 灌肠 1 次。经过以上治疗方案，患者门诊随访 12 个月，病情未复发，也无明显副作用发生。患者及家属对治疗感到非常满意。

第一节 概 述

一、循证医学的定义

关于循证医学的定义，最早由加拿大临床流行病学家 David Sackett 教授于 1996 年提出，他将循证医学定义为"谨慎、准确、明智地应用现有最佳的研究依据，同时结合临床医生的个人专业技能和多年临床经验，考虑患者的权利、价值和期望，将三者完美地结合以制定出患者的治疗措施"。此后，循证一词被应用到了很多的学科和领域，如循证护理、循证精神卫生、循证口腔病学、循证管理、循证保健……。因此，目前对循证医学的定义有狭义和广义之分。狭义的循证医学（EBM）是遵循科学证据的医学，指的是临床医生在获得患者准确的临床依据的前提下，根据自己纯熟的临床经验和知识技能，分析并抓住患者的主要临床问题（诊断、治疗、预后、康复……），应用最佳的和最新的科学证据，作出科学的诊治决策，联系具体的医疗环境，并取得患者的合作和接受，以实践这种诊治决策的具体医疗过程。而广义的 EBM 则是遵循最好证据进行医学实践的学问，它包括针对个体患者的循证临床实践和针对群体的循证宏观医疗卫生决策。

由以上的概念可以看出，实践循证医学所必需的基本条件包括如下几条。

1. 高素质的临床医生 医生是实践循证医学的主体，对患者的任何处理和对疾病的诊治都是通过医生去实施的。因此，医生的医学理论知识、临床经验及不断更新和丰富自己新知识的能力尤为重要。此外，实践循证医学的临床医生还必须具备崇高的医德和全心全意为患者服务的精神。

2. 最佳的研究证据 最佳的临床研究证据是指应用临床流行病学的原理和方法，以及有关质量评价的标准对临床研究的文献经过认真分析与评价获得的新近最真实可靠且有临床重要应用价值的研究成果。应用这些证据指导临床医疗实践，将会有助于取得更好的临床效果。

目前，经过专家严格筛选和评价的最佳临床研究证据主要有四大来源，即：美国内科学杂志（annals of internal medicine）发表的 ACPJP 附刊、循证医学杂志（Evidence-based Medicine）、Cochrane 图书馆（cochrane library），以及由美国内科学会和英国医学杂志联合主编的最佳研究证据集——临床证据（clinical evidence）。

3. 临床流行病学的基本知识和方法 筛选最佳证据必然要分析其研究的设计是否合理；评价文献的质量，务必要掌握临床流行病学对文献质量评价的学术标准；分析医学文献所报道的研究结果的真实性，务必要分析在研究中和文献里是否存在有关的偏倚及其可被接受的程度；评价医学文献的临床意义，必然会涉及其终点指标的意义、定量测试指标的准确程度及其临床价值和相应的统计学分析与评价，而这些恰恰是临床流行病学研究的核心内容。因此，临床流行病学的基本理论和临床研究的方法学是实践循证医学的学术基础。

4. 患者的参与 患者生病后会去寻求医生的帮助，医生将根据患者的症状和体征提出相应的需要解决的问题，并进一步去寻找最佳的证据予以解决。此外，医生在此医疗过程中的任何诊治决策的实施，也都必须通过患者的接受和合作，才会取得相应的效果。因此，患者是实践循证医学的核心。

二、循证医学的产生与发展

循证医学的思想由来已久，广义上讲，自人类的医学实践开始就是循证医学的开始。因为凡接受过正规培训的医生，都具备医学相关的基础理论知识和临床诊治的知识和技能，他们对患者的诊治，也都是从临床实际出发，根据患者的临床特征，结合自己掌握的理论知识和临床经验，充分利用有关常规及特异的实验检查结果，作出相应的诊治决策。毋庸置疑，这也是一定程度上的"循证"，只不过这里依据的或许是一些较为陈旧或过时的理论知识，在及时采用最新和最佳的证据方面或许有所不足。因此，对于现阶段人们所应用的临床医疗决策过程，不能一概地认为是"经验临床医学"。

(一)临床研究方法的发展为循证医学的产生奠定了良好的基础

循证医学的产生与流行病学研究方法的发展是密切相关的。纵观流行病学研究方法的发展历史，与循证医学思想和理论密切相关的重大事件列举如下。

最早由"西方医学之父"古希腊医师 Hippocrates 提出"不仅要依靠合理的理论，还要依靠综合推理的经验"，首次将观察性试验引入医学领域。其后阿拉伯医生 Avicenna（公元 980~1037 年）在其著作中指出：根据动物实验结果并不能证实在人体内的效果，药物应当在无并发症的病例中进行评价，并应当有两种情况的比较和可重复性评价。至 1061 年我国宋代《本草图经》中就已经有通过人体试验验证人参效果的研究记载了。

18 世纪末期流行病学研究开始进入学科形成期，这一时期不乏经典的流行病学研究实例，如 1747 年英国外科医生 James Lind 开展了坏血病的研究，比较柑橘属水果与其他水果对坏血病的疗效。1816 年，法国医师 Alexander Hamilton 在其文章中描述了一项爱丁堡的大型对照试验，评价放血疗法的效果。研究中将患病士兵（$n=336$）交替分配到放血治疗组（占 1/3）和非放血治疗组（占 2/3），结果放血组中 35 名士兵死亡，而非放血组仅 6 人死亡。这是迄今为止采用交替方法产生对照组的最早记载之一。1898 年丹麦医生 Fibiger 发表了著名的血清治疗白喉的半随机对照试验，目的在于调查血清治疗对白喉患者发病与死亡的效果与不良反应。因为当时对血清治疗白喉效果的证据存在较大的争议：动物实验表明是有效的，然而某些临床医生在一系列的观察研究中并未发现血清治疗的效果；此外，血清治疗的不良反应如血清病是众所周知的。Fibiger 的试验在哥本哈根的一所医院开展，将患者按入院日先后分配治疗，每隔一日新的病例接受标准治疗，另一日接受血清治疗。试验组的白喉患者除采用标准治疗外，皮下注射白喉血清一日两次直至症状改善，而对照组仅用标准治疗。试验结果表明血清治疗是有效的。

20 世纪上半叶，人类在寻找疾病的诊断和治疗的证据时，许多医生将动物作为实验对象寻找研究结论，把动物研究结果直接用于临床，后来人们逐渐认识到动物实验不能代替人的试验，认识到对医疗实践进行评价的必要性。1948 年，英国医学研究委员会领导开展了世界上第一个临床随机对照试验（randomized controlled trial，RCT），由英国著名统计学家 Hill 证实了链霉素治疗肺结核的卓越疗效。1969 年，Ruffin 的一项双盲 RCT 证实了胃冰冻疗法对治疗十二指肠溃疡引起的出血是无效的。RCT 的出现是临床医学研究的一个里程碑，也是循证医学证据的重要来源。

在此期间，统计学方法的发展也推动了临床研究的发展。20 世纪初，人们发现针对同一问题的同一性质的研究往往结果不一致，甚至结论相反，因此产生了将多个研究资料合并进行统计学再分析的想法，这一想法在 1904 年和 1907 年得以实现。1904 年，丹麦医师 Pearson 将接种肠热病疫苗与生存率之间的相关系数进行合并，其理由是"由于受发生概率错误大小的影响，很多分组资料均太小，不足以获得肯定的结论"。而 1907 年 Goldberger 发现有关伤寒菌尿症所发表的资料存在很大的异质性。他对相关文献进行了研究，制定了特定的标准用来选择、提取资料，然后对选择的资料进行分析，Goldberger 所做的资料合并较 Pearson 的研究有了一定的进步，基本符合当今 Meta 分析（Meta-analysis）的基本步骤，因此被视为 Meta 分析的雏形。这一方法的发展为针对某一干预措施的所有原始研究的系统综述提供了方法学支持。

（二）相关学科及学术思想的发展，为循证医学的产生奠定了学术思想

临床流行病学在循证医学发展中起到了非常重要的作用。20 世纪 80 年代初，在 Sackett 和 Fletcher 等的努力下，创造性地将流行病学与统计学有机地结合起来创建了现代临床流行病学，极大地发展和丰富了临床研究方法。以 Sackett 为首的临床流行病学小组 1984 年出版了《阅读指南》(Reading Guides)，指导临床医生如何阅读医学文献，如何制定评价病因、治疗、预后、诊断等文献的新标准，帮助临床医生获得有用的证据来指导临床实践。90 年代，Sackett DL 等对其加以改进，制定了一套新的指南，陆续在《美国医学会杂志》(JAMA)上发表，着重于指导如何应用医学文献中得到的证据来解决临床医生每日遇到的临床问题，介绍了许多循证医学的重要概念。1992 年 JAMA 杂志刊登了加拿大 McMaster 大学循证医学工作组一篇题名为 Evidence-Based Medicine——A New Approach to Teaching the Practice of Medicine 的文章，标志着循证医学的正式诞生。

又经过多年实践，由 Brian Haynes 和 Sackett 发起，由美国内科医师协会(American College of Physicians)组织了一个杂志俱乐部(Journal Club)，即 ACPJC。为了促进循证医学的发展，从 1991 年起，对国际上著名的 30 余家医学杂志发表的论著，由临床流行病学、临床相关学科及方法学专家进行系统地分析与评价，以摘要加专家评述的形式，发表于《Annals of Internal Medicine》；1995 年 Sackett 受聘于英国牛津大学，并建立了英国循证医学中心(Evidence-Based Medicine Center)，相继出版了循证医学专著及由英国医学杂志和美国内科医师学院联合主办的循证医学杂志。为了全面地推荐国际上经过严格评价的最佳研究证据，自 1999 年起，他们还整理编辑并出版了《Clinical Evidence》集，每年两期并公开发行，以推荐临床医生应用于临床医疗实践。此外，1993 年国际上还成立了 Cochrane Collaboration，广泛地收集临床随机对照试验的研究结果，在严格的质量评价的基础上，进行系统评价(systematic review)及 Meta-分析，将有价值的研究结果推荐给临床医生及相关专业的实践者，以帮助实践循证医学。

我国的循证医学研究起步较晚，20 世纪 80 年代相继派出临床医生到国外学习临床流行病学，之后上海医科大学(现复旦大学医学院)、华西医科大学(现四川大学华西医学中心)分别成立了临床流行病学培训中心。1996 年王吉耀教授将"evidence-based medicine"翻译为"循证医学"，发表了国内第一篇循证医学的文章——"循证医学的临床实践"。1999 年 3 月华西医科大学成立了中国 Cochrane 中心；2000 年 11 月依托中山医科大学成立了广东省循证医学科研中心。中国 Cochrane 中心及各地循证医学中心在全国范围内组织了对全国临床医生和相关专业人员的培训，并开展了广泛的国际国内合作，为循证医学在我

三、实践循证医学的意义

循证医学以人们解决临床医疗实践中的难题,提高临床医疗水平,最有效地服务于患者,同时也培养高素质的临床医务人员,促进临床医学发展等为其根本的目的。

(1) 加强临床医生的临床训练,提高专业能力,紧跟先进水平。
(2) 弄清疾病的病因和发病的危险因素。
(3) 提高疾病早期的正确诊断率。
(4) 帮助临床医生为患者选择治疗措施,指导合理用药。
(5) 改善患者预后。
(6) 促进卫生管理决策。

四、循证医学实践的类别

循证医学实践可分为两种类型:循证医学最佳证据的提供者(doer)和最佳证据的应用者(user)。

最佳证据提供者,是由一批颇具学术造诣的临床流行病学家、各专业的临床医学家、临床统计学家、卫生经济学家和社会医学家及医学科学信息工作者,共同协作,为临床医生实践循证医学而提供最佳证据。其主要任务除了提供证据外,还肩负着如何将这些优秀成果(证据)推广到临床循证医学实践中去的任务,即进行循证医学教育。

最佳证据应用者是从事临床医学的医务人员,包括医疗管理和卫生政策的决策者,为了对患者诊治决策及卫生管理和政策决策的科学化,都应联系各自的实际问题,去寻找和应用最佳最新的科学证据,以获得最理想的诊治效果。

证据的提供者和证据的应用者都应具有临床的业务基础,但同时也应具备相关学科的知识和学术基础,只是要求的程度不同而已(表20-1)。

表20-1 循证医学实践的类别

	证据提供者(doer)		证据应用者(user)
确定临床问题	+++		+++
任务	·收集与评价文献 ·提供最佳证据		·正确地应用证据
专业基础与技能	临床实践	+++	+++
	临床流行病学方法学(DME)	+++	+
	临床统计学	++	+
	卫生经济学	++	+
	社会医学	++	+
	计算机技能	+++	+
技术力量	团队力量		个体

第二节 循证医学实践的步骤与方法

一、基本步骤和方法

对于最佳证据应用者而言,实践循证医学的基本步骤,参照国外实践循证医学的教学培训与临床经验,可归纳为"五部曲"的循证医学实践法(图20-1)。五个步骤相辅相成联系为一个完整的整体,任何一个步骤存在缺陷或不足,都会影响循证医学实践的质量。

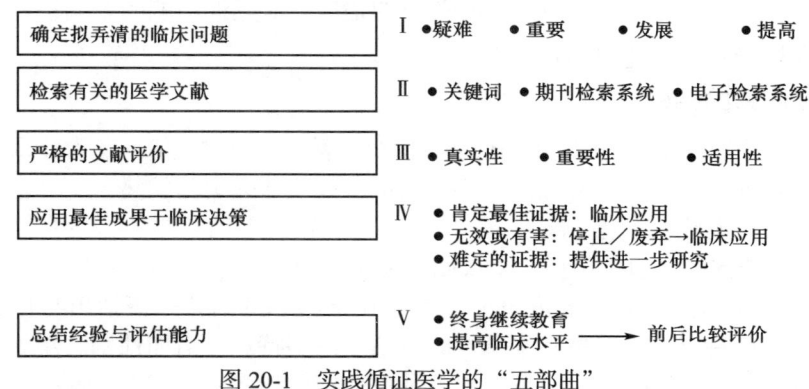

确定拟弄清的临床问题	Ⅰ	●疑难 ●重要 ●发展 ●提高
检索有关的医学文献	Ⅱ	●关键词 ●期刊检索系统 ●电子检索系统
严格的文献评价	Ⅲ	●真实性 ●重要性 ●适用性
应用最佳成果于临床决策	Ⅳ	●肯定最佳证据:临床应用 ●无效或有害:停止/废弃→临床应用 ●难定的证据:提供进一步研究
总结经验与评估能力	Ⅴ	●终身继续教育 ●提高临床水平 ——→ 前后比较评价

图20-1 实践循证医学的"五部曲"

以下将分别阐述各个步骤的具体方法,可参考案例20-1阅读。

二、寻找和提出临床问题

循证医学实践过程中,首先要找准患者需要解决的主要临床问题,如果找不准临床问题,就会造成误导,从而使循证变得毫无意义。

(一)提出临床问题的重要性

1. 找出临床问题是实施循证医学的第一步 临床医生对于自己的患者,只有提出了需要解决的问题,才能带着问题去寻找证据,进而遵循证据;同时,构建一个良好的可以回答的临床问题还可以帮助医生更好地制定收集证据的策略,以便于问题的解决。当未能获得科学性较强的证据时,临床医生还可以根据该问题提出自己的研究计划,为研究者提供证据。

2. 提出临床问题是医学发展的需要 没有问题,不经过思考、总结、实践,医学就不可能进步,患者也不可能得到最好的诊断和治疗。

3. 循证医学所赋予的任务 循证医学实践的最终目的应该是解决患者疾病中存在的重要临床问题,因此为完成循证医学的根本任务,实践 EBM 的第一步,即提出临床问题就显得至关重要。

(二)临床问题的类型

面对同一个患者,由于资历不同或视角不同,临床医生发现和提出的问题可能会大不相同,概括起来,这些问题可分为如下几种。

1. 背景问题(一般性问题) 背景问题主要由循证医学实践的初学者提出,往往涉及患者的一般知识性问题(如性别、年龄等)或疾病的一般知识的问题(如"在什么地方发病"、"何时发病"……),也可涉及人类健康和疾病的生物、心理及社会因素等方面。

2. 前景问题(特殊的临床问题)　前景问题往往由经验丰富的临床医生提出,是在对患者的诊断、治疗过程中,在充分掌握了患者的病史、临床症状、体征及相关的实验室检查资料以后,通过综合分析判断,从专业角度提出的关于处理、治疗患者的专门知识的问题。

3. 患者所关心的问题　提出临床问题时还应注意结合患者的具体情况,同一疾病的患者因年龄等因素的差异所关心的问题可能是不同的。一项对 1012 名乳腺癌妇女的调查研究发现:不同年龄段的妇女关心的治疗结局是不同的。70 岁以上的妇女最关心的是生存质量和转移的可能性;而小于 50 岁的妇女关心的是治疗对其性功能的影响;有癌症家族史的妇女更关心的是该病是否有遗传性。

(三)临床问题的构建

1. 一般性问题的构建　由问题词根(谁、什么、怎么、何时、何地、为什么)加上动词,再加上一种疾病或疾病的某个方面三个部分构成。如"什么引起发热？""急性胰腺炎通常什么时候出现并发症？"等。

2. 特殊的临床问题　通常包括三个或四个基本成分,可按 PICO 原则确定。

(1)患者和(或)问题(patient/problem,P):用最精练的语言来概括出与自己患者相似的一组患者的临床特点。当然患者本身可能包括了许多特点,诸如性别、年龄、种族、病程、疾病严重性、合并情况等。但是,并不是每个特点都需要包含在检索的结构式中。只有那些与你需要了解的临床问题密切相关的临床特点才能被包含其中。

(2)干预措施(interventions,I):即我们关心的处理措施(如药物、外科手术、诊断试验等)或我们所关注的可能有害的暴露因素(如药物、职业环境、食物等)。

(3)对照措施(comparison,C):与处理措施或暴露因素相比较的即为对照。通常临床问题涉及治疗或伤害时,常常需要对照。如果是诊断性问题,对照通常是关于某种疾病诊断的金标准。

(4)临床结局(outcomes,O):指临床医生所感兴趣的暴露或处理措施所导致的患者相关结局,如死亡率的变化、不良反应的发生率、功能改善情况等。

下面将举例说明如何运用 PICO 的原则构建临床问题。

案例 20-2

一位 65 岁的男性患者,右侧肢体无力伴言语不清 20h 入院,急诊头颅 CT 排除了颅内出血。该患者有高血压病史 10 年。据此医生诊断为脑梗死。针对该患者,提出如下问题,见图 20-2。

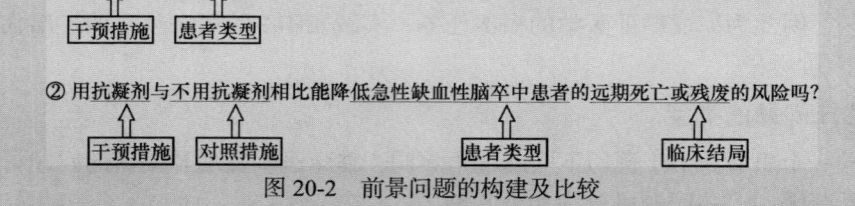

① 抗凝剂对脑卒中患者有效吗？
　　[干预措施] [患者类型]

② 用抗凝剂与不用抗凝剂相比能降低急性缺血性脑卒中患者的远期死亡或残废的风险吗？
　　[干预措施] [对照措施] 　　[患者类型] 　　[临床结局]

图 20-2　前景问题的构建及比较

由图 20-2 可见，问题①只具备干预措施和患者类型两个要素，且未说明患者的具体类型。根据这样的问题很难找到针对性强的证据，而且会浪费很多的时间，因此这是一个构建不好的问题。问题②弥补了问题①的缺陷，是构建良好的问题，是一个内容完整、清楚明确而且可以回答的临床问题。

（四）提出临床问题过程中应注意的问题

1. 问题的来源 可以从病史和体格检查、病因、临床表现、鉴别诊断、诊断性试验、预后、治疗、预防，是否都能迅速地给出肯定的答案，如果不能，则就不能回答一个或多个方面提出需要解决的临床问题（表 20-2）。

表 20-2 临床问题的来源

来源	具体描述
病史和体格检查	怎样恰当地采集病史及体格检查和解释其发现
病因	怎样去辨别引起疾病的原因（包括医源性）
临床表现	疾病临床表现的频度和时间，怎样应用这些知识来进行患者的分类
鉴别诊断	当考虑患者临床表现的可能原因时，怎样鉴别出那些可能的、严重的并对治疗有反应的原因
诊断性试验	怎样基于精确性、准确性、可接受性、费用及安全性等因素选择一个与诊断有关的检查、检测或检验方法
预后	怎样去估计患者可能出现的临床进程和预测可能发生的并发症或结局
治疗	怎样为所诊治的患者选择一个利大于弊、价有所值的治疗措施
预防	怎样通过识别和纠正危险因素来减少疾病的发生及如何通过筛查来早期诊断疾病

2. 问题多而时间少 面临大量问题时要选择应优先回答的问题，可综合下列因素加以选择：哪个问题对患者的生命健康更重要？在允许的时间内，哪个问题最具有得到答案的可能性？哪个问题是最可能在临床实践中多次出现？哪个问题与我们临床工作关系最大？哪个问题最令人感兴趣？

3. 确定问题的范围 适中的临床问题的范围对临床医生和研究人员是十分重要的。确定临床问题的范围要兼顾所具有的资源、条件及临床应用价值等。问题范围过宽或过窄分别存在一定的利弊，当所提问题范围过宽时，所找到的证据可能对患者的处理帮助不大。例如，临床问题：化疗可以提高癌症患者的生存率吗？可见这个问题范围过宽，一方面化疗方案不具体，另一方面癌症患者的类型也不明确。为解决这样的临床问题，查找证据时就会获得大量的信息，如果在人力物力等资源丰富的情况下实用性和推广性较好，但却浪费了过多的资源；同时还应注意到，此时纳入的患者或研究异质性较大而导致研究结果难以解释。

相反，如果问题范围过窄，会因所获资料较少而容易出现机遇的作用，还会导致出现与亚组分析同样的问题，即得到假阳性和假阴性结果的机会增大；同时，范围过窄的问题还存在结果的推广价值受限制的问题。但另一方面，范围过窄的问题可能提高研究对象的同质性。

总之，找准临床问题要求临床医生经常深入临床实践，具有丰富的医学基础知识和临床医学知识及一定的人文科学、社会、心理学知识，具备扎实的临床基本技能和综合分析判断的能力，并能跟踪本学科的研究进展，对患者有高度的责任感，从患者的角度考虑问题，逐步形成和构建良好的问题。

三、检索有关的医学文献

循证医学中所指的证据是经过科学评价和实践验证后，被认为能够真实可靠地反映事物本质或客观规律，可以用于指导临床实践的医学研究结果。

(一)临床研究证据的分类

目前，临床研究证据的分类方法包括：按研究方法分类、按研究问题分类、按用户需要分类及按获得的渠道分类4种(表20-3)。

表20-3 临床研究证据的分类

按研究方法分类	按研究问题分类	按用户需要分类	按获得渠道分类
原始研究证据	病因临床研究证据	供临床医师使用的证据：临床实践指南、临床决策分析、临床证据手册等	公开发表的临床研究证据：杂志、专著、手册、光盘、声像制品等
二次研究证据	诊断临床研究证据	供卫生管理部门和人员使用的证据：卫生技术评估、健康教育资料等	灰色文献：会议论文、内部资料等
	预防临床研究证据		在研临床研究证据
	治疗临床研究证据		网上信息
	预后临床研究证据		

按研究方法不同可将临床研究证据分为原始研究证据和二次研究证据两类。

1. 原始研究证据 原始研究证据(primary research evidence)是指直接在患者中进行的单个的有关病因、诊断、预防、治疗和预后等试验研究所获得的第一手数据，进行统计学处理、分析、总结后所得出的结论。如随机对照试验、病例对照研究、队列研究、交叉试验、横断面研究等。

2. 二次研究证据 二次研究证据(secondary research evidence)是指尽可能全面地收集某一问题的全部原始研究证据，进行严格评价、整合处理、分析总结后所得出的综合结论，是对多个原始研究证据再加工后得到的更高层次的证据。二次研究证据主要包括系统综述、临床实践指南、临床决策分析、临床证据手册、卫生技术评估报告及卫生经济学研究等。

(1)系统综述(systematic review，SR)：是一种全新的临床研究文献综合评价方法，是针对某一临床具体问题，系统全面地收集全世界所有已发表或未发表的临床研究结果，采用临床流行病学原理和方法严格评价文献，筛选出符合质量标准的文献，进行定性或定量合成，去粗取精，去伪存真，得出综合可靠的结论。同时随着新的临床研究的出现及时更新，随时为临床实践和卫生决策提供尽可能接近真实的科学证据，是重要的决策依据。

(2)临床实践指南(clinical practice guidelines，CPG)：是针对特定的临床情况，收集、综合和概括各级临床研究证据，系统制定出帮助医师作出恰当处理的指导意见。一般由学术团体制定，卫生行政主管部门组织和监督执行。在临床实践中，遇到一个需要解决的问题时，能找到质量较高的指南非常有用。

(3) 临床证据手册 (handbook of clinical evidence): 由专家对各种原始研究和二次研究进行严格评价后汇总撰写, 对临床医师应用证据具有指导意义。例如,《clinical evidence》就是由英国医学杂志出版, 主要针对临床常见病、多发病有无证据及证据强度评价的一部临床证据手册。

(4) 卫生技术评估 (health technology assessment, HTA): 卫生技术是用于疾病预防、筛查、诊断、治疗和康复及促进健康、提高生存质量和生存期的技术手段。卫生技术评估是对卫生技术的技术特性、安全性、有效性(效能、效果、生存质量)、经济学特性(成本-效果、成本-效益、成本-效用)和社会适应性(社会、法律、伦理等)进行系统、全面的评价, 为各层次决策者提供合理选择卫生技术的证据。

(5) 临床决策分析 (clinical decision analysis, CDA): 临床决策是临床医生针对具体患者, 遵循国内外最先进的证据, 结合卫生经济学观点和患者意愿来决定患者治疗和处理的过程。其是一种定量权衡各种备选方案利弊, 选择最佳方案和措施的分析方法, 其是采用决策分析方法(如决策树分析、Markov 决策模型), 研究临床决策过程中各环节的一般规律, 分析影响决策的各个因素, 探讨做出正确决策的方法和按照正确决策的一般规律对已有的临床决策进行分析评估后所获得的结论。

(二) 临床研究证据的分级

循证医学实践中的证据主要来自于医学研究成果——医学文献, 如何从大量的临床文献中发现最佳的证据并加以应用是实践循证医学的关键。因此, 了解研究证据的分级对循证医学实践者具有重要意义。1998 年, Bob Phillips、Chris Ball、David Sackett 等临床流行病学和循证医学专家共同制定了证据的分级标准, 2001 年 5 月正式发表在英国牛津循证医学中心网站。该标准首次在证据分级的基础上提出了分类的概念, 涉及多个方面, 更具有针对性和适用性, 是循证医学教学和临床实践中的经典标准(表 20-4)。

表 20-4 临床研究证据的分级

推荐强度	证据级别	防治、病因研究	预后研究	诊断性研究	经济学分析
Ⅰ级	Ⅰa	同质性 RCTs 的系统评价	同质性前瞻性队列研究的系统评价或有试验基础可靠的临床指南	同质性一流水平的诊断性试验的系统评价或有试验基础可靠的临床指南	同质性一流水平的经济研究的系统评价
	Ⅰb	可信区间小的单个 RCT	随访率≥80% 的前瞻性队列研究	纳入研究对象适当, 且与金标准进行同步独立盲法比较的诊断性研究	采用适当的成本计算, 对所有经过严格验证的备选医疗方案的结局进行了比较分析, 包括将临床可观察到的变异结合到重要变量中的敏感性分析

续表

推荐强度	证据级别	防治、病因研究	预后研究	诊断性研究	经济学分析
	Ic	观察结果为"全或无"(某干预措施推行前某病病死率为100%,推行后低于100%,或推行前某病患存在死亡或治疗失败现象,推行后无死亡或治疗失败)	观察结果为"全或无"的病例系列研究	绝对的特异度高即阳性患者则可确诊;绝对的敏感度高即阴性者则可排除	对干预措施分析后有明确结论:①成本低其结果佳的程度;②成本高其结果差的程度;③成本相同其结果的好坏程度
II级	IIa	同质性队列研究的系统评价	1. 同质性回顾性队列研究的SR 2. 随机对照试验中对照组为未治疗者的同质性系统评价	同质性的但水平低于I级的诊断性研究的系统评价	同质性的但水平低于I级的经济学研究的系统评价
	IIb	单个的队列研究(包括低质量的RCT如随访率<80%者)	1. 回顾性的队列研究 2. 在RCT中未作治疗的对照组患者之随访结果 3. 验证尚未确认的临床指南	1. 均同步作了金标准及诊断试验,也进行了独立盲法比较但研究对象局限且不连贯 2. 验证尚未确认的临床指南	若干备选结果对适当费用测量的比较分析,包括将临床可观察到的变异结合到重要变量中的敏感性分析
	IIc	"结局"性研究*	"结局"性研究*	—	—
III级	IIIa	同质性病例-对照研究的系统评价	—	—	—
	IIIb	单个病例-对照研究	—	研究对象并未全部作金标准检查,但作了适当指标的独立盲法比较	没有准确的成本测量但对重要临床变量作了敏感性分析
IV级		病例系列报告、低质量队列研究及病例对照研究	病例系列报告、低质量的预后队列研究	没有独立利用金标准或未作盲法试验	无敏感性分析
V级		专家意见(缺乏严格评价或仅依据生理学/基础研究)	专家意见(缺乏严格评价或仅依据生理学/基础研究)	专家意见(缺乏严格评价或仅依据生理学/基础研究)	专家意见(缺乏严格评价或仅依据经济理论)

*"结局"性研究是描述、解释、预测某些干预或危险因素对最终结局的作用与影响的一类研究,最终结局不同于中间结果或临床研究,主要包括生存与去疾病生存、健康相关生存质量、卫生服务满意度、经济负担等。

(三)临床研究证据的来源

根据临床研究证据的分类,研究证据的来源可分为原始研究证据来源和二次研究证据来源。但由于一些证据来源既提供原始研究证据又提供二次研究证据,因此如果从证据的传播方式入手,可将研究证据来源分为数据库、网站、杂志、会议论文、未发表的研究等证据资源。

1. 原始研究证据来源

(1)医学索引在线(index medicus,Medline):Medline是由美国国立医学图书馆开发的,世界公认的最有代表性和最具权威性的生物医学证据的数据库,收录了1965年以来世界范围内5000多种杂志中文章的引文。Medline有光盘版数据库和网络版两种形式,常用的PubMed是免费的网上Medline数据库,其网址为http://www.ncbi.nlm.nih.gov/PubMed/。

(2)Embase数据库(Embase database):Embase相当于欧洲的Medline,它收录了1974

年至今约 4550 余种杂志的生物医学文献，其收录的重点是药物和药学，约占数据库容量的 40%。可在互联网上在线进行文献题目的查询，网址为 http://www.embase.com/。

(3) 中国生物医学文献数据库(Chinese biomedical literature database，CBM)：是中国医学科学院医学信息研究所(ISTIC)开发研制的综合性医学文献数据库。该数据库收录了 1978 年以来上千种中国生物医学期刊，以及汇编、会议论文的文献题录。其网址为 http://sinomed.imicams.ac.cn/index.jsp。

(4) 中国期刊全文数据库(China National Knowledge Infrastructure，CNKI)：由清华大学主办、中国学术期刊(光盘版)电子杂志社出版、清华同方知网(北京)技术有限公司发行。其收录了 1994 年以来全国 8200 多种重要期刊。该数据库包括医药卫生期刊全文数据库、医药卫生博硕士论文全文数据库、医药卫生重要报纸全文数据库等。其网址为 http://www.cnki.net/。

2. 二次研究证据来源

(1) Cochrane 图书馆(cochrane Library，CL)：是国际 Cochrane 协作网(Cochrane Collaboration，CC)的主要产品，由英国 Cochrane 中心委托 Wiley Inter Science 公司出版，1996 年英国牛津 Update Software 公司以光盘作为出版发行方式正式出版发行。CL 主要包括 Cochrane 系统评价库(Cochrane Database of Systematic Reviews，CDSR)、Cochrane 疗效评价文摘库(Database of Abstracts of Reviews of Effects，DARE)、Cochrane 临床试验中心注册库(Cochrane Central Register of Controlled Trials，CENTRAL/CCTR)、Cochrane 方法学评价数据库(Cochrane Database of Methodology Reviews)、卫生技术评估数据库(Health Technology Assessment Database，HTAD)、NHS 卫生经济评价数据库(NHS Economic Evaluation Database，NHS EED)……其网址为 http://www.thecochrane library.com。

1) Cochrane 系统评价库(CDSR)：收录了由 Cochrane 协作网各系统评价专业组完成的系统评价全文，是根据 Cochrane 协作网编写的《系统评价之作和撰写手册》进行制作和更新的。

2) 疗效评价文摘库(DARE)：作为对 CDSR 的补充，DARE 收录了世界各国非 Cochrane 组织发表的质量较高的系统评价的论文摘要，包括对论文的质量评估、统一格式的文摘、背景介绍和简单的述评，述评摘自《美国内科医师学会杂志俱乐部》。

3) Cochrane 临床试验中心注册库(CENTRAL/CCTR)：收录了约 500 000 临床试验，并提供了文献的具体来源，目的是为了向 Cochrane 协作网系统评价专业组和其他制作系统评价的研究人员提供信息。

(2) 循证医学评价(Evidence Based Medicine Reviews，EBMR)：是由 Ovid 科技公司制作与更新的付费数据库，它将 CL 中的 CDSR、DARE 和美国内科医师协会杂志俱乐部(ACP Journal Club)三个数据库融为一体，并与 Medline 和 Ovid 收录的杂志全文链接，这一特点使用户可方便地同时获得二次研究证据和原始研究证据。

(3) 中国循证医学/Cochrane 中心临床研究数据库(Chinese Evidence Based Medicine/Cochrane Center Database of Clinical Trial)：是由中国循证医学/Cochrane 中心组织建立和更新的以中文发表的临床干预性随机对照试验和诊断试验数据库，可由中国循证医学中心查询，网址为 http://www.ebm.org.cn/。

以上数据库资源仅为循证医学实践中常用的数据库，其他关于临床实践指南、卫生技术评估等证据、网站、杂志、在研研究的资源请参见《循证医学》教材。

四、严格的文献评价

严格评价文献、找出最佳证据是实践循证医学的第三步。循证医学中文献的质量评价（quality appraisal）是指试验在设计、实施过程中防止或减少系统误差和随机误差的程度，而不是指文献的科学价值或者文献报告的质量如何。因此，质量评价主要从证据的真实性、可靠性、临床适用性三个方面加以评价。评价的结果可能有三种情况：第一，文献质量不高，应当弃之勿用；第二，研究的证据尚难定论，这样的证据应当作参考或做进一步的研究和探讨；第三，得到的证据为最佳证据，可根据临床的具体情况，解决患者的问题，用以指导临床决策。

真实性包括外在真实性和内在真实性，内在真实性是指单个研究结果接近真实值的程度；外在真实性是指研究结果是否可以应用于研究对象以外的其他人群，即结果的应用价值与推广应用的条件，主要与研究对象的特征、研究措施的实施方法和结果的选择标准密切相关。

不同研究证据的评价标准有所不同，现将病因、诊断、治疗性研究证据的评价标准阐述如下。

(一)病因和危险因素研究证据的评价原则

1. 病因和危险因素研究证据的真实性评价

(1)病因和危险因素研究是否采用了论证强度高的研究设计方法？常用的研究设计方案的科学论证强度依次为：随机对照试验＞队列研究＞病例-对照研究＞横断面研究＞叙述性的临床病例资料总结或报告。

(2)试验组和对照组的暴露因素、结局的测量方法是否一致？是否采用了盲法？

(3)观察期是否足够长？结果是否包括了全部纳入的病例？

(4)病因和危险因素研究因果效应的先后顺序是否合理？

(5)危险因素和疾病之间有否剂量效应关系？

(6)病因和危险因素研究的结果是否符合流行病学的规律？

(7)病因致病的因果关系是否在不同的研究中反映出一致性？

(8)病因致病效应的生物学依据是否充分？

2. 病因和危险因素研究证据的重要性评价 如果我们评价的文献不能满足上述真实性8条标准的前3条，则说明其结果的真实性较差，不能作为指导临床医疗实践的证据，应继续寻找其他文献。反之，我们则需进一步明确这种病因学研究结果的因果关系是否有足够的强度及精确度。常用描述因果关联强度的指标包括相对危险度 RR、比值比 OR、发生一例不良反应需要治疗的病例数 NNT（number needed to treat）及其 $95\%CI$。

3. 病因和危险因素研究证据的临床适用性评价

(1)是否你的患者确实不同于文献中的研究对象，以至于文献的结果对你回答患者的疑问毫无帮助。

(2)你的患者发生疾病的危险性有多大？

(3)确定你的患者的喜好和希望解决的问题。

(4)是否应终止接触危险因素或更改治疗措施？

(二)诊断性试验证据的评价原则

循证医学对诊断性试验的评价标准采用国际通用标准，以期得到真正对临床有意义的诊断性试验，方能提供循证医学中有价值的依据，供临床医生参考和应用(表 20-5)。

表 20-5　诊断性试验证据的评价标准

序号	评价内容
1	诊断性试验的真实性 (1)是否用盲法将诊断性试验与参考标准(金标准)作过独立的对比研究 (2)该诊断性试验是否包括了适当的病谱(spectrum) (3)诊断性试验的检测结果，是否会影响到参考标准的实施 (4)如将该试验应用于另一组病例，是否也具有同样的真实性
2	诊断试验的重要性 (1)是否通过该项诊断性试验，能正确诊断或鉴别该患者有无特定的目标疾病 (2)是否作了分层似然比的计算
3	诊断性试验的临床适用性 (1)该诊断试验是否能在本单位开展并能进行正确的检测 (2)我们在临床上是否能够合理估算患者的验前概率* (3)检测后得到的验后概率是否有助于我们对患者的处理**

*验前概率是临床医生根据患者的病史、体征等，估计该患者患病的概率；**验后概率是根据医生估计的验前概率和诊断性试验的阳性似然比计算得到的概率值，以对患者进行进一步的诊断

(三)疾病治疗性证据的评价原则

循证医学在临床治疗性实践中，针对患者需要解决的治疗问题，往往会检索到大量单个的原始研究文献，而这些文献质量良莠不齐。因此，对这些单个的原始研究证据进行质量评价是十分必要的，其真实性、重要性和临床适用性三个方面的评价标准见表 20-6。

表 20-6　治疗性研究证据的评价标准

序号	评价内容
1	治疗性证据的真实性 研究证据是否来自真正的随机对照试验 (1)研究的样本是否随机抽样获得，随机抽样的具体方法是什么？是否采用了"隐匿"措施* (2)被纳入的研究对象的诊断是否可靠，是否有统一的纳入及排除标准 (3)试验开始时，组间的临床基线状况是否具有可比性 (4)干预措施是否明确，是否采用了盲法 (5)除了观察的试验措施外，组间的其他处理措施是否完全一致 (6)患者的随访是否完全 (7)所有随机分配入组的病例是否均纳入分析
2	治疗性证据的重要性 (1)防治措施证据的效果评价指标：相对危险度降低率(relative risk reduction，RRR)、绝对危险度降低率(absolute risk reduction，ARR)、NNT (2)防治证据效果的精确性评价，即效果评价指标的 95%CI 范围大小
3	治疗性证据的临床适用性 (1)治疗性研究证据的患者群体与自己患者的比较 (2)获得治疗性措施效果的医疗条件评价 (3)防治措施对患者带来的利弊的综合评价 (4)患者对拟采用的治疗证据的期望及价值取向

*随机分配方案隐藏(allocation concealment)是指在随机分配受试对象的过程中,受试对象和选择合格受试对象的研究人员均不能预先知道随后受试者的分配方案,与盲法不同

(四)疾病预后性证据的评价原则

在临床诊断和治疗的实践中,随时都会遇到疾病预后的估计。针对患者的病情,为正确估价患者预后和改善预后,对带着问题所收集的相关文献与证据,必须进行严格评价,具体评价标准见表20-7。

表 20-7 预后性研究证据的评价标准

序号	评价内容
1	治疗性证据的真实性 (1)被纳入患者的代表样本,是否确定在临床病程的一个共同起点 (2)研究对象的追踪观测时间是否足够长,随访是否完整 (3)对结果的评定标准是否客观,没有偏倚 (4)是否对重要因素进行校正
2	治疗性证据的重要性 (1)一段特定时间内,所研究结果发生的可能性有多大 (2)对所研究结果发生的可能性估计是否精确
3	治疗性证据的临床适用性 (1)文献中的患者是否与我的患者相似 (2)研究结果是否可以直接用于临床,有助于向患者解释

第三节 系统综述

在当今信息爆炸的时代,医学文献层出不穷,而临床医生和医学科研工作者又面临着巨大的工作压力,不可能对所有文献逐一进行查寻和评价,因此文献综述常常是人们获得本专业研究进展和最新信息的重要途径。然而,传统的叙述性文献综述由于多采用定性综合的方法,提供的医学信息比较局限而且科学性差。而近年来发展起来的系统综述方法,由于是对文献进行系统查寻和严格评价后将资料进行的整合,因此被公认为是客观地评价和综合针对某一特定问题的研究证据的最佳手段,是用于指导临床循证医学实践和科研工作的最佳证据。

一、系统综述的基本概念

(一)系统综述

系统综述是一种全新的文献综合方法,指针对某一具体临床问题(如疾病的病因、诊断、治疗、预后),系统、全面地收集现有已发表或未发表的临床研究,采用临床流行病学严格评价文献的原则和方法,筛选出符合质量标准的文献,进行定性或定量合成得出可靠的综合结论。同时,随着新的临床研究结果的出现及时更新。系统综述可以是定性的(定性系统综述,qualitative systematic review),也可以是定量的(定量系统综述,quantitative systematic review),系统综述的整个过程非常明确,使其具有独特的优点:即良好的重复性。高质量的系统综述是目前级别最高的证据之一,被临床指南广泛引用。系统综述方法发展很快,其主题已由最初的干预措施疗效领域拓展到病因、诊断、预后、不良反应和动物实验等多个方面。

系统综述可为某一领域和专业提供大量的新信息和新知识,多数是可信的。但是,由于是对原始文献的二次综合分析和评价,受原始文献的质量、系统综述的方法及评价者本人的专业知识、认识水平和观点的制约,因此,读者在阅读系统综述的观点和结论时,一定要持谨慎的态度，不能盲目被动地接受。

(二) Cochrane 系统综述

Cochrane 系统综述(Cochrane systematic review，CSR)是 Cochrane 协作网的评价人员按照统一工作手册(Cochrane reviewer's handbook)，在相应 Cochrane 评价小组编辑部的指导和帮助下所完成的系统评价，其结果发表在 Cochrane 图书馆(The Cochrane Library 光盘和因特网)上。由于 Cochrane 协作网有严密的组织管理和质量控制系统，发表后根据新的研究定期更新，有完善的反馈和修改机制，因此 CSR 被认为是单一的，评价干预措施疗效的最好信息资源。

二、系统综述的作用和意义

(一) 应对信息时代的挑战

当今社会是一个信息量极其丰富的社会，医学也不例外。例如，国际综合生物医学文献数据库 Medline 收录了 1965 年以来世界上 80 多个国家和地区出版的 5000 余种生物医学核心期刊的文献，目前还在补录 1950~1965 年发表的文章，累计文献量已达到 1500 万篇，并以每年 40 万条记录的速度递增。而另一方面，有统计数字表明，内科医师平均需要每日阅读 19 篇本专业的文献才能基本掌握本学科的新进展和新研究结果。临床医生和卫生部门决策者将如何处理文献量大而阅读时间少的矛盾，从众多良莠不齐的医学文献中找到高质量的最佳证据呢？系统综述采用严格的选择、评价文献方法，去粗取精、去伪存真，将真实、可靠而又有临床应用价值的信息进行整合，从而为各层次的决策者提供科学依据。

(二) 避免"只见树木不见森林"

实际工作中经常会遇到这样的情况：针对同一问题的多个研究，结果常常不一致，甚至结论是相反的。这时如果只根据一个或少数几个研究结果进行决策，很可能就会"只见树木不见森林"，导致决策失误。而系统综述是针对某特定问题对全部相关的研究结果进行综合得出的科学的综合性结论，其参考价值理论上要远远高于单个的原始研究。

(三) 克服传统文献综述的缺陷

系统综述与传统文献综述都是为某一领域和专业提供大量的新知识、新信息，以便使读者在短时间内了解某一专题的研究概况和发展方向，获得解决某一具体问题的方法。但传统文献综述在方法学上存在一定的缺陷，与系统综述是有区别的，(表 20-8)。可见，系统综述与传统文献综述相比，方法学上有了很大的改进，因此是循证医学中的最佳证据。

表 20-8 传统文献综述与系统综述的区别

特征	传统文献综述	系统综述
研究的问题	涉及的范围常较广泛	常集中于某个具体问题
原始文献的来源	常不予说明、收集不全面	来源明确，常为多渠道收集
原始文献的检索方法	常不予说明	有明确的检索策略
原始文献的选择标准	常不予说明、易产生偏倚	有明确的选择标准
原始文献的评价	评价方法不统一	有系统、严格的评价方法
结果的合成	多采用定性的方法	多采用定量的方法
结论的推断	有时遵循研究证据	多遵循研究证据
结果的更新	无定期更新	根据新的试验结果定期更新

三、系统综述的方法和步骤

系统综述一方面能够通过采用系统、严格的方法对多个有争议或相互矛盾的临床研究进行评价、分析和合并，得出科学结论，从而为临床实践、医疗决策和今后的研究提供依据；但另一方面，如果进行系统综述的方法不恰当，就可能提供不正确的信息，造成误导。因此，系统综述的方法和步骤正确与否，对其结果和结论的真实性、可靠性起着决定性的作用。系统综述的具体制作方法可参考案例 16-3。

(一) 提出并形成问题，撰写计划书

为避免重复，在确定进行某一临床问题的系统综述前，应进行全面、系统的检索，了解针对同一临床问题的系统综述或 Meta 分析是否已经存在。如果有，质量如何？是否已经过时？如果现有的系统综述已过时或质量差，则可考虑进行更新或重新制作新的系统综述。问题的构建可以采用 PICOS 模式，即患者或疾病类型(patient/problem)、干预(intervention)、对照(comparison)、结局变量(outcome)、研究的设计方案(study)。这 5 个要素对指导制定检索策略、选择文献和评价单个临床研究十分重要，必须准确、清楚定义。

系统综述的题目确定之后，需要制订计划书(protocol)。计划书的内容应包括题目、背景资料、目的、检索文献的方法及策略、选择合格文献的标准和排除标准、评价文献质量的方法、数据收集的内容、资料分析的方法等。CSR 的计划书撰写在 RevMan 软件中完成。

(二) 检索文献

系统全面地收集所有相关的文献资料是系统综述区别于传统文献综述的特点之一。因此进行文献检索时要制定详细的检索策略，并通过多种渠道进行文献检索。除了利用文献检索的期刊工具及电子光盘检索工具外，还强调收集其他尚未发表的内部资料(如学术报告、会议论文集或毕业论文等)及多语种的相关资料。

(三) 选择文献

选择文献是指根据实现拟定的纳入和排除标准，从收集到的所有文献中检出能够回答研究问题的文献资料。文献选择的资料分三步进行(图 20-3)。

1. 初筛 根据检索出的引文信息如题目、摘要和设计类型剔除明显不合格的文献，对肯定或不能肯定的文献应查出全文再进行筛选；为避免选择偏倚，初筛时不应考虑样本量和研究的结局。

2. 全文筛选 将初筛后剩余的文献获取其全文，逐一阅读全文，再决定文献的纳入或排除，此过程最好由两人分别完成。

3. 与作者联系 一旦被排除的文献将不再录用，因此，如果文中提供的信息不全而不能取舍或者有疑问和分歧的文献，应先纳入，标记为"不清楚"，归入"等待评价"。通过与作者联系获得更多信息后再决定取舍或在以后的选择过程中进一步评价。

图 20-3 选择文献的基本步骤

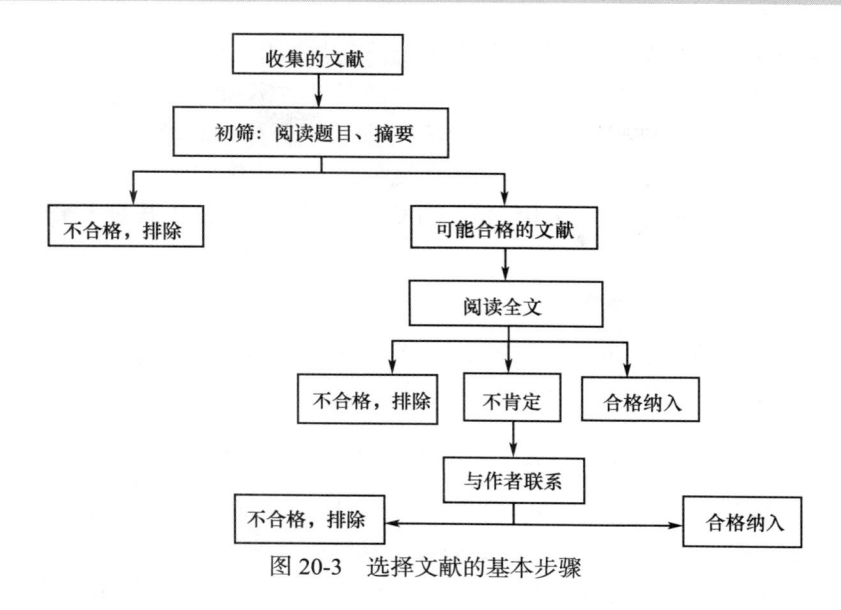

(四) 评价文献质量

评价文献的质量是指评估单个试验在设计、实施过程中防止或减少系统误差和随机误差的程度。评价的内容见本章第二节。评价文献质量的方法很多，可采用清单(checklist)或量表评分(scale)。前者有许多条目，每个条目对原始研究的方法学质量的某一方面予以评价，但不给予评分；而后者的多个条目均给予评分，可给予相同的评分，也可根据不同条目的重要性给予不同的权重。目前有多种清单和量表可用于评价随机对照试验的研究质量，但由于人们对这些方法有较多争议，因此建议评价者本人或评价小组根据具体情况进行选择或自行设计。

(五) 收集数据

收集数据是指根据系统综述的目的确定需要从入选的原始文献中收集的信息种类和信息数量，制定表格，收录有关的数据资料。一般包括：①一般资料，如系统综述的题目、作者、原始文献编号或来源等；②研究特征，主要围绕研究问题的构成要素，如研究的设计方案、研究对象的特征和研究地点、干预措施的具体内容和实施方法、有关偏倚防止措施等；③结果测量，如随访时间、失访和退出情况；分类资料应收集每组人数及事件发生率、比值比、相对危险度等，计量资料应收集每组研究人数、均数和标准差等。

(六) 分析资料并报告结果

系统综述可采用定性和定量的方法对收集的数据进行分析，获得相应的结果。定性分析是采用描述的方法，将每个研究的特征按设计方法、研究对象、干预措施、研究结果和研究质量等进行总结并列成表格，以便浏览纳入研究的情况、对比不同研究之间的差异，判断是否进行定量合并。因此，定性分析是定量分析前必不可少的步骤。定量分析的内容同 Meta 分析，详见第四节。

(七) 结果的解释

系统综述的结果解释应包括如下内容。

1. 该系统综述的局限性　包括研究的发表偏倚和其他相关的偏倚。
2. 该系统综述的论证强度　取决于纳入研究的设计方案和每个研究的质量、是否存在重要的方法学缺陷、合并结果的效应值大小和方向、是否存在剂量—反应关系等。
3. 该系统综述的实用性　首先从临床的角度分析干预措施的利弊关系，适用的研究对象范围等；其次对干预措施进行卫生经济学分析；最后，可以分析其对未来临床医学及卫生政策研究的意义。

(八) 系统综述的改进与更新

系统综述发表以后，定期收集新的原始研究，重复上述步骤进行分析和评价，使系统综述更加完善。

四、系统综述的评价原则

尽管系统综述的制作有其严格的操作规程，但从方法学的角度讲，该方法是对原始研究进行的回顾性分析，自身存在一定的局限性，其结论并非绝对真实可靠；另外，系统综述的制作者也并不能保证高质量完成系统综述。因此，在应用系统综述的结论指导临床实践前，应该对其方法和每一个步骤进行严格评价以确定其真实性，否则有可能被误导。对系统综述进行评价的具体内容见表 20-9。

表 20-9　系统综述的质量评价标准

序号	评价内容
1	系统综述结果的真实性 (1) 是否为根据随机对照试验进行的系统综述 (2) 系统综述的方法学部分是否描述了检索和评价临床研究质量的方法 (3) 纳入的多个原始研究的结果是否一致
2	系统综述结果的重要性 (1) 疗效大小，即采用恰当的统计分析方法合成的效应指标值的大小 (2) 精确性，即效果评价指标的 95%CI 范围大小
3	系统综述结果的临床适用性 (1) 我们的患者是否和系统综述中的研究对象差异过大而不宜应用该证据 (2) 系统综述中的干预措施在本地医院是否可以开展 (3) 系统综述中的干预措施的利弊如何 (4) 我们的患者对干预措施产生的疗效和不良反应的价值观和选择如何

第四节　Meta 分析

Meta 分析 (Meta-analysis) 最早由 Beecher 在 1955 年提出，然而它的正式命名是在 1976 年，由英国教育心理学家 G. V. Glass 在教育学文献综述中提到 Meta-Analysis。该方法于 20 世纪 80 年代末引入我国，当时译为荟萃分析、二次分析、汇总分析、集成分析等，但限于这些译名并未反映 Meta 分析的实质，故目前直接将其称为 Meta 分析。

一、Meta 分析的概念

在世界范围内，同一研究目的或项目可能有几个、几十个甚至上百个学者在不同地区、不同年代进行研究并报告结果，但各学者在研究设计、对象选择、样本含量、指标选择、统计方法等方面又不尽相同，导致研究结果并不完全一致，造成临床医生或卫生决策者在应用证据时难以抉择。Meta 分析正是对这些结果进行定量综合的统计方法。

Meta 分析是对具有相同研究题目的多个医学研究进行综合分析的一系列过程,包括提出研究问题、制定纳入和排除标准、检索相关研究、汇总基本信息、综合分析并报告结果等。目的在于增大样本含量,减少随机误差,提高检验效能。

二、Meta 分析的基本步骤

1. 提出临床问题,制定研究计划 问题的提出需要系统复习大量的文献,问题可大可小,既可以是一个临床诊治问题,也可以是其中的某一方面。与其他的科学研究一样,Meta 分析的研究计划也应该包括研究目的、现状、意义、方法、数据收集与分析、结果解释、撰写报告等。

2. 建立检索策略,收集所有相关的研究文献与资料 要求对检索结果进行查全、查准的分析评价,这是至关重要的,否则会影响 Meta 分析结论的可靠性和真实性。

3. 制定纳入标准和排除标准,筛选原始研究文献,并逐一进行严格评价 在制定纳入标准和排除标准时要考虑研究对象、设计类型、处理因素、结局效应、观察年限、文献发表时间和语种等问题。

4. 提取纳入文献的数据信息 Meta 分析一般需要采集的数据信息包括基本信息、研究特征、结果数据及图表等内容。

5. 建立一览表,对纳入原始文献进行汇总与统计描述

6. 数据的统计学处理 主要包括:明确资料类型、选择恰当的效应指标;进行异质性检验,并根据其结果选择恰当的统计分析模型;估计合并效应量及统计推断。

7. 敏感性分析 用于评价 Meta 分析结果的真实性和稳健性。

上述七个步骤中,仅步骤 6 和 7 在第三节中未做详细阐述,故本节主要讲解 Meta 分析的统计学处理方法及敏感性分析。

三、Meta 分析的目的

在生物医学领域中应用 Meta 分析主要解决以下问题:①病因学研究中因果联系的强度与特异性;②各种干预措施的效果的程度、特异性及卫生经济学问题;③卫生策略的效果评价。这些问题通过 Meta 分析主要达到以下目的:

1. 提高统计学检验效能 Meta 分析通过合并多项研究结果,从而增大了样本含量,减少随机误差,达到提高统计分析效能的目的。

2. 解决单个研究结果间的矛盾,评价结果的一致性 探讨多个研究结果间的异质性,实现不一致研究结果间的定量综合,即分析多个同类研究的分歧和原因。

3. 改善对效应量的估计 多个同类研究的结果可能在程度和方向上存在差异,有时甚至得到互相矛盾的研究结论。Meta 分析由于增大了样本含量,提高了其综合效应量的估计精度,从而可得到一个更加明确的结论。

4. 解决既往单个研究未明确的新问题 Meta 分析可以探讨单个研究未阐明的某些问题,发现既往研究存在的缺陷,进而提出新的研究问题和研究思路。

四、Meta 分析的统计方法

(一) 效应量的统计描述

效应量是指临床上有意义或实际价值的观察指标改变量。观察指标若为分类变量资料，可采用的效应量有相对危险度(relative risk，RR)、比值比(odd ratio，OR)、绝对危险度或率差(rate difference)；而观察指标为数值变量资料时，效应量可采用加权均数差(weighted mean difference，WMD)、标准化均数差(standardized mean difference，SMD)等。分类变量资料效应量指标参见病例-对照研究和队列研究章节，此处从略。

标准化均数差

$$d = (\bar{x}_t - \bar{x}_c)/s^* \tag{20-1}$$

其中，合并标准差 $s^* = \sqrt{\dfrac{(n_t-1)s_t^2 + (n_c-1)s_c^2}{n_t + n_c - 2}}$ (20-2)

标准化差值 d 的方差为 $Var_{(d)} = \dfrac{n_t + n_c}{n_t n_c} + \dfrac{d^2}{2(n_t + n_c)}$ (20-3)

则 d 的 95%CI 为 $d \pm 1.96\sqrt{Var_{(d)}}$ (20-4)

式中，n_t, n_c 分别为试验组和对照组的例数，$\bar{x}_t, \bar{x}_c$ 分别为试验组和对照组的样本均数，s_t, s_c 分别为试验组和对照组的标准差。

案例 20-3

利用某降压药物治疗高血压患者，干预一月后，测量收缩压的下降值(mmHg)，结果见表 20-10。

表 20-10 高血压患者干预性研究结果(mmHg)

组别	例数	均数(收缩压下降值)	标准差
治疗组	50	10.1	3.5
对照组	50	4.9	1.9

将资料数据带入公式 20-1~20-4，得合并标准差 $s^* = 2.82$，均数差值的标准化值 $d = 1.85$，其 95%CI(1.74, 1.96)。

(二) 异质性检验

Meta 分析是多个研究效应量间的合并分析。如果研究间效应量不一致，相差过大，则不能进行综合。因此在应用 Meta 分析对多个资料进行合并之前，必须考察研究间效应量的异质性，即进行异质性检验(heterogeneity test)，也叫同质性检验。异质性检验就是对多个研究间是否存在异质性所做的假设检验。

1. Q 检验 目前常用的异质性检验方法是 Q 统计量检验法。无效假设为纳入的各个研究的效应量均相同。

$$Q = \sum W_i(T_i - \bar{T})^2, \quad \bar{T} = \dfrac{\sum w_i T_i}{\sum w_i},$$

$$\text{则 } Q = \sum_{i=1}^{k} w_i T_i^2 - \frac{(\sum w_i T_i)^2}{\sum w_i} \tag{20-5}$$

其中 w_i 为第 i 个研究的权重值，可定义为合并方差的倒数（$1/S_i^2$）。T_i 为第 i 个纳入研究的效应量，$\bar{T}$ 为所有纳入研究的平均效应量。

Q 服从于自由度为 $k-1$ 的 χ^2 分布，Q 越大，其对应的 P 越小。若 $Q \geq \chi^2_{(1-\alpha)}$，则 $P \leq \alpha$，表明研究间存在异质性。反之则表明研究间不存在异质性。若异质性检验有统计学意义，则可进一步计算 I^2 指数，反映异质性部分在效应量总变异中所占的比重，$I^2=(Q-df)/Q$（式中 Q 为统计量，df 为自由度），可大致反映异质性的严重程度，若 $I^2>50\%$，则说明存在比较明显的异质性。

在应用 Q 检验时需注意：Q 统计量检验法的检验效能较低，在纳入研究数目较少的情况下，有时出现假阴性结果。可考虑提高检验水准，如 $\alpha=0.10$，以增大检验效能。另外如果存在设计缺陷或发表性偏倚，以及纳入研究过多，则又可能出现假阳性结果，即 $P<0.05$，所以对 Q 检验结果下结论时，应慎重。

2. 异质性来源与处理 造成异质性的原因很多，如研究设计质量、干预措施（如剂量、干预时间、药物品种等）、结果测量时点与方法（如随访时间在不同时间点测量）、统计模型及分析方法（特别是处理诸如失访、资料缺失等方面上有差别时）、纳入和排除标准等方面存在差异，均可产生异质性。一般来讲，如果资料间存在异质性，则应分析产生异质性的原因，然后做亚组分析或 Meta 回归；若未能找到异质性原因，而且异质性尚能接受的情况下，可采用随机效应模型进行分析；若异质性过大，则应放弃 Meta 分析，只做一般的统计描述（图 20-4）。

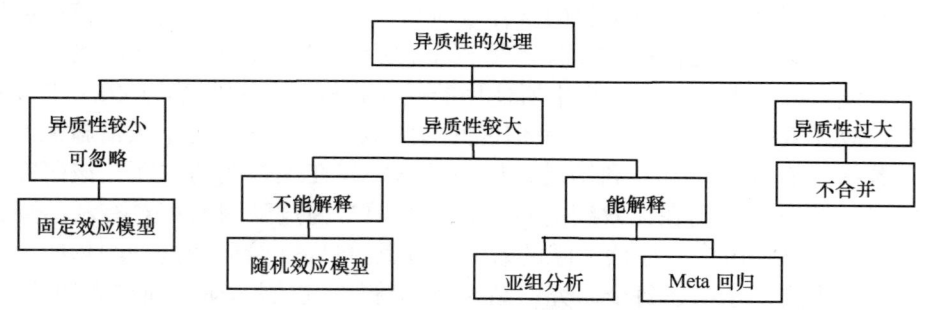

图 20-4 Meta 分析中异质性资料处理的方法

（三）合并效应量及统计推断

合并效应量是多个研究的效应量的加权平均值。在逐一计算各个研究的效应量及其 $95\%CI$ 的基础上，根据资料类型和异质性检验结果选择适当的统计分析模型，包括固定效应模型（fixed effect model）和随机效应模型（random effect model），前者的方法如 Peto 法、Mantel-Haenszel 法、倒方差法；后者如 D-L 法（DerSimonian-Laird 法）。此处以 Peto 法为例，说明合并效应量的计算，其他方法的计算公式略。

1. 合并效应量估计

$$OR_{合并} = \exp\left(\frac{\sum a_i - \sum E_i}{\sum V_i}\right) \tag{20-6}$$

其中：$V_i = \dfrac{N_{1i}N_{0i}M_{1i}M_{0i}}{T_i^2(T_i-1)} = \dfrac{(a_i+b_i)(c_i+d_i)(a_i+c_i)(b_i+d_i)}{T_i^2(T_i-1)}$

式中各符号表示的含义见表 20-11，E_i 为理论阳性数，$E_i = N_{1i}M_{1i}/T_i$。

表 20-11 四格表基本格式

组别	阳性	阴性	合计
治疗组	a_i	b_i	N_{1i}
对照组	c_i	d_i	N_{0i}
合计	M_{1i}	M_{0i}	T_i

2. 合并效应量的假设检验 合并效应量的 95%CI 为

$$\exp\left[\ln O\hat{R} \pm 1.96 \Big/ \sqrt{\sum V_i}\,\right] \tag{20-7}$$

此外，合并效应量的检验还可采用 Z 检验的方法检验合并效应量在总体上有无统计学意义。

以上的统计分析过程均可在专业的软件中（RevMan、MetaWin、stata 等）实现，现以 RevMan（Review Manager）软件的分析结果为例说明 Meta 分析结果的判读方法。

图中从左至右依次为单个试验（study）、试验组（Treatment）、对照组（Control）、固定效应模型的比值比（OR fixed）、权重（Weight）等项目。图中的短横线代表每项研究的可信区间，位于横线中间的小方块代表比值比的点值估计和权重的大小。图中最下方的菱形符号表示所纳入的全部试验的合并效应量及其 95%CI。可信区间范围越宽，横线越长，说明结果的精确性越差，样本量较小，所占权重较小；反之亦然。图中的竖线代表无效线，其位置取决于分析中所使用的效应指标，如例题中的 $OR=1$ 表示干预措施无效，故无效线在 1 的位置。可信区间与无效线相交则表示干预措施无效，不相交表示干预措施有效，对于不利结局，如果可信区间在无效线的左面，该研究因素为保护性因素，若可信区间在无效线的右面，研究因素为危险因素；对有利结局，结果解释恰恰相反。这种由多个原始文献的效应量及其 95%CI 绘制而成的图形叫做森林图（forest plot），主要用于描述每个研究的结果及其特征，以展示研究间结果的差异情况。权重表示各项研究结果在总体结果中所占的百分比，一般来讲，权重的大小与样本量和标准差有关。

案例 20-4

为研究 Aspirin 预防心肌梗死（MI）的作用，美国不同机构在 1976～1988 年间进行了 7 个关于 Aspirin 预防心肌梗死的研究。以发生心肌梗死后患者是否死亡为观察结局。其中 6 次研究结果表明 Aspirin 组与安慰剂组的心肌梗死后死亡率差别无统计意义，只有 1 个研究结果表明 Aspirin 在预防心肌梗死后死亡有效并且差别有统计学意义。现以比值比（OR）为效应指标，进行 Meta 分析。软件分析结果见图 20-5。

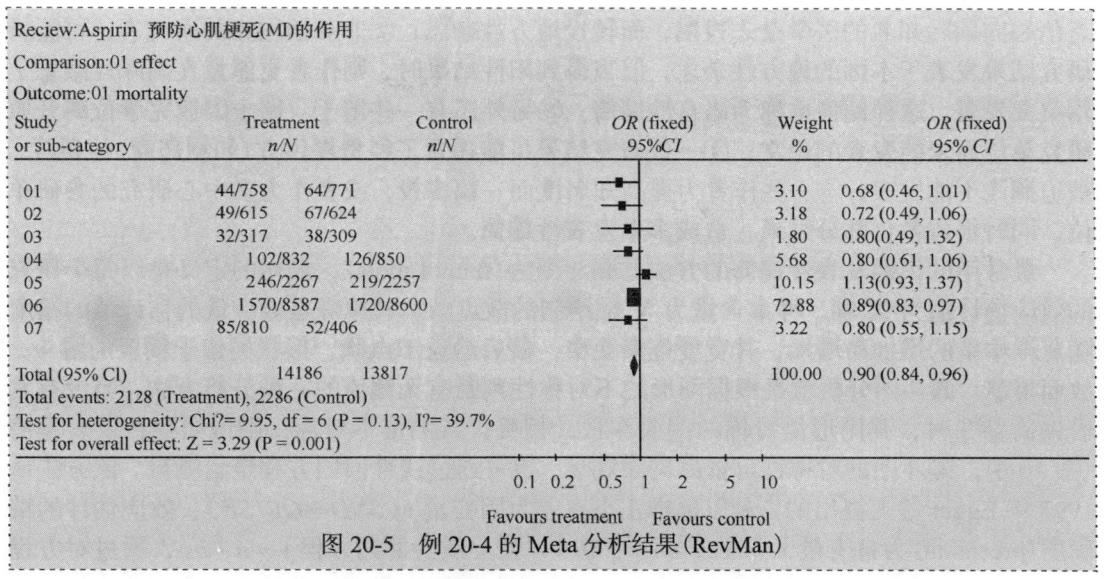

```
Reciew:Aspirin 预防心肌梗死(MI)的作用
Comparison:01 effect
Outcome:01 mortality
Study              Treatment      Control        OR (fixed)       Weight      OR (fixed)
or sub-category      n/N            n/N            95%CI            %          95% CI

01                 44/758         64/771                           3.10       0.68 (0.46, 1.01)
02                 49/615         67/624                           3.18       0.72 (0.49, 1.06)
03                 32/317         38/309                           1.80       0.80(0.49, 1.32)
04                 102/832        126/850                          5.68       0.80 (0.61, 1.06)
05                 246/2267       219/2257                        10.15       1.13(0.93, 1.37)
06                 1570/8587      1720/8600                       72.88       0.89(0.83, 0.97)
07                 85/810         52/406                           3.22       0.80 (0.55, 1.15)

Total (95% Cl)                14186          13817                          100.00     0.90 (0.84, 0.96)
Total events: 2128 (Treatment), 2286 (Control)
Test for heterogeneity: Chi?= 9.95, df = 6 (P = 0.13), I?= 39.7%
Test for overall effect: Z = 3.29 (P = 0.001)

                              0.1 0.2    0.5  1   2    5  10
                              Favours treatment   Favours control
```

图 20-5　例 20-4 的 Meta 分析结果 (RevMan)

异质性检验 (test for heterogeneity) 结果显示：$Chi^2 = 9.95, df = 6(P = 0.13)$，$I^2 = 39.7\%$（其中?表示平方），这一问题在 RevMan 的高版本软件中（5.0 以上）得以纠正。结果中 $P > 0.05$，说明研究间的异质性尚可接受，从 I^2 为 $39.7\% < 50\%$，亦可得到同样的结论。合并效应量的假设检验结果为 Test for overall effect：$Z = 3.29(P = 0.001)$，表示合并效应量具有统计学意义。

(四) 敏感性分析

敏感性分析 (sensitivity analysis) 是用于检查 Meta 分析结果的稳定性的一种方法，目的在于发现影响研究结果的主要因素，发现产生不同结论的原因。敏感性分析的方法很多，如排除某项异常结果的研究或改变分析方法，重新进行 Meta 分析，将其合并结果与未排除前的结果进行前后比较，探讨合并效应量的变化情况。若敏感性分析未从实质上改变结果，说明结果较为可信；若敏感性分析得到不同结论，说明该因素对合并效应量估计值的影响很大，提示结果较为敏感，可能有潜在的重要因素影响干预措施效果，在解释结果和下结论时应非常慎重。

五、Meta 分析的结果评价

有效真实的 Meta 分析结果可以作为重要的参考依据，为卫生决策和临床实践服务；而错误的结果则可能引起误导，危害人民身体健康。因此，Meta 分析在下结论时应非常慎重，在应用前必须进行效度分析，即评价结果的真实性。Meta 分析的结果评价应按照其各个步骤如问题的提出是否敏感、文献检索是否全面、文献纳入标准是否合适、是否进行了文献质量评价、异质性检验结果提示是否适合 Meta 分析等。

此外，由于 Meta 分析是利用现有的文献资料对多个医学研究进行综合分析的过程，其质量必然会受到原始研究质量及发表情况的影响，因此 Meta 分析结果的评价还应评价发表偏倚 (publication bias) 的有无。发表性偏倚是指有统计学意义的研究结果比无统计学意义的研究更容易投稿和被发表，它可过分夸大干预效应或危险因素的因果关联强度，导致临床个体治疗与卫生决策的失误。

发表偏倚的类型较多，常见的有：①当完成的临床试验得到阴性结果时，因研究者缺乏信心向国际知名的医学杂志投稿，而转投地方性杂志；②非英语国家的研究者，可能将研究结果发表于本国的地方性杂志；但当得到阳性结果时，则作者更愿意在国际性杂志上用英文发表，这种偏倚也称为语言性偏倚；③另外还有一些博士、硕士因读完学位离开原研究单位而未能发表的论文；④一些研究结果可能违背了经费提供方（如制药商）的利益，被迫搁浅不能发表；⑤一些作者为提高知名度而一稿多投，或者作为多中心研究的参研单位，同时报告各自部分结果，造成多重发表性偏倚。

最常用的识别发表性偏倚的方法是漏斗图法（funnel plots），最初的定义是以每个研究的效应估计值为 X 轴，样本含量为 Y 轴绘制的散点图。其原理是效应量的估计值的精度随着样本量的增加而增加，其宽度逐渐变窄，最后趋近于点状，形状类似于倒置的漏斗，故而得名。漏斗图分析就是根据图形的不对称性判断有无偏倚的一种分析方法，当没有发表偏倚存在时，其图形呈对称的倒漏斗状，相反，若图形不对称，则说明存在发表偏倚（图 20-6）。漏斗图的对称性可依靠肉眼观察，也可通过线性回归方程定量测量。该方法是 1997 年 Egger 等人提出的，是以标准正态离差为因变量 $y(SND = OR/SE)$，效应估计的精确度（precision）为自变量 $x(precision = 1/SE)$，建立线性回归方程 $y = a + bx$，通过对方程中截距 a 与 0 之间的差异是否具有统计学意义来判断图形是否对称的一种方法。

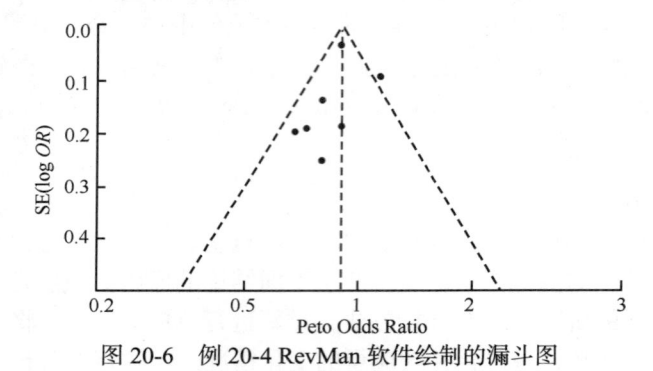

图 20-6 例 20-4 RevMan 软件绘制的漏斗图

线性回归法，得 $y=-0.731-0.0501x$，常数项 a 的标准误为 0.743，$t=-0.984$，$P = 0.370$，尚不能认为资料存在偏性。

系统综述举例

案例 20-5 粒细胞集落刺激因子治疗急性淋巴细胞白血病疗效和安全性的系统评价

1. 研究目的 系统评价粒细胞集落刺激因子（G-CSF）对急性淋巴细胞白血病（ALL）患者的疗效和安全性。

2. 研究背景 急性淋巴细胞白血病（acute lymphoblastic leukemia, ALL）以儿童多见，发病率每年约 0.1‰，占我国白血病患者的 1/4。近年来，随着抗肿瘤新药的研发、化疗药物的合理组合、支持治疗的加强及干细胞移植技术的广泛应用，ALL 预后逐渐得到改善，我国儿童 ALL 5 年无事件生存率（event free survival, EFS）达 50%～70%，而发达国家已达 80%；成人 ALL 5-EFS 为 20%～40%。

粒细胞集落刺激因子（G-CSF）、粒细胞巨噬细胞集落刺激因子（GM-CSF）等造血生长因子能调节造血细胞的增殖和分化，已用于临床治疗或预防化疗引起的中性粒细胞减少、发热和感染。有研究表明，使用 G-CSF 可缩短化疗后骨髓抑制期，提高白血病患者对化疗的耐受性,从而提高治愈率。但也有研究表明,G-CSF 并不能缩短 ALL 患者中性粒细胞减少的持续时间、住院时间及发热性中性粒细胞减少的发生率,也不能提高生存率,长期使用还可刺激 ALL 原始母细胞生长。现有系统评价主要评价了 CSF 用于儿童 ALL 化疗导致的发热性中性粒细胞减少等指标,样本量较小,随访时间短,且未对死亡率、复发率等重要指标进行 Meta 分析。因此,ALL 化疗阶段使用细胞集落刺激因子是否能够长期受益仍有待进一步研究。

3. 研究方法

(1) 纳入与排除标准:①研究设计为随机对照试验(RCT);②研究对象须经骨髓细胞学、化学染色和免疫分型等确诊为 ALL 的患者,符合 FAB 诊断标准或张之南主编的《血液病诊断及疗效标准》,年龄、性别不限;③干预措施,对照组化疗药物及支持治疗,加用安慰剂或空白对照,试验组在对照组基础上加用 G-CSF 或 GM-CSF;④主要结局指标,随访 1 年以上的总体生存率(overall survival, OS)、诱导化疗结束后的完全缓解率(complete remission, CR)及生存质量(quality of life, QOL)等;次要结局指标,感染情况(包括感染率、血培养阳性率、发热人数)、复发率及不良反应等;⑤排除骨髓移植后给予细胞集落刺激因子治疗的研究。

(2) 文献检索:计算机检索 Cochrane Library、PubMed、Embase、中国期刊全文数据库和维普中文科技期刊数据库。中英文检索词:g-csf、Granulocyte Colony-Stimulating Factor、gm-csf、Granulocyte-Macrophage Colony-Stimulating Factor、acute lymphoblastic leukemia、细胞集落刺激因子、急性淋巴细胞白血病等。检索时间限定在 2000 年 1 月~2009 年 10 月。

(3) 资料提取:按纳入排除标准筛选检出文献,难以判断的则查阅全文核实。资料提取的内容包括方法学质量、病例特点、治疗方案、疗效判定指标及结果等,原文未描述清楚的资料与作者联系予以补充。意见不一致时通过查阅原始资料核实及讨论解决。

(4) 质量评价:按 Cochrane Handbook 5.0.1 质量评价标准,对纳入文献的随机方法、分配隐藏、盲法、意向性分析及随访、选择性报告研究结果和其他偏倚来源等进行评价。

(5) 统计分析:采用 Cochrane 协作网提供的 RevMan 5.0 统计软件进行 Meta 分析。计数资料采用 RR 为效应量,计量资料采用 MD 为效应量,并给出相应的 $95\%CI$。采用 χ^2 检验对纳入研究进行异质性检验, $P \leq 0.10$ 有统计学意义;同时采用 I^2 对异质性进行定量分析,$I^2 > 50\%$ 表示研究间异质性较大。检验结果存在异质性时首先分析产生异质性的原因,如果存在临床异质性则进行亚组分析;如果经过处理后异质性仍无法消除且非临床异质,则采用随机效应模型进行合并分析;异质性检验结果无统计学意义的采用固定效应模型进行 Meta 分析。

4. 主要结果

(1) 检索结果:初检出 853 篇文献,通过阅读题目及摘要初筛纳入 39 个研究,进一步阅读全文后最终纳入 6 个研究,共 620 例患者(图 20-7)。

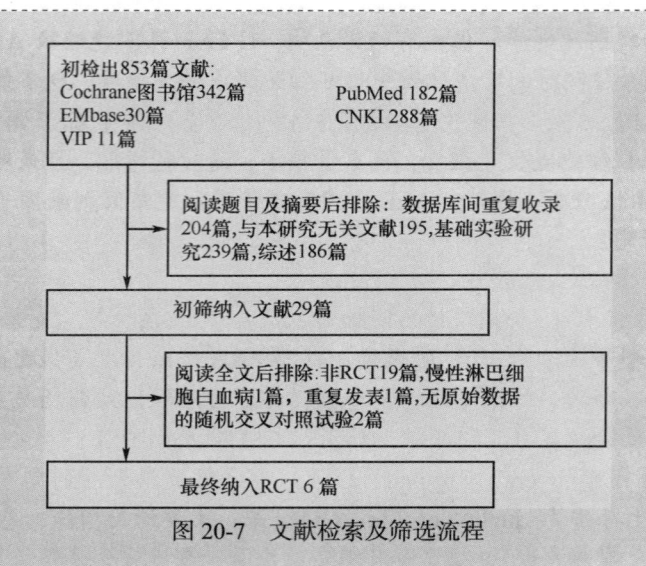

```
┌─────────────────────────────┐
│ 初检出853篇文献:             │
│ Cochrane图书馆342篇  PubMed 182篇 │
│ EMbase30篇           CNKI 288篇   │
│ VIP 11篇                     │
└──────────────┬──────────────┘
               │   ┌─────────────────────────────────────┐
               └──→│ 阅读题目及摘要后排除:数据库间重复收录  │
                   │ 204篇,与本研究无关文献195,基础实验研   │
                   │ 究239篇,综述186篇                   │
                   └─────────────────────────────────────┘
               │
┌──────────────┴──────────────┐
│      初筛纳入文献29篇         │
└──────────────┬──────────────┘
               │   ┌─────────────────────────────────────┐
               └──→│ 阅读全文后排除:非RCT19篇,慢性淋巴细   │
                   │ 胞白血病1篇,重复发表1篇,无原始数据     │
                   │ 的随机交叉对照试验2篇                 │
                   └─────────────────────────────────────┘
               │
┌──────────────┴──────────────┐
│      最终纳入RCT 6 篇         │
└─────────────────────────────┘
```

图 20-7　文献检索及筛选流程

研究对象包括成人和儿童 ALL 患者各 3 篇文献，病例数分别为 273 例和 347 例。其中初治 5 篇，诱导化疗结束达完全缓解后行巩固化疗 1 篇；随机交叉对照研究 1 篇；1 篇包括 G-CSF，GM-CSF 及空白对照三组的研究，只提取 G-CSF 组及对照组数据，其余 5 篇均为化疗加与不加用 G-CSF 的比较（表 20-12）。

表 20-12　纳入研究的基本特征

纳入研究	研究地点	患者年龄(a)	病例数(试验组/对照组)	干预措施 试验组	干预措施 对照组	随访时间	结局指标
Michel 2000	法国	<1 或 >15	34/33	化疗+G-CSF 5 μg/(kg·d)	化疗	3 年	①⑤
Holowiecki 2002	波兰	16～58	33/31	化疗+G-CSF 150 μg/(m²·d)	化疗	2 年	①②④⑤⑥
Heath NY1 2003	美国	1～21	68/61	化疗+G-CSF 5 μg/(kg·d)	化疗	10 年	①
Heath NY2 2003	美国	1～21	60/65	化疗+G-CSF 5 μg/(kg·d)	化疗	10 年	①④
Thomas 2004	法国	15～55	95/74	化疗+G-CSF 263 μg/d	化疗	3.5 年	②④⑤⑥
刘秋玲 2005	中国	2～14	20/20	化疗+G-CSF 75～150 μg/d	化疗	未提及	④
何静 2006	中国	12～50	13/13	化疗+G-CSF 5 μg/(kg·d)	化疗	27 个月	① ②⑥

①总体生存率；②完全缓解率；③生存质量；④感染发生的情况；⑤复发率；⑥不良反应

（2）纳入研究的方法学质量评价：仅有 1 篇未提及随访情况，其余 5 篇随访时间均在 1 年以上。纳入研究失访率均<20%（表 20-13）。

表 20-13　纳入研究的方法学质量评价

纳入研究	随机方法	盲法	分配隐藏	失访/推出(例，试验组/对照组)	ITT 分析	选择性报告研究结果	质量等级
Michel 2000	不清楚	无	不清楚	不清楚	不清楚	不清楚	C
Holowiecki 2002	不清楚	无	不清楚	3/4	是	不清楚	C
Heath NY1 2003	不清楚	无	不清楚	10/5	是	不清楚	C
Heath NY2 2003	不清楚	无	不清楚	8/10	是	不清楚	C

续表

纳入研究	随机方法	盲法	分配隐藏	失访/推出(例,试验组/对照组)	ITT分析	选择性报告研究结果	质量等级
Thomas 2004	不清楚	无	不清楚	2/3	不清楚	不清楚	C
刘秋玲 2001	不清楚	不清楚	不清楚	不清楚	不清楚	不清楚	C
何静 2006	不清楚	不清楚	不清楚	不清楚	不清楚	不清楚	C

(3) 疗效评价

1) 总体生存率：4 个研究报道了总体生存率，成人和儿童各 2 个，随访时间分别为 3 年、2 年、10 年、27 个月。①成人 ALL：异质性检验示差异无统计学意义($P=0.99$)，故采用固定效应模型进行合并分析。Meta 分析结果显示两组总体生存率差异有统计学意义[$RR=2.24$，$95\%CI(1.28, 3.90)$，$P=0.004$]，可以认为试验组的总体生存率高于对照组。②儿童 ALL：异质性检验示差异无统计学意义($P=0.52$)，采用固定效应模型进行 Meta 分析。结果显示两组差异无统计学意义[$RR=0.95$，$95\%CI(0.86, 1.05)$，$P=0.31$]，尚不能认为 G-CSF 组总体生存率低于对照组(图 20-8)。

	试验组		对照组			Risk Ratio	Risk Ratio
Study or Subgroup	Events	Total	Events	Total	Weight	M-H,Fixed,95%CI	M-H,Fixed,95%CI
01成人总体生存率							
何静2006	9	20	4	20	32.7%	2.25(0.83,6.13)	
Holowiecki2002	19	33	8	31	67.3%	2.23(1.15,4.34)	
Subtotal(95% CI)		53		51	100.0%	2.24(1.28,3.90)	
Total events	28		12				
Heterogeneity:$X^2=0.00,df=1(P=0.99);I^2=0\%$
Test for overall effect:$Z=2.85(P=0.004)$
02儿童总体生存率							
Michel 2000	17	34	21	33	15.9%	0.79(0.51,1.20)	
Heath 2003 NY2	56	65	53	60	41.1%	0.98(0.85,1.12)	
Heath 2003 NY1	54	61	61	68	43.0%	0.99(0.87,1.11)	
Subtotal(95% CI)		160		161	100.0%	0.95(0.86,1.05)	
Total events	127		135				
Heterogeneity:$\chi^2=1.30,df=2(P=0.52);I^2=0\%$
Test for overall effect:$Z=1.02(P=0.31)$

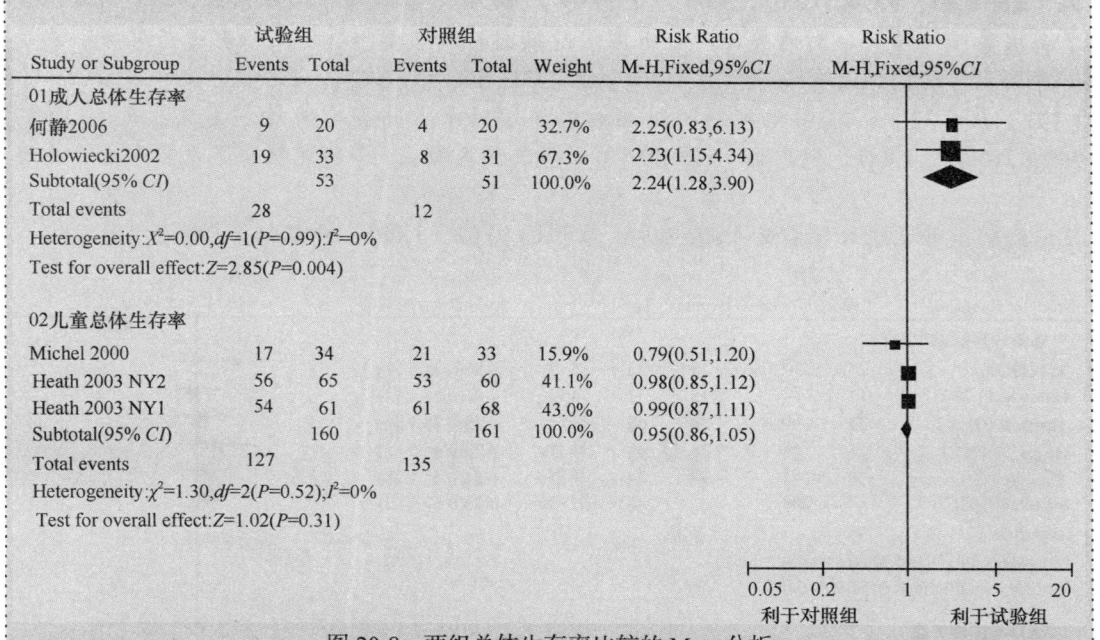

0.05 0.2 1 5 20
利于对照组   利于试验组

图 20-8 两组总体生存率比较的 Meta 分析

2) 完全缓解率：3 个研究报道了诱导化疗结束后的完全缓解率。异质性检验结果示组间差异无统计学意义($P=0.92$)，故采用固定效应模型进行 Meta 分析。结果显示两组 CR 差异无统计学意义[$RR=1.07$，$95\%CI(0.94, 1.23)$，$P=0.32$]，尚不能认为 G-CSF 组 CR 高于对照组(图 20-9)。

	试验组		对照组			Risk Ratio	Risk Ratio
Study or Subgroup	Events	Total	Events	Total	Weight	M-H,Fixed,95%CI	M-H,Fixed,95%CI
何静2006	17	20	15	20	15.3%	1.13(0.83,1.55)	
Thomas2004	31	33	27	31	28.4%	1.08(0.92,1.27)	
Holowiecki2002	66	95	49	74	56.3%	1.05(0.85,1.29)	
Total(95% CI)		148		125	100.0%	1.07(0.94,1.23)	
Total events	114		91				

Heterogeneity: $\chi^2=0.17, df=2(P=0.92); I^2=0\%$
Test for overall effect: $Z=0.99(P=0.32)$

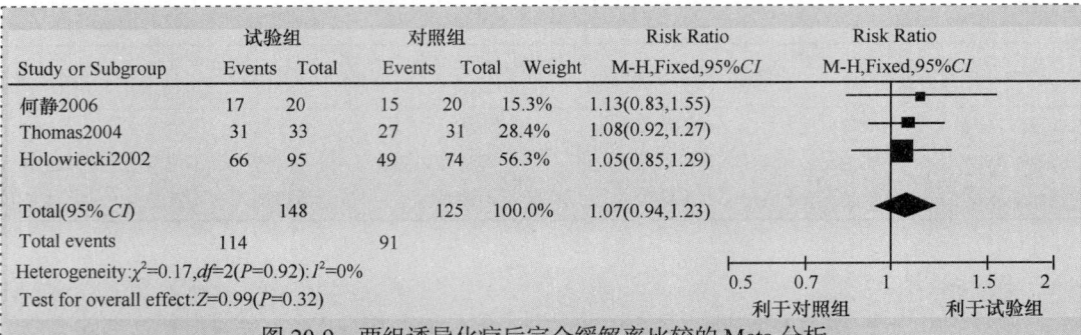

图 20-9　两组诱导化疗后完全缓解率比较的 Meta 分析

3) 生存质量：仅 1 个研究在讨论部分提到预防性应用 G-CSF 并未减少 ALL 患者的总体住院时间（$P=0.87$），且给患者生存质量带来负面影响，如每日皮下注射用药带来痛苦、较高的经济负担等，但未进行相关的专业评估。其他研究均未提及。

4) 感染：①感染率，4 个研究报道了感染性疾病的发生数，异质性检验结果示差异无统计学意义（$P=0.65$），采用固定效应模型进行 Meta 分析。结果显示组间差异无统计学意义［$RR=0.83$，$95\%CI(0.67, 1.03)$，$P=0.09$］（图 4）。②血培养阳性人数，2 个研究报告了血培养阳性情况，对诱导化疗和巩固化疗期间的血培养阳性情况分别进行分析。诱导化疗期间各研究间没有统计学异质性，组间差异无统计学意义［$RR=0.86$，$95\%CI(0.63, 1.17)$，$P=0.32$］；巩固化疗期间组间血培养阳性率差异亦无统计学意义［$RR=1.06$，$95\%CI(0.61, 1.84)$，$P=0.85$］（图 20-10）。③发热人数，2 个研究报告了发热人数，异质性检验结果示组间差异无统计学意义（$P=0.19$），采用固定效应模型进行 Meta 分析。结果显示组间差异无统计学意义［$RR=0.94$，$95\%CI(0.82, 1.09)$，$P=0.44$］（图 20-10）。

	试验组		对照组			Risk Ratio	Risk Ratio
Study or Subgroup	Events	Total	Events	Total	Weight	M-H,Fixed,95%CI	M-H,Fixed,95%CI
01 感染性疾病发生数							
刘秋玲2001	5	13	9	13	8.2%	0.56(0.26,1.21)	
Holowiecki 2002	17	33	15	31	14.2%	1.06(0.65,1.74)	
Heath 2003NY2	23	60	28	65	24.6%	0.89(0.58,1.36)	
Heath 2003NY1	21	68	26	61	25.1%	0.72(0.46,1.15)	
Thomas 2004	29	95	27	74	27.8%	0.84(0.55,1.28)	
Subtotal(95%CI)		269		244	100.0%	0.83(0.67,1.03)	
Total events	95		105				

Heterogeneity: $\chi^2=2.45, df=4(P=0.65); I^2=0\%$
Test for overall effect: $Z=1.68(P=0.09)$

02 血培养阳性人数
(1) 诱导化疗期间

Holowiecki2002	11	33	13	31	23.2%	0.79(0.42,1.50)	
Heath 2003NY2	20	60	22	65	36.6%	0.98(0.60,1.61)	
Heath 2003NY1	19	68	22	61	40.2%	0.77(0.47,1.29)	
Subtotal(95%CI)		161		157	100.0%	0.86(0.63,1.17)	
Total events	50		57				

Heterogeneity: $\chi^2=0.51, df=2(P=0.77); I^2=0\%$
Test for overall effect: $Z=0.98(P=0.32)$

(2)巩固化疗期间

Study					Weight	RR (95% CI)
Holowiecki 2002	4	31	3	27	15.7%	1.16(0.28,4.73)
Heath 2003NY1	6	61	5	68	23.2%	1.34(0.43,4.16)
Heath 2003NY2	12	65	12	60	61.1%	0.92(0.45,1.89)
Subtotal(95% CI)		157		155	100.0%	1.06(0.61,1.84)
Total events	22		20			

Heterogeneity:χ^2=0.32,df=2(P=0.85);I^2=0%
Test for overall effect:Z=0.19(P=0.85)

03 发热人数

Study					Weight	RR (95% CI)
刘秋玲2001	3	13	7	13	6.8%	0.43(0.14,1.30)
Heath 2003 NY1	44	68	43	61	44.3%	0.92(0.72,1.17)
Heath 2003 NY2	50	60	52	65	48.8%	1.04(0.88,1.23)
Subtotal(95% CI)		141		139	100.0%	0.94(0.82,1.09)
Total events	97		102			

Heterogeneity:χ^2=3.32,df=2(P=0.19);I^2=40%
Test for overall effect:Z=0.77(P=0.44)

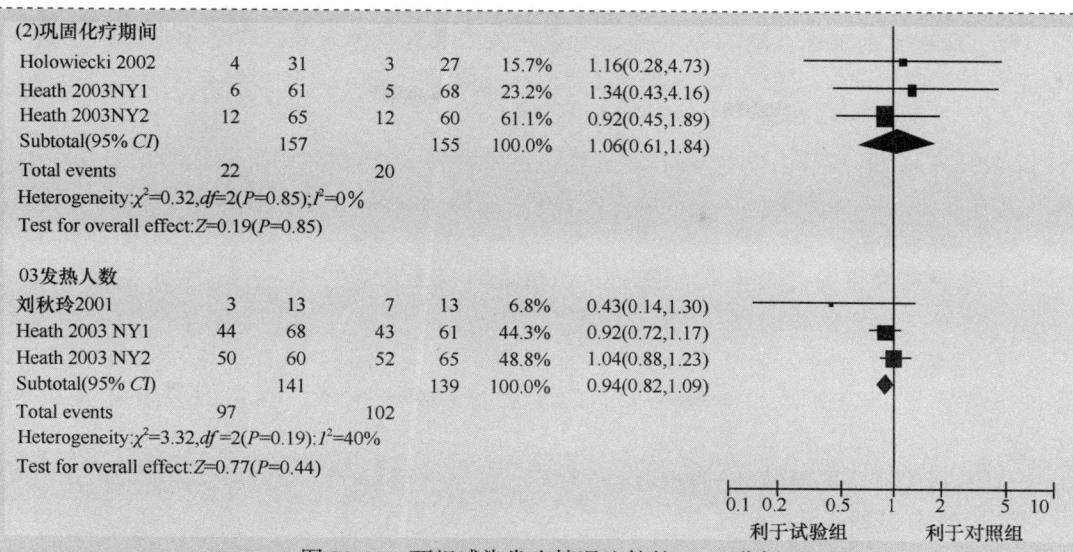

图 20-10 两组感染发生情况比较的 Meta 分析

因此，尚不能认为 G-CSF 组的感染率、血培养阳性率及发热人数与对照组相比存在差异。

5）复发率：3个研究报告了复发率，且随访时间均在2年或2年以上。因组间存在异质性（P=0.10，I^2=57%），采用随机效应模型进行 Meta 分析。结果显示 G-CSF 组复发率并不低于对照组［RR=0.88，95%CI(0.54，1.42)，P=0.59］（图 20-11）。

Study or Subgroup	试验组 Events	Total	对照组 Events	Total	Weight	Risk Ratio M-H,Random,95%CI
Michel2000	15	34	11	33	30.0%	1.32(0.72,2.44)
Holowiecki 2002	11	33	19	31	32.7%	0.54(0.31,0.95)
Thomas2004	27	95	22	74	37.3%	0.96(0.60,1.54)
Total(95%CI)		162		138	100.0%	0.88(0.54,1.42)
Total events	53		52			

Heterogeneity:τ^2=0.10;χ^2=4.68,df=2(P=0.10);I^2=57%
Test for overall effect:Z=0.54(P=0.59)

图 20-11 两组复发率比较的 Meta 分析

6）不良反应：3个研究报告了不良反应。研究中提及的不良反应主要包括恶心、呕吐、腹泻、出血、肝毒性、神经系统症状等。组间无统计学异质性（P=0.94），采用固定效应模型进行 Meta 分析。结果显示组间差异无统计学意义［RR=1.25，95%CI(0.92，1.69)，P=0.15］（图 20-12）。

Study or Subgroup	试验组 Events	Total	对照组 Events	Total	Weight	Risk Ratio M-H,Fixed,95%CI
何静2006	6	20	5	20	10.7%	1.20(0.44,3.30)
Holowiecki 2002	16	33	11	31	24.3%	1.37(0.76,2.47)
Thomas 2004	42	95	27	74	65.0%	1.21(0.83,1.76)
Total(95% CI)		148		125	100.0%	1.25(0.92,1.69)
Total events	64		43			

Heterogeneity:χ^2=0.12,df=2(P=0.94);I^2=0%
Test for overall effect:Z=1.43(P=0.15)

图 20-12 两组不良反应发生率比较的 Meta 分析

综上所述，本综述共纳入6个随机对照试验，共620例患者，研究质量均为C级。Meta分析结果显示G-CSF组在成人ALL总体生存率［$RR=2.24$，$95\%CI(1.28, 3.90)$，$P=0.004$］方面优于对照组。

结论 G-CSF可提高成人ALL患者的总体生存率，尚不能证明其有提高完全缓解率、改善生存质量、减少感染情况、降低复发率的作用，有待进一步研究证实。

案例20-5问题

(1) 从该研究中如何理解系统综述与Meta分析的关系？

(2) 本研究检索策略如何？

(3) 结合你所学知识如何理解和解释化疗期间应用G-CSF可提高成人ALL患者的总体生存率？但为什么完全缓解率高、复发率和感染率低，但两组差异无统计学意义？

(4) 本研究有哪些局限性？给我们哪些提示？

案例20-5分析

(1) 系统综述与Meta分析都是循证医学的主要方法，系统综述是指针对某个主题进行的二次研究，在复习、分析、整理和综合针对该主题的全部原始文献的基础上进行，可根据原始文献的特点采用定性或者定量的综合，综述过程要依照一定的标准化方法。而Meta分析仅对原始研究结果进行定量的综合。

(2) 本研究采用计算机检索Cochrane Library、PubMed、Embase、中国期刊全文数据库和维普中文科技期刊数据库。采用中英文检索词：g-csf、Granulocyte Colony-Stimulating Factor、gm-csf、Granulocyte-Macrophage Colony-Stimulating Factor、acute lymphoblastic leukemia、细胞集落刺激因子、急性淋巴细胞白血病等。检索时间限定在2000年1月~2009年10月。应该说检索内容基本涵盖了国内外主要医学文献检索库，但是，未收集未发表的文章和研究结果，难免存在发表偏倚。

(3) 研究结果显示化疗期间应用G-CSF可提高成人ALL患者的总体生存率，可能与G-CSF缩短化疗后骨髓抑制期、降低感染死亡率有关。此外，成人ALL使用G-CSF与对照组相比完全缓解率高、复发率和感染率低，但两组差异无统计学意义，可能与纳入研究样本含量小、检验效能不足有关，而各研究化疗强度、维持治疗依从性不同亦有影响。有研究表明，G-CSF可降低儿童患者感染率，但本研究结果未发现其提高儿童完全缓解率、降低复发率的作用，有待于进一步研究证实。G-CSF不良反应轻微，主要为骨痛、肌痛、发热、恶心呕吐、升高乳酸脱氢酶、尿酸、血清碱性磷酸酶水平等，患者耐受性良好，且与对照组相比差异无统计学意义。

(4) 本研究存在的局限性：①所有纳入文献均未描述具体的随机方法和分配隐藏方法，存在选择性偏倚的可能性；②6篇研究均未明确指出使用盲法，存在测量和实施偏倚的可能性；③受试者种族、年龄、疾病危险分层、具体实施的化疗方案、G-CSF的使用方法、剂量及随访时间等不完全一致，可能影响本研究结论的可靠性；④文章也未作发表偏倚的检验和敏感性分析等。

综上所述，本系统评价结果显示成人ALL化疗期间应用G-CSF可提高总体生存率，但对儿童ALL患者无同样作用；尚不能证明其在提高ALL患者完全缓解率、改善生存质量、减少感染率、降低复发率等方面的作用。此外，与生存质量相关的研究亦较少，有待于进一步研究，以全面评价G-CSF在ALL患者治疗中的疗效。

[引自李培,席亚明,徐建旺,等.粒细胞集落刺激因子治疗急性淋巴细胞白血病疗效和安全性的系统评价.中国循证医学杂志2010,10(8):985~990,略有修改]

(葛 杰 姚业祥)

思 考 题

1. 何谓循证医学?实施条件及其意义有哪些?
2. 循证医学实践的基本步骤有哪几个?
3. 临床证据是如何分类的?
4. 文献评价有哪些基本原则?
5. Meta分析有哪些目的和用途?

第二十一章 流行病学研究的顶层设计

顶层设计是铺展在意图和实践之间的"蓝图",是具有总体明确性和具体可操作性的科学思维的理论结晶,而不是"摸着石头过河"的实践探索性产物。创新能力不足是实现我国临床研究跨越式发展的主要障碍之一。从临床研究源头切入,提高研究者创新能力,是克服这一障碍可能的途径。赵一鸣教授等在梳理临床研究过程和规律的基础上,对临床研究源头创新的过程和规律进行了归纳总结,提出了顶层设计的概念和实施方法,撰文"试论临床研究顶层设计"发表在《中华医学杂志》2010年第14期。本章依据该文献结合临床流行病学研究的特点编写而成。

案例 21-1

某位农村青年,高考落选,沉思良久后,猛醒,抱着"哪里黄土不埋人"的决心和意志,自己设计自己。他发现在中国史籍上有一个很大的缺陷,几乎没有"工业史"记载,既是有些记载,也不系统和完整。

为此,这位青年人决心研究中国工业史。但是,几千年中国工业历史,研究是极不容易的事,谈何容易。所以,这位青年人很务实,他仅选择了研究"中国酿酒工业史",而酿酒工业史只选择研究"西汉酿酒工业史"。

巧妙之巧妙,看到中国历史缺少工业史;重点之重点,浩瀚的中国历史,重点研究中国工业史;选择之选择,只研究酿酒工业史,而酿酒工业史,仅选择西汉酿酒工业史。经过多年的刻苦努力,这位年轻人成功了,他现在是国家著名的中国工业史研究学者之一。

实际上,这位年轻人高考落选之后,自己无意识地策划了自己事业的顶层设计,虽然,在某种程度上存在不自觉性,但他的的确确是一幅完整的个人顶层设计的杰作。

讨论题

(1) 该案例说明什么问题?
(2) 你从中受到哪些启发?

第一节 概　　述

一、顶层设计的来源

顶层设计(top-level design)的字面含义是自高端开始的总体构想。原是指为完成某一大型工程项目,要实现理论一致、功能协调、结构统一、资源共享、部件标准化。其思想内涵主要是,用系统论的方法,以全局视角,对项目建设的各方面、各层次、各种要素进行统筹考虑,和谐各种关系,确定目标,选择实现目标的具体路径,制定正确的策略与措施,并适时调整,规避可能导致失败的风险,提高效益、降低成本。这一工程学概念,后来被西方国家广泛引用于军事和社会学领域,甚至成为政府统筹内政外交制定国家发展战略的重要思维方法。

世界近代成功崛起的西方大国,也无一不是"顶层设计"的杰作。英国崛起之初弱不禁风。它知道以其微小的陆地和人口，不仅没有争雄欧洲大陆的资本，在弱肉强食丛林法则盛行的资本主义时代，还有可能成为别人的猎物。深谋远虑的英国政府以穿透历史的思维和对时代的透彻理解，在为国家确立了工业化的经济方向和民主宪政的政治发展方向之后，又以世界的眼光对自身进行准确定位，确定了国家发展的地理方向：立足陆地，争衡海洋。之后是一系列法律制度建立、海军发展，和小心翼翼地避免陷入欧洲陆地争端等全部内政外交政策的跟进。无论谁执掌王室，英国都小心翼翼地避免陷入欧洲陆地上的争端。整个16世纪，英国都在韬光养晦。确保本土无虞之后，英国开始了持之以恒的海上进击。到19世纪，世界历史上幅员最广阔的"日不落帝国"在这个曾经的孤岛小国的坚船利炮下，建立起来。

顶层设计的思想在工程、信息化、企业规划、高等教育规划等方面也得到实际应用。赵一鸣在长期的临床科研中发现实现临床研究的原始创新、突破科学研究的瓶颈是当今临床研究工作的关键，从而把顶层设计的理论引用到临床科学研究中，并取得较大突破。流行病学研究方法的一个重要特点就是宏观与微观的结合，大到一个国家、一个地区医疗卫生事业发展规划的策略与措施，小到从细胞、分子水平研究疾病发生、发展规律，探讨病因和机制，引入顶层设计理论有助于从课题的选择、前期的总体设计入手，突破科研设计的顶层瓶颈，更好地运用临床流行病学研究方法，提高科学研究的创新能力和水平，具有十分重要的意义。

二、科学研究的顶层设计

在科研实践中有必要用一个合适名词概括科学研究源头创新部分的工作，结合对流行病学研究过程和规律总结，发现"顶层设计"一词可以很好地概括这部分工作。科学研究的顶层设计（top level design on research）一词在近年研究工作中得到越来越多的学者的认可，被越来越多地使用。科学研究尤其是医学科学研究是一个长周期、多阶段的工作，其阶段的分解需要综合考虑，有操作实施的必要性和可行性。从研究时间的先后顺序、研究内容和标志性成果等方面可以把临床研究分为三个阶段，即标书设计与课题申报阶段；研究计划细化与实施阶段；资料分析、总结和撰写论文阶段。顶层设计为临床研究的第一阶段，即标书设计与课题申报阶段。根据这一定位，顶层设计在流行病学研究过程中有明确的工作范围、工作任务和阶段性研究成果，保证了顶层设计作为流行病学研究方法学的一个组成部分，可以长期稳定、持续地存在和发展，尤其是对临床医学研究具有更强的指导意义，成为临床流行病学学科体系的组成部分之一而备受关注。

三、临床医学科学研究顶层设计的现实意义

我国目前临床研究总体规模不小，但研究工作水平较低，创新能力不足，制约了我国临床研究的发展。强调顶层设计的现实意义可归纳如下几点：①为研究者提供一个可操作的流程；②揭开了原始创新的面纱，为众多科研工作者提供了一个创新途径；③通过不断激发研究者的创新思维活动，在持续的创新过程中形成临床研究的设想和顶层设计方案；④做好科研顶层设计，撰写一份成功的标书，在科学快速发展和人才竞争日趋激烈的现实条件下，并不是一件容易之事，深入理解顶层设计的思想和方法，还需要更多相关知识的积淀。从本文的介绍可以看到，顶层设计的核心是将研究者的头脑作为资源开发。在近期工作中发现许多医生掌握了顶层设计的原理和方法后，可以较快地进入科研状态，提出

高质量的临床研究项目,甚至做出高质量的研究成果。随着试用范围扩大,顶层设计对提高临床研究水平和质量的作用将逐渐体现出来。

第二节 顶层设计的特点

顶层设计注重规划设计与实际需求的紧密结合,强调设计对象定位上的准确,结构上的优化和功能上的整合,具有整体性、科学性和执行力三个特点。临床研究同样具备这些特点。

一、临床研究过程、特点和顶层设计的定位

临床研究是一个多环节多阶段的科学研究实践过程,以长周期、线性过程和局部循环为基本特征(图 21-1)。从研究的时间顺序、工作内容和标志性成果等角度综合分析,可以将临床研究分为三个阶段:顶层设计阶段,实施方案设计与实施阶段,分析、总结和撰写论文阶段。每个阶段的特点见表 21-1。

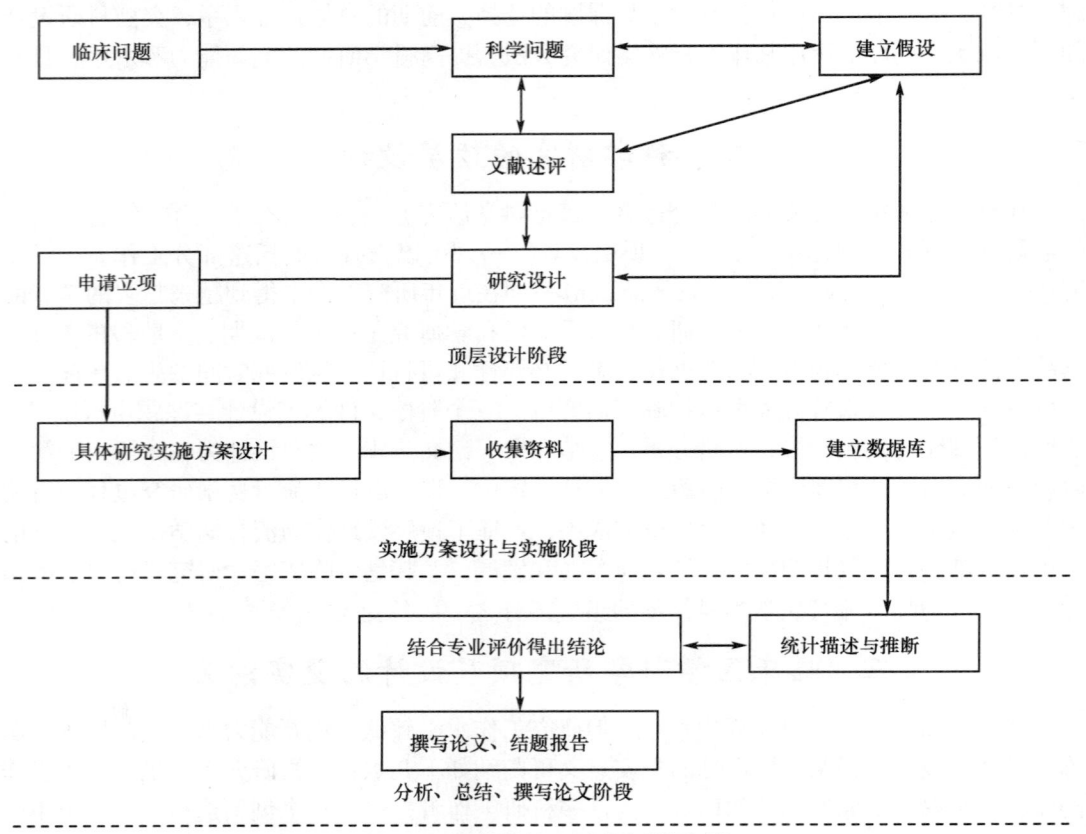

图 21-1 临床研究过程及其阶段划分

表 21-1 临床研究过程的三个阶段任务和特点

特点	顶层设计	实施方案设计与实施	分析、总结和撰写发表论文
时间顺序	早期	中期	晚期
研究内容	1. 提出临床问题 2. 将临床问题转变为科学问题 3. 文献检索复习 4. 提出工作假说 5. 提出临床研究设计方案 6. 撰写标书	1. 完成临床研究实施方案设计 2. 执行临床研究实施方案，收集病例资料 3. 建立数据库	1. 数据统计分析 2. 统计学评价结合专业评价得出结论 3. 撰写论文 4. 投稿发表论文
参加人员	课题负责人，或研究团队核心成员	课题负责人和整个研究团队的所有成员，包括外聘人员	课题负责人和研究团队核心成员，包括统计分析专业人员
标志性成果	标书	数据库	论文

从图 21-1 和表 21-1 可见，顶层设计处于临床研究的早期阶段，是临床研究的源头，主要任务是寻找和凝练有临床研究价值的"点"，并将研究的目标和任务逐步具体化，最终形成一份申请标书。

二、两个"临床研究方案设计"的异同

在表 21-1 和图 21-1 中可以看到，顶层设计阶段要设计"研究方案"，在实施方案设计与实施阶段还要"设计实施方案"，两者非常相似。为什么要将临床研究方案的设计分解为两个阶段实施？原因是中间必须有一个科研基金申请立项的过程，立项前需要有初步设想和方案，用于评估临床研究的科学性和可行性；立项后要进一步细化临床研究方案，直至满足临床研究操作实施的要求。前者是纸上谈兵，粗线条处理即可；后者是具体落实，必须细致入微，深究每一个细节，可行可操作，两者的差异很大。因此，顶层设计阶段所做的临床研究方案的选择和设计工作主要抓大事，把住关键环节，反映研究者的设想具有科学性和可行性即可，通常不要求细节问题面面俱到。

第三节 顶层设计的主要内容

流行病学研究中顶层设计是由多个重要环节互相关联，互相补充，通过各环节之间的反复循环，逐步形成对某一科学问题进行研究的设想，然后将设想转化为标书。由于流行病学研究的范围较广，不论是病因探索还是临床疗效评价及社区干预，顶层设计的内容会有一定的差别。下面还是以临床研究中的顶层设计为例介绍顶层设计的主要内容。简化的顶层设计线性过程如下（图 21-2）。

在这一过程中的循环，由于主要环节和方向差异，可以引出 3 个顶层设计创新模式，见本章第四节。

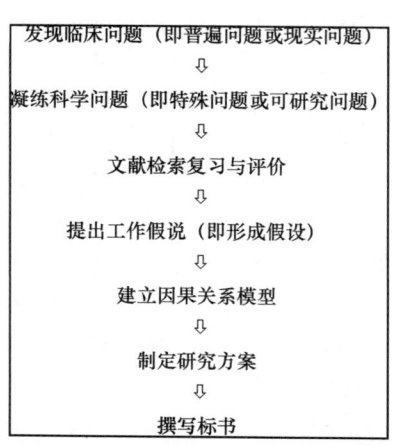

发现临床问题（即普遍问题或现实问题）
⇩
凝练科学问题（即特殊问题或可研究问题）
⇩
文献检索复习与评价
⇩
提出工作假说（即形成假设）
⇩
建立因果关系模型
⇩
制定研究方案
⇩
撰写标书

图 21-2 简化的顶层设计线性过程

一、提出临床问题

临床工作中有大量问题需要回答和解决，其中蕴含着进行研究的机会。从日常工作中被熟视无睹的困难、麻烦和问题中凝练出临床问题，是临床研究的起点，也是研究者首先需要解决的问题。凝练临床问题的要点是"简单"，即用非常简练的语言描述临床问题。举例如下。

(1) 2008年国内出现了许多患泌尿系结石的婴幼儿，与历年婴幼儿泌尿系结石的发病情况不同，如何解决这个临床问题？

(2) 肝癌有许多治疗方法，但效果都不尽如人意，能否找到更好的治疗肝癌的方法？

……

提出临床问题看似简单，但在实际操作中并不容易，经常遇到的是提出的临床问题过于复杂，同时涉及多个问题，互相牵扯，无法凝练出科学问题。解决这一问题的方法是不断简化临床问题，最好能集中到一个"点"上，用一句话讲清楚，做到同行能听懂，大同行、小外行能听懂，甚至外行也能大致明白，并认可这个问题有研究的价值。

临床问题的重要性决定了临床研究的价值，决定了研究工作有可能获得什么水平的成果，需要下功夫在临床实践中不断凝练各种临床问题，为后续顶层设计奠定基础。临床问题有大有小，可以细化。例如，第一个问题细化到诊断层面，如这些婴幼儿泌尿系结石应该如何诊断，如何提高诊断水平；可以细化到治疗层面，如这些患儿应该如何治疗，治疗方法能否进一步改进；可以细化到预后层面，如这些患儿的预后如何，近期预后如何，远期预后如何；可以细化到病因层面，如为什么这些婴幼儿患泌尿系结石，原因是什么。上述每一个层面细化的问题还可以进一步细化，衍生出更多的临床问题。由此可见，提出和凝练临床问题的过程是一个对各种临床现象不断梳理认识的过程，是一个不断探索和发现的过程，是一个思想认识不断提高的过程。

二、从临床问题到科学问题

临床研究如果仅仅围绕临床问题展开，很可能完成了一个临床工作总结，但不是科学研究，原因是没有科学问题。临床研究要提升档次，成为科学研究，一定要设法将临床问题转变为科学问题。所谓科学问题，是探究和寻找客观规律过程中提出的对客观规律认识的问题。在临床问题与科学问题之间有一条鸿沟，两者在切入的角度、思维方式、关注重点等方面明显不同。临床工作可以不探究科学问题，但临床研究必须有科学问题。从临床问题中凝练出科学问题的能力要通过培训才能获得，研究者要反复练习并熟练掌握。

以婴幼儿泌尿系结石为例，基于临床工作中发现非正常地出现大量婴幼儿泌尿系结石的现象，提出"为什么会出现大量婴幼儿泌尿系结石"，开始向科学问题方向转移，进而提出"婴幼儿泌尿系结石的病因学问题"，进入科学问题范畴。谈到病因，首先要考虑可能的病因是源于环境因素还是遗传因素？对于婴幼儿泌尿系结石，需要综合各种信息，对可能的病因方向做出大致判断。如环境因素可能是主要病因，但不能排除遗传因素的作用，不排除复杂病因的可能。按照这一思路提出"婴幼儿泌尿系结石的病因或危险因素有哪些"的科学问题。同理，对于肝癌的治疗问题，可以提出"多种方法联合治疗肝癌能否获得更好的疗效和安全性"的科学问题。按此方法可以从一个临床问题切入，衍生出许多科学问题，为选题和创新提供机会。

从临床问题中凝练出科学问题的过程是一个科研思维的过程，要打破传统的临床思维习惯，将凝练科学问题置于思维活动的中心，关注对科学问题的探求，避免直接解决临床问题的传统思维习惯。这一思维过程反复循环，艰难、痛苦、百思不得其解，而经过长期努力后找出科学问题只在一瞬间，短暂的快乐后又是长期的痛苦。"痛苦又快乐"是临床研究者顶层设计阶段思维活动的常态。

三、站到学科发展的前沿

将临床问题转变为科学问题后，研究不能马上开始，原因是仓促上马很可能走"低水平重复"的老路。在某一临床研究领域，全世界的科学家都在努力，我们看到的问题别人也会看到，很可能已经研究了，甚至发表了论文，只是我们没有看到。因此，做好文献检索和述评，在文献层面站到学科前沿，是顶层设计阶段非常重要的工作，这方面有许多成熟的方法和资源，在此不赘述。

文献检索的结果有以下几种。

（1）几乎没有文献报道。此时要注意检索范围是否覆盖了拟研究的临床问题和科学问题，是否因技术原因遗漏了相关文献。如果没有，要考虑有两种可能，一种可能是研究者抓住了一个机会，有可能创新，有所发现；另一种可能是研究者找到了一个陷阱，别人没有发表文献是因为研究不下去，研究者进入该领域很可能也掉进陷阱，除非研究者能够克服难点，走出陷阱。机遇与风险并存，要认真考虑是否进入。

（2）有大量文献报道，但结果不一致。这类研究如果有临床价值或科学意义，可以进行研究。只要规范地做，肯定可以得出结果，也可以发表论文，但水平一般，创新性不强。

（3）文献报道显示拟研究的问题已经解决。在此情况下，应考虑利用文献提供的信息开展应用性研究，将文献中提供的经验用于解决本单位临床工作面临的实际问题。

文献检索和述评的结果对下一步决策非常重要，要认真对待，仔细做好。文献述评的其他作用还包括：从相关的文献中获取创新的灵感，获取设计研究方案的参考信息，为撰写标书提供文献信息支持等。

四、形成假设

顶层设计阶段最重要、最具挑战性的工作是提出工作假说即建立研究假设。前面提到的三个环节很重要，只要下功夫就可以做好，难度不大。真正的难点是缺少一个创新的灵魂，没有工作假说。所谓工作假说，是研究者独立提出的、创新的、独特的研究或解决某一临床问题或科学问题的设想。工作假说具有创新、跳跃、简单等基本特征，同时还应具备可接受的风险、经过努力实现的可行性、有一定难度和挑战性等特点，是研究者在顶层设计阶段工作和创新的核心。以婴幼儿泌尿系结石的病因学研究为例，工作假说可以是：①三聚氰胺污染奶粉可能是导致婴幼儿泌尿系结石的危险因素；②奶粉中三聚氰胺含量与婴幼儿泌尿系结石检出率之间可能存在剂量-反应关系；③早产（肾单位发育不全）可能是导致三聚氰胺污染奶粉致婴幼儿泌尿系结石的危险因素；④脱水（腹泻、高热、饮水少等）可能是导致三聚氰胺污染奶粉致婴幼儿泌尿系结石的危险因素……。

针对一个临床问题或科学问题，可以提出各种工作假说，创新的空间非常大。能否提出工作假说，能否提出更多的工作假说，能否提出更好的工作假说，是研究者创新能力的体现，决定了研究者能否在科研竞争中脱颖而出。到了一定阶段，研究者提出工作假说的能力有了大幅度提高，在不断提出各种工作假说时，需要对工作假说对应的临床研究项目进行筛选评估，优中选优，达到事半功倍，产出高质量研究成果的最终目标。

五、建立因果关系模型

临床问题、科学问题和工作假说形成后，研究工作要落实到一个因果关系模型（或相关关系模型）上，才有可能选择合理的研究方案，才有可能进行临床研究。图 21-3 是三聚氰胺污染奶粉与婴幼儿泌尿系结石的因果关系模型，其中"因"在模型的左侧，"果"在模型的右侧，因果关系模型就是在因果之间寻找关联。图 21-3 中"因"对应的是婴幼儿是否食用了三聚氰胺污染奶粉，"果"对应的是婴幼儿是否发生泌尿系结石。这是一个基本的因果关系模型，只要将"因"和"果"对应的指标填入模型即可。但是，在临床研究中，还应该考虑混杂因素的影响及控制方法。否则，研究结果只能说明两个变量之间的关联，不能是研究因素对结果的效应，如饮水和尿量、并发症等。

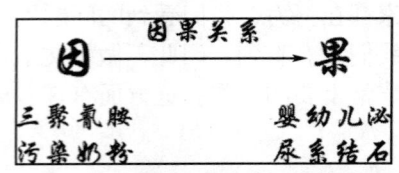

图 21-3 三聚氰胺污染奶粉与婴幼儿泌尿系结石的因果关系模型

临床研究在长期的实践中已经形成了一些成熟的研究设计方案，如病例-对照研究、随机对照研究、队列研究、现况研究等。顶层设计如果能选用成熟的研究设计方案，临床研究的立项申请和操作实施将有可靠的保证。受篇幅限制，本文不对这些研究设计方案做具体介绍和讨论，见有关章节的介绍。

六、撰写标书

完成上述工作后，研究者要归纳顶层设计的成果，撰写基金标书，申请科研立项。基金标书是用规范的书面报告形式，向评审专家介绍申请者的设想。评审专家通过标书还原顶层设计的设想，了解申请者拟研究的临床问题、科学问题、工作假说、因果关系模型、组织实施方案、如何考虑和解决研究的可行性等问题。标书撰写应遵循简单，突出重点，直接回答评审专家关心的问题等原则，将对顶层设计各关键环节的介绍置于重要突出的位置，用简洁的文字说明，便于评审专家理解、接受并支持申请者的立项申请。顶层设计的内在质量和标书撰写的质量是中标的基础，是申请者不断努力，反复改进的核心环节。

第四节 科研设计的创新途径与模式

顶层设计的核心目的就是建立创新的科学研究设计方案，在目前科学研究实践中，至少可以总结出以下 2 个创新途径和 3 种循环模式。

一、基于文献的创新

基于文献进行创新的起点是文献述评（literature review）。因为文献述评不仅包括文献复习，还要就文献的优缺点进行评述，形成研究问题的研究缺陷（knowledge gap），从而提出科学问题或为建立具体、可操作的研究假设奠定基础。而该假设可被统计学方法检验。即研究者首先阅读大量本专业领域的最新文献，从中发现问题，产生创新的灵感，然后形成科学问题和工作假说，见图 21-4，展示了这种创新模式的运作过程。文献述评还能提供研究问题的重要性和创新性的证据。

基于这种模式顶层设计的优点是：可行性好，难度低，可以借鉴文献中提供的信息，完善和优化顶层设计方案。该模式是科学研究的主流，是许多研究者经常使用的方法。

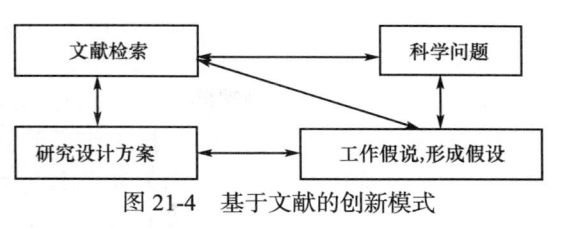

局限是：作者将研究的起点建立在别人多年前考虑的问题的基础上，时间差通常在 4~5 年以上。该模式是我国流行病学研究的主流，也是许多急功近利者"闭门造车"的主要途径，由于其创新能力不足，导致产出大量低水平重复工作，应逐步减少这种模式的应用。

图 21-4　基于文献的创新模式

二、基于现实问题的创新

基于现实问题进行创新的起点是首先能发现问题、识别和分析问题，找到问题的症结。因此敏锐的洞察力和负责任的态度就成为创新的基础，熟视无睹、得过且过则是解决实际问题的障碍。基于现实问题的创新模式可以总结成 2 种形式（图 21-5）。

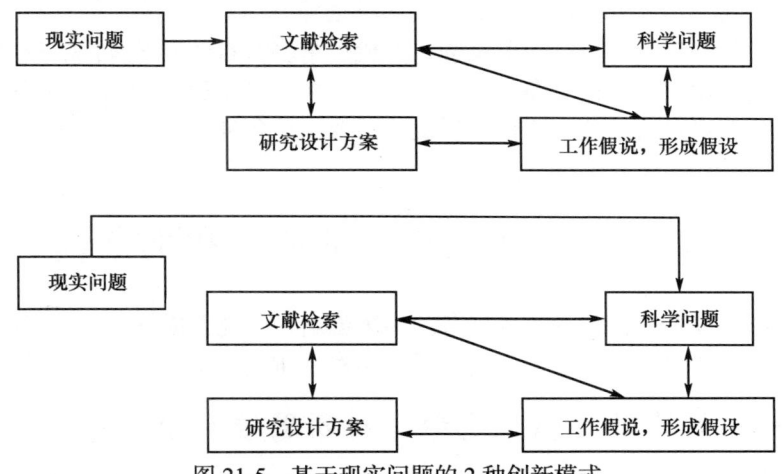

图 21-5　基于现实问题的 2 种创新模式

一种模式是，发现问题后首先查阅文献进行文献述评，了解国内外同类和类似问题的研究进展，是否已经得到解决，是否需要研究。这一过程就是循证医学的过程，通过循证可能大部分问题能够找到需要的答案，已经成为包括临床医学在内的许多学科的潮流。如果没有找到需要的答案，如何解决现实问题呢？便可以上升为科学问题提出来，形成假设，制定研究方案。

另一种模式是，发现问题后不是先去查阅文献进行文献述评，而是先将现实问题转变为科学问题，然后再去查阅文献进行文献述评，凝练科学问题，形成假设，制定研究方案。

这两种模式的差异在于，前者先复习文献，研究者的思想很可能受到文献的影响，形成一些"先入为主"的印象。从文献获取的信息越多，研究者能够超越文献进行创新的能力就越弱。后者为了避免文献对研究者创新思维的束缚，在顶层设计初期先避免大量阅读文献，将主要精力集中到凝练科学问题上来，对现实问题的敏锐反应和强烈责任意识激励研究者形成一个相对独立的创新思维，在矛盾和各种设想的碰撞过程中不断产生思想的火花，形成许多科学问题，然后再做文献述评，将科学问题转化为研究假设。显然，后一种途径可以为研究者营造更好的源头创新的环境，有利于达到原始创新的顶层设计目的。但是，在实际工作中该模式可行性较差，因为现实问题是一般问题(general question)，要想细化成具体、可操作的特殊问题(Special question)需要丰富的经验和科研意识，尤其是站在学科前沿的能力，对于青年科技工作者无疑是比较困难的。因此这两种创新模式究竟有无严格的界限尚有较大争议。因为如果不查阅文献，你将无法知道该问题的哪些方面、哪些环节已经阐明、哪些内容没有被研究和哪些具体问题存在研究争论等。

三、循环往复是形成创新思维的基础

从研究的2个主要途径和3种创新模式不难看出，在形成工作假说前都存在着凝练科学问题、文献述评和形成工作假说的循环结构，完全相同。科学问题和文献述评之间的双向箭头，表示这部分工作是一个整体。研究者一边想科学问题，一边看文献；一边看文献，一边想科学问题，反复循环积累到一定程度，就有可能产生创新的想法。在考虑科学问题的同时，研究者还在考虑如何回答科学问题，寻找解决的途径，即考虑工作假说问题。形成工作假说后，还要回到科学问题并复习文献，评估工作假说是否合理，是否为真的创新，形成工作假说与科学问题和文献述评之间的循环通路。

可见，以工作假说为节点，向前反馈，形成一个多节点的复杂环路，这些环路的形成和运转是顶层设计阶段创新的必备条件和过程。顶层设计不但要创新，而且要可行，两者结合形成的工作假说才有价值。工作假说提出后要向后延伸，落实到一个可行的临床研究方案上。

第五节　顶层设计的要点和难点

创新是临床研究顶层设计的首要任务。为了创新，研究者面临一系列挑战，包括外部的挑战和内部的挑战，尤其是研究者自身局限性对思维创新的限制，需要设法突破。

一、切实解决临床思维与科研思维的矛盾与冲突

在提出和凝练临床问题和科学问题时，研究者面临的最大障碍是临床工作形成的思维方式。临床思维的特点是以患者个体为视角，讲究全面、细致、完整、综合的分析与处置，由于个体的特异性差异，需要考虑和照顾到各个细节，可以说事无巨细。而科研思维的特点正好相反，是以群体(特定群体)为视角，集中研究一个问题，用各种技术手段排除干扰，回答科学问题。在顶层设计过程中，研究者要建立科研的思维习惯，暂时搁置临床思维，用简单化的方式思考临床问题、科学问题，把思维集中到一个"点"上，才能解决临床思维与科研思维的矛盾。

二、站得更高一点

选题优劣决定了临床研究最终能达到什么水平。顶层设计强调创新，要求研究者在选题时站得高一些，在学术层面站到学科发展的前沿，在社会层面更多地考虑人口与健康的可持续发展问题，占据有利位置。顶层设计阶段有许多选择的机会，研究者要学会把握机会。例如，在选择临床问题和科学问题的过程中，在针对一个具体问题凝练工作假说的过程中，在筛选临床研究选题申报基金时把握好大方向。这样做有时可以对基金中标和最终

产出标志性成果可以起到"四两拨千斤"的作用，值得下功夫。

三、好高骛远与脚踏实地相结合

为了创新，研究者要有意识地给自己的思考"插上翅膀"，在更高、更广的范围内考虑问题。跳跃、出其不意、超越常规、意想不到等对工作假说的形容，反映出这种创新是在一种特定的思维状态下产生的。这种思维状态是一个长期积累后形成的一种习惯，创新虽然通常是突然出现的，但基础是长期关注于某一问题的思考，发自内心地对规律探索的渴望和追求。工作假说既要跨越创新，又要务实可行，要求很高，导致创新实践中失败是常态。往往是某一工作假说可以满足多数要求，但少数问题无法解决，尤其是可行性问题，最终还是无法通过。只有能够满足所有要求的工作假说才是一个达标的工作假说，还要与其他工作假说比较，筛选出最有价值，最有竞争力的工作假说参与基金申请的竞争。因此，顶层设计要将创新性与可行性相结合，将跨越式创新精神与脚踏实地的务实态度相结合。

四、充分利用各种资源

顶层设计的主要资源是科学家的头脑，首先是主研者的头脑。顶层设计阶段需要主研者回答一系列问题，提出各种设想，主研者学习掌握的所有知识、经验，甚至直觉在顶层设计中都非常重要。除了主研者外，相关学科的理论、方法、技术，文献资料提供的各种信息，临床工作平台和临床研究平台，甚至主研者接触到的各种类型人的头脑，都是可以利用的资源，如主研者所在研究团队的成员。认识到这些资源的存在，建立对自己创新能力信心，利用所有可以利用的时间和机会把自己的头脑开发出来，再整合各种外部资源，顶层设计的效率会越来越高，内在质量会越来越好，最终形成一个良性循环，临床研究创新在顶层设计体系中得到落实。

五、长期积累是顶层设计的基础

顶层设计是一个多阶段、反复循环的工作过程，循环次数非常多，尤其对初学者，是一个"练内功"的过程。研究者在顶层设计过程中，要做好充分的思想准备，可能要几年努力才能获得突破性的进展。同时，在行动上要不断努力，积极进取，克服困难，持之以恒，"屡败屡战"是顶层设计的工作常态。在主研者的工作安排中，顶层设计属于"重要的不着急的事情"，要下功夫，花时间，不断积累。

六、力争"简单"是顶层设计的关键

顶层设计的难点之一是如何使最终形成的临床问题、科学问题、工作假说、因果关系模型、研究方案简单明了，集中到一个"点"上。在凝练过程中，通常存在的问题是拟研究的问题偏多，重点不清楚，似乎有很多重要的问题需要研究，但讲不清楚哪一个具体的问题是本次顶层设计的"点"。凝练的任务和结果是越来越简单，越来越清晰，逐步找到并落实准备研究的"点"。

在标书撰写过程中，常见问题是写得过于复杂，似乎什么都重要，但什么都变得不重要。修改完善标书的方法就是简单，突出重点，用简洁的文字说明问题，使评审专家能够很快了解情况，认可申请者的设想，进而支持立项。

七、展　　望

　　临床研究顶层设计作为临床研究过程中一个阶段的名称，作为临床流行病学学科的组成部分，在本文发表时仅是一家之说，能否站得住，能否得到学术界的认可，还需要实践和时间的检验。作为一个新提出的名词和概念，在提出的初期肯定还存在许多考虑不周、不完善的地方，需要各方面专家的质疑和讨论，尤其需要建设性的改进建议。本文的目的是抛砖引玉，引起学术界关心和重视，通过质疑和讨论，使我们进一步摸清临床研究创新的规律和难点，从源头入手，推动我国临床研究的进步，推动临床医学的发展，这是作者最愿意看到的结果。

（李志华）

思　考　题

1. 试述流行病学研究中顶层设计的重要性。
2. 你认为顶层设计中科学问题的提出哪种途径更好？
3. 你认为顶层设计的难点是什么？

第二十二章　地方病流行病学

地方病是一种古老的疾病，我国考古学家在距今 10 万年前山西阳高地区"徐家窑人"的牙齿上发现了类似氟斑牙的改变，晋代（1700 多年前）学者嵇康所著《养生论》中记载了"齿居晋而黄"。至今，地方病在世界各地广泛流行，我国是地方病病情比较严重的国家。地方病不仅严重危害了病区居民的身体健康，还阻碍了病区的经济和社会发展。

地方病流行病学运用流行病的原理和方法描述地方病的发生及分布特点，分析地方病的发生原因及危险因素，提出干预和防治措施并评价其效果。

> **案例 22-1**
>
> 甘肃是全国地方病发病较重的省份之一，据统计，截止到 2010 年全省 14 个市（州）、86 个县（市、区）有 2 种以上地方病发生，73 个县（市、区）有 3 种以上地方病发生，部分县甚至有多达 7 种地方病发生。病区受威胁人口 2600 多万，地方病现症患者约 113 万，合并 2 种或 2 种以上地方病的患者约占总患病人数的一半以上。
>
> 讨论题
> (1) 什么是地方病？
> (2) 地方病分哪几类？地方病与普通的疾病有什么区别？
> (3) 地方病在我国的流行状况如何？

第一节　概　　述

地方病（endemic diseases）也称为地方性疾病，是指局限于某些特定地区发生或流行的疾病，或是在某些特定地区经常发生并长期相对稳定存在的疾病，具有明显的地方性发病特点。地方病的发生与流行病区中的某种或某些地球化学、生物因素等密切相关。《全国重点地方病防治规划（2004-2010 年）》将地方病定义为"是指在一定地区内发生的生物地球化学性疾病、自然疫源性疾病和与不利于人们健康的生产生活方式密切相关疾病的总称"。地方病存在于受某些致病因素影响的局限区域而不需从其他地区输入。长期居住在病区的人群地方病发病率明显高于其他人群。其发病与否及病情严重程度取决于个体暴露时间、暴露程度及对相应病因的易感性。

地方病在全球均有分布，但不同国家或地区其流行特征又有不同。我国是地方病流行严重的国家，病种多、分布广、病情重、受威胁人口多。全国 31 个省、自治区、直辖市都不同程度地存在地方病的流行，主要地方病有碘缺乏病、地方性氟中毒、地方性砷中毒、大骨节病和克山病等。多集中在农村的贫困地区、偏远地区和少数民族地区。在 1996 年确定的全国 592 个国家贫困县中，有 576 个县是地方病重病区县，占总数的 97.3%。地方病流行不仅严重危害了病区人民的身体健康，还阻碍了病区经济的发展，成为当地居民因病致贫、因病返贫的重要原因之一。地方病已成为严重影响我国农村居民身体健康的突出问题。

一、地方病的分类

地方病按其病因可分为4类：地球化学性地方病、自然疫源性地方病、与生产生活有关的地方病和原因未明的地方病。其中原因未明的地方病，一旦查清病因，也将归入上述3类中。

1. 地球化学性地方病 是指地壳化学结构、水文地质、火山暴发等原因使地表土壤或地下水中某些元素缺乏或过多引起的疾病，如砷中毒、碘缺乏病、饮水型地方性氟中毒等。

2. 自然疫源性地方病 由于某些地区自然界中存在某些疾病的病原体与贮存宿主，在自然条件下疾病在野生动物或畜禽间传播和流行，人与动物传染源接触引起感染发病，如血吸虫病、鼠疫、布鲁杆菌病等。

3. 与特定生产生活方式有关的地方病 如燃煤污染型氟中毒是病区居民在室内燃烧高氟煤，煤中的氟污染了空气和粮食、蔬菜，居民长期摄入而致病。饮茶型氟中毒主要是我国西部地区少数民族长期大量饮用含氟量高的砖茶而致病。

4. 病因未明地方病 主要包括克山病、大骨节病等，均为典型的原因未明的地方病。

二、地方病的判断依据

地方病的判断依据如下。
(1) 该地区的居民发病率均高，且与种族无关。
(2) 在其他地区居住的相似人群中该病的发病频率均低，甚至不发病。
(3) 迁入该地区的人经一段时间后，其发病率和当地居民一致。
(4) 迁出该地区后，发病率降低或患病症状减轻或自愈。
(5) 除人之外，当地的易感动物也可发生同样的疾病。

地方病的判断主要以该病是否存在明显的地方性聚集特征作为参考，符合上述标准越多，地方病的确认越可靠。但某些地方病由于其致病因素的蓄积作用时间较长，也可表现为在病区不发病，离开病区后才发病，如地方性砷中毒，判断时应特别注意询问是否有病区居住史。

三、我国地方病的流行现状

地方病是一种全球性的疾病，如碘缺乏病在世界上大多数国家都有不同程度流行，但有些地方病局限于某一国家和地区，如大骨节病分布在我国从川藏到黑龙江的狭长地带，并延伸至前苏联的西伯利亚和朝鲜北部山区。

我国的地方病流行较为严重，全国31个省、自治区、直辖市都不同程度地存在地方病的流行。目前在我国纳入重点防治的地方病主要有8种：鼠疫、血吸虫病、碘缺乏病、地方性氟中毒、克山病、布鲁杆菌病、大骨节病和地方性砷中毒等。据调查，我国受碘缺乏病威胁人口达7亿多人，其他地方病病区人口约2.2亿，至2010年底，全国有氟斑牙患者3724万人、氟骨症患者332万人、大骨节病患者66万人、克山病患者3.8万人。从地方病监测资料和调查数据看：①西部为我国地方病优先防治的重点地区，包括碘缺乏病、地方性氟(砷)中毒、大骨节病和克山病，其中西藏有我国最严重病情的碘缺乏病病区、大骨节病病区和饮茶型氟中毒病区。饮水型氟中毒重病区遍布我国长江以北的大多数北方省份，以东北和西北为多。②碘缺乏病和地方性氟中毒是我国地方病优先防治的重点疾病。

③受碘缺乏病危害的重点人群是孕妇、胎儿和儿童，地方性氟中毒是儿童和营养不良的人群，大骨节病是儿童，克山病是育龄期妇女和儿童。目前，我国地方病呈现以下流行特征。

(1) 地方病基本都发生在农村。

(2) 全国绝大多数地方病病区都是贫困地区，其中国家级贫困县 576 个，占全部病区县（954 个）的 60.4%。

(3) 我国地方病重病区在西部。

(4) 地方病主要威胁的人群是儿童和育龄期妇女。

(5) 总体上，我国地方病病情呈下降趋势，但地球化学性地方病病情仍较重。

第二节 地方性碘缺乏病

案例 22-2

2011 年度卫生部通报全国碘缺乏病监测情况：各省份非高碘县均完成了碘盐监测，监测覆盖率达到 100%，其中 99.6% 的县按要求完成了监测采样量；2011 上半年，在 9 个省份的 25 个县开展了高危监测，对 5942 名 8~10 岁儿童甲状腺肿大情况进行 B 超检查，甲状腺肿大率为 2.4%。浙江省儿童甲状腺肿大率为 5.2%，其他省份甲状腺肿大率均<5%。有 4 个县儿童甲状腺肿大率>5%，其中广西壮族自治区合浦县甲状腺肿大率最高，达 8.8%，其中宁夏回族自治区、新疆维吾尔自治区、新疆生产建设兵团开展了应急补碘工作；2011 下半年，在 9 个省份的 31 个县开展了高危监测，对 7237 名 8~10 岁儿童甲状腺肿大情况进行了 B 超检查，甲状腺肿大率为 3.1%。福建省儿童甲状腺肿大率为 6.8%，其他省份甲状腺肿大率均<5%。有 6 个县儿童甲状腺肿大率>5%，其中新疆维吾尔自治区乌什县甲状腺肿大率最高，达 17.9%。其中甘肃省、新疆维吾尔自治区开展了应急补碘工作。全国共检测了居民户食用盐 827 028 份，检出碘盐 816 692 份、非碘盐 10 336 份，经人口加权全国碘盐覆盖率为 98.7%。上海市碘盐覆盖率为 92.2%，其他省份碘盐覆盖率均>95%。全国有 98.5% 的县碘盐覆盖率>90%，较 2010 年提高了 0.4%。（选自《卫生部 2011 年度全国碘缺乏病监测情况》）

讨论题

(1) 什么是碘缺乏病？危害有哪些？

(2) 碘缺乏病的流行病学特征是什么？

(3) 碘缺乏病的防治措施有哪些？

碘是人体不可缺少的营养物质，与生长发育关系密切，缺乏时会造成机体甲状腺肿、甲状腺功能低下、脑发育滞后和智力下降等，这一系列由于缺碘而造成的障碍性疾病统称为碘缺乏病（iodine deficiency disorders，IDD）。目前一般将碘缺乏病定义为由于自然环境碘缺乏造成机体碘营养不良所表现的一组疾病的总称。它包括地方性甲状腺肿、地方性克汀病、地方性亚临床克汀病、流产、早产及死胎等。地方性甲状腺肿大是碘缺乏病最明显的表现形式，而地方性克汀病是碘缺乏病最严重的表现形式。在我国北方碘缺乏病地区曾流传"一代傻、二代甲、三代四代断根芽"的民谣。

根据国际控制碘缺乏病理事会（International Council for the Control of Iodine Deficiency Disorders，ICCIDD）2002 年的统计，全世界有 84 个国家，3.03 亿人口不同程度地受到碘缺乏病威胁。

一、流行病学特征

碘缺乏病属于地球化学性疾病。由于外环境缺碘几乎是全球性的，碘缺乏病在世界上大多数国家均有不同程度的流行，其中尤以亚洲的喜马拉雅山区、欧洲的阿尔卑斯山及比利斯山区和亚平宁山、南美的安第斯山区、非洲的刚果河流域、大洋洲的巴布亚新几内亚、北美洲的五大湖盆地等最为严重。据1999年WHO统计，全世界有130个国家受其影响，受威胁人口达22亿（占全世界人口的38%），有7.4亿地方性甲状腺肿大患者。目前，碘缺乏病流行最为严重的国家主要分布在亚、非、拉及大洋洲的经济欠发达地区，而欧洲、北美洲的大部分国家基本控制了碘缺乏病的流行。中国是世界上碘缺乏最严重的地区之一，也是碘缺乏病流行较严重的国家。除了上海和部分省市几个散在的高碘区外，其他省、市、自治区都是碘缺乏病区，约有7.2亿人生活于缺碘地区。我国从20世纪60年代开始实施了对中、重度病区供应碘盐为主的防治措施，使碘缺乏病得到了有效控制。截止到2005年年底，全国合格碘盐食用率提高到90.2%，8~10岁儿童甲状腺肿大率下降到5.8%。至2010年，除了西藏、青海和新疆三个省（自治区）以外，其他省份均已达到消除碘缺乏病的阶段目标。

（一）地区分布

地方性甲状腺肿大流行非常广泛。过去除冰岛这个渔业发达的岛国之外，其他国家都有程度不同的流行地区。亚洲的喜马拉雅山区、拉丁美洲的安第斯山区、非洲的刚果河流域都是著名的重病区。我国除上海市外，所有省、市、自治区都有不同程度的流行。东北的大小兴安岭、华北的燕山山脉、西南的云贵高原、中南的大别山、华南的十万大山等都是病例比较集中的重病区。除上述山区外，一些内陆丘陵、平原地带也有不同程度的流行。碘缺乏病地区分布总的规律是：山区高于丘陵，丘陵高于平原，平原高于沿海；内陆高于沿海，农村高于城市；内陆河上游高于下游；农业地区高于牧区。

（二）时间分布

我国70年代的大规模流行病学调查证实我国有3500万地方性甲状腺肿大患者和25万典型的克汀病患者，轻度智力落后（IQ 50~69）在学龄儿童中达5%~15%。1993年数据显示全国有1778个县有碘缺乏病流行，地方性甲状腺肿大患者776万，典型的地方性克汀病患者18.8万。在1995年全民食盐加碘后，到2005年，8~10岁儿童甲状腺触诊肿大率为5.0%，达到了国家标准。但仍有5个省份儿童甲状腺触诊肿大率在10%以上，12个省份在5%~10%之间。2007年地方病年报统计结果显示，我国目前仍有地方性甲状腺肿大者619.46万人，克汀病患者12.37万人。

（三）人群分布

从人群中的流行情况来看（碘缺乏病防治手册，2007），碘缺乏病累及全人口，可发生在任何年龄，往往在儿童期开始出现，青春发育期急剧升高，40岁以后逐渐下降。女性的最高患病率多在12~18岁以内，男性在9~15岁之间，以后随年龄的增加而降低。男性成年后，该病患病率逐渐下降；而成年女性由于月经周期、怀孕、哺乳等生理因素，碘缺乏病患病率仍保持在一个较高的水平。处于生长发育加速期的儿童和特殊生理阶段的妇女较一般人群患病率高，即育龄妇女、孕妇、哺乳期妇女和0~2岁婴幼儿、学龄前及学龄儿童是碘缺乏的高危人群。

从男女性别患病率来看,10岁之前男女性别患病率无明显区别,从青春期开始,女性患病率高于男性。男女患病率又因地区患病率高低而有所不同,患病率高的病区,男女患病率的差别愈小,而轻病区男女患病率之比可达 1:5～1:8,而地方性克汀病的男女患病率之间差异无显著意义。

> **案例 22-1 续**
> 甘肃省碘缺乏病流行由来已久,全省 90% 以上的地域属于缺碘地区,受威胁人口达 2200 多万人,地方性甲状腺肿大患者最高年份达 85 万多人,克汀病患者 2 万多人,对人民的健康造成严重威胁,直接影响群众脱贫致富,制约了经济的发展。从地理分布上来看,长江流域的嘉陵江、白龙江、西汉水,以及大夏河、洮河水系和渭水源头地区的患病率高,中部干旱地区和河西走廊患病率较低,患病率江河上游>中游>下游>川坝,林区>农区>牧区。

二、病因学

(一) 碘缺乏

碘缺乏作为碘缺乏病的原因,已经毋庸置疑。碘是人体生长发育必需的微量元素,是甲状腺功能、大脑和身体生长发育的重要物质基础,在维持能量代谢、促进体格发育、促进中枢神经系统的结构发育中发挥重要作用。碘在人体内的含量仅有 20～50μg(平均 30μg)。尽管它在人体中的含量极低,却是人体各个系统,特别是神经系统发育所不可缺少的。

人体对碘的生理需要量取决于机体对甲状腺激素的需要量。正常成人对甲状腺激素的需要量是相对稳定的,合成这些激素所需的碘为 50～75μg/d,许多研究证明,人体需碘量因性别、年龄和地理状态而异,一般在 100μg/d 左右。而碘的供应量一般应为需要量的两倍。碘摄入不足是导致碘缺乏的主要原因。而食物中的碘是来自自然环境的水和土壤,当局部地区土壤和环境中碘含量缺乏时,生产的食物中碘含量匮乏,当地水源含碘量也低,会导致当地居民碘摄入不足。

(二) 碘缺乏病的其他影响因素

除了碘缺乏外,许多其他因素对碘缺乏病的发生发展也有影响。例如,一些像硫氰化物、硫脲类的致甲状腺肿物质,以及营养状况、环境污染和遗传因素也会影响碘缺乏病的发生。

(三) 碘摄入过多

碘摄入过多造成的甲状腺肿大称为高碘型地方性甲状腺肿大。据报道日本北海道地区甲状腺肿大发病与当地居民吃过量的海带有关。近年来,不断报道的我国沿海地区甲状腺肿大发病率上升和甲状腺瘤的发病率升高都与高碘摄入有关。

三、临床表现

(一) 地方性甲状腺肿

1. 甲状腺肿大 甲状腺常缓慢增大,患者多不知道发病的确切时间,一般除颈部变粗外无其他症状。临床分为三型:①弥漫型,腺体均匀增大,摸不到结节;②结节型,在甲状腺上摸到一个或几个结节；③混合型，在弥漫肿大的腺体上摸到一个或几个结节。

分度标准如下。

0度 没有任何可触及的或可见的甲状腺肿大。

Ⅰ度 当颈部处于正常位置时，可触及肿大的甲状腺，但看不到肿大。当受检者做吞咽动作时，肿块在颈部上下移动。在甲状腺尚未见肿大的情况下，可触及结节时也属Ⅰ度。

Ⅱ度 当颈部处于正常位置时，颈部可见明显的肿大，并且当颈部触诊时，可触及肿大的甲状腺。

2. 压迫症状 当甲状腺肿大到一定程度时，压迫周围组织器官可产生相应症状，如呼吸困难、声音嘶哑、吞咽困难、面颈部淤血等。

3. 不同程度的甲状腺功能低下表现 患者大多有黏液性水肿、怕冷、乏力、心率缓慢症状等。

(二) 地方性克汀病

1. 精神发育迟滞 其特征是智力低下和社会适应困难，可伴有某种精神躯体疾病。多起病于18岁之前，智商低于70，有不同程度的社会适应困难。

2. 身体发育迟滞 患者身材矮小，多数成年后身高在1.2~1.4m之间，且上半身长，下半身短。患儿呈现出克汀病面容。

3. 聋哑 患者绝大多数有不同程度的聋哑。

4. 神经症状 患儿多有下肢肌张力增高、下肢痉挛性瘫痪等表现。

5. 甲状腺功能低下 多有皮肤弹性差、干燥、黏液性水肿等体征，患儿反应迟钝、嗜睡、基础代谢率低。

四、诊 断 依 据

(一) 地方性甲状腺肿的诊断依据

(1) 居住在地方性甲状腺肿大病区。

(2) 甲状腺肿大超过本人拇指末节，或小于拇指末节但有结节。

(3) 排除甲状腺炎、甲状腺功能亢进、甲状腺癌等疾病。

(4) 24h尿碘低于50μg/g肌酐。

(5) 甲状腺吸碘率呈"饥饿曲线"，即服入定量的放射性碘后，各个时间的吸碘率较正常值高。

(二) 地方性克汀病的诊断依据

1. 必备条件 ①出生居住在碘缺乏地区；②精神发育迟滞，主要表现为不同程度的智力障碍。

2. 辅助条件 ①神经系统症状：如不同程度的听力、语言、运动障碍；②甲状腺功能低下症状：不同程度的身体发育障碍；不同程度的克汀病形象。

有上述必备条件，再具有辅助条件中神经系统或甲状腺功能低下症状中任何一项（或一项以上），且排除分娩损伤、脑炎、脑膜炎及药物中毒者，即可诊断为地方性克汀病。若患儿具有上述必备条件，但不能排除其他疾病，可诊断为疑似患者。

(三)病区划分标准

我国制定的碘缺乏病病区的划分标准(GB16005-1995)包括：①尿碘中位数低于 100μg/L；水碘低于 10μg/L；②8～10 岁儿童甲状腺肿大率大于 5%(触诊法)或者 7～14 岁儿童甲状腺肿大率大于 10%(B 超法)。病区划分标准见表 22-1。

表 22-1 碘缺乏病病区划分标准

病区	8～10 岁儿童甲状腺肿大率(%)	7～14 岁儿童甲状腺肿大率(%)	地方性克汀病	尿碘(μg/L)
轻病区	5～19.9	10～29.9	无	50～100
中等病区	20～29.9	30～49.9	无或有	25～50
重病区	≥30	≥50	有	≤25

五、预防策略与措施

(一)预防策略

世界上许多国家(包括中国)预防碘缺乏病的策略均为"全民食盐加碘"(universal salt iodization，USI)。WHO 在 1994 年提出"全民食盐加碘是消除碘缺乏病的主要公共卫生手段"。同年，我国颁布了《食盐加碘消除碘缺乏危害管理条例》，1995 年开始实施"全民食盐加碘"策略。在实施"全民食盐加碘"策略中坚持"因地制宜，分类指导，科学补碘"的原则。

(二)预防措施

全球已经有 118 个国家把碘缺乏列入重要的公共卫生问题。虽然碘缺乏病涉及的人群、地区非常广，但碘缺乏病容易防控。预防和控制碘缺乏病的主要对策在很大程度上要依赖于科学补碘。

1. 碘盐 很多国家的防治实践证明，食盐加碘是防治碘缺乏病最经济、简便、有效的方法。1990 年全世界食用碘盐的居民户不足 10%，到 2000 年已有 66%的居民户食用碘盐，2007 年此比例达到了 70%，全民食盐加碘取得了明显进展。从全球实施食盐加碘后，全世界智力障碍患者从 1990 年的 4300 万人降至 2000 年的 2800 万人，用于治疗碘缺乏病的医疗费用也大大下降。

不同国家供应的碘盐中碘含量不一。WHO 推荐碘和盐的比例为 1/10 万，我国《食盐加碘防治地方性甲状腺肿方法》中规定为 1/2 万～1/5 万。碘盐的含碘量应根据每人每日碘需要量、病区缺碘程度、每人每日食盐量及当地致甲状腺肿物质危害程度等因素而定。一般认为每人每日摄入 100～200μg 碘即可防止地方性甲状腺肿发生。目前，我国现行的盐碘浓度标准为 35±15mg/kg。以往我国曾用碘化钾，现改用稳定性较好的碘酸钾。但为防止碘化物损失，必须注意包装严密、防晒、干燥和避免贮存过久。

2. 碘油 有些难以推广碘盐的边远地区，可选用碘油，应用的主要对象是育龄妇女、孕妇、哺乳期妇女及 0～2 岁婴幼儿等特殊人群。碘油是用植物油与碘化氢加成反应而制得的有机碘化物，也称碘化油。我国用的碘油多为核桃油与碘合成，近年也有用豆油制的碘油。尽管碘油是防治碘缺乏病的有效措施，但不能代替碘盐，在没有推广碘盐的病区，应尽早实行碘盐预防。

3. 其他预防方法 有碘化饮水，碘化食品和调味品，提倡合理营养，改善饮食结构等。

（三）防治原则

防治碘缺乏病的唯一有效手段是补碘，补碘需要遵循以下几个原则。

1. 长期性 外环境的碘缺乏可以通过雨水来不断补充，但专家们估计，这种自然的补碘过程数千年才会得到纠正，这就决定了人类的补碘需长期坚持下去，补碘不是短期行为。

2. 日常性 人类对碘的储备能力十分有限，人体摄入的碘主要储存在甲状腺，在碘充足情况，甲状腺储存的碘也只够 2～3 个月之用。摄入过多的碘人体不能储存而是通过尿排出体外。因此，必须每日都要补碘，一旦停止补碘，碘缺乏病就会"死灰复燃"。

3. 生活化 即补碘需要每日补，补碘措施必须贴近人们的日常生活，便于群众接受。

4. 科学化 补碘是一项系统工程，不同碘缺乏地区的人群碘的需求量不尽相同，实施全民补碘不能一刀切，而应该"因地制宜，分类指导，科学补碘"。

（四）监测

碘缺乏病是一个涉及人群的公共卫生问题，而补碘又是长期要坚持的防治措施，一旦碘供应不足，已经得到控制的地区，碘缺乏病还会"死灰复燃"。对碘缺乏病进行监测意义在于：①确定一个人群缺碘程度及碘缺乏病的分布状况，为长期评估或监测提供一个基线；②识别高危病区和人群及存在的问题，以便迅速争取干预措施，即：何处应优先采取措施，以便有效地利用资源；③对已实行的防治计划和干预措施（全民食盐加碘）进行评估，对出现的问题及时进行分析并反馈到相应的部门，以便迅速采取对策。

有计划地对当地碘盐和病情监测，是碘缺乏病防治工作的重要组成部分。2007 年卫生部颁发了《全国碘缺乏病监测方案（试行）》。碘缺乏病的监测包括下面几个内容。

1. 碘盐监测 碘盐监测以县为单位进行，监测方法包括随机抽样监测和重点抽样监测。按国家标准，合格碘盐的碘含量标准为 35±15mg/kg。

2. 碘缺乏病高危地区监测 以乡为单位，每个监测县抽取 3 个乡，优先抽取既往有地方性克汀病病例或有确诊新发地方性克汀病病例的乡。监测内容包括：搜索疑似地方性克汀病病例、检测甲状腺容积和尿碘浓度及入户调查。

3. 调查评估 用于考核评估省级实现消除碘缺乏病阶段目标的工作进展。主要评估对象为 8～10 岁学生。每 3 年开展一次。

评估方法和内容：以省为单位，按"0 人口比例概率抽样方法"确定 30 个抽样单位所在的县；采取单纯随机抽样方法从每个抽样单位中抽取 1 所小学；在被抽中的小学随机抽取 40 名 8～10 岁学生，测量其甲状腺容积，检测其家中食盐碘含量；随机采集其中 20 名学生的尿样，检测其尿碘浓度。

案例 22-1 续

1958 年甘肃省卫生厅组织地方病防治队在病区开展调查并投服碘化钾片。60 年代开始在重病区为 1500 万人供应碘盐，含碘量为 1/5 万～1/2 万。全人群甲状腺肿大患病率由 1971 年的 11.9%下降到 1984 年的 1.84%，无新发克汀病患者。1993 年国家制定消除碘缺乏病目标，碘缺乏病防治监测的各项指标、方法、检测技术全面与国际接轨。1995 年根据国家要求开始实施全民食盐加碘。2000 年国家全国范围内开展碘缺乏病防治进程评估，甘肃省是全国未达到消除碘缺乏病阶段目标的 7 个省份之一，实现阶段目标的县 25 个，仅占所有县的 28.7%，基本实现阶段目标的县 10 个，未实现阶段目标的县 52 个。全民食盐加碘 10 年间，从 1995 到 2005 年，甘肃省居民户合格碘盐食用率从 55.5% 上升到的 88.9%，碘盐合格率从 59.9% 上升到 96.6%，8~10 岁儿童甲状腺肿大率由 38.7% 下降到 13.5%，儿童尿碘中位数处于适宜水平。经过多年的防治和努力，甘肃省碘缺乏病防治取得了很大的进展，人群碘营养得到了显著改善。

第三节 地方性氟中毒

地方性氟中毒(endemic fluorosis)是指由于一定地区的环境中氟元素含量过多，而致生活在该环境中的居民长期摄入过量氟所引起的以氟斑牙、氟骨症为特征的一种慢性全身性疾病，由于该病具有明显的地区性，又称地方性氟病。

案例 22-3

地方性氟中毒是我国流行最为广泛、病情最为严重的重点地方病之一。山西省地处华北黄土高原，黄河中游，境内地形复杂，干旱少雨，导致了各种地方病的多发和流行。2012 年 10 月~2013 年 1 月，山西省按照《饮水型地方性氟中毒监测方案》组织开展了监测工作。

2012 年共监测 18 个村，其中已改水村 17 个，占监测村数的 94.44%；未改水村 1 个，占监测村数 5.56%，其中，水氟含量合格工程 9 个，占 52.94%，覆盖人口 16 920 人；水氟含量超标工程 8 个，占 47.06%，覆盖人口 40 899 人。本次监测 1 个未改水村，水氟平均值 3.41 mg/L，覆盖人口 18 520 人。对其中 8~12 岁儿童进行了氟斑牙检查，在已改水村中的 1335 人中，检出氟斑牙患者 409 人，在未改水村中的 27 人中，检出氟斑牙患者 12 人。在已改水村中有 8 个村改水工程水氟超标，这些村共检查 8~12 岁儿童 649 人，检出氟斑牙患者 263 例。监测结果可见，改水工程正常运转且水氟含量合格的自然村，儿童氟斑牙患病情况基本达到国家控制标准(21.14%)；水氟含量超过国家标准或未改水的自然村，儿童氟斑牙检出率仍处于较高水平。说明改水降氟是防治饮水型地方性氟中毒最根本、最有效的措施。

讨论题

(1) 什么是地方性氟中毒？主要危害是什么？
(2) 地方性氟中毒的流行病学特征是什么？
(3) 地方性氟中毒的防治措施有哪些？

一、流行病学特征

地方性氟中毒分布广泛，流行于世界五大洲的 50 多个国家和地区，中国是世界上地方性氟中毒病情最重的国家之一，除上海市外其余各省、市、自治区均有不同程度的流行。2005 年全国有病区县 1300 多个，氟斑牙患者 3950 万人，氟骨症患者 287 万人，病区影响人口 1.1 亿，而 2008 年与 2010 年数据显示出，我国地方性氟中毒的流行范围和病情并没有明显地变化。地方性氟中毒分为饮水型、燃煤污染型和饮茶型三种类型。饮水型氟中毒是病区分布最广、患者数最多的一种类型。

(一) 地区分布

1. 饮水型氟中毒 由于饮用高氟水而引起的氟中毒。这类病区以地下水氟含量高为主要特征，是我国地方性氟中毒病区的主要类型。其主要分布在长江以北各地，如黑龙江、吉林、辽宁、内蒙古、山西、陕西、甘肃、宁夏、青海、新疆、河北、河南、山东、天津、北京。饮水型氟中毒病例多少、病情轻重与当地饮用水中含氟高低程度密切相关。水含氟量愈高，饮用时间愈长，则病情愈重。

2. 燃煤污染型氟中毒 由于居民使用含氟高的生活燃煤污染室内空气和食物，居民长期吸入污染的空气和摄食食物引起地方性氟中毒。病区多处于海拔高度在 800 米以上的高寒地区，气候寒冷且湿度高。其主要集中在云南、贵州、四川 3 省交界的山区和重庆东部、湘西、鄂西的山区，以西南地区病情最重，北方也有少数面积不大的病区。燃煤型氟中毒是我国 70 年代后确认的，在世界上其他国家尚未发现。

3. 饮茶型氟中毒 由于饮用含氟过高的砖茶而引起的氟中毒。饮茶型氟中毒分布在有饮砖茶习惯的少数民族居住的地区，包括四川、西藏、青海、甘肃、新疆、内蒙古、云南等。

我国地方性氟中毒病区分布中，北方以饮茶型为主，南方以燃煤污染型为主，交汇区大致在长江以北，秦岭、淮河以南。饮茶型主要在中西部和内蒙古等习惯饮茶民族聚居区。

(二) 时间分布

该病的发生无明显季节性。

(三) 人群分布

人群分布特点主要是与机体内氟的蓄积量、机体生长发育规律和个体易感性及生活习惯等因素有关。氟斑牙多发于 6～12 岁儿童萌出的恒牙，无性别差异，乳牙也可发生轻度白垩型氟斑牙。氟骨症多见于成年人，一般多在 20 岁后发病。无性别差异，但有一些病区，女性由于生育原因，出现氟骨症患者多于男性。氟斑牙与在病区居住年限无关，恒牙形成矿化后的人群再移居病区，一般不再患氟斑牙。氟骨症与在高氟区居住的年限有关，居住时间越长，接触高氟环境的时间越长。发病的潜伏期一般在 10 年以上。非病区迁入病区的人群更易患氟骨症，潜伏期缩短，有的 2～3 年内即可发病，一般 5 年左右发病。

二、临床表现

(一) 氟斑牙

氟斑牙（dental fluorosis）是地方性氟病出现最早的特异性体征，也是最易识别的临床特征。地方性氟牙症一般无自觉症状，其临床表现主要是牙釉质的变化。可出现 3 种情况：釉面光泽度改变、釉面着色及釉面缺损。

(二) 氟骨症

1. 症状 氟骨症（skeletal fluorosis）起病缓慢，早期症状多不特异，表现如下。①疼痛：疼痛是氟骨症最常见的症状。疼痛一般呈持续性，因病程进展而加重，由酸痛发展为刺痛或刀割样疼痛，无游走性，局部无红、肿、热。疼痛在活动后可缓解、静止后加重。疼痛严重时，患者往往不敢用力咳嗽和翻身，为此，患者常维持一定的体位。②神经症状：多在晚期病例出现，表现为肢体麻木、蚁走感、知觉减退。脊髓受累最早出现的症状是进行性肌无力，首先从一侧小腿开始，逐渐扩展至另一侧，导致行走困难。严重者可发生瘫痪和大小便障碍。此外，有脱力感、握物无力等症状。③其他症状：不少患者有头痛、头昏、心悸、乏力、困倦等神经衰弱症状，也有恶心、食欲缺乏、腹胀、腹痛、腹泻等胃肠功能紊乱症状。

2. 体征 轻症者多无体征。随着病情的进展，出现不同程度的神经系统、骨关节系统的体征。

三、诊断依据

(一)氟斑牙诊断依据

氟牙症的诊断主要靠临床特点，如牙齿表面失去光泽，呈白色条纹或斑块或白垩色，常有对称性和多对牙或全口牙齿受累。或在恒齿萌发期迁居高氟地区，牙齿出现白垩、着色、缺损等改变，并排除其他原因(如四环素牙、釉质发育不良、烟茶色素沉积等)者，即可诊断为氟斑牙。

(二)氟骨症诊断依据

由于氟骨症无特异性的临床表现，因此要进行综合判断。其诊断依据如下。
(1)流行病学资料：生活在高氟区，饮用高氟水或经食物摄入过量的氟。
(2)临床表现：患有氟斑牙(由非病区迁入的成人可无氟斑牙)，并伴有骨关节疼痛、肢体或躯干功能障碍或变形。
(3)骨及骨周软组织具有氟骨症的X线改变。
(4)尿含氟量多超过正常。

四、预防策略与措施

(一)预防策略

预防为主，依靠科技与教育，加大宣传力度，动员全社会参与，采取以改水、改炉灶为主阻断流行因素的综合性防治措施，在巩固原有防治成果的基础上，加速落实防治措施的进度。

(二)预防措施

地方性氟中毒病因清楚，主要是由于摄入过量的氟所致，因此本病的根本预防措施是减少氟的摄入量。

1. 饮水型氟中毒的预防措施
(1)改水降氟：浅层地下水含氟量高，可开掘深井，饮用深层地下水；或开渠引水，引来水质清洁、含氟量低的地表水；收集降水，在缺水地区修建小型水库或水窖，蓄积天然降水。
(2)饮用水除氟：对含氟较高的水源，如改变水源有困难时，可采用除氟降氟方法。国内多用活性氧化铝、硫酸铝、氯化铝、羟基氧化铝等除氟制剂。

2. 燃煤污染型氟中毒的预防措施
(1)改良炉灶：改造落后的燃煤方式，炉灶应有良好的炉体结构并安装排烟设施，将含氟烟尘排出室外。
(2)减少食物氟污染：应防止食物被氟污染，如改变烘烤玉米及辣椒等食物的保存方法，可用自然条件烘干食物，或用烤烟房、火坑烘干，避免烟气直接接触食物。

(3) 不用或少用高氟劣质煤：更换燃料或减少用煤量，最大限度地降低空气中氟含量。

3. 饮砖茶型氟中毒的预防措施 研制低氟砖茶和降低砖茶中氟含量，并在饮砖茶习惯病区增加其他低氟茶种代替砖茶。

4. 个人保健与防护

(1) 减少接触其他氟源，少饮茶，忌用含氟牙膏，不用含氟药物，以避免增加氟的摄入量。

(2) 调整饮食的营养结构，改变膳食的组分，增加钙质、蛋白质和维生素 C 的摄入量。此外，还应注意改善劳动条件、增强体质、保护孕妇健康等，均能起到防病的积极作用。

> **案例 22-3 续**
>
> 山西省属于饮水型氟中毒，通过改水降氟，本着"先重后轻，因地制宜，形式多样"的原则，在改水工程运行过程中，加强管理、维护，定时进行水氟监测，防止水氟回升，保证降氟改水工程发挥最大效用，同时加强健康教育，落实病区防治，取得了较显著的成效。

第四节 大骨节病

大骨节病(Kashin-Beck disease KBD)是一种地方性、多发性、变形性骨关节病。主要病变是发育期儿童的关节透明软骨变性、坏死及继发的骨关节炎，严重者可导致矮小畸形，终生残疾。

大骨病最早于 1849 年由俄罗斯界标师尤林斯基(Yurenski)发现并报告，迄今已 150 余年，其后俄罗斯军医卡辛(Kashin)和贝克(Beck)夫妇对大骨节病进行了较详尽的调查，提出本病是一种独立的骨关节病，因此国际上把大骨节病称为卡辛-贝克病(Kashin-beck Disease)。1934 年，张风书首先论证了我国东北的大骨节病即是卡辛-贝克病。

> **案例 22-4**
>
> 在西藏若尔盖县包座乡卓塘村，有个叫林卓泽仁的年轻人，年龄仅 27 岁，但外表看起来很沧桑，佝偻的身躯，无神的眼睛，举步维艰的姿势，肿大的骨节。他的身高只有 1.1m，这一切全因为他得了名叫"大骨头病"的怪病。林卓泽仁小时候并没有发现有何异常，他能跑能跳，能干活能打球。但是从十几岁开始，他像妈妈一样，有了大骨节病的症状。从健康人到重度大骨节患者的历程犹如一场噩梦。开始，他的骨节变大了，他握不住拳了，握不住镰刀了，握不住筷子了；他抬不起肩膀了，弯不下腰了，蹲不下去了，走不了路了；他失去了劳动能力，失去了生活自理能力，失去了自己一切一切的梦想。作为一个重度大骨节患者，他的生活不再由自己决定，他的生存也不再由自己决定。事实上，在林卓泽仁家里的 6 口人中，就有 3 个是重度大骨节患者。在卓塘村，像他这样的大骨节患者并不在少数，全村 400 人中有 200 多人都患有同样的病，林卓泽仁的家庭就是全村的一个缩影。(选自赵亚辉.触目惊心的大骨节病.资源和人居环境.2008.12：25-28)
>
> **讨论题**
>
> (1) 林卓泽仁得的大骨节病是一种什么样的病？

(2) 大骨节病在我国的流行特点是什么？
(3) 预防大骨节病的主要措施有哪些？

一、流行病学特征

(一) 地区分布

大骨节病分布我国黑龙江、吉林、辽宁、河南、内蒙古、北京、山东、山西、陕西、甘肃、四川、青海、西藏和台湾等省(区、市)。病区的地理与气候特征相当于我国大陆东南温暖、潮湿季风带与西北寒冷、干旱地带的移行部位。病区呈灶状分布，多为较寒冷潮湿、土壤肥沃、主产麦类和玉米的地区。按新发病例的多少可将病区分为活跃、相对静止、静止三种类型。

(二) 时间分布

本病呈明显的年度多发现象。发病的年度变化多为先是阶梯式上升，逐渐达发病高峰，而后呈阶梯式下降。一年中多发季节各病区有所不同，四季分明的北温带 3~5 月多发，较温暖的地区多发于 2~3 月，因本病起病缓慢，多数病例在"不知不觉"中发病，往往在确诊之时已难以确定发病时间，为描述本病的时间分布带来困难。

(三) 人群分布

本病多发生于以当地玉米或麦类为主食的农业人口，多发生于儿童和少年，成人中新发病例极少。年龄组别患病率各地有所差异，活跃病区 10 岁以下儿童居多，重病区发病年龄提前，2~3 岁即可发病，轻病区发病年龄后移，多发于 10 岁前后。本病患病率未见明显的性别差异。多数病区病例有家庭集聚现象。民族间患病率之差异取决于主食的粮食种类和生活方式，同一病区的朝鲜族居民以大米为主食的无病例发生，而与汉族一样以玉米为主食的则患病率无差异。实验表明，原重病区在改种水稻并以大米为主食后病例逐渐减少，甚至再无新发病例。与此相反，在原以大米为主食的非村屯改水田为旱田，主食玉米后迅即出现病例。

二、病　　因

自 1849 年俄罗斯 Yurenski 首次报道大骨节病以来，其病因至今仍不清楚。目前关于大骨节病的病因假说主要有以下几种：生物地球化学说、饮水中有机物中毒学说、粮食真菌毒素中毒说，但近年来仍有不少学者继续提出新的病因学说，如环境条件下的生物致病学说、人类微小病毒 B19 致病学说等。但目前所有病因假说均不能完全阐明大骨节病的发病机制，不过环境因素在大骨节病的发生发展中起到了重要的作用，已经达成了共识。关于大骨节病发病机制的研究，从最早开始的环境因素、群体、个体、器官、细胞水平到现在的分子生物学、基因组学等方向发展，近年来多采用细胞培养、动物模型和基因分析等研究，深入探讨大骨节病的病因、发病机制及环境-遗传的交互作用。

三、临床表现

大骨节病病程进展缓慢，常在不知不觉中起病，患者初期可能自觉疲乏，四肢无力，皮肤感觉异常(如有蚁走感、麻木感等)、肌肉酸麻、疼痛等。这些症状常常不衡定，不明显。其主要的、典型的临床表现都与骨软骨损害和关节功能状态密切相关。

(一)早期表现

在关节明显变大、出现短指(趾)畸形之前,早期症状、体征多缺乏特征性。主要对关节疼痛、指末节弯曲、弓状指和凝状指节增粗这几种表现需要重视。

(二)病情发展后的表现

本病病情发展以后,除关节疼痛等早期表现继续加重外,主要有:关节增粗、关节活动障碍、关节磨擦音、关节游离体、骨骼肌萎缩、短指(趾)畸形和短肢畸形,身材矮小等症状体征。

四、预防策略与措施

由于大骨节病病因尚未明确,目前还没有特效的药物及治疗手段,因此早期的预防显得尤为重要。可采取补硒、改水、改粮、合理营养、改善环境条件、加强人群筛查等综合性防治措施。通过改善水质、调整饮食等可降低其发病率。

(一)改良水质

针对病区居民饮水矿化度较低、自然污染较重的情况,应努力改良水质。有条件的地方可依据当地水文地质条件打深井,或引水质好的泉水入村。应加强对饮水源的保护,防止污染。水质不良、有机物含量高者可因地制宜修建滤水设施,集中滤过,统一供水。

(二)改善粮食品质

针对病区居民食物单调、偏食情况,应提倡农作物种植多样性和食物多样化。北方有水利条件的病区可以改旱田为水田,把以玉米或小麦为主的主食改为以大米为主。在农作物的收割、粮食的运输到贮存各个环节都要及时、充分晾晒或烘干,防止粮食霉变。谷物磨粉前后,也应保持干燥,以遏制霉菌的繁殖产生毒素。

(三)补硒

这是针对病区土壤、农作物缺硒而采取的措施,如农作物喷硒。也可在病区居民食盐中加硒。这和碘盐预防碘缺乏病一样,也是一种简便易行的方法。

第五节 地方性砷中毒

地方性砷中毒(endemic arseniasis)是指长期从饮用水、室内煤烟、食物等环境介质中摄入过量砷而引起的一种生物地球化学性疾病。临床上以末梢神经炎、皮肤色素代谢异常、掌跖皮肤角化、肢端缺血坏疽,皮肤癌等为主要表现,是一种伴有多系统、多脏器损伤的慢性全身性疾病。

地方性砷中毒多为慢性中毒,是地方病中发现历史最短、了解最少的一种地方病。其危害可持续存在,尤其砷可引起恶性肿瘤等,因此引起广泛关注。

> **案例 22-5**
> 云南省多个县发现了水源性高砷地区,但未曾确定地方性砷中毒病区。2013年10月,我们对该县有疑似地方性砷中毒病例分布的高砷地区开展了全面调查。

经调查发现，水砷含量较高、发现地方性砷中毒疑似病例的村为调查村(弥渡县弥城镇谷城村委会高芹村和高盂营村)，同时选择与高砷村相邻且未饮用高砷水源的王车营村作为对照村。对饮用水和水砷含量进行了相关检测，同时对村民进行了相应的临床检查，筛检出61例砷中毒疑似病，确诊37例地方性砷中毒和可疑病例，总检出率9.16%，首次确认了云南省存在饮水型地方性砷中毒病区。(摘自王安伟.云南省首次确认饮水型地方性砷中毒病区.疾病预防控制通报，2015.)

讨论题
(1) 什么是地方性砷中毒？
(2) 地方性砷中毒有什么流行特点？
(3) 怎样预防地方性砷中毒？

一、流行病学特征

(一) 地区分布

饮水型砷中毒发生于世界许多国家，如智利、阿根廷、美国、加拿大、泰国、前苏联、匈牙利等，其中最严重的是孟加拉、印度和中国。我国于1983年在新疆奎屯地区首次发现饮水型砷中毒。此后，在内蒙古自治区的赤峰市、巴彦淖尔盟、呼和浩特、包头和临河市，以及山西省的大同和晋中盆地等，又先后发现大面积饮水型砷中毒病区。燃煤型砷中毒则常见于我国贵州省和陕西省。

饮水型地方性砷中毒呈明显条带状、块片状、灶状和点状分布，如内蒙古的河套地方性砷中毒病区和山西省的山阴病区相接呈明显的条带状。有调查显示，在地方性砷中毒病区，井水砷含量超过生活饮用水标准的可占40%~60%。相邻两户，一墙之隔，井水砷含量也不一样，显示该病在病区成点状分布。燃煤型地方性砷中毒主要分布在敞灶燃烧高砷煤的地区。

(二) 时间分布

该病无明显的时间分布特征。

(三) 人群分布

由于病区主要分布在农村，因此患者多为农民，没有民族差异，不同年龄均可发病，且患病率有随年龄增高而上升的现象，20岁以上居民患病率明显高于20岁以下，40~50岁年龄段是患病的高峰期。男性患病率略高于女性。无论是饮水型还是燃煤污染型砷中毒，只有暴露于高砷水或燃用高砷煤者才会发病。发病具有家庭聚集性，大部分受累家庭有2名或2名以上的患者，甚至全家发病，且具有明显的个体差异，同一家庭成员中，有的表现为重度砷中毒，有的则症状很轻。

二、病因和分类

地方性砷中毒可分为饮水型和燃煤污染型。饮水型最常见，燃煤型仅见于我国的某些地区。

饮水型是由于饮用高砷水，直接由消化道摄入过量砷引起的。20世纪70年代末期以来，为改善水源质量，预防地表浅水所致氟中毒及使用方便，改打手压井代替以往的地表大口井。由于井深多在20~30m的富砷含水层,水砷含量在0.2~2.0mg/L,居民长期饮用这种高砷水而发病。

燃煤型则是由于敞灶燃用高砷煤取暖、做饭或用其烘烤粮食、辣椒等,居民长期吸入污染的空气及食用污染的食物而发病。

> **案例 22-5 续**
> 弥渡县是云南省水砷含量较高的县,以弥渡县弥城镇谷芹村委会高芹和高孟营自然村的水砷含量最高,且这两个村最主要的高砷水源为同一源头温泉水,该水源为两村主要饮用水源,砷含量高达0.5mg/L以上,为国家水砷含量卫生标准上限的10倍。同时这两个村也是饮水型地方性氟中毒病区村(温泉水氟含量1.46mg/L)。两村虽于2006年进行改水,但改水工程水量难以满足村民饮用水需要,村民大部分时间仍在饮用高砷温泉水,提示高砷水对发病的影响。

三、临床表现

地方性砷中毒主要为慢性中毒,其特征性表现为皮肤改变,同时伴有神经、血管、消化系统等全身性改变。

1. 皮肤改变 色素沉着、色素脱失、掌跖角化和皮肤癌是地方性砷中毒的特征性表现。当一个患者同时有色素沉着、脱色素及角化时,常称为"皮肤三联征"。

2. 神经系统 主要表现为类神经症,重者可伴有头疼、头晕、记忆力减退、视力或听力下降。末梢神经受累表现为手脚麻木、手套、袜套样感觉异常,检查可见感觉神经传导减慢。

3. 消化系统 主要症状有食欲减退、恶心、腹痛、腹泻、消化不良等,部分患者可出现肝大、肝硬化。

4. 心脑血管及末梢循环 在砷中毒病区,主诉肢端怕冷和末梢循环障碍的患者较多。但除台湾报道砷中毒病区发生"乌脚病"外,在我国内地及其他国家尚未见报道。

5. 其他表现 除皮肤癌以外,近年报道饮水型砷中毒病区的居民肺癌、肾癌、膀胱癌、肝癌等恶性肿瘤也高发。

四、诊断标准

饮水型地方性砷中毒诊断主要根据饮水砷含量;燃煤污染型则根据室内空气中砷浓度和受污染食物砷含量,结合患者的临床症状和体征,特别是皮肤色素和掌跖角化,并辅以实验室检查,诊断一般并不困难。尿砷和发砷增高可协助诊断。

五、预防措施

以切断砷源为主要预防措施,改水、改灶、改变生活习惯是切断砷源的主要途径,也是预防砷中毒发生的根本方法。

由于我国砷中毒病区面积大,各地地理及经济状况不同,可采取因地制宜的改水方法,如经济条件好的地区,可采取集中改水,分户供自来水方式;经济比较落后或引进低砷水源困难的地区,可选用收集雨水或化学除砷改水方法,尤其适于家庭或小范围人群改水。

对于燃煤污染型病区,切断砷源的最根本途径是改用低砷煤,但各地区煤砷含量不稳定,该项措施不易实施。因此改灶、安装烟囱和改变敞灶燃煤习惯,以及改变干燥粮食和辣椒的方法,是预防燃煤污染型砷中毒的重要措施。

第六节　地方病的预防策略和措施

为有效预防和控制地方病的流行,维护病区群众身体健康,促进病区经济与社会协调发展,根据我国地方病的流行特点与防治现状,2004年制定的《全国重点地方病防治规划(2004-2010年)》确定了地方病防治的指导思想、基本原则和预防控制措施。

一、指 导 思 想

按照"政府领导、齐抓共管,预防为主、科学防治,突出重点、因地制宜,统筹规划、分步实施"的原则,充分调动地方各级人民政府、各有关部门和单位的积极性,广泛动员群众参与,多渠道筹措资金,切实落实综合防治措施,加快地方病防治进程。

二、基 本 原 则

1. 政府领导、齐抓共管　加强领导、加大投入。各有关部门和单位要密切合作,加强协调,立足本部门和单位的职责,发挥各自优势,推动防治工作扎实有效、深入持久地开展。

2. 预防为主、科学防治　通过改造病区群众的生产生活环境,减少并努力消除各种致病因素;通过广泛深入地开展健康教育活动,让群众了解地方病的危害和防治知识,形成健康的生产生活方式,积极主动地参与防治工作。同时,加强地方病防治应用性科学研究,依靠科技进步,提高防治水平。

3. 突出重点、因地制宜　根据地方病流行特点和分布情况及病区自然、社会条件和经济发展水平,将对群众危害比较大、防治效果比较好的地方病作为防治重点,因地制宜地采取行之有效的综合防治措施。

4. 统筹规划、分步实施　进一步摸清地方病流行情况,根据经济发展水平,采取"先重病区后轻病区、先人群密度大病区后人群密度小病区"的做法,统筹考虑,分阶段安排和实施综合防治项目。

三、预防控制措施

(一)加强病情监测

结合公共卫生信息网络建设,进一步完善地方病病情信息网络,加强地方病病情和相关危险因素监测,准确、及时、定量地分析和预测全国地方病病情和流行趋势,为调整防治策略、制订防治规划、开展防治工作并评估防治效果提供科学依据。

(二)加强健康教育

开展多种形式的健康教育活动,使病区群众普遍掌握地方病防治知识,增强防病意识,提高自我防护能力,改变不利于健康的传统生产生活方式,自觉采取有效措施,预防和减少地方病的危害。

(三)加大干预力度

根据各地区地方病病种和防治工作所处的不同阶段,因地制宜地实施切实有效的干预措施。

1. 碘缺乏防治 未达到消除碘缺乏病目标的地区，要加强碘盐普及力度，提高碘盐覆盖率和合格碘盐食用率；普及碘盐暂时有困难的病区，经省级卫生部门批准，并报国务院卫生部门备案后，可在一定时期内，因地制宜地采取其他安全有效、价格低廉的补碘措施；已达到消除和基本消除碘缺乏病目标的地区，要坚持对碘盐生产、销售进行监督和监测，及时发现问题，巩固和扩大防治成果，保证消除碘缺乏病工作可持续发展。

2. 氟中毒、砷中毒防治 未控制地方性氟中毒、地方性砷中毒的地区，要认真落实以改水、改炉改灶为主的综合防治措施，并同农村人畜饮水、安全饮水工程及沼气池建设项目紧密结合，大力实施改水、改炉改灶降氟降砷。已控制的地区，要加强水质监测和对防治措施的监督，掌握改水、改炉改灶设施的使用情况，及时发现问题，认真处理。

3. 大骨节病防治 对能纳入国家6大林业重点工程规划和异地扶贫搬迁规划范围的大骨节病重病区，要优先安排建设项目。其他大骨节病病区，要因地制宜地认真落实退耕还林、退牧还草、搬迁、改种蔬菜或其他经济作物、换粮（从非病区购进粮食替代病区产粮）、补硒等措施，控制新发生大骨节病。

4. 其他地方病防治 要培训基层克山病防治专业人员，使其掌握克山病诊断和治疗方法，及时发现并治疗新发克山病病例。

(四) 防治成果

在党中央、国务院的高度重视下，经过地方各级人民政府、各有关部门和单位及广大地方病防治工作者几十年的艰苦努力，我国地方病防治工作取得了显著成绩。根据国务院下达的关于地方病"十二五"规划，截至2010年底，已有28个省（区、市）达到了省级消除碘缺乏病的阶段目标，97.9%的县（市、区）达到了消除碘缺乏病目标；已查明的水源性高碘病区和地区基本落实停止供应碘盐措施；燃煤污染型地方性氟中毒病区改炉改灶率达到92.6%；基本完成已知饮水型地方性氟中毒中、重病区的饮水安全工程和改水工程建设；基本查清饮茶型地方性氟中毒的流行范围和危害程度；完成了地方性砷中毒病区分布调查，已知病区基本落实了改炉改灶或改水降砷措施；地方性氟中毒和砷中毒病区中小学生、家庭主妇的防治知识知晓率分别达到85%和70%以上；99%以上大骨节病重病区村儿童X线阳性检出率降到20%以下；克山病得到了有效的控制，基本健全了地方病防治监测体系，地方病严重流行趋势总体得到控制，防治工作取得显著成效。

（周跃平　吴　磊）

参 考 文 献

蔡筱英，麦慧祯.2006. 突发公共卫生事件的分类分级管理探讨. 中国公共卫生，22(7)：895-896
陈坤，蔡剑，刘希永，等.2001. 结肠癌和直肠癌危险因素的巢式病例对照研究. 中华流行病学杂志，22(06):45-47
陈坤.2006. 公共卫生案例教程. 杭州：浙江大学出版社
陈颖，毛宗福，任经天.2007. 双黄连注射剂儿童不良反应病例对照研究. 药物流行病学杂志，16(3)：158-160
大野良之，柳川洋，2005. 生活習慣病予防マニュアル. 第4版. 東京：南三堂
邓可刚，何庆.2003. 循证医学证据的检索与利用. 北京：人民卫生出版社
邓培媛，李群娜，朱玉珍，等.2005. 葛根素注射剂不良反应 及其影响因素分析. 药物流行病学杂志，14(1)：14-18
邓瑛，王琦琦，松凯，等.2011. 突发公共卫生事件风险评估研究进展. 中国预防医学杂志，12(3)：292-294
段广才.2002. 临床流行病学与统计学. 郑州：郑州大学出版社
傅华.2008. 预防医学. 第5版. 北京：人民卫生出版社
傅华.2013. 预防医学. 第6版. 北京：人民卫生出版社
谷云有，等.2008. 地方性克汀病病因相关因素的研究，中国地方病杂志，23(2)：98-100
顾学范，王治国.2004. 中国580万新生儿苯丙酮尿症和先天性甲状腺功能减低症的筛查. 中华预防医学杂志.38(2)：99-102.
郭积勇.2002. 新发传染病的预防与控制. 北京：中国协和医科大学出版社
韩佳音，卢次勇，林立丰.2008. 某医院10年医院感染流行特征分析. 中国消毒学杂志.25(5)：515-517
何钦成，陈佳鹏，周宝森.2003. 环境农药暴露和人群肺癌发病、死亡的相关分析. 中国公共卫生，19(4):401-402
黄广勇，等，2009. 扩张型心肌病病因及影响因素研究，中国慢性病预防与控制，17(1)：42-44
黄民主，刘爱忠.2004. 临床流行病学. 长沙：中南大学出版社
黄民主，刘爱忠 2013. 临床流行病学. 第2版. 北京：高等教育出版社
黄悦勤.2014. 临床流行病学. 第4版. 北京：人民卫生出版社
黄悦勤.2006. 临床流行病学. 第2版. 北京：人民卫生出版社
姜庆五.2003. 流行病学. 北京:科学出版社
姜庆五.2007. 临床流行病学. 北京：高等教育出版社
靳子义，韩仁强，张晓峰，等. 2013. 江苏省肿瘤低发区绿茶和大蒜对肺癌保护作用的病例对照研究. 中华流行病学杂志，
　　34(02):114-119
李立明，叶冬青.2003. 流行病学. 第5版. 北京：人民卫生出版社
李立明，詹思延.2006. 流行病学研究实例(第四卷). 北京：人民卫生出版社
李立日.2007. 流行病学. 第6版：北京：人民卫生出版社
李鹏飞，王正辉，武敏.2014. 2012年山西省饮水型地方性氟中毒病情监测分析，29(1)：16-17
李瑛，高尔生，刘云嵘，等.2002. 中国妇女低剂量口服避孕药使用者中脑卒中发病情况的前瞻性研究. 中华医学杂志，82(15)：
　　1013-1017
李幼平.2003. 循证医学. 北京：高等教育出版社
梁万年.2004. 临床流行病学. 北京：北京大学医学出版社
梁万年.2008. 医学科研方法学. 北京：人民卫生出版社
林松柏，宋桂香，周峰，等. 2001. 上海市慢性非传染性疾病流行病学趋势研究：1951~1998 年死亡资料分析. 中华流行病学
　　杂志.22：265-268
刘爱忠，黄民主.2010. 临床流行病学. 第2版. 长沙：中南大学出版社
马小芳，王晓妮.2008. 青岛市部分医院医院感染的流行病学调查. 预防医学论坛.14(5)：440-441
么红雁.2001. 发展中国家慢性非传染性疾病的概况. 国外医学社会医学分册.18(3)：100-103
聂绍发.2003. 临床流行病学. 武汉：湖北科学技术出版社
彭晓霞.2013. 临床流行病学. 北京：北京大学医学出版社
蒲亨萍，安文洪，胡淑芳，等.2009. 我院2008年医院感染横断面调查报告. 护士进修杂志.24(13)：1181-1182
钱之玉.2005. 药物不良反应及其对策. 北京：化学工业出版社
任南，文细毛，吴安华.2009. 2008年全国医院感染横断面调查报告. 第十六届全国医院感染管理学术年会.396-399
沈洪兵.2009. 流行病学. 北京：人民出版社
沈洪兵，齐秀英.2013. 流行病学. 第8版. 北京：人民卫生出版社

沈洪兵. 2009. 流行病学(双语). 北京：人民卫生出版社
盛梅. 2009. 慢性非传染性疾病与健康管理. 预防医学情报杂志. 25(4)：309-312
施侣元. 2003. 流行病学，第5版. 北京：人民卫生出版社.
孙定人，齐平，靳颖华. 2003. 药物不良反应. 北京：人民卫生出版社
孙贵范. 2006. 预防医学. 北京：人民卫生出版社
谭红专. 2001. 现代流行病学. 北京:人民卫生出版社
谭红专. 2008. 现代流行病学. 第2版. 北京：人民卫生出版社
唐红艳. 2008. 南京医科大学. 硕士研究生毕业论文
王家良，王滨有. 2008. 临床流行病学. 第3版. 北京：人民卫生出版社
王家良. 2004. 临床流行病学. 第2版. 北京：人民卫生出版社
王家良. 2005. 循证医学(供8年制及7年制临床医学专业用). 北京：人民卫生出版社
王家良. 2007. 循证医学. 第2版. 北京：人民卫生出版社
王家良. 2008. 临床流行病学. 第3版. 北京：人民卫生出版社
王建华. 2008. 流行病学. 第7版. 北京：人民卫生出版社
王黎霞，成诗明，陈明亭，等. 2012. 2010年全国第五次结核病流行病学抽样调查报告. 中国防痨杂志，34(08):485-508
王素萍. 2009. 流行病学. 第2版. 北京：中国协和医科大学出版社
王文，马丽媛，张宇清，等. 2007. 中国高血压综合干预研究方案. 中国循证医学杂志，7(11)：810-815
维克托•迈尔•舍恩伯格，肯尼思•库克耶. 2013. 大数据时代. 盛杨燕，周涛译.杭州：浙江出版社
原卫生部编制. 2002.《慢性非传染性疾病预防医学诊疗规范》(试行)
文细毛，任南，吴安华，等. 2011. 全国医院感染监控网医院感染病原菌分布及变化趋势. 中华医院感染学杂志. 21(2)：350-355
吴桂贤，吴兆苏，刘静，等. 2013. 11省市代谢综合征患者中心脑血管病发病率队列研究. 中华流行病学杂志，24(7)：551-553.
吴润晕，等. 2009. 儿童再生障碍性贫血的病因研究. 中国小儿血液与肿瘤杂志，14(2)：49-51
吴秀玲，吕元聪. 2009. 我国传染病监测的现状与展望. 中国初级卫生保健. 23(5)：69-71.
席进孝，格鹏飞，何庚声. 2008. 甘肃地方病防治与展望.预防医学学科发展蓝皮书·2008卷
谢金洲. 2004. 药物不良反应与监测. 北京：中国医药科技出版社
徐飚. 2007. 流行病学原理. 上海：复旦大学出版社
徐屡巍，等. 2009. 小儿慢性腹泻流行病学与病因研究，中国实用儿科杂志，24(2)：112-114
徐秀华. 2005. 临床医院感染学. 第2版. 长沙：湖南科学技术出版社
杨克敌. 2007. 环境卫生学. 第6版. 北京：人民卫生出版社
袁岸龙，陈志涛，郭毅. 2010. 中国全科医学，13(8B)：2595-2597
袁聚祥，王嵬. 2009. 流行病学. 北京：科学出版社
曾光. 1994. 现代流行病学方法与应用. 北京：北京大学·中国协和医科大学联合出版社.
詹思延. 2009. 药物流行病学研究新方法概述——药物流行病学研究新方法系列讲座(一). 中国药物应用与监测，6(1)：59-62
詹思延. 2012. 流行病学. 第7版. 北京，人民卫生出版社
张黎明，裴振峨，周冰，等. 2009. 加替沙星和左氧氟沙星安全性的回顾性队列研究. 药物流行病学杂志，18(2)：82-84
赵群，等. 2007. 2004年云南省部分地区流感暴发的病因研究，中国预防医学杂志，8(3)：249-250
赵一鸣，丁洁，曾琳. 2010. 试论临床研究顶层设计. 中华医学杂志，90(14)：942-946
赵仲堂. 2005. 流行病学研究方法与应用. 第2版. 北京：科学出版社
中华人民共和国国务院. 2003. 突发公共卫生事件应急条例. 中华人民共和国国务院令第376号
周脉耕，陈铮鸣，胡以松，等. 2010. 中国22万男性人群体重指数与缺血性心脏病关系的15年前瞻性研究. 中华流行病学杂志，31(4):424-429
周文. 2007. 药物流行病学. 北京：人民卫生出版社
朱萍儿，黄晓明，蒋桂娟. 2008. 医院感染相关因素调查分析. 中华医院感染杂志. 18(12)：1686-1688
朱荣. 2009. 政府干预在慢性非传染性疾病综合防治中的作用. 中国全科医学. 12(6A)：984-985
庄莹，等. 2008. 阿尔茨海默病病因及发病机制研究进展. 吉林医药学院学报，29(2)：101-103
Acquadro C, Berzon R, Dubois D, et al. 2001. Incorporating the patient's perspective into drug development and communication: An ad hoc taskforce report of the patient-reported outcomes (PRO) harmonization group meeting at the food and drug administration. February 16
Diederick E. Grobbee, Arno W. Hoes. 2009. Clinical epidemiology-principles, methods, and applications for clinical research. Jones and Bartlett Publishers
FDA. 2006. Guidance for industry-patient-reported outcome measures: use in medical product development to support labeling claims, draft guidance. Health Qual Life. 4：79

Gu D, Reynolds K, Wu X, et al. 2005. Prevalence of the metabolic syndrome and overweight among adults in china. Lancet. 2005, 365:1398-1405

Harmark L, van Hunsel F, Grundmark B. 2015. ADR reporting by the general public: lessons learnt from the dutch and swedish systems. Drug safety. 2015 DOI 10.1007/s40264-015-0264-1

http://isisn.nsfc.gov.cn/egrantweb(国家自然科学基金委员会官方网站及科学基金网络信息系统)

Kenneth F.Schulz, David A.Grimes. 2010. 《柳叶刀》临床研究基本概念. 王吉耀译. 北京: 人民卫生出版社

Kenneth J R, Sander G, Timothy L L. 2008. Modern Epidemiology. 3rd ed. Philadelphia: Lippincott Williams & Wilkins

Lawrence M. Friedman, Curt D. Furberg, David L. DeMets. 2010. Fundamentals of Clinical Trials. 4th Ed. New York: Springer New York Dordrecht Heidelberg London

Nelson K E, Williams C M, Graham N M H. 2001. Infectious disease epidemiology theory and practice. Aspen Publishers, Inc.

Nguyen J K, Fouts M M, Kotabe S E, et al. 2006. Polypharmacy as a risk factor for adverse drug reactions in geriatric nursing home residents. The American Journal Of Geriatric Pharmacotherapy, 4(1): 36-41

Porta M, Malats N, Guarner L, et al. 1999. Association between coffee drinking and K-ras mutations in exocrine pancreatic cancer. J Epidemiol Community Health, 53:702-709

Raymond S. Greenberg, Stephen R. Daniels, W. Dana Flanders, et al. 2004. Medical Epidemiology. 4th ed. New York, USA: The McGraw-Hill Companies

Richard Shikiar, BrianW Bresnahan, Stephen P Stone, et al. 2003. Validity and reliability of patient-reported outcomes used in Psoriasis: result from two randomized clinical trials. Health Qual Life Outcomes, 1: 53

Robert H. Friis. 2003. Epidemiology for Public Health Practice (Third Edition). Sudbury, Massachusetts: Jones and Barlett Publishers

Salomaa V, Matei C, Aleksic N, et al. 1999. Soluble thrombomodulin as a predictor of incident coronary heart disease and symptomless carotid artery atherosclerosis in the Atherosclerosis Risk in Communities (ARIC) Study: a case-cohort study. Lancet 1999, 353:1729-1734

Virasakdi C. Epidemiology. 2010. Songkala, Thailand: Princess of Songkala University Publishers

常用术语中英文对照表

A

absolute risk reduction，ARR 绝对危险度减少
abstractor bias 摘录者偏倚
acquired immune deficiency syndrome, AIDS 艾滋病
active immunization 人工自动免疫
active surveillance 主动监测
adjusted 调整
admission rate bias 入院率偏倚
adverse drug event，ADE 药物不良事件
adverse drug reactions, ADR 药物不良反应
age adjusted incidence rate 年龄调整发病率
agent 动因
agreement rate 一致率
air-borne infection 经空气传播
Alzheimer's disease, AD 阿尔茨海默病
ambispective cohort study 双向性队列研究
analytical epidemiology 分析流行病学
anecdotal reporting 轶事报告
association 关联
attack rate 罹患率
attenuated live vaccine 减毒活疫苗
attributable risk proportion，AR% 归因危险度百分比
attributable risk，AR 归因危险度
autogenous infection 自身感染
automated database 自动记录数据库

B

baseline information 基线信息
Behavioral Risk Factors Surveillance Systems 行为危险因素监测系统
Berkson bias Berkson 偏倚
bias 偏倚
biogeochemical disease 生物地球化学性疾病
biomarker 生物标识
birth cohort analysis 出生队列分析
birth defects, BD 出生缺陷

C

carrier 病原携带者
case only study 单纯病例研究
case report 病例报告
case series study 病例系列研究
case-base reference study 病例参比式研究
case-case study 病例-病例研究
case-cohort study 病例-队列研究
case-control study 病例对照研究
case-crossover design 病例交叉研究
category matching 成组匹配
causal inference 因果推断
causes 病因
censored value 截尾值
census 普查
Centers for Disease Control and Prevention，CDC 疾病预防控制中心
chain of causation 病因链
chance 机遇
checklist 清单
China Clinical Epidemiology Network,CHINACLEN 中国临床流行病学网
cholera 霍乱
clinical course 临床过程
clinical decision analysis，CDA 临床决策分析
clinical epidemiology 临床流行病学
clinical evidence 临床证据
clinical pharmacology 临床药理学
clinical practice guidelines，CPG 临床实践指南
clinical trial 临床试验
cluster group trial 群组试验
cluster randomization 整群随机分组
cluster sampling 整群抽样
clustering 聚集性
coding 编码
coefficient of variance, CV 变异系数
cohort 队列
cohort study 队列研究
cold chain 冷链
collection and analysis of available historical and route data 历史常规资料分析
combined oral contraceptives, COC 复方口服避孕药
communicable period 传染期
community diagnosis 社区诊断
community intervention program，CIP 社区干预项目
community trial? 社区试验
community-based 以社区为基础
community-based public health trial 社区人群为基础的公共卫生试验
comparison 比较
concealment 隐匿
confidence interval, CI 可信区间又称置信区间
confounding bias 混杂偏倚
confounding factor 混杂因素
congenital hypothyroidism, CH 先天性甲状腺机能减低症

consistency of association 关联的重复性
contact infection 经接触传播
contamination 沾染
correlational study 相关性研究
cost 成本
cost-benefit analysis 成本效益分析
cost-benefit ratio 成本效益比值
cost-effectiveness analysis 成本效果分析
cost-effectiveness ratio 成本效果比值
cost-utility analysis 成本效用分析
cost-utility ratio 成本效用比值
cross infection 交叉感染
cross sectional analysis 横断面分析
cross-over design, COD 交叉试验设计
cross-sectional survey 横断面调查
crude death rate 粗死亡率
cumulative incidence, CI 累积发病率
cure rate 治愈率
current disinfection 随时消毒
cut off point 截断值

D

death rate 死亡率
demonstrability for causality 因果论证强度
dengue fever 登革热
dental fluorosis 氟斑牙
descriptive epidemiology 描述流行病学
descriptive study 描述性研究
design, measurement and evaluation, DME 设计、测量、评估
designed experiment 真实验
detection bias 测量偏倚
detection signal bias 检出症候偏倚
diabetes mellitus, DM 糖尿病
diagnosis 诊断
diagnostic test 诊断试验
differential misclassification bias 差异性错分偏倚
diphtheria 白喉
direct contact infection 直接接触传播
disability adjusted life year, DALY 伤残调整寿命年
disability rate 病残率
disease factor model 疾病因素模型
disinfection 消毒
distortion 扭曲
distribution 分布
doer 提供者
double blind 双盲
drug misadventures 药源性危害
drug utility 药物利用
dynamic population 动态人群
dynamic cohort 动态队列

E

ecological bias 生态偏倚

ecological comparison study 生态比较研究
ecological fallacy 生态学谬误
ecological study 生态学研究
ecological trend study 生态趋势研究
effect modification 交互作用
effective rate 有效率
efficacy analysis 效力分析
emergency events 突发事件
emergency public health event 突发公共卫生事件
endemic 地方性
endemic arseniasis 地方性砷中毒
endemic disease 地方性疾病又称地方病
endemic fluorosis 地方性氟中毒
endogenous infection 内源性感染
end-point of observation 观察终点
environment 环境
epidemic 流行
epidemic cerebrospinal meningitis 流行性脑脊髓膜炎
epidemic focus 疫源地
epidemic process 流行过程
epidemiologic triangle 流行病学三角
epidemiological experiment 流行病学实验
epidemiology 流行病学
error 误差
erthropod-borne infection 经节肢动物传播
ethics 伦理
event free survival，EFS 无事件生存率
evidence-based medicine reviews 循证医学评价
evidence-based medicine 循证医学
exclusions 排除
exogenous infection 外源性感染
expanded programme on immunization, EPI 全球扩大免疫规划
experimental epidemiology 实验流行病学
exposure 暴露
external validity 外部效度
extrapolation of the result 外推
extrinsic incubation period 外潜伏期

F

false negative rate, FN 假阴性率
false positive rate, FP 假阳性率
fatality rate 病死率
field epidemiology 现场流行病学
field trial 现场试验
fixed cohort 固定队列
fixed effect model 固定效应模型
fixed population 静态人群
follow-up study 随访研究
food-borne infection 经食物传播
forest plot 森林图
frequency incidence rate 例次或频次发病率
frequency matching 频数匹配

funnel plots 漏斗图法

G

general question 一般问题
generalization 推广或普遍性
gold standard 金标准
gradient of infection 感染梯度

H

handbook of clinical evidence 临床证据手册
Hawthorne effect 霍桑效应
health events 卫生事件
Health related Quality of life, HRQL 生存质量
health technology assessment，HTA 卫生技术评估
health worker effect 健康工人效应
hemorrhagic colitis 出血性结肠炎
hepatitis C 丙型肝炎
hepatitis E 戊型肝炎
herd immunity 人群免疫力
herd susceptibility 人群易感性
heterogeneity 异质性
heterogeneity test 异质性检验
historical cohort study 历史性队列研究
historical controlled trial 历史对照试验
history of disease 疾病的自然史
homogeneous 同质
horizontal transmission 水平传播
hormonal contraceptives, HC 甾体激素避孕药
hospital acquired infection，HAI 医院获得性感染
hospital infection，HI 医院感染
hospital-based 以医院为基础的
host 宿主
human infectious highly pathogenic bird flu 人感染高致病性禽流感
human papillomavirus 人乳头瘤病毒
hypothetic deductive method 假设演绎法

I

iatrogenic infection 医源性传播
iceberg phenomenon, iceberg concept "冰山"现象
inactived vaccine 灭活疫苗
incidence density 发病密度
incidence rate 发病率
incubation period 潜伏期
index of effectiveness，IE 效果指数
indirect contact infection 间接接触传播
individual matching 个体匹配
individual survey 个案调查
ineligibility 不合格
infection process 传染过程
infection rate 感染率
infectious disease 传染病
infectious disease epidemiology 传染病流行病学
infectious focus 疫源地
infectivity 传染力

inference 推断
information 信息
information bias 信息偏倚
intensive hospital monitoring 重点医院监测
intensive medicines monitoring 重点药物监测
intention-to treat analysis 意向治疗分析
interaction 交互作用
internal validity 内部效度
International Clinical Epidemiology Network, INCLEN 国际临床流行病学网
intervention 干预，干扰
interviewer bias 调查者偏倚
intrauterine device, IUD 宫内节育器
investigation bias 调查偏倚
iodine deficiency disorders，IDD 碘缺乏病

J

joint method of agreement and difference 同异并用法

K

Kashin-Beck disease,KBD 大骨节病
knowledge gap 研究缺陷

L

legionnaires disease 军团病
leprosis 麻风
lifestyle intervention trial 生活方式干预试验
likelihood ratio, LR 似然比
literature review 文献述评
log-rank test 时序检验
lost to follow up 失访

M

mad cow disease ,bovine spongifonn encephalopathy, BSE 疯牛病
malaria 疟疾
mandatory or compulsory monitoring 义务性监测
man-made accident 人为事故
marker 标志物
mass screening 整群筛检
matching 配比
matching 匹配
mathematical epidemiology 数学流行病学
measle 麻疹
measurement bias 测量偏倚
medibase 医疗数据库
method of agreement 求同法
method of concomitant variation 共变法
method of difference 求异法
method of residues 剩余法
methodology 方法学
migrant epidemiology 移民流行病学
Mill's cannon 穆勒准则
misclassification bias 错误分类偏倚
misclassification bias 错分偏倚

mixing-effect 混合效应
model of cause 病因模型
modern epidemiology 现代流行病学
molecular epidemiology 分子流行病学
mortality rate 死亡率
multiple controls 多重对照
multistage sampling 多级（阶段）抽样
multivariable analysis 多因素分析

N

natural disaster 自然灾害
natural experiment 自然实验
natural history of disease 疾病自然史
necessary cause 必需病因
negative likelihood ratio, -LR 阴性似然比
negative predictive valve 阴性预测值
nested case control study 巢式病例对照研究
Neyman bias 奈曼偏倚
non-communicable chronic disease 慢性非传染性疾病
noncompliance 不依从
non-differential misclassification bias 无差异性错分偏倚
non-dose-related adverse reactions 剂量不相关的不良反应
non-randomized controlled trial, NRCCT 非随机对照试验
non-respondent bias 无应答偏倚
nosocomial infection，NI 医院感染
number needed to treat, NNT 需要治疗的人数

O

observation bias 观察偏倚
observational epidemiology 观察流行病学
oculomucoeutaneous syndrome 眼-皮肤-黏膜综合征
odds 比值
odds ratio，OR 比值比也称优势比
open trial 开放试验
oral contraceptives, OC 口服避孕药
outbreak 暴发
outbreaks of infection in hospital 医院感染暴发
outcome 结局
outcome variable 结局变量
over-matching 匹配过度又称匹配过头

P

pair matching 配对
pandemic 大流行
passive and active immunity 被动自动免疫
passive immunity 人工被动免疫
passive surveillance 被动监测
pathogen 病原体
pathogenicity 致病力
patient 病人
patient reported outcomes, PRO 病人报告的结局指标

period prevalence rate 期间患病率
periodical health examination 定期健康检查
periodicity 周期性
person year 人年
pertusis 百日咳
pharmacoepidemiology 药物流行病学
phenglketonuria, PKU 苯丙酮尿症
pilot study 预调查又称预实验
placebo 安慰剂
placebo effect 安慰剂效应
plague 鼠疫
planning immunity 计划免疫
plausibility of association 关联的合理性
point prevalence rate 时点患病率
poliomyelitis 脊髓灰质炎
population 人群
population attributable risk proportion，PAR% 人群归因危险度百分比
population attributable risk，PAR 人群归因危险度
population-based 以人群为基础的
positive likelihood ratio，+LR 阳性似然比
positive predictive valve 阳性预测值
potential years of life lost，PYLL 潜在减寿年数
power 把握度（功效）
precision 精确度
predictive value 预测值
prescription event monitoring，PEM 处方事件监测
prevalence rate 患病率亦称现患率或流行率
prevalence study 现况研究
prevalence survey 现况调查
prevalence-incidence bias 现患病例-新病例偏倚
prevarication (lying) bias 说谎偏倚
primary prevention 一级预防
prion protein 朊蛋白或朊粒
probability 概率
prognosis 预后
prognostic factors 预后因素
proportion 比例（构成比）
prospective cohort study 前瞻性队列研究
prospective study 前瞻性研究
protective rate，PR 保护率
protocol 计划书
proxy of cause 病因的替代变量
public health emergency 突发公共卫生事件
public health emergency information system，PHEIS 突发公共卫生事件信息系统
public health surveillance 公共卫生监测
publication bias 发表偏倚

Q

Quality of Wellbeing Index, QWI 生存质量指数
quarantine 检疫
quasi-experiment 类实验
questionnaire 问卷

R

random effect model 随机效应模型
random error 随机误差
randomization 随机化法
randomized allocation 随机分配
randomized controlled trial, RCT 随机对照试验
rapid fluctuation 短期波动
rate 率
rate ratio 率比
recall bias 回忆偏倚
receiver operator characteristic curve, ROC 受试者工作特性曲线
recurrence rate 复发率
regression to the mean 向均数回归
relative risk reduction，RRR 相对危险度减少
relative risk，RR 相对危险度
reliability 可靠性
remission rate 缓解率
reporting bias 报告偏倚
reporting bias 报告偏倚
reservoir of infection 传染源
residual confounding 残差混杂
restriction 限制
retrospective cohort study 回顾性队列研究
retrospective study 回顾性研究
risk 危险度
risk factor 危险因素
risk ratio 危险度比
route of transmission 传播途径

S

sampling error 抽样误差
sampling survey 抽样调查
screening 筛检
screening test 筛检试验
seasonal variation or seasonality 季节性
secondary association 继发关联
secondary attack rate，SAR 续发率又称二代发病率
secondary data 二手资料
secondary prevention 二级预防
secular change 长期变异
secular trend 长期趋势又称
selection 选择
selection bias 选择偏倚
selective screening 选择筛检
self-selection bias 自身选择偏倚
semi-experiment 半试验
sensitivity analysis 敏感性分析
sensitivity, Se 灵敏度
sentinel surveillance 哨点监测
sequential trial 序贯试验
severe acute respiratory syndrome，SARS 严重急性呼吸综合征
sickness impact profile, SIP 疾病影响调查表
simple random sampling 单纯随机抽样
simple randomization 简单随机化
single blind 单盲
skeletal fluorosis 氟骨症
smallpox 天花
soil-borne infection 经土壤传播
source of infection 传染源
special question 特殊问题
specific death rate 死亡专率
specific incidence rate 发病专率
specificity, Sp 特异度
specified population 特定人群
spectrum of infection 感染谱
spontaneous reporting system，SRS 自愿报告系统
sporadic 散发
standard rate ratio, SRR 标准化率比
standardization 标准化法
standardized incidence rate 标化发病率
standardized mean difference，SMD 标准化均数差
standardized mortality ratio, SMR 标化死亡比
standardized proportion mortality ratio, SPMR 标化比例死亡比
statistical association 统计学关联
strategy 策略
strategy for general population 全人群策略
strategy for population with high risk 高危人群策略
stratified analysis 分层分析
stratified randomization 分层随机分组
stratified sampling 分层抽样
strength of association 关联的强度
stroke 脑卒中
study variables 研究变量
sufficient cause 充分病因
surveillance of diseases 疾病监测
survival bias 幸存者偏倚
survival rate 生存率亦称存活率
system error 系统误差
systematic review，SR 系统综述
systemic sampling 系统抽样

T

targeted screening 目标筛检
temporality of association 关联的时序性
terminal disinfection 终末消毒
tertiary prevention 三级预防又称临床预防
tetanus 破伤风
theoretical epidemiology 理论流行病学
time effect bias 时间效应偏倚
top level design on clinical research 临床研究的顶层设计
top-level design 顶层设计
treatment received analysis 实际治疗分析

triple blind 三盲
true experiment 真试验
tuberculosis 结核病
two pronged strategy 双向策略

U

universal salt iodization，USI 全民食盐加碘
unmasking bias 暴露偏倚
user 应用者

V

vaccination 预防接种
validity 真实性
validity of a study 研究效度
variability in measurement 测量的变异性
vertical transmission 垂直传播
vibrio cholera 霍乱弧菌
virulence 毒力

volunteer bias 志愿者偏倚

W

water-borne infection 经水传播
web of causation model 病因网模型
weighted mean difference，WMD 加权均数差
wheel model 轮状模型
withdraw bias 失访偏倚
Withdrawl 退出

Y

yield 收益又称收获量
Youden's index 约登指数

Z

zoonosis 人畜共患疾病